执业医师资格考试医学综合通关全攻略丛书

中西医结合执业助理医师资格考试医学综合通关全攻略

(西综、人文分册)

徐 雅 杜庆红 ◎ 主编

全国百佳图书出版单位
中国中医药出版社
·北 京·

图书在版编目（CIP）数据

中西医结合执业助理医师资格考试医学综合通关全攻略：全3册/徐雅，杜庆红主编.—北京：中国中医药出版社，2021.1
（执业医师资格考试医学综合通关全攻略丛书）

ISBN 978 – 7 – 5132 – 6592 – 8

Ⅰ.①中… Ⅱ.①徐…②杜… Ⅲ.①中西医结合—资格考试—自学参考资料 Ⅳ.① R2-031

中国版本图书馆 CIP 数据核字（2020）第 256889 号

中国中医药出版社出版
北京经济技术开发区科创十三街 31 号院二区 8 号楼
邮政编码　100176
传真　010-64405721
山东临沂新华印刷物流集团有限责任公司印刷
各地新华书店经销

开本 889×1194　1/16　印张 80.75　字数 3038 千字
2021 年 1 月第 1 版　2021 年 1 月第 1 次印刷
书号　ISBN 978 – 7 – 5132 – 6592 – 8
定价　368.00 元
网址　www.cptcm.com

社 长 热 线　010-64405720
购 书 热 线　010-89535836
维 权 打 假　010-64405753

微信服务号　zgzyycbs
微商城网址　https：//kdt.im/LIdUGr
官方微博　http：//e.weibo.com/cptcm
天猫旗舰店网址　https：//zgzyycbs.tmall.com

如有印装质量问题请与本社出版部联系（010-64405510）
版权专有　侵权必究

目 录

（西综、人文分册）

西医综合

诊断学基础

第一单元 症状学	954
细目一 发热	954
细目二 胸痛	956
细目三 腹痛	958
细目四 咳嗽与咳痰	960
细目五 咯血	961
细目六 呼吸困难	962
细目七 水肿	963
细目八 呕血与黑便	964
细目九 黄疸	965
细目十 抽搐	966
细目十一 意识障碍	967
第二单元 问诊	969
第三单元 检体诊断	970
细目一 基本检查法	970
细目二 全身状态检查及临床意义	971
细目三 皮肤检查及临床意义	974
细目四 淋巴结检查	975
细目五 头部检查	975
细目六 颈部检查	977
细目七 胸壁及胸廓检查	978
细目八 肺和胸膜检查	979
细目九 心脏、血管检查	983
细目十 腹部检查	987
细目十一 肛门和直肠检查及临床意义	991
细目十二 脊柱与四肢检查及临床意义	991
细目十三 神经系统检查及临床意义	992
第四单元 实验室诊断	997
细目一 血液的一般检查及临床意义	997
细目二 血栓与止血检查	1000
细目三 肝脏病实验室检查	1001
细目四 肾功能检查	1005
细目五 常用生化检查	1007
细目六 酶学检查	1010
细目七 免疫学检查	1012
细目八 尿液检查	1014
细目九 粪便检查	1016
细目十 浆膜腔穿刺液检查	1017
细目十一 脑脊液检查	1018
第五单元 心电图诊断	1020
细目一 心电图基本知识	1020
细目二 心电图测量，正常心电图及临床意义	1021
细目三 常见异常心电图及临床意义	1023
第六单元 影像诊断	1026
细目一 超声诊断	1026
细目二 放射诊断	1028
第七单元 病历与诊断方法	1035

药理学

第一单元 药物作用的基本规律	1037
细目一 药物效应动力学	1037
细目二 药物代谢动力学	1039
细目三 影响药物效应的因素	1042
第二单元 拟胆碱药	1044
细目一 M受体兴奋药	1044

细目二 抗胆碱酯酶药 …………… 1045	第十六单元 抗心律失常药 …………… 1073
第三单元 有机磷酸酯类中毒与胆碱酯酶复活药 ……………………………… 1046	细目 抗心律失常药 …………… 1073
	第十七单元 抗慢性心功能不全药 …… 1076
细目 有机磷酸酯类中毒与胆碱酯酶复活药 ……………………… 1046	细目一 强心苷类 ……………… 1076
	细目二 减负荷药 ……………… 1078
第四单元 抗胆碱药 ……………………… 1048	细目三 血管紧张素转化酶抑制药（ACEI） ……………………… 1078
细目一 阿托品类生物碱 ………… 1048	
细目二 阿托品的人工合成代用品 … 1050	细目四 β受体阻滞药 ………… 1078
第五单元 拟肾上腺素药 ………………… 1051	第十八单元 抗心绞痛药 ……………… 1079
细目一 间羟胺 …………………… 1051	细目一 硝酸酯类 ……………… 1079
细目二 肾上腺素 ………………… 1051	细目二 β受体阻滞药 ………… 1080
细目三 异丙肾上腺素 …………… 1052	细目三 钙通道阻滞药 ………… 1081
细目四 多巴胺 …………………… 1053	第十九单元 血液系统药 ……………… 1082
第六单元 抗肾上腺素药 ………………… 1054	细目一 抗贫血药 ……………… 1082
细目一 α受体阻滞药 …………… 1054	细目二 止血药 ………………… 1083
细目二 β受体阻滞药 …………… 1054	细目三 抗凝血药 ……………… 1083
第七单元 镇静催眠药 …………………… 1056	细目四 纤维蛋白溶解药 ……… 1084
细目 苯二氮䓬类 ………………… 1056	细目五 抗血小板药 …………… 1085
第八单元 抗癫痫药 ……………………… 1057	第二十单元 消化系统药 ……………… 1086
细目 抗癫痫药 …………………… 1057	细目一 抗消化性溃疡药 ……… 1086
第九单元 抗精神失常药 ………………… 1058	细目二 止吐药 ………………… 1087
细目一 抗精神分裂症药 ………… 1058	第二十一单元 呼吸系统药 …………… 1088
细目二 抗抑郁症药 ……………… 1059	细目一 镇咳药 ………………… 1088
第十单元 治疗中枢神经系统退行性疾病药 ……………………………… 1060	细目二 祛痰药 ………………… 1089
	细目三 平喘药 ………………… 1089
细目 抗帕金森病药 ……………… 1060	第二十二单元 糖皮质激素 …………… 1091
第十一单元 镇痛药 ……………………… 1061	细目 糖皮质激素 ……………… 1091
细目一 吗啡 ……………………… 1061	第二十三单元 抗甲状腺药 …………… 1094
细目二 人工合成镇痛药 ………… 1062	细目 抗甲状腺药 ……………… 1094
第十二单元 解热镇痛药 ………………… 1064	第二十四单元 降血糖药 ……………… 1096
细目一 阿司匹林 ………………… 1064	细目一 降血糖药的分类 ……… 1096
细目二 其他解热镇痛药 ………… 1065	细目二 胰岛素 ………………… 1096
第十三单元 抗组胺药 …………………… 1065	细目三 口服降血糖药 ………… 1097
细目 H_1受体阻滞药 …………… 1065	第二十五单元 合成抗菌药 …………… 1099
第十四单元 利尿药、脱水药 …………… 1066	细目一 氟喹诺酮类药物 ……… 1099
细目一 利尿药 …………………… 1066	细目二 磺胺类药物 …………… 1100
细目二 脱水药 …………………… 1068	细目三 甲氧苄啶（TMP） …… 1100
第十五单元 抗高血压药 ………………… 1069	细目四 硝咪唑类 ……………… 1100
细目一 利尿降压药 ……………… 1069	第二十六单元 抗生素 ………………… 1101
细目二 肾素-血管紧张素系统抑制药 … 1070	细目一 青霉素类 ……………… 1101
细目三 β受体阻滞药 …………… 1070	细目二 头孢菌素类 …………… 1103
细目四 钙通道阻滞药 …………… 1071	细目三 大环内酯类 …………… 1104
细目五 抗高血压药物的合理应用 … 1071	细目四 林可霉素类 …………… 1104

细目五	氨基糖苷类 …………………… 1104	细目	抗菌药物的耐药性 …………… 1108
细目六	四环素类及氯霉素 …………… 1105	第二十九单元	抗结核病药 …………………… 1109
第二十七单元	抗真菌药与抗病毒药 ………… 1106	细目	抗结核病药 …………………… 1109
细目一	抗真菌药 ……………………… 1106	第三十单元	抗恶性肿瘤药 ………………… 1110
细目二	抗病毒药 ……………………… 1107	细目	抗恶性肿瘤药 ………………… 1110
第二十八单元	抗菌药物的耐药性 …………… 1108		

传染病学

第一单元	传染病学总论 ………………………… 1112	细目六	狂犬病 ………………………… 1154
细目一	感染与免疫 …………………… 1112	细目七	流行性乙型脑炎 ……………… 1158
细目二	传染病的流行过程 …………… 1115	第三单元	细菌感染 ……………………………… 1163
细目三	传染病的特征 ………………… 1117	细目一	流行性脑脊髓膜炎 …………… 1163
细目四	传染病的诊断 ………………… 1118	细目二	伤寒 …………………………… 1167
细目五	传染病的治疗 ………………… 1120	细目三	细菌性痢疾 …………………… 1173
细目六	传染病的预防 ………………… 1121	细目四	霍乱 …………………………… 1178
第二单元	病毒感染 ……………………………… 1123	细目五	结核病 ………………………… 1183
细目一	病毒性肝炎 …………………… 1123	细目六	布鲁菌病 ……………………… 1188
细目二	流行性感冒 …………………… 1137	第四单元	消毒与隔离 …………………………… 1192
细目三	人感染高致病性禽流感 ……… 1141	细目一	消毒 …………………………… 1192
细目四	艾滋病 ………………………… 1145	细目二	隔离 …………………………… 1194
细目五	流行性出血热 ………………… 1149	细目三	医院感染 ……………………… 1195

医学人文

医学伦理学

第一单元	医学伦理学与医学目的、医学模式 ……………………………… 1202	细目三	医学道德范畴 ………………… 1209
		第五单元	处理与患者关系的道德要求 ………… 1210
细目一	医学伦理学 …………………… 1202	细目一	医患关系的特点 ……………… 1210
细目二	医学目的、医学模式 ………… 1203	细目二	与患者沟通的道德要求 ……… 1211
第二单元	中国医学的道德传统 ………………… 1204	第六单元	处理医务人员之间关系的道德要求 ……………………………… 1212
细目一	中国古代医学家的道德境界 … 1204		
细目二	中国现代医学家的道德境界 … 1204	细目一	正确处理医务人员之间关系的意义 ………………………… 1212
细目三	中国当代医学家的道德境界 … 1205		
第三单元	医学伦理学的理论基础 ……………… 1206	细目二	正确处理医务人员之间关系的道德原则 …………………… 1212
细目一	生命论 ………………………… 1206		
细目二	人道论 ………………………… 1206	第七单元	临床诊疗的道德要求 ………………… 1213
细目三	美德论 ………………………… 1207	细目一	临床诊疗的道德原则 ………… 1213
细目四	功利论 ………………………… 1207	细目二	临床诊断的道德要求 ………… 1213
细目五	道义论 ………………………… 1207	细目三	临床治疗的道德要求 ………… 1214
第四单元	医学道德的规范体系 ………………… 1208	细目四	新技术临床应用的道德要求 … 1215
细目一	医学道德原则 ………………… 1208	第八单元	医学研究的道德要求 ………………… 1216
细目二	医学道德规范 ………………… 1208	细目一	医学科研工作的基本道德要求 … 1216

细目二 人体试验的道德要求 …………1217	细目三 医学道德修养 ……………1219
第九单元 医学道德的评价与良好医德的	第十单元 医学伦理学文献……………1219
养成…………………………1218	细目一 国外文献 …………………1219
细目一 医学道德评价 ……………1218	细目二 国内文献 …………………1220
细目二 医学道德教育 ……………1218	

卫生法规

第一单元 卫生法概述………………………1221
　　细目一 卫生法的概念和渊源 …………1221
　　细目二 卫生法的基本原则和作用 ……1222
第二单元 卫生法律责任………………………1223
　　细目一 卫生民事责任 …………………1223
　　细目二 卫生行政责任 …………………1223
　　细目三 卫生刑事责任 …………………1224
第三单元 《中华人民共和国执业医师法》……1225
　　细目一 执业医师的概念及职责 ………1225
　　细目二 医师资格考试制度 ……………1225
　　细目三 医师执业注册制度 ……………1226
　　细目四 执业医师的权利、义务和执业
　　　　　　规则 ……………………………1226
　　细目五 《执业医师法》规定的法律责任
　　　　　　………………………………1227
第四单元 《中华人民共和国药品管理法》……1229
　　细目一 概述 ……………………………1229
　　细目二 禁止生产（包括配制）、销售假药
　　　　　　与劣药 …………………………1229
　　细目三 特殊药品的管理 ………………1230
　　细目四 《药品管理法》及相关法规、规章
　　　　　　对医疗机构及其人员的有关规定
　　　　　　………………………………1231
　　细目五 《药品管理法》规定的法律责任
　　　　　　………………………………1232
第五单元 《中华人民共和国传染病防治法》
　　　　　………………………………1233
　　细目一 概述 ……………………………1233
　　细目二 传染病预防与疫情报告 ………1234
　　细目三 传染病疫情控制措施及医疗救治
　　　　　　………………………………1235
　　细目四 相关机构及其人员违反《传染病
　　　　　　防治法》有关规定应承担的法律
　　　　　　责任 ……………………………1236

第六单元 《突发公共卫生事件应急条例》……1238
　　细目一 概述 ……………………………1238
　　细目二 突发公共卫生事件的预防与应急
　　　　　　准备 ……………………………1238
　　细目三 突发公共卫生事件的报告与信息
　　　　　　发布 ……………………………1239
　　细目四 突发公共卫生事件的应急处理
　　　　　　………………………………1239
　　细目五 《突发公共卫生事件应急条例》
　　　　　　规定的法律责任 ………………1240
第七单元 《医疗纠纷预防和处理条例》………1241
　　细目一 概述 ……………………………1241
　　细目二 医疗纠纷的预防 ………………1241
　　细目三 医疗纠纷的处理 ………………1242
　　细目四 法律责任 ………………………1244
第八单元 《中华人民共和国中医药法》………1246
　　细目一 概述 ……………………………1246
　　细目二 中医药服务 ……………………1246
　　细目三 中药保护与发展 ………………1248
　　细目四 中医药人才培养与科学研究、
　　　　　　中医药传承与文化传播 ………1248
　　细目五 保障措施与法律责任 …………1249
第九单元 《医疗机构从业人员行为规范》……1251
第十单元 《中华人民共和国基本医疗卫生与
　　　　　健康促进法》…………………1253
　　细目一 概述 ……………………………1253
　　细目二 基本医疗卫生服务 ……………1254
　　细目三 医疗机构 ………………………1255
　　细目四 医疗卫生人员 …………………1257
　　细目五 药品供应保障 …………………1258
　　细目六 健康促进 ………………………1258
　　细目七 资金保障、监督管理与法律责任
　　　　　　………………………………1258

西医综合

诊断学基础

全面精讲班
诊断学基础

【本章通关攻略】

诊断学基础是西医基础知识与临床的桥梁，是一门非常重要的学科。在历年的中西医结合执业助理医师资格考试中，实践技能考试，考查临床判读，大约占 5 分（实践技能总分 100 分）；综合笔试考试，平均每年出题约 20 道，大约占 20 分（综合笔试总分 300 分）。

本科目重点考查的章节有症状学、检体诊断、实验室检查、心电图检查、影像学检查。

本科目的特点是在理解的基础上需要记忆的内容很多，所以要想掌握本科目的要点，不能死记硬背。此外，虽然西医诊断学基础部分的考题量不多，但是因为本科为临床课的基础，所以应重点复习。

第一单元 症状学

细目一 发热

【考点突破攻略】

要点一 发热的概念

发热是指机体在致热原的作用下，体温调节中枢调定点上移而引起的产热增加和（或）散热减少，导致体温升高，超出正常范围值。

要点二 发热的病因

1. 感染性发热 临床最多见，各种病原体所引起的急、慢性感染均能引起感染性发热，包括细菌、病毒、支原体、立克次体、螺旋体、真菌、寄生虫等。

2. 非感染性发热

（1）无菌性坏死物质吸收：如大手术、内出血、大面积烧伤、恶性肿瘤、白血病、急性溶血、急性心肌梗死或肢坏死等。

（2）抗原 – 抗体反应：如风湿热、血清病、药物热、结缔组织疾病等。

（3）内分泌与代谢障碍：如甲状腺功能亢进症、重度脱水等。

（4）皮肤散热减少：如广泛性皮炎、鱼鳞癣、慢性心力衰竭等。

（5）体温调节中枢功能失常：如脑出血、脑外伤、中暑、安眠药中毒等直接损害体温调节中枢，使其功能失常而发热。

（6）自主神经功能紊乱：影响正常的体温调节过程，使产热大于散热，属功能性发热，多为低热。

要点三 发热的临床表现

1. 发热的临床分度 以口腔温度为标准，可将发热分为：低热：37.3～38℃；中等度热：38.1～39℃；高热：39.1～41℃；超高热：41℃以上。

2. 发热的临床经过

（1）体温上升期：临床表现为疲乏无力、肌肉酸痛、畏寒或寒战、皮肤苍白、干燥、无汗等。体温上升有两种方式：

①骤升型：体温在几小时内达 39～40℃或以上，常伴有寒战，小儿易伴有惊厥。见于肺炎球菌性肺炎、疟疾、败血症、流感、急性肾盂肾炎、输液反应或某些药物反应等。②缓升型：体温于数日内缓慢上升达高峰，多不伴寒战。见于伤寒、结核病等。伤寒初期体温以阶梯状上升为特征。

（2）高热持续期：临床表现为皮肤潮红而灼热，呼吸加快加强，心率增快，常出汗。此期可持续数小时（如疟疾）、数日（如肺炎、流感）或数周（如伤寒极期）。

（3）体温下降期：表现为出汗多、皮肤潮湿。降温的方式有两种：①骤降：体温于数小时内迅速下降至正常，有时甚至可低于正常，伴有大汗。见于疟疾、肺炎链球菌性肺炎、急性肾盂肾炎及输液反应等。②渐降：体温于数日内逐渐降至正常，如伤寒缓解期、风湿热等。

3. 热型与临床意义

（1）稽留热：体温持续于 39～40℃以上，24 小时波动范围不超过 1℃，达数日或数周。见于肺炎球菌性肺炎、伤寒和斑疹伤寒的高热期。

（2）弛张热：体温在 39℃以上，但波动幅度大，24 小时内体温波动在 2℃以上，最低时一般仍高于正常水平。常见于败血症、风湿热、重症肺结核、化脓性炎症等。

（3）间歇热：高热期与无热期交替出现，即体温骤升达高峰后持续数小时，又迅速降至正常水平。无热期（间歇期）可持续 1 日至数日，如此反复发作。见于疟疾、急性肾盂肾炎等。

（4）回归热：体温骤然升至 39℃以上，持续数日后又骤然下降至正常水平，高热期与无热期各持续若干日后即有规律地交替一次。见于回归热、霍奇金病等。

（5）波状热：体温逐渐升高达 39℃或以上，数天后逐渐下降至正常水平，数天再又逐渐升高，如此反复多次。见于布鲁菌病。

（6）不规则热：发热无一定规律。可见于结核病、风湿热、支气管肺炎、渗出性胸膜炎、感染性心内膜炎等。

[常考考点] 热型的表现及临床意义。

要点四　发热的问诊要点及临床意义

1. 病史　有无传染病接触史、外伤史、药物或毒物接触史、手术史等。

2. 临床特点　起病缓急、发热程度、持续时间等。

3. 伴随症状

（1）伴寒战：见于肺炎球菌性肺炎、败血症、急性溶血性疾病、急性胆囊炎、疟疾等。

（2）伴头痛、呕吐或昏迷：见于乙型脑炎、流行性脑脊髓膜炎、脑型疟疾、脑出血、蛛网膜下腔出血、中毒性痢疾等。

（3）伴关节痛：常见于结核病、结缔组织病等。

（4）伴淋巴结及肝脾肿大：可见于血液病、恶性肿瘤、布鲁菌病、黑热病、传染性单核细胞增多症等。

（5）伴尿频、尿急、尿痛：提示尿路感染。

（6）伴咳嗽、咳痰、胸痛：常见于支气管炎、肺炎、胸膜炎、肺结核等。

（7）伴恶心、呕吐、腹痛、腹泻：见于急性胃肠炎、细菌性痢疾等。

（8）伴皮肤黏膜出血：见于流行性出血热、钩端螺旋体病、急性白血病、急性再生障碍性贫血、败血症、重型麻疹和病毒性肝炎等。

（9）伴结膜充血：见于流行性出血热、斑疹伤寒、钩端螺旋体病等。

（10）伴口唇单纯疱疹：见于肺炎球菌性肺炎、流行性脑脊髓膜炎、间日疟、流行性感冒等。

[常考考点] 发热的常见伴随症状及临床意义。

【知识纵横比较】

各种热型比较

热型	体温曲线	常见疾病
稽留热	持续于 39～40℃以上，24 小时波动范围不超过 1℃，达数日或数周	肺炎球菌性肺炎、伤寒和斑疹伤寒的高热期

续表

热型	体温曲线	常见疾病
弛张热	体温在39℃以上，但波动幅度大，24小时内体温差达2℃以上，最低时一般仍高于正常水平	败血症、风湿热、重症肺结核、化脓性炎症
间歇热	高热期与无热期交替出现，即体温骤升达高峰后持续数小时，又迅速降至正常水平，无热期（间歇期）可持续1日至数日，反复发作	疟疾、急性肾盂肾炎
回归热	骤然升至39℃以上，持续数日后又骤然下降至正常水平，高热期与无热期各持续若干日后即有规律地交替一次	回归热、霍奇金病
波状热	逐渐升高达39℃或以上，数天后逐渐下降至正常水平，数天后再逐渐升高，如此反复多次	布鲁菌病
不规则热	无一定规律	结核病、风湿热、支气管肺炎、渗出性胸膜炎、感染性心内膜炎

细目二 胸痛

【考点突破攻略】

要点一 胸痛的概念

胸痛是指颈部与上腹之间的不适或疼痛，主要是由胸部疾病引起，有时腹腔疾病也可引起胸痛。胸痛的程度因个体痛阈差异而不同，与病情轻重程度不完全一致。

要点二 胸痛的病因

1. 胸壁疾病
（1）皮肤及皮下组织病变：如蜂窝织炎、乳腺炎等。
（2）肌肉病变：如外伤、劳损、肌炎等。
（3）肋骨病变：如肋软骨炎、肋骨骨折等。
（4）肋间神经病变：如肋间神经炎、带状疱疹等。

2. 心血管疾病
（1）心绞痛、心肌梗死等。
（2）急性心包炎、肥厚型心肌病等。
（3）血管病变，如胸主动脉瘤、主动脉夹层、肺梗死等。
（4）心脏神经症。

3. 呼吸系统疾病
（1）支气管及肺部病变：如支气管肺癌、肺炎、肺结核累及胸膜。
（2）胸膜病变：如急性胸膜炎、自发性气胸、胸膜肿瘤等。

4. 其他
（1）食管疾病：如食管炎、食管癌等。
（2）纵隔疾病：如纵隔气肿、纵隔肿瘤。
（3）腹部疾病：如肝脓肿、胆囊炎、胆石症、膈下脓肿等。

要点三 胸痛的问诊要点及临床意义

1. 发病年龄与病史
（1）青壮年患者：可见于胸膜炎、自发性气胸、心肌病等。
（2）40岁以上患者：多考虑心绞痛、心肌梗死与肺癌等。
注意询问患者有无高血压、心脏病、动脉硬化、肺及胸膜疾病、胸部手术史、外伤史以及有无大量吸烟史等。

2. 胸痛的部位　不同疾病对应的胸痛部位不一，见下表。

常见疾病与其胸痛部位的对应关系

疾病	胸痛部位
带状疱疹	成簇的水疱沿一侧肋间神经分布，伴剧痛
非化脓性肋软骨炎	第1、2肋软骨
心绞痛与急性心肌梗死	胸骨后或心前区，常牵涉至左肩背、左臂内侧
食管、膈和纵隔肿瘤	胸骨后疼痛，伴进食或吞咽时加重
自发性气胸、急性胸膜炎	患侧的腋前线及腋中线附近

3. 胸痛的性质　不同疾病对应的胸痛性质不一，见下表。

常见疾病与其胸痛性质的对应关系

疾病	性质
带状疱疹	阵发性的灼痛或刺痛
肌痛	酸痛
骨痛	刺痛
食管炎	灼痛或灼热感
心绞痛	压榨样痛，可伴有窒息感
心肌梗死	疼痛更为剧烈并有恐惧、濒死感
干性胸膜炎	尖锐刺痛或撕裂痛，呼吸时加重，屏气时消失
原发性肺癌、纵隔肿瘤	胸部闷痛
肺梗死	突然剧烈刺痛或绞痛，常伴有呼吸困难与发绀

4. 胸痛持续时间

（1）平滑肌痉挛或血管狭窄缺血所致得疼痛——阵发性。

（2）心绞痛——发作时间短暂，常为数分钟。

（3）心肌梗死——疼痛持续时间长且不易缓解。

（4）炎症、肿瘤、栓塞或梗死所致的疼痛——呈持续性。

5. 胸痛的诱因与缓解因素

（1）心绞痛：常因劳力后诱发，含服硝酸甘油可迅速缓解，而心肌梗死的胸痛含服硝酸甘油不能缓解。

（2）心脏神经症的胸痛：在体力活动后反而减轻。

（3）胸膜炎、自发性气胸的胸痛：可因深呼吸或咳嗽而加剧。

（4）胸壁疾病所致的胸痛：局部有压痛。

（5）食管疾病的胸痛：常在吞咽时出现或加剧。

（6）反流性食管炎的胸骨后烧灼痛：在服用抗酸剂后减轻或消失。

6. 伴随症状

（1）伴咳嗽、咳痰：见于急慢性支气管炎、肺炎、支气管扩张、肺脓肿等。

（2）伴咯血：见于肺结核、肺炎、肺脓肿、肺梗死或支气管肺癌。

（3）伴呼吸困难：见于肺炎球菌性肺炎、自发性气胸、渗出性胸膜炎、心绞痛、心肌梗死、急性心包炎、主动脉夹层等。

（4）伴吞咽困难：见于食管癌。

（5）伴面色苍白、大汗、血压下降或休克：多考虑急性心肌梗死、主动脉夹层或大块肺栓塞等。

[常考考点]　胸痛的特点及临床意义。

细目三 腹痛

【考点突破攻略】

要点一 腹痛的概念

腹痛为临床常见症状，多由腹部脏器疾病所致，少数也可由腹腔外及全身性疾病引起。腹痛按性质可分为器质性和功能性两种，按病情缓急可分为急性腹痛和慢性腹痛。属外科范畴的急性腹痛也称"急腹症"，其特点是发病急、进展快、变化多、病情重，诊断延误或治疗不当会给病人带来生命危险。

要点二 腹痛的病因

1. 腹部疾病

（1）急性腹膜炎：由胃、肠穿孔引起者最常见，伴有腹部压痛、反跳痛与腹肌紧张、肠鸣音减弱或消失。

（2）腹腔脏器炎症：如急性或慢性胃炎、肠炎、胰腺炎、阑尾炎、盆腔炎等。一般腹痛的部位与病变脏器的体表投影相符。

（3）空腔脏器痉挛或梗阻：如胆石症、胆道蛔虫病、泌尿道结石、肠梗阻等。

（4）脏器扭转或破裂：如肠扭转、肠系膜或大网膜扭转、卵巢囊肿蒂扭转、急性脏器破裂（如肝脾破裂、异位妊娠破裂等）。

（5）腹膜粘连或脏器包膜牵张：如手术后或炎症后腹膜粘连；实质性脏器因病变肿胀，导致包膜张力增加而发生腹痛（如肝炎、肝淤血、肝癌等）。

（6）化学性刺激：消化性溃疡，可因胃酸作用而发生刺痛或灼痛。

（7）肿瘤压迫与浸润：如胃癌、结肠癌、直肠癌等。

（8）腹腔内血管疾病：如缺血性肠病、腹主动脉瘤及门静脉血栓形成等。

2. 胸腔疾病的牵涉痛 如肺炎、心绞痛、急性心肌梗死、急性心包炎、肺梗死、胸膜炎等，疼痛可牵涉腹部，类似急腹症。

3. 全身性疾病 如尿毒症时毒素刺激腹腔浆膜而引起腹痛。少数糖尿病酮症酸中毒可引起腹痛，酷似急腹症。铅中毒时则引起肠绞痛。

4. 其他原因 如荨麻疹时胃肠黏膜水肿，腹型过敏性紫癜时的肠管浆膜下出血等。

要点三 腹痛的问诊要点及临床意义

1. 既往史及年龄 消化性溃疡常有反复发作的节律性上腹痛病史，多发生于青壮年；胆绞痛、肾绞痛常有胆道、泌尿道结石史；腹部粘连性腹痛常与结核性腹膜炎腹部手术史有关；儿童腹痛多见于肠道蛔虫症及肠套叠；急性阑尾炎多见于青壮年；中老年人腹痛应警惕恶性肿瘤。

2. 腹痛的部位 不同疾病对应的腹痛部位不一，见下表。

腹痛部位与常见疾病的对应关系

疼痛部位	常见疾病
中上腹部	胃、十二指肠疾病，急性胰腺炎
右上腹部	肝脓肿、胆石症、胆囊炎
右下腹部	急性阑尾炎
下腹或左下腹	结肠疾病
下腹部	膀胱炎、盆腔炎、异位妊娠破裂
脐周	小肠绞痛
全腹痛	空腔脏器穿孔后引起的弥漫性腹膜炎
弥漫性或不定位性疼痛	结核性腹膜炎、腹膜转移癌、腹膜粘连、结缔组织病
牵涉性腹痛	肺炎、心肌梗死

3. 腹痛的性质与程度 不同疾病对应的腹痛性质和程度不一，见下表。

腹痛性质和程度与常见疾病的对应关系

腹痛性质和程度	常见疾病
慢性、周期性、节律性中上腹隐痛或灼痛，如突然呈剧烈的刀割样、烧灼样持续性疼痛，可能并发急性穿孔	消化性溃疡
胀痛，于呕吐后减轻或缓解	幽门梗阻
剧烈绞痛	胆石症、泌尿道结石及肠梗阻
剑突下钻顶样痛	胆道蛔虫梗阻
进行性锐痛	肝癌
持续性胀痛	慢性肝炎与淤血性肝肿大（如右心衰竭、缩窄性心包炎）
隐痛或绞痛	肠寄生虫病
剧烈绞痛或持续性疼痛	肝、脾破裂，异位妊娠破裂
持续性、广泛性剧烈腹痛伴腹肌紧张或板状腹	急性弥漫性腹膜炎

4. 诱发、加重或缓解腹痛的因素
（1）胆囊炎或胆石症发作前常有进食油腻食物史。
（2）急性胰腺炎发作前常有暴饮暴食、酗酒史。
（3）十二指肠溃疡腹痛多发生在空腹时，进食或服碱性药物缓解。
（4）胃溃疡的腹痛发生在进食后半小时左右，至下次进餐前缓解。
（5）反流性食管炎在直立时可减轻。
（6）肠炎引起的腹痛多于排便后减轻。
（7）肠梗阻腹痛于呕吐或排气后缓解。

5. 腹痛的伴随症状 不同疾病导致的腹痛的伴随症状不一，见下表。

腹痛的伴随症状与常见疾病的对应关系

伴随症状	常见疾病
寒战、高热	急性化脓性胆管炎、肝脓肿、腹腔脏器脓肿
黄疸	肝、胆、胰腺疾病，急性溶血等
血尿	泌尿系统疾病（如尿路结石）
休克	急性腹腔内出血、急性胃肠穿孔、急性心肌梗死、中毒性菌痢
呕吐、腹胀、停止排便排气	胃肠梗阻
腹泻	肠道炎症、吸收不良，亦见于慢性胰腺及肝脏疾病
反酸、嗳气	慢性胃炎或消化性溃疡
血便	急性者：急性菌痢、肠套叠、绞窄性肠梗阻、急性出血性坏死性肠炎、过敏性紫癜
	慢性者：慢性菌痢、肠结核、结肠癌
	柏油样便——上消化道出血
	鲜血便——下消化道出血
里急后重	直肠病变

[常考考点] 腹痛的问诊要点及临床意义。

细目四 咳嗽与咳痰

【考点突破攻略】

要点一 咳嗽的概念

咳嗽是机体的防御性神经反射,有利于清除呼吸道分泌物、吸入物和异物。痰是气管、支气管的分泌物或肺泡内渗出液,借助咳嗽反射将其排出体外称为咳痰,属病态现象。

要点二 咳嗽的病因

1. 呼吸道疾病 如急慢性咽炎、扁桃体炎、喉炎、急慢性支气管炎、肺炎、肺结核、肺肿瘤、支气管扩张、气道异物以及其他化学性气味刺激等,均可刺激呼吸道黏膜的迷走神经、舌咽神经和三叉神经的感觉纤维而引起咳嗽。

2. 胸膜疾病 胸膜炎或胸膜受刺激,如自发性气胸、胸膜炎。

3. 心血管疾病 如二尖瓣狭窄或其他原因所致的肺淤血与肺水肿。

4. 中枢神经因素 如脑炎、脑膜炎、脑出血、脑肿瘤等也可出现咳嗽。

要点三 咳嗽与咳痰的问诊要点及临床意义

1. 咳嗽的性质

(1) 干性咳嗽:见于急性咽喉炎、急性支气管炎初期、气管受压、支气管异物、支气管肿瘤、胸膜炎、二尖瓣狭窄、肺癌等。

(2) 湿性咳嗽:见于慢性支气管炎、支气管扩张症、肺炎、肺脓肿、空洞型肺结核等。

2. 咳嗽的时间与节律

(1) 突然发生的咳嗽:常见于吸入刺激性气体所致的急性咽喉炎、气管与支气管异物。

(2) 阵发性咳嗽:见于支气管异物、支气管哮喘、支气管肺癌、百日咳等。

(3) 长期慢性咳嗽:见于慢性支气管炎、支气管扩张、慢性肺脓肿、空洞型肺结核等。

(4) 晨咳或夜间平卧时(即改变体位时)加剧并伴咳痰:见于慢性支气管炎、支气管扩张症和肺脓肿等。

(5) 夜间咳嗽明显:见于左心衰竭、肺结核等。

3. 咳嗽的音色

(1) 声音嘶哑:多见于声带炎、喉炎、喉癌,以及喉返神经受压迫。

(2) 犬吠样咳嗽:多见于喉头炎症水肿或气管受压。

(3) 无声(或无力)咳嗽:见于极度衰弱或声带麻痹的患者。

(4) 咳嗽带有鸡鸣样吼声:多见于百日咳。

(5) 金属调的咳嗽:可见于纵隔肿瘤或支气管肺癌等直接压迫气管所致。

4. 痰的性质与量

痰的性质可分为黏液性、浆液性、脓性、黏液脓性、浆液血性、血性等。

(1) 支气管扩张症与肺脓肿患者痰量多时,痰可出现分层现象:上层为泡沫,中层为浆液或浆液脓性,下层为坏死性物质。

(2) 痰有恶臭气味者,提示有厌氧菌感染。

(3) 黄绿色痰提示铜绿假单胞菌感染。

(4) 粉红色泡沫痰是肺水肿的特征。

5. 伴随症状

(1) 伴发热:多见于呼吸道感染、胸膜炎、肺结核等。

(2) 伴胸痛:见于肺炎、胸膜炎、支气管肺癌、自发性气胸等。

(3) 伴喘息:见于支气管哮喘、喘息型慢性支气管炎、心源性哮喘等。

(4) 伴呼吸困难:见于喉头水肿、喉肿瘤、慢性阻塞性肺病、重症肺炎以及重症肺结核、大量胸腔积液、气胸、肺淤血、肺水肿等。

（5）伴咯血：常见于肺结核、支气管扩张症、肺脓肿、支气管肺癌及风湿性二尖瓣狭窄等。
［常考考点］咳嗽与咳痰的问诊要点及临床意义。

细目五　咯血

【考点突破攻略】

要点一　咯血的概念

喉及喉部以下的呼吸道及肺脏等任何部位的出血，经咳嗽动作从口腔咯出称为咯血。少量咯血可表现为痰中带血，大咯血时血液从口鼻涌出，常可阻塞呼吸道，造成窒息死亡，是内科急症之一。

要点二　咯血的病因

1. 支气管疾病　常见于支气管扩张症、支气管肺癌、支气管内膜结核和慢性支气管炎等。
2. 肺部疾病　如肺结核、肺炎球菌性肺炎、肺脓肿等。肺结核为我国最常见的咯血原因。
3. 心血管疾病　如风湿性心脏病二尖瓣狭窄所致的咯血等。
4. 其他　如血小板减少性紫癜、白血病、血友病、肺出血型钩端螺旋体病、流行性出血热等。

要点三　咯血的问诊要点及临床意义

1. 病史及年龄　有无心、肺、血液系统疾病，有无结核病接触史、吸烟史等；中年以上，咯血痰或小量咯血，特别是有多年吸烟史者，除考虑慢性支气管炎外，应高度注意支气管肺癌的可能。
2. 咯血的量及其性状

咯血的量或性状	常见疾病
大量咯血（每日超过500mL）	空洞型肺结核、支气管扩张症和肺脓肿
中等量咯血（每日100～500mL）	二尖瓣狭窄
小量咯血（每日在100mL内）	其他原因
粉红色泡沫痰	急性左心衰竭
铁锈色血痰	典型的肺炎球菌性肺炎
痰中带血	浸润型肺结核
多次少量反复咯血	支气管肺癌

3. 咯血的伴随症状
（1）伴发热：见于肺结核、肺炎球菌性肺炎、肺脓肿、肺出血型钩端螺旋体病、流行性出血热等。
（2）伴胸痛：见于肺炎球菌性肺炎、肺梗死、肺结核、支气管肺癌等。
（3）伴脓痰：见于支气管扩张、肺脓肿、空洞型肺结核并发感染、化脓性肺炎等。
（4）伴皮肤黏膜出血：见于钩端螺旋体病、流行性出血热、血液病等。
［常考考点］咯血的问诊要点及临床意义。

要点四　咯血与呕血的鉴别

咯血与呕血的鉴别

鉴别要点	咯血	呕血
病史	肺结核、支气管扩张、癌症、心脏病等	消化性溃疡、肝硬化等
出血前症状	喉部痒感、胸闷、咳嗽等	上腹不适、恶心、呕吐
出血方式	咯出	呕出，可为喷射状
出血颜色	鲜红	棕黑色或暗红色，有时鲜红色

续表

鉴别要点	咯血	呕血
血内混有物	泡沫和（或）痰	食物残渣、胃液
黑便	无（如咽下血液时可有）	有，可在呕血停止后仍持续数日
酸碱反应	碱性	酸性

[常考考点] 咯血与呕血的鉴别要点。

细目六 呼吸困难

【考点突破攻略】

要点一 呼吸困难的概念

呼吸困难是指患者主观上感到空气不足，呼吸费力；客观上表现为呼吸频率、节律与深度的异常，严重时出现鼻翼扇动、发绀、端坐呼吸及辅助呼吸肌参与呼吸活动。

要点二 呼吸困难的病因

1. 呼吸系统疾病

（1）呼吸道疾病：如急性喉炎、喉头水肿、喉部肿瘤、气道异物、气管与支气管的炎症或肿瘤、双侧扁桃体肿大Ⅲ度等。

（2）肺部疾病：如支气管哮喘、肺炎、肺结核、喘息型慢性支气管炎、阻塞性肺气肿、肺心病、肺性脑病、弥漫性肺间质纤维化、肺癌、肺栓塞、肺部疾病导致的呼吸衰竭等。

（3）胸膜、胸壁疾病：如气胸、胸腔积液、胸膜肥厚、胸部外伤、肋骨骨折以及胸廓畸形等。

2. 循环系统疾病 各种原因所致的急慢性左心衰竭、心包填塞、原发性动脉高压等。

3. 全身中毒 如一氧化碳中毒、亚硝酸盐中毒、使用镇静剂或麻醉剂过量、糖尿病酮症酸中毒及尿毒症等。

4. 血液系统疾病 如重度贫血、高铁血红蛋白血症。

5. 神经精神及肌肉病变

（1）中枢神经系统疾病：如各种脑炎、脑膜炎、脑外伤、脑出血、脑肿瘤等。

（2）周围神经疾病：如脊髓灰质炎累及颈部脊髓、急性感染性多发性神经炎等。

（3）精神疾患：如癔症。

（4）肌肉病变：常见的有重症肌无力、药物导致的呼吸肌麻痹等。

6. 腹部病变 如急性弥漫性腹膜炎、腹腔巨大肿瘤、大量腹水、麻痹性肠梗阻等。

要点三 呼吸困难的临床表现

1. 肺源性呼吸困难 肺源性呼吸困难可分为吸气性、呼气性和混合性呼吸困难，其表现形式不同，往往也提示不同的疾病，见下表。

呼吸困难的表现及其与常见疾病的对应关系

	临床表现	常见疾病
吸气性呼吸困难	"三凹征"，伴有频繁干咳及高调的吸气性喘鸣音	急性喉炎、喉水肿、喉痉挛、白喉、喉癌、气管异物、支气管肿瘤或气管受压等
呼气性呼吸困难	呼气显著费力，呼气时间延长而缓慢，伴有广泛哮鸣音	支气管哮喘、喘息性慢性支气管炎、慢性阻塞性肺气肿等
混合性呼吸困难	吸气与呼气均感费力，呼吸频率浅而快	重症肺炎、重症肺结核、大面积肺不张、大块肺梗死、大量胸腔积液和气胸等

2. 心源性呼吸困难 主要由左心衰引起。临床上主要有三种表现形式：

（1）劳累性呼吸困难：在体力活动时出现或加重，休息时减轻或缓解。
（2）端坐呼吸：常表现为平卧时加重，端坐位时减轻，故被迫采取端坐位或半卧位以减轻呼吸困难的程度。
（3）夜间阵发性呼吸困难：左心衰竭时，因急性肺淤血常出现阵发性呼吸困难，多在夜间入睡后发生。发作时，患者因胸闷被憋醒而被迫坐起喘气和咳嗽，重者面色青紫、大汗、呼吸有哮鸣声，咳浆液性粉红色泡沫样痰，两肺底湿啰音，心率增快，可出现奔马律，此种呼吸又称为心源性哮喘。常见于高血压性心脏病、冠状动脉粥样硬化性心脏病、风湿性心瓣膜病、心肌炎等引起的左心衰竭。

3. 中毒性呼吸困难
（1）代谢性酸中毒：呼吸深大而规则，可伴有鼾声，称 Kussmaul 呼吸。见于尿毒症、糖尿病酮症酸中毒等。
（2）药物及毒物：如吗啡、巴比妥类等药物及有机磷农药中毒时，可抑制呼吸中枢，致呼吸减慢，也可呈潮式呼吸。一氧化碳、氰化物中毒时均可引起呼吸加快。

4. 中枢性呼吸困难　脑出血、颅内压增高、颅脑外伤等，呼吸变慢而深，并常伴有呼吸节律的异常。

5. 精神或心理性呼吸困难　见于癔症和抑郁症患者。其特点是呼吸非常频速和表浅，常因换气过度而发生呼吸性碱中毒，出现口周、肢体麻木和手足搐搦，经暗示疗法，可使呼吸困难减轻或消失。

[常考考点] 肺源性呼吸困难的表现及其与常见疾病的对应关系。

要点四　呼吸困难的问诊及临床意义

1. 发病情况　注意询问是突发性还是渐进性，是吸气困难、呼气困难、吸气和呼气均困难，还应询问有无药物、毒物摄入及外伤史。

2. 发病诱因　劳力后出现呼吸困难，常见于心力衰竭早期、慢性阻塞性肺疾病、尘肺和先天性心脏病；呼吸困难于卧位时加重见于心力衰竭，直立时加重而仰卧位时缓解见于左房黏液瘤，健侧卧位时加重见于胸腔积液。

3. 伴随症状
（1）伴发热：见于肺炎、肺脓肿、胸膜炎、肺结核、急性心包炎等。
（2）伴咳嗽、咳痰：见于慢性支气管炎、阻塞性肺气肿合并感染、肺脓肿等。
（3）伴咳粉红色泡沫样痰：见于急性左心衰竭。
（4）伴大量咯血：常见于肺结核、支气管扩张症、肺癌等。
（5）伴胸痛：见于肺炎球菌性肺炎、渗出性胸膜炎、自发性气胸、支气管肺癌、肺梗死、急性心肌梗死、纵隔肿瘤等。
（6）伴意识障碍：见于脑出血、脑膜炎、尿毒症、肝性脑病、肺性脑病、各种中毒等。

[常考考点] 呼吸困难的问诊要点及临床意义。

细目七　水肿

【考点突破攻略】

要点一　水肿的概念

人体组织间隙有过多液体积聚，导致组织肿胀称为水肿。可分为全身性水肿和局部性水肿。过多液体在体内组织间隙呈弥漫性分布时，称全身性水肿；而液体积聚在局部组织间隙时，称局部性水肿。当体腔内有液体积聚时称为积液，如胸腔积液、心包积液、腹腔积液等，是水肿的特殊形式。

要点二　水肿的病因

1. 全身性水肿
（1）心源性水肿：见于右心衰竭、慢性缩窄性心包炎等。
（2）肾源性水肿：见于各种肾炎、肾病综合征等。
（3）肝源性水肿：见于肝硬化、重症肝炎等。
（4）营养不良性水肿：见于低蛋白血症和维生素 B_1 缺乏。

(5) 内分泌源性水肿：见于甲状腺功能减退症、垂体前叶功能减退症等。

2. 局部性水肿 见于各种组织炎症、静脉回流受阻（静脉血栓形成、静脉炎等）、淋巴回流受阻（丝虫病、淋巴管炎、肿瘤压迫等）及血管神经性水肿。

要点三 水肿的临床表现

1. 全身性水肿

（1）心源性水肿：特点是下垂性水肿，严重者可出现胸水、腹水等，常伴有呼吸困难、心脏扩大、心率加快、颈静脉怒张、肝-颈静脉回流征阳性等表现。

（2）肾源性水肿：特点为早期晨起时眼睑或颜面水肿，以后发展为全身水肿，伴有血尿、少尿、蛋白尿、管型尿、高血压、贫血等表现。

（3）肝源性水肿：主要表现为腹水，也可出现下肢踝部水肿并向上蔓延，头、面部及上肢常无水肿。常伴有肝功能受损及门静脉高压等表现，可见肝掌、蜘蛛痣等。

（4）营养不良性水肿：患者往往有贫血、乏力、消瘦等营养不良的表现。

（5）内分泌源性水肿：见于甲状腺功能减退症等黏液性水肿，特点是非凹陷性，颜面及下肢较明显，病人常伴有精神萎靡、食欲不振。

2. 局部性水肿 见于局部组织炎症，如丹毒等，常伴红、热、痛；也见于静脉回流受阻，如血栓性静脉炎、静脉血栓形成等。水肿主要出现在病变局部或病变侧肢体，可见局部肿胀明显，或伴有静脉曲张。丝虫病可引起淋巴液回流受阻，表现为象皮肿，以下肢常见。

[常考考点] 各类全身性水肿的特征临床表现。

细目八 呕血与黑便

【考点突破攻略】

要点一 呕血与黑便的概念

呕血是因上消化道及其邻近器官/组织疾病，或全身性疾病导致上消化道出血，血液经口腔呕出。黑便是血液经过肠道时，血红蛋白中的铁与肠内硫化物结合，生成硫化铁而使粪便呈黑色。呕血和黑便是上消化道出血的主要症状，呕血均伴有黑便，但黑便不一定伴有呕血。

要点二 呕血与黑便的病因

1. 食管疾病 食管炎、食管癌、食管贲门黏膜撕裂、食管异物、食管裂孔疝等。食管异物刺穿主动脉可造成大量呕血，危及生命。

2. 胃及十二指肠疾病 最常见的原因是消化性溃疡。非甾体类抗炎药及应激所致的急性胃黏膜病变出血也较常见。其他病因有胃癌、急性及慢性胃炎、胃黏膜脱垂症、十二指肠炎等。

3. 肝、胆、胰的疾病 肝硬化、门静脉高压引起的食管与胃底静脉曲张破裂是引起上消化道出血的常见病因。胆道感染、胆石症、胆道肿瘤可引起胆道出血。胰腺癌、急性重症胰腺炎也可引起上消化道出血，但均少见。

4. 全身性疾病

（1）血液疾病：如白血病、再生障碍性贫血、血小板减少性紫癜、过敏性紫癜、弥散性血管内凝血（DIC）等。

（2）急性传染病：流行性出血热、钩端螺旋体病、急性重型肝炎等。

（3）其他：尿毒症、肺源性心脏病、结节性多动脉炎等。

上消化道出血前四位的病因是：消化性溃疡、食管-胃底静脉曲张破裂、急性胃黏膜病变及胃癌。

[常考考点] 呕血与黑便的常见病因。

要点三 呕血与黑便的临床表现

1. 幽门以上的出血 常表现为呕血和黑便，出血量大，呕吐物呈鲜红色或暗红色，常混有血块；出血量少，呕吐物呈咖啡色或棕褐色，或只有黑便。

2. 幽门以下的出血 常无呕血，只表现为黑便。上消化道大出血时，可出现头昏、心悸、乏力、口渴、出冷汗、心率加快、血压下降等循环衰竭的表现。

要点四　呕血与黑便的问诊要点及临床意义

1. 是否为上消化道出血 呕血应与咯血及口、鼻、咽喉部位出血鉴别。黑便应与进食动物血、铁剂、铋剂等造成的黑便鉴别。

2. 出血量的估算

临床表现或检查结果	出血量估计
大便隐血试验阳性	5mL 以上
黑便	60mL 以上
呕血	胃内蓄积血量达 300mL
头昏、眼花、口干乏力、皮肤苍白、心悸不安、出冷汗，甚至昏倒	一次达 500mL 以上
周围循环衰竭	800～1000mL 以上

3. 诱因 如饮食不节、饮酒及服用某些药物、严重创伤等。

4. 既往病史 重点询问有无消化性溃疡、肝炎、肝硬化以及长期服药史。

5. 伴随症状

（1）伴慢性、周期性、节律性上腹痛，见于消化性溃疡。

（2）伴蜘蛛痣、肝掌、黄疸、腹壁静脉曲张、腹水、脾肿大，见于肝硬化门静脉高压。

（3）伴皮肤黏膜出血，见于血液病及急性传染病。

（4）伴右上腹痛、黄疸、寒战高热，见于急性梗阻性化脓性胆管炎。

［常考考点］呕血与黑便的出血量的估计。

细目九　黄疸

【考点突破攻略】

要点一　黄疸的概念

血清总胆红素浓度升高致皮肤、黏膜、巩膜黄染称黄疸。总胆红素在 17.1～34.2μmol/L，虽然浓度升高，但无黄疸出现，叫隐性黄疸；总胆红素浓度超过 34.2μmol/L，则可出现皮肤、黏膜、巩膜黄染，称为显性黄疸。

要点二　各型黄疸的病因、临床表现及实验室检查特点

1. 溶血性黄疸

（1）病因：①先天性溶血性贫血：如遗传性球形红细胞增多症、珠蛋白生成障碍性贫血、蚕豆病等。②后天获得性溶血性贫血：自身免疫性溶血性贫血；同种免疫性溶血性贫血，如误输异型血、新生儿溶血；非免疫性溶血性贫血，如败血症、疟疾、毒蛇咬伤、毒蕈中毒、阵发性睡眠性血红蛋白尿等。

（2）临床表现：黄疸较轻，呈浅柠檬色。急性溶血时，起病急骤，出现寒战、高热、头痛、腰痛、呕吐，尿呈酱油色或茶色。严重者出现周围循环衰竭及急性肾功能衰竭。慢性溶血常反复发作，有贫血、黄疸、脾肿大三大特征。

（3）实验室检查特点：血清总胆红素增多，以非结合胆红素为主，结合胆红素基本正常或轻度增高，尿胆原增多，尿胆红素阴性，大便颜色变深。具有溶血性贫血的改变，如贫血、网织红细胞增多、血红蛋白尿、骨髓红细胞系增生旺盛等。

2. 肝细胞性黄疸

（1）病因：病毒性肝炎、中毒性肝炎、肝硬化、肝癌、钩端螺旋体病、败血症、伤寒等。

（2）临床表现：黄疸呈浅黄至深黄色，有乏力、食欲下降、恶心呕吐，甚至出血等肝功能受损的症状及肝脾肿大等体征。

（3）实验室检查特点：血清结合及非结合胆红素均增多。尿中尿胆原通常增多，尿胆红素阳性。大便颜色通常改变不明显。有转氨酶升高等肝功能受损的表现。

3. 胆汁淤积性黄疸（阻塞性黄疸）

（1）病因：①肝外梗阻：如胆道结石、胆管癌、胰头癌、胆道炎症水肿、胆道蛔虫、胆管狭窄等引起的梗阻。②肝内胆汁淤积：胆汁排泄障碍所致，而无机械性梗阻，常见于内科疾病，如毛细胆管炎型病毒性肝炎、药物性胆汁淤积、原发性胆汁性肝硬化、妊娠期特发性黄疸等。

（2）临床表现：黄疸深而色泽暗，甚至呈黄绿色或褐绿色。胆酸盐返流入血，刺激皮肤可引起瘙痒，刺激迷走神经可引起心动过缓。粪便颜色变浅或呈白陶土色。

（3）实验室检查特点：血清结合胆红素明显增多。尿胆原减少或阴性，尿胆红素阳性。尿色深，大便颜色变浅。反映胆道梗阻的指标改变，如血清碱性磷酸酶及总胆固醇增高等。

[常考考点] 溶血性黄疸、肝细胞性黄疸和阻塞性黄疸的鉴别。

【知识纵横比较】

三种类型黄疸的鉴别

鉴别要点		溶血性黄疸	肝细胞性黄疸	阻塞性黄疸
病因		先天或后天因素引起的溶血	肝细胞破坏	胆汁排泄受阻
常见疾病		异型输血、新生儿溶血、遗传性球形红细胞增多症、珠蛋白生成障碍性贫血、蚕豆病、败血症、疟疾、毒蛇咬伤、毒蕈中毒等	病毒性肝炎、中毒性肝炎、肝硬化、肝癌、钩端螺旋体病、败血症、伤寒	胆道结石、胆管癌、胰头癌、胆道炎症水肿、胆道蛔虫、胆道狭窄、毛细胆管炎型病毒性肝炎、毛细胆管炎型病毒性肝炎、药物性胆汁淤积、原发性胆汁性肝硬化、妊娠期特发性黄疸
临床表现		贫血相关症状	肝功能受损相关症状	梗阻相关症状
实验室检查	STB	↑↑	↑↑	↑↑
	CB	轻度↑或正常	↑	↑↑
	UCB	↑↑	↑	轻度↑或正常
	CB/STB	<20%	20%～50%	>50%
	尿胆原	强（+）	（+）或（-）	（-）
	尿胆红素	（-）	（+）	强（+）

细目十 抽搐

【考点突破攻略】

要点一 抽搐的概念

抽搐是指一块或一组肌肉快速、重复性、不自主地阵挛性或强直性收缩。抽搐发作时一般是全身性的，伴有或不伴有意识丧失。

要点二 抽搐的病因

1. 颅脑疾病

（1）感染性疾病：如各种脑炎及脑膜炎、脑脓肿、脑寄生虫病等。

（2）非感染性疾病：①外伤：如产伤、脑挫伤、脑血肿等。②肿瘤：如原发性肿瘤（如脑膜瘤、神经胶质瘤等）及转移性脑肿瘤。③血管性疾病：如脑血管畸形、高血压脑病、脑栓塞、脑出血等。④癫痫。

2. 全身性疾病

（1）感染性疾病：如中毒性肺炎、中毒性菌痢、败血症、狂犬病、破伤风、小儿高热惊厥等。

（2）非感染性疾病：①缺氧：如窒息、溺水等。②中毒：外源性中毒，如药物、化学物；内源性中毒，如尿毒症、肝性脑病等。③代谢性疾病：如低血糖、低血钙等。④心血管疾病：如阿－斯综合征。⑤物理损伤：如中暑、触电等。⑥癔症性抽搐。

细目十一　意识障碍

【考点突破攻略】

要点一　意识障碍的概念

意识障碍是指当弥漫性大脑皮质或脑干网状结构发生损害或功能抑制时，机体对自身状态和客观环境的识别与觉察能力出现障碍。

要点二　意识障碍的临床表现

1. 嗜睡　是最轻的意识障碍，患者处于病理的睡眠状态，表现为持续性的睡眠。轻刺激如推动或呼唤患者，可被唤醒，醒后能回答简单的问题或做一些简单的活动，但反应迟钝，刺激停止后，又迅速入睡。

2. 昏睡　是一种比嗜睡重的意识障碍。患者处于熟睡状态，不易唤醒。虽在强刺激下（如压迫眶上神经）可被唤醒，但不能回答问题或答非所问，而且很快又再入睡。

3. 昏迷　指意识丧失，任何强大的刺激都不能唤醒，是最严重的意识障碍。按程度不同可分为：

（1）浅昏迷：意识大部分丧失，强刺激也不能唤醒，但对疼痛刺激有痛苦表情及躲避反应。角膜反射、瞳孔对光反射、吞咽反射、眼球运动等都存在。

（2）中度昏迷：意识全部丧失，对强刺激的反应减弱，角膜反射、瞳孔对光反射迟钝，眼球活动消失。

（3）深昏迷：对疼痛等各种刺激均无反应，全身肌肉松弛，角膜反射、瞳孔对光反射、眼球活动均消失，可出现病理反射。

4. 意识模糊　是一种常见的轻度意识障碍，意识障碍程度较嗜睡重。具有简单的精神活动，但定向力有障碍，表现为对时间、空间、人物失去了正确的判断力。

5. 谵妄　是一种以兴奋性增高为主的急性高级神经中枢活动失调状态。表现为意识模糊，定向力障碍，伴错觉、幻觉、躁动不安、谵语。谵妄常见于急性感染的高热期，也可见于某些中毒（急性酒精中毒）、代谢障碍（肝性脑病）等。

[常考考点] 意识障碍的临床表现。

【例题实战模拟】

A1 型题

1. 下列各项，可见间歇热的是
   A. 急性肾盂肾炎　　B. 肺炎　　C. 风湿热　　D. 渗出性胸膜炎　　E. 霍奇金病

2. 体温在39℃以上，一日内波动范围超过2℃者，多见于
   A. 风湿热　　B. 伤寒　　C. 疟疾　　D. 大叶性肺炎　　E. 中暑

3. 下列疾病，表现为弛张热的是
   A. 肺炎球菌性肺炎　　B. 疟疾　　C. 布鲁菌病　　D. 渗出性胸膜炎　　E. 风湿热

4. 下列不符合胸壁疾患所致胸痛特点的是
   A. 疼痛部位较固定　　　　　B. 局部有压痛　　　　　C. 举臂动作时可加剧
   D. 因情绪激动而诱发　　　　E. 深呼吸或咳嗽可加剧

5. 下列哪种病变引起的胸痛常沿一侧肋间神经分布
   A. 胸肌劳损　　B. 流行性胸痛　　C. 颈椎病　　D. 带状疱疹　　E. 皮下蜂窝织炎

6. 下列不会出现胸痛症状的是
   A. 带状疱疹　　B. 肺癌　　C. 气胸　　D. 心包炎　　E. 哮喘

7. 犬吠样咳嗽，可见于
   A. 急性喉炎　　B. 急性支气管炎　　C. 支气管哮喘　　D. 肺结核　　E. 肺癌

8. 肺炎球菌性肺炎的痰液特征是
   A. 粉红色泡沫样痰   B. 鲜红色痰   C. 棕褐色痰   D. 铁锈色痰   E. 灰黄色痰
9. 引起吸气性呼吸困难的疾病是
   A. 气管肿瘤   B. 慢性阻塞性肺疾病   C. 支气管哮喘   D. 气胸   E. 大块肺不张
10. 左心功能不全发生夜间阵发性呼吸困难的机制是
    A. 通气功能障碍   B. 换气功能障碍   C. 呼吸中枢受抑制
    D. 外周化学感受器调节紊乱   E. 酸中毒
11. 支气管哮喘呼吸困难的类型是
    A. 呼气性   B. 吸气性   C. 混合性   D. 阵发性   E. 腹式呼吸消失
12. 夜间阵发性呼吸困难，可见于
    A. 急性脑血管疾病   B. 癔症   C. 急性感染所致的毒血症
    D. 慢性阻塞性肺疾病   E. 左心功能不全
13. 上消化道出血可单纯表现为呕血或黑便，也可两者兼有，这取决于
    A. 原发病   B. 出血部位   C. 出血量   D. 血在胃内的停留时间   E. 胃的解剖位置
14. 呕血呈暗红色，是由于
    A. 血在胃中停留时间长，被氧化   B. 是静脉血，非动脉血   C. 血红蛋白与胃酸结合而变性
    D. 患者在缺氧情况下发生呕血   E. 血红蛋白与硫化物结合而变性
15. 下列关于溶血性黄疸的叙述，正确的是
    A. 尿中结合胆红素阳性   B. 尿中结合胆红素阴性   C. 血中非结合胆红素不增高
    D. 尿胆原阴性   E. 大便呈灰白色
16. 下列不能引起阻塞性黄疸的是
    A. 疟疾   B. 胆管癌   C. 肝癌   D. 胆道蛔虫症   E. 总胆管结石
17. 下列不属于意识障碍的是
    A. 嗜睡   B. 抽搐   C. 意识模糊   D. 谵妄   E. 昏迷
18. 下列不属于谵妄表现的是
    A. 意识大部分丧失   B. 谵语   C. 躁动不安   D. 意识模糊   E. 错觉

A2型题
19. 患者，女，70岁。冠心病史5年。今日突然心悸气短，不能平卧，咳嗽，咳粉红色泡沫样痰。应首先考虑的是
    A. 肺癌   B. 肺脓肿   C. 肺结核   D. 急性肺水肿   E. 支气管扩张
20. 患者，食欲减退，乏力。查体：全身及巩膜黄染，胆囊明显肿大，无压痛。应首先考虑的是
    A. 胰腺癌   B. 胰腺炎   C. 胆道蛔虫症   D. 胆囊炎   E. 胆结石
21. 患者，65岁。皮肤、巩膜黄染呈进行性加重，大便持续变白，病后消瘦明显。应首先考虑的是
    A. 急性病毒性肝炎   B. 肝硬化   C. 肝癌   D. 胰头癌   E. 胆总管结石

B1型题
    A. 急性发热   B. 黄疸   C. 呕吐   D. 腹泻   E. 血便
22. 肠梗阻可见腹痛，并伴有
23. 肠套叠可见腹痛，并伴有

    A. 慢性规律性的上腹痛   B. 无规律性的上腹痛   C. 右上腹绞痛
    D. 左上腹剧痛   E. 全腹剧痛
24. 胆道结石，常表现
25. 消化性溃疡，常表现

    A. 癔症   B. 破伤风   C. 脑血管疾病   D. 中毒性菌痢   E. 细菌性脑膜炎
26. 抽搐伴高血压、肢体瘫痪，见于
27. 抽搐伴苦笑面容，见于

【参考答案】

1. A 2. A 3. E 4. D 5. D 6. E 7. A 8. D 9. A 10. B 11. A 12. E 13. C 14. C 15. B 16. A 17. B 18. A 19. D 20. A 21. D 22. C 23. E 24. C 25. A 26. C 27. B

第二单元 问 诊

【考点突破攻略】

要点　问诊的内容

1. 一般项目　包括姓名、性别、年龄、婚否、出生地、民族、工作单位、职业、现住址、就诊或入院日期、病史记录日期、病史叙述者等。

2. 主诉　病人就诊的主要原因，即感觉最明显、最痛苦的症状或体征及持续时间。确切的主诉常可提供对某系统疾病的诊断线索。记录主诉要简明，尽可能用患者自己的言词，不用诊断用语。如"反复上腹隐痛8年，解黑大便2天""活动后心慌、气短2年，下肢水肿1周""进行性吞咽困难1月余"等。对当前无症状表现，诊断资料和入院目的又十分明确的患者，也可用以下方式记录主诉。如"血糖升高2个月，入院进一步检查""发现胆囊结石2个月，入院接受手术治疗"。

3. 现病史　包括以下几个方面：①起病情况：起病时间、起病急缓、有无病因或诱因等。②主要症状特征：包括症状的部位、性质、持续时间和程度等。③病因和诱因：应询问与本次发病有关的病因（如外伤、中毒、感染、遗传、过敏等）和诱因（如气候变化、环境改变、情绪激动或抑郁、饮食起居失调等）。④病情发展与演变过程：起病后主要症状的变化，缓解或加重的因素等。⑤伴随症状。⑥诊治经过。⑦患者的一般情况。

4. 既往史　包括患者既往的健康状况和过去曾经患过的疾病（包括各种传染病）、外伤手术、预防接种、过敏史等，尤其是与现病有密切关系的疾病的历史。如冠心病的患者，应当问以往有无高血压病、血脂异常、糖尿病等；对风湿性心脏病患者，应问过去有无反复咽痛、游走性关节痛等；对肝硬化的患者，应询问过去有无黄疸、营养障碍及酗酒史；气胸患者，应询问既往有无肺结核、慢性阻塞性肺疾病等。

5. 个人史　包括：①社会经历：出生地、居住地区和居留时间、受教育程度、经济生活和业余爱好。②职业和工作条件：工种、劳动环境、对工业毒物的接触情况及时间。③习惯与嗜好：起居与卫生习惯、饮食的规律与质量、烟酒嗜好与摄入量，以及异嗜癖和麻醉毒品等。④冶游史。

6. 婚姻史　询问患者的婚姻状况，是未婚、已婚，还是离异等。

7. 月经生育史　女性应询问其月经初潮年龄、月经周期和经期天数，经血量和颜色，有无痛经，闭经日期或绝经年龄。记录如下：

初潮年龄 $\frac{行经期（天）}{月经周期（天）}$ 末次月经时间(或绝经年龄)

生育史包括妊娠、生育次数，人工或自然流产次数，有无早产、剖宫产、死胎、产褥热及计划生育情况等。

8. 家族史　询问患者家族中是否有相同疾病患者，有无患遗传相关的疾病，如血友病、糖尿病、高血压病、中风、癫痫、恶性肿瘤、哮喘、精神病等。

[常考考点] 问诊的内容。

【例题实战模拟】

B1型题

A. 呼吸困难　B. 呕吐　C. 腰痛　D. 肌肉震颤　E. 腹泻

1. 属呼吸系统疾病问诊内容的是
2. 属循环系统疾病问诊内容的是

【参考答案】

1. A 2. A

第三单元 检体诊断

细目一 基本检查法

【考点突破攻略】

要点一 视诊的内容和方法

视诊是检查者用眼睛来观察被检者全身或局部表现的检查方法。视诊既能观察全身的一般状态，如年龄、发育、营养、意识状态、面容与表情、体位、姿态、步态等，又能观察局部体征，如皮肤、黏膜、五官、头颈、胸廓、腹部、脊柱、肌肉、骨骼、关节等外形特点。但对特殊部位则需借助特殊仪器进行检查。

在体格检查中，视诊适用范围广，使用器械少，得到的体征最多，常能提供重要的诊断资料和线索。视诊时应注意：①应在间接日光下或灯光下进行，但观察皮疹或黄疸时必须在自然光线下进行，观察搏动、肿物、某些器官的轮廓时以侧面光线为宜；②在温暖环境中进行，被检者采取适宜的体位，裸露全身或检查部位，如需要可配合做些动作；③应按一定顺序，系统、全面而细致地对比观察；④应结合触诊、叩诊、听诊、嗅诊等检查方法，综合分析、判断，使检查结果更具有临床意义。

要点二 常用触诊方法及检查范围和注意事项

常用触诊手法适用范围总结，见下表。

常用触诊手法的适用范围

触诊使用部位	检查部位	触诊方法		举例
指腹和掌指关节掌面的皮肤	体表浅在病变	浅部触诊		关节，软组织，浅的血管、神经、阴囊和精索等
	腹腔内病变和脏器的检查	深部触诊	深部滑行触诊	腹腔深部包块和胃肠病变的检查
			双手触诊	肝、脾、肾、子宫和腹腔肿物的检查
			深压触诊	探测腹部深在病变部位或确定腹腔压痛点
			冲击触诊（浮沉触诊法）	大量腹水而肝、脾难以触及时

要点三 叩诊的方法及常见叩诊音

1. 叩诊方法

（1）间接叩诊法：叩诊时左手中指第 2 指节紧贴于叩诊部位，其余手指稍微抬起，勿与体表接触；右手各指自然弯曲，以右手中指指端叩击左手中指第 2 指骨的前端。叩击方向应与叩诊部位的体表垂直，主要以活动腕关节与掌指关节进行叩诊，避免肘关节及肩关节参加活动。叩击动作要灵活、短促并富有弹性。叩击后右手中指应立即抬起，以免影响音响的振幅与频率。在一个部位每次只需连续叩击 2~3 下，如印象不深，可再连续叩击 2~3 下，不间断地连续叩击反而不利于对叩诊音的分辨。叩击用力要均匀适中，使产生的音响一致，才能正确判断叩诊音的变化。叩击力量的轻重，应根据不同的检查部位、病变组织的性质、范围大小、位置深浅等具体情况而定。

（2）直接叩诊法：适用于胸部或腹部面积较广泛的病变，如胸膜粘连或增厚、气胸、大量胸水或腹水等。

2. 常见叩诊音

常见叩诊音及临床意义

叩诊音	生理情况	病理状态
清音	正常肺部的叩诊音	—
浊音	被肺的边缘所覆盖的心脏或肝脏部分	肺组织含气量减少（如肺炎）
鼓音	胃泡区及腹部	肺空洞、气胸或气腹

续表

叩诊音	生理情况	病理状态
过清音	—	肺气肿
实音	心脏、肝脏	大量胸腔积液或肺实变

[常考考点] 常见叩诊音及临床意义。

要点四　嗅诊常见异常气味及临床意义

1. 痰液　血腥味，见于大咯血的患者；痰液恶臭，提示支气管扩张症或肺脓肿。

2. 脓液　恶臭味应考虑气性坏疽的可能。

3. 呕吐物　粪臭味见于肠梗阻，酒味见于饮酒和醉酒等，浓烈的酸味见于幽门梗阻或狭窄等。

4. 呼气味　浓烈的酒味见于酒后或醉酒，刺激性蒜味见于有机磷农药中毒，烂苹果味见于糖尿病酮症酸中毒，氨味见于尿毒症，腥臭味见于肝性脑病。

[常考考点] 常见异常气味及临床意义。

细目二　全身状态检查及临床意义

【考点突破攻略】

要点一　生命体征检查的内容及临床意义

1. 体温测量

（1）口腔温度：正常值为36.3～37.2℃。

（2）肛门温度：正常值为36.5～37.7℃。

（3）腋下温度：正常值为36～37℃。

2. 脉搏检查

（1）脉率：正常成人，在安静状态下脉率为60～100次/分。儿童较快，婴幼儿可达130次/分。病理状态下：①脉率增快，见于发热、疼痛、贫血、甲状腺功能亢进症、心力衰竭、休克、心肌炎等；②脉率减慢，见于颅内高压、病态窦房结综合征、二度及以上窦房或房室传导阻滞，或服用强心苷、钙拮抗剂、β受体阻滞剂等药时；③脉率少于心率，称脉搏短绌，见于房颤、频发早搏等。

（2）节律：房颤和早搏时，脉律不整齐。房颤时，脉搏节律完全无规律，同时有脉搏强弱不一和脉搏短绌，称为脉搏绝对不齐。

3. 血压

（1）直接测量法。

（2）间接测量法：目前广泛采用袖带加压法。

根据《中国高血压防治指南》（2010年修订版），血压水平的定义和分类标准见下表。

血压水平的定义和分类

分类	收缩压（mmHg）		舒张压（mmHg）
正常血压	<120	和	<80
正常高值血压	120～139	和/或	80～89
高血压	≥140	和/或	≥90
1级高血压（轻度）	140～159	和/或	90～99
2级高血压（中度）	160～179	和/或	100～109
3级高血压（中度）	≥180	和/或	≥110
单纯收缩期高血压	≥140	和	<90

（3）血压变异的临床意义

①高血压：未服抗高血压药的情况下，至少3次非同日测量血压，收缩压≥140mmHg和（或）舒张压≥90mmHg，即为高血压。如果只有收缩压达到高血压标准，则称为单纯收缩期高血压。高血压绝大多数见于高血压病（亦称原发性高血压）；继发性高血压少见（约＜5%），见于肾脏疾病、肾上腺皮质或髓质肿瘤、肢端肥大症、甲状腺功能亢进症、妊娠高血压综合征等所致的血压增高。

②低血压：血压低于90/60mmHg时，称为低血压。常见于休克、急性心肌梗死、心力衰竭、心包填塞、肾上腺皮质功能减退症等，也可见于极度衰竭的病人。

③脉压增大和减小：脉压≥40mmHg称为脉压增大，见于主动脉瓣关闭不全、动脉导管未闭、动静脉瘘、高热、甲状腺功能亢进症、严重贫血、动脉硬化等。脉压＜30mmHg称为脉压减小，见于主动脉瓣狭窄、心力衰竭、休克、心包积液、缩窄性心包炎等。

[常考考点] 血压水平的定义和分类标准。

要点二　发育与体型

发育的正常与否，通常以年龄与体格成长状态（身高、体重）、智力和性征（第一、第二性征）之间的关系来判断。发育正常时，年龄与体格、智力和性征的成长状态是相应的。

体型分为：均称型、矮胖型、瘦长型。

要点三　营养状态

1. 判定方法　营养状态的好坏，可根据皮肤、毛发、皮下脂肪、肌肉的发育情况来综合判断，临床上常用良好、中等、不良三个等级来概括。

2. 常见的营养异常状态

（1）营养不良：体重减轻到低于标准体重的90%时称为消瘦。

（2）肥胖：超过标准体重20%以上者为肥胖。

要点四　意识状态

检查者可通过与患者交谈来了解其思维、反应、情感活动、计算能力、记忆力、注意力、定向力（即对时间、人物、地点，以及对自己本身状态的认识能力）等方面的情况。对较为严重者应同时做痛觉试验（如重压患者眶上缘）、瞳孔对光反射、角膜反射、腱反射等，以判断有无意识障碍及其程度。对昏迷患者，重点注意生命体征，尤其是呼吸的频率和节律，瞳孔大小，眼底有无视乳头水肿、出血，有无偏瘫、锥体束征、脑膜刺激征等。

要点五　面容与表情

面容与表情	表现	临床意义
急性（热）病容	面色潮红，兴奋不安，呼吸急促，表情痛苦，有鼻翼扇动，口唇疱疹	肺炎球菌性肺炎、流行性脑脊髓膜炎、急性化脓性阑尾炎
慢性病容	面容憔悴，面色晦暗或苍白无华，双目无神，表情淡漠	恶性肿瘤、肝硬化、严重肺结核等慢性消耗性疾病
肾病面容	面色苍白，眼睑、颜面浮肿	慢性肾炎、慢性肾盂肾炎、慢性肾功能衰竭
肝病面容	面颊瘦削，面色灰褐，额部、鼻背、双颊有褐色色素沉着	慢性肝炎、肝硬化
甲状腺功能亢进面容	眼裂增大，眼球突出，目光闪烁，呈惊恐貌，兴奋不安，烦躁易怒	甲状腺功能亢进症
黏液性水肿面容	面色苍白，睑厚面宽，颜面浮肿，目光呆滞，反应迟钝，眉毛、头发稀疏	甲状腺功能减退症
二尖瓣面容	面色晦暗，双颊紫红，口唇轻度发绀	风湿性心瓣膜病二尖瓣狭窄
伤寒面容	表情淡漠，反应迟钝，呈无欲状态	伤寒、脑脊髓膜炎、脑炎等

续表

面容与表情	表现	临床意义
苦笑面容	发作时牙关紧闭，面肌痉挛，呈苦笑状	破伤风
满月面容	面圆如满月，皮肤发红，常伴痤疮和小须	库欣综合征及长期应用肾上腺皮质激素的患者
肢端肥大症面容	头颅增大，脸面变长，下颌增大并向前突出，眉弓及两颧隆起，唇舌肥厚，耳鼻增大	肢端肥大症
面具面容	面部呆板、无表情，似面具样	帕金森病、脑炎
贫血面容	面色苍白，口唇色淡，表情疲惫	各种原因所致的贫血

[常考考点]常见的面容及临床意义。

要点六 体位及步态

1. 体位检查

（1）自动体位：身体活动自如，不受限制，见于正常人、轻病或疾病早期。

（2）被动体位：患者不能随意调整或变换体位，需别人帮助才能改变体位。见于极度衰弱或意识丧失的患者。

（3）强迫体位：患者为减轻疾病所致的痛苦，被迫采取的某些特殊体位。常见的体位有以下几种：

①强迫仰卧位：患者仰卧，双腿蜷曲，借以减轻腹部肌肉紧张。见于急性腹膜炎等。

②强迫俯卧位：通过俯卧位减轻脊背肌肉的紧张程度，常见于脊柱疾病。

③强迫侧卧位：通过侧卧于患侧，以减轻疼痛，且有利于健侧代偿呼吸。见于一侧胸膜炎及大量胸腔积液。

④强迫坐位：患者坐于床沿，以两手置于膝盖上或扶持床边。见于心、肺功能不全者。

⑤强迫蹲位：活动中因呼吸困难和心悸而采取蹲位以缓解症状。见于发绀型先天性心脏病。

⑥辗转体位：患者坐卧不安，辗转反侧。见于胆绞痛、肾绞痛、肠绞痛等。

⑦角弓反张位：患者颈及脊背肌肉强直，头向后仰，胸腹前凸，背过伸，躯干呈反弓形。见于破伤风、小儿脑膜炎等。

2. 步态检查

（1）痉挛性偏瘫步态：瘫痪侧上肢呈内收、旋前，指、肘、腕关节屈曲，无正常摆动；下肢伸直并外旋，举步时将患侧骨盆抬高以提起瘫痪侧下肢，然后以髋关节为中心，脚尖拖地，向外划半个圆圈并跨前一步，故又称划圈样步态。多见于急性脑血管疾病的后遗症。

（2）醉酒步态：行走时重心不稳，左右摇晃，状如醉汉。见于小脑病变、酒精中毒等。

（3）慌张步态：步行时头及躯干前倾，步距较小，起步动作慢，但行走后越走越快，有难以止步之势。见于帕金森病，又称震颤麻痹。

（4）蹒跚步态（鸭步）：走路时身体左右摇摆似鸭行。见于佝偻病、大骨节病、进行性肌营养不良、先天性双髋关节脱位等。

（5）共济失调步态：起步时一脚高抬，骤然垂落，且双目向下注视，两脚间距很宽，以防身体倾斜，闭目时不能保持平衡。见于小脑或脊髓后索病变，如脊髓痨。

（6）剪刀步态：双下肢肌张力过高，行走时两腿交叉呈剪刀状。见于脑瘫或截瘫患者。

（7）间歇性跛行：行走时，因下肢突发疼痛而停止前行，休息后继续前行。见于闭塞性动脉硬化、高血压动脉硬化等。

（8）跨阈步态：患足下垂，行走时先将膝关节、髋关节屈曲，使患肢抬很高才能起步，如跨越门槛之势。见于腓总神经麻痹出现的足下垂患者。

[常考考点]体位与步态异常的表现及临床意义。

细目三 皮肤检查及临床意义

【考点突破攻略】

要点　皮疹、皮下出血、蜘蛛痣、水肿检查

1. 皮疹　检查时应注意皮疹出现与消失的时间、发展顺序、分布部位、形状及大小、颜色、压之是否褪色、平坦或隆起、有无瘙痒和脱屑等。常见的皮疹有以下几种：

（1）斑疹：只是局部皮肤发红，一般不高出皮肤。见于麻疹初起、斑疹伤寒、丹毒、风湿性多形性红斑等。

（2）玫瑰疹：是一种鲜红色的圆形斑疹，直径2～3mm，由病灶周围的血管扩张所形成，压之褪色，松开时又复现，多出现于胸腹部。对伤寒或副伤寒具有诊断意义。

（3）丘疹：直径小于1cm，除局部颜色改变外还隆起皮面，为局限、充实的浅表损害，见于药物疹、麻疹、猩红热及湿疹等。

（4）斑丘疹：在丘疹周围合并皮肤发红的底盘，称为斑丘疹。见于风疹、猩红热、湿疹及药物疹等。

（5）荨麻疹：又称风团块，是由于皮肤、黏膜的小血管反应性扩张及渗透性增加而产生的一种局限性暂时性水肿。主要表现为边缘清楚的红色或苍白色的瘙痒性皮肤损害，出现快，消退快，消退后不留痕迹。见于各种异性蛋白性食物或药物等过敏。

2. 皮下出血

（1）瘀点：皮肤或黏膜下出血，出血面的直径小于2mm者，称为瘀点；小的出血点容易和小红色皮疹或小红痣相混淆，皮疹压之褪色，而出血点压之不褪色，小红痣加压虽不褪色，但触诊时可稍高出平面，并且表面发亮。

（2）紫癜：皮下出血直径在3～5mm者，称为紫癜。

（3）瘀斑：皮下出血直径＞5mm者，称为瘀斑。

（4）血肿：片状出血并伴有皮肤显著隆起者，称为血肿。

皮肤黏膜出血常见于造血系统疾病重症感染、某些血管损害的疾病，以及某些毒物或药物中毒等。

3. 蜘蛛痣　蜘蛛痣是皮肤小动脉末端分支扩张所形成的血管痣。蜘蛛痣出现部位多在上腔静脉分布区，如面、颈、手背、上臂、前胸和肩部等处。检查时除观察其形态外，可用铅笔尖或火柴杆等压迫蜘蛛痣的中心，如周围辐射状的小血管随之消退，解除压迫后又复出现，则证明为蜘蛛痣。蜘蛛痣的发生与雌激素增多有关，常见于慢性肝炎、肝硬化，是肝脏对体内雌激素的灭活能力减弱所致。健康妇女在妊娠期间、月经前或月经期偶尔也可出现蜘蛛痣。慢性肝病患者手掌大、小鱼际处常发红，加压后褪色，称为肝掌，其发生机制与蜘蛛痣相同。

4. 水肿　皮下组织间隙液体积聚过多使组织肿胀，称为水肿。手指按压后凹陷不能很快恢复者，称为凹陷性水肿。黏液性水肿及象皮肿指压后无组织凹陷，称非凹陷性水肿。黏液性水肿见于甲状腺功能减退症，象皮肿见于丝虫病。全身性水肿常见于肾炎、肾病综合征、心力衰竭（尤其是右心衰竭）、失代偿期肝硬变和营养不良等；局部性水肿可见于局部炎症、外伤、过敏、血栓形成所致的毛细血管通透性增加，静脉或淋巴回流受阻。

［常考考点］皮疹、皮下出血、蜘蛛痣、水肿的表现及临床意义。

【知识纵横比较】

皮疹表现及其常见疾病小结

皮疹	表现	常见疾病
斑疹	局部皮肤发红，不高出皮肤	麻疹初起、斑疹伤寒、丹毒、风湿性多形性红斑
丘疹	直径小于1cm，除局部颜色改变外还隆起皮面	药物疹、湿疹、猩红热、麻疹
斑丘疹	丘疹周围合并皮肤发红的底盘	药物疹、湿疹、猩红热、风疹
玫瑰疹	鲜红色的圆形斑疹，压之褪色，松开时复现	伤寒或副伤寒
荨麻疹（风团块）	边缘清楚的红色或苍白色的瘙痒性皮肤损害	过敏

细目四　淋巴结检查

【考点突破攻略】

要点一　浅表淋巴结检查方法

检查某部淋巴结时，应使该部皮肤和肌肉松弛，以利于触摸。如发现有肿大的浅表淋巴结，应记录其位置、数目、大小、质地、移动度，表面是否光滑，有无粘连，局部皮肤有无红肿、压痛和波动，是否有瘢痕、溃疡和瘘管等，同时应注意寻找引起淋巴结肿大的病灶。

［常考考点］浅表淋巴结检查顺序和方法。

要点二　局部和全身浅表淋巴结肿大的临床意义

1. 局限性淋巴结肿大的原因

（1）非特异性淋巴结炎：一般炎症所致的淋巴结肿大多有触痛，表面光滑，无粘连，质不硬。颌下淋巴结肿大常由口腔内炎症所致；颈部淋巴结肿大常由化脓性扁桃体炎、齿龈炎等急慢性炎症所致；上肢、胸壁及乳腺的炎症常引起腋窝淋巴结肿大；下肢、会阴及臀部的炎症常引起腹股沟淋巴结肿大。

（2）淋巴结结核：肿大淋巴结常发生在颈部血管周围，多发性，质地较硬，大小不等，可互相粘连或与邻近组织、皮肤粘连，移动性稍差。如组织发生干酪性坏死，则可触到波动感；晚期破溃后形成瘘管，愈合后可形成瘢痕。

（3）转移性淋巴结肿大：恶性肿瘤转移所致的淋巴结肿大，质硬或有橡皮样感，一般无压痛，表面光滑或有突起，与周围组织粘连而不易推动。左锁骨上窝淋巴结肿大，多为腹腔脏器癌肿（胃癌、肝癌、结肠癌等）转移；右锁骨上窝淋巴结肿大，多为胸腔脏器癌肿（肺癌等）转移。鼻咽癌易转移到颈部淋巴结；乳腺癌最早经胸大肌外侧缘淋巴管侵入同侧腋下淋巴结。

2. 全身淋巴结肿大　常见于传染性单核细胞增多症、淋巴细胞白血病、淋巴瘤和系统性红斑狼疮。

［常考考点］转移性淋巴结肿大的部位及临床意义。

细目五　头部检查

【考点突破攻略】

要点一　头颅形状、大小检查

1. 小颅　婴幼儿前囟过早闭合可引起小头畸形，同时伴有智力发育障碍（痴呆症）。

2. 方颅　前额左右突出，头顶平坦呈方颅畸形。见于小儿佝偻病、先天性梅毒。

3. 巨颅　额、头顶、颞和枕部膨大呈圆形，颜面部相对很小，头皮静脉明显怒张。由于颅内高压，压迫眼球，形成双目下视、巩膜外露的特殊面容，称为落日现象，见于脑积水。

要点二　眼部检查

1. 眼睑　检查时注意观察有无红肿、浮肿，睑缘有无内翻或外翻，睫毛排列是否整齐及生长方向，两侧眼睑是否对称，上睑抬起及闭合功能是否正常。

（1）上睑下垂：双上眼睑下垂见于重症肌无力、先天性上眼睑下垂；单侧上眼睑下垂常见于各种疾病引起的动眼神经麻痹，如脑炎、脑脓肿、蛛网膜下腔出血、白喉、外伤等。

（2）眼睑水肿：眼睑组织疏松，初发或轻度水肿常先出现在眼睑。眼睑水肿多见于肾炎、慢性肝病、贫血、营养不良、血管神经性水肿等。

（3）眼睑闭合不全：双侧眼睑闭合不全常见于甲状腺功能亢进症；单侧眼睑闭合不全常见于面神经麻痹。

2. 结膜　分为睑结膜、穹隆结膜和球结膜三部分。检查时应注意有无充血、水肿、乳头增生、结膜下出血、滤泡和异物等。

（1）结膜发红、水肿、充血，见于结膜炎、角膜炎、沙眼早期。

（2）结膜苍白，见于贫血。

（3）结膜发黄，见于黄疸。

（4）睑结膜有滤泡或乳头，见于沙眼。

（5）结膜有散在出血点，见于亚急性感染性心内膜炎。

（6）结膜下片状出血，见于外伤及出血性疾病，亦可见于高血压、动脉硬化。

（7）球结膜下水肿，见于脑水肿或输液过多。

3. 巩膜 检查巩膜有无黄染应在自然光线下进行。病人出现黄疸时，巩膜黄染均匀，血液中其他黄色色素增多时（如胡萝卜素与阿的平等），一般黄染只出现于角膜周围。

4. 角膜 检查时应注意角膜的透明度，有无白斑、云翳、溃疡、角膜软化和血管增生等。角膜边缘出现灰白色混浊环，称为老年环，是类脂质沉着所致，多见于老年人或早老症。角膜边缘出现黄色或棕褐色环，环外缘清晰，内缘模糊，是铜代谢障碍的体征，称为凯-费环（角膜色素环），见于肝豆状核变性（Wilson病）。

5. 瞳孔 正常瞳孔直径2～5mm，两侧等大等圆。检查瞳孔时，应注意其大小、形态、双侧是否相同、对光反射和调节反射是否正常。

（1）瞳孔大小：病理情况下，瞳孔缩小（＜2mm）常见于虹膜炎、有机磷农药中毒、毒蕈中毒，以及吗啡、氯丙嗪、毛果芸香碱等药物影响；瞳孔扩大（＞5mm）见于外伤、青光眼绝对期、视神经萎缩、完全失明、濒死状态、颈交感神经刺激和阿托品、可卡因等药物影响。

（2）瞳孔大小不等：双侧瞳孔大小不等，常见于脑外伤、脑肿瘤、脑疝及中枢神经梅毒等颅内病变。

（3）对光反射：分为直接对光反射（即电筒光直接照射一侧瞳孔立即缩小，移开光线后瞳孔迅速复原）与间接对光反射（即用手隔开双眼，电筒光照射一侧瞳孔后，另一侧瞳孔也立即缩小，移开光线后瞳孔迅速复原）。瞳孔对光反射迟钝或消失，见于昏迷病人。

（4）调节反射与集合反射：嘱被检查者注视1m以外的目标（通常为检查者的示指尖），然后逐渐将目标移至距被检查者眼球约10cm处，同时观察双眼瞳孔的变化情况。由看远逐渐变为看近，即由不调节状态到调节状态时，正常反应是双侧瞳孔逐渐缩小（调节反射）、双眼球向内聚（集合反射）。当动眼神经受损害时，调节和集合（辐辏）反射消失。

[常考考点]瞳孔缩小，瞳孔散大，瞳孔对光反射、调节反射与集合反射的检查方法及临床意义。

6. 眼球 检查时注意眼球的外形和运动。

（1）眼球突出：双侧眼球突出见于甲状腺功能亢进症；单侧眼球突出，多见于局部炎症或眶内占位性病变，偶见于颅内病变。

（2）眼球凹陷：双侧眼球凹陷见于重度脱水，老年人由于眶内脂肪萎缩而有双侧眼球后退；单侧眼球凹陷见于Horner综合征或眶尖骨折。

（3）眼球运动：医师左手置于被检查者头顶并固定头部，使头部不能随眼转动，右手指尖（或棉签）放在被检查者眼前30～40cm处，嘱被检查者两眼随医师右手指尖的移动方向运动。一般按被检查者的左侧→左上→左下，右侧→右上→右下，共6个方向进行，注意眼球运动幅度、灵活性、持久性，两眼是否同步，并询问病人有无复视出现。眼球运动受动眼神经（Ⅲ）、滑车神经（Ⅳ）和展神经（Ⅵ）支配，这些神经麻痹时，会引起眼球运动障碍，并伴有复视。

嘱被检查者眼球随医师手指所示方向（水平或垂直）运动数次，观察是否出现一系列有规律的往返运动。双侧眼球出现一系列快速水平或垂直的往返运动，称为眼球震颤。运动方向以水平方向多见，垂直和旋转方向很少见。自发的眼球震颤见于耳源性眩晕及小脑疾患等。

[常考考点]眼球运动的检查顺序以及眼球震颤的检查方法和意义。

要点三 鼻部检查

鼻窦 共4对，分别是额窦、筛窦、上颌窦和蝶窦，统称为鼻窦。鼻窦区压痛多为鼻窦炎，同时伴有鼻塞、流涕、头痛。蝶窦因解剖位置较深，不能在体表进行检查。

[常考考点]鼻窦的检查方法。

要点四 口腔、腮腺检查

1. 口唇 正常人的口唇红润、光泽。口唇苍白见于贫血、主动脉瓣关闭不全或虚脱。唇色深红见于急性发热性疾病。口唇单纯疱疹常伴发于肺炎球菌性肺炎、感冒、流行性脑脊髓膜炎、疟疾等。口唇干燥并有皲裂，见于重度脱水患者。

口角糜烂见于核黄素缺乏。口唇发绀见于以下几种情况：①心脏内外有异常动、静脉分流通道，如法洛四联症、先天性肺动静脉瘘。②呼吸衰竭、肺动脉栓塞等。③心力衰竭、休克及暴露在寒冷环境。④真性红细胞增多症。

2. 口腔黏膜 正常人的口腔黏膜光洁呈粉红色。出现蓝黑色的色素沉着多见于肾上腺皮质功能减退。在相当于第二磨牙处的颊黏膜出现直径约1mm的灰白色小点，外有红色晕圈，为麻疹黏膜斑，是麻疹的早期（发疹前24～48小时）特征。在黏膜下出现大小不等的出血点或瘀斑，见于各种出血性疾病或维生素C缺乏。口腔黏膜溃疡见于慢性复发性口疮，无痛性黏膜溃疡可见于系统性红斑狼疮。乳白色薄膜覆盖于口腔黏膜、口角等处，为鹅口疮（白色念珠菌感染），多见于体弱重症的病儿或老年患者，或长期使用广谱抗生素的患者。

［常考考点］麻疹黏膜斑和鹅口疮的特点。

3. 牙齿及牙龈 检查时应注意有无龋齿、缺齿、义齿、残根、牙齿颜色及形状。牙齿呈黄褐色为斑釉牙，见于长期饮用含氟量高的水或服用四环素等药物后。切牙切缘凹陷呈月牙形伴牙间隙过宽，见于先天性梅毒。单纯性牙间隙过宽，见于肢端肥大症。

正常人的牙龈呈粉红色并与牙颈部紧密贴合。齿龈水肿及流脓（挤压牙龈容易查见），见于慢性牙周炎。牙龈萎缩，见于牙周病。牙龈出血可见于牙石、牙周炎、血液系统疾病及坏血病等。齿龈的游离缘出现灰黑色点线为铅线，见于慢性铅中毒。在铋、汞、砷中毒时，也可出现类似黑褐色点线状的色素沉着。

4. 舌 正常舌呈粉红色，大小厚薄适中，活动自如，舌面湿润，并覆盖着一层薄白苔。

（1）草莓舌：舌乳头肿胀、发红如同草莓，见于猩红热或长期发热的患者。

（2）牛肉舌：舌面绛红如同生牛肉，见于糙皮病（烟酸缺乏）。

（3）镜面舌：亦称光滑舌，舌体小，舌面光滑，呈粉红色或红色，无苔。见于恶性贫血（内因子缺乏）、缺铁性贫血或慢性萎缩性胃炎。

（4）运动异常：舌体不自主偏斜见于舌下神经麻痹；舌体震颤见于甲状腺功能亢进症。

（5）其他：舌色淡白见于营养不良或贫血；舌色深红见于急性感染性疾病；舌色紫红见于心、肺功能不全。

5. 咽部及扁桃体 咽部充血红肿，多见于急性咽炎；咽部充血，表面粗糙，并有淋巴滤泡呈簇状增生，见于慢性咽炎；扁桃体红肿增大，可伴有黄白色分泌物或苔片状易剥离假膜，见于扁桃体炎。扁桃体肿大分为三度：Ⅰ度肿大时扁桃体不超过咽腭弓；Ⅱ度肿大时扁桃体超过咽腭弓，介于Ⅰ度与Ⅲ度之间；Ⅲ度肿大时扁桃体达到或超过咽后壁中线。扁桃体充血红肿，并有不易剥离的假膜（强行剥离时出血），见于白喉。

［常考考点］扁桃体肿大的分度。

6. 腮腺 腮腺位于耳屏、下颌角与颧弓所构成的三角区内。腮腺导管开口在与上颌第二磨牙牙冠相对的颊黏膜上。正常的腮腺腺体软薄，不能触清其轮廓。腮腺肿大时可出现以耳垂为中心的隆起，并可触及包块。一侧或双侧腮腺肿大，触诊边缘不清，有轻压痛，腮腺导管口红肿，见于流行性腮腺炎。

［常考考点］流行性腮腺炎腮腺肿大的特点。

细目六 颈部检查

【考点突破攻略】

要点一 颈部血管检查

1. 颈静脉 正常人安静坐位或立位时，颈外静脉不显露，平卧时可见稍充盈。如果在坐位或半卧位（上半身与水平面形成45°）见到明显颈静脉充盈，称为颈静脉怒张，提示体循环静脉血回流受阻或上腔静脉压增高，见于右心衰竭、缩窄性心包炎、心包积液及上腔静脉阻塞综合征等。颈静脉搏动可见于三尖瓣关闭不全。

2. 颈动脉 安静状态下出现明显的颈动脉搏动，提示心排血量增加或脉压增大，常见于主动脉瓣关闭不全、高血压、甲状腺功能亢进症及严重贫血等。

［常考考点］颈静脉怒张及颈动、静脉搏动的临床意义。

要点二 甲状腺检查

1. 检查方法 视诊注意观察甲状腺有无肿大，是否对称。检查时可让被检查者头后仰、双手放于枕后再观察，并嘱其做吞咽动作，可将甲状腺与颈前其他包块相鉴别。除视诊外，还应进行触诊检查以明确甲状腺的大小、轮廓和性质，注意甲状腺的肿大程度、硬度，是否对称、光滑，有无结节、压痛及震颤，有无粘连及血管杂音。触诊包括甲状腺峡部和甲状腺侧叶的检查。

2.甲状腺肿大的临床意义　甲状腺肿大分为三度：不能看出肿大但能触及者为Ⅰ度；能看见肿大又能触及，但在胸锁乳突肌以内者为Ⅱ度；超出胸锁乳突肌外缘者为Ⅲ度。生理性甲状腺肿大见于女性青春期、妊娠或哺乳期；病理性甲状腺轻度肿大见于单纯性甲状腺肿、甲状腺功能亢进症、甲状腺炎及甲状腺肿瘤。

［常考考点］甲状腺肿大的检查方法及临床分度。

要点三　气管检查

正常人的气管位于颈前正中部。大量胸腔积液、气胸或纵隔肿瘤及单侧甲状腺肿大，可将气管推向健侧；肺不张、肺硬化、胸膜粘连等，可将气管拉向患侧。

［常考考点］气管检查的方法及临床意义。

细目七　胸壁及胸廓检查

【考点突破攻略】

要点一　胸部体表标志

1.骨骼标志
（1）胸骨角两侧胸骨角分别与左、右第2肋软骨相连接，通常以此作为标记来计数前胸壁上的肋骨和肋间隙。
（2）第7颈椎棘突为背部颈、胸交界部的骨性标志，其下即为第1胸椎棘突。
（3）肩胛下角被检查者取直立位，两手自然下垂时，肩胛下角平第7肋骨或第7肋间隙，或相当于第8胸椎水平。

2.胸部体表标志线
（1）前正中线。
（2）锁骨中线（左、右）通过锁骨胸骨端与锁骨肩峰端连线的中点所引的垂直线，成年男性和儿童，此线一般通过乳头。
（3）腋前线（左、右）。
（4）腋后线（左、右）。
（5）腋中线（左、右）。
（6）肩胛线（左、右）。
（7）后正中线。

要点二　胸廓检查

正常胸廓上部窄而下部宽，两侧基本对称，成年人胸廓前后径较左右径短，两者比例约为1:1.5。常见的胸廓外形改变如下。

1.桶状胸　表现为胸廓前后径增大，以至与横径几乎相等，胸廓呈圆桶形。可见肋间隙增宽，锁骨上、下窝展平或突出，颈短肩高，腹上角增大呈钝角，胸椎后凸。桶状胸常见于慢性阻塞性肺气肿及支气管哮喘发作时，亦可见于一部分老年人。

2.扁平胸　表现为胸廓扁平，前后径常不到横径的一半。颈部细长，锁骨突出，锁骨上、下窝凹陷，腹上角呈锐角。见于瘦长体型者，也可见于慢性消耗性疾病，如肺结核等。

3.鸡胸（佝偻病胸）　此为佝偻病所致的胸部病变，多见于儿童。外观胸骨特别是胸骨下部显著前凸，两侧肋骨凹陷，胸廓前后径增大而横径缩小，胸廓上下径较短，形似鸡胸。有时肋骨与肋软骨交接处增厚隆起呈圆珠状，在胸骨两侧排列成串珠状，称为佝偻病串珠。前胸下部膈肌附着处，因肋骨质软，长期受膈肌牵拉可向内凹陷，而下部肋缘则外翻，形成一水平状深沟，称肋膈沟。

4.漏斗胸　胸骨下端剑突处内陷，有时连同依附的肋软骨一起内陷而形似漏斗，称为漏斗胸。见于佝偻病、胸骨下部长期受压者，也有原因不明者。

5.胸廓一侧或局限性变形　胸廓一侧膨隆多见于大量胸腔积液、气胸等；一侧平坦或下陷见于肺不张、肺纤维化、广泛性胸膜增厚和粘连等；胸廓局限性隆起见于心脏明显增大、大量心包积液、肋骨骨折等。

6. 脊柱畸形引起的胸廓改变 常见于脊柱结核、强直性脊柱炎、胸椎疾患等。

[常考考点] 常见异常胸廓的表现及临床意义。

要点三 胸壁压痛检查

用手指轻压或轻叩胸壁，正常人无疼痛感觉。胸壁炎症、肿瘤浸润、肋软骨炎、肋间神经痛、带状疱疹、肋骨骨折等，可有局部压痛。骨髓异常增生时，常有胸骨压痛或叩击痛，见于白血病患者。

要点四 乳房检查

检查时光线应充足，前胸充分暴露，被检查者取坐位或仰卧位，必要时取前倾位。先视诊后触诊，除检查乳房外还应检查引流乳房部位的淋巴结。

1. 视诊 注意两侧乳房的大小、对称性、外表、乳头状态及有无溢液等。

（1）乳房外表发红、肿胀并伴疼痛、发热者，见于急性乳房炎。

（2）乳房皮肤表皮水肿隆起，毛囊及毛囊孔明显下陷，皮肤呈"橘皮样"，多为浅表淋巴管被乳癌细胞堵塞后局部皮肤出现淋巴性水肿所致。

（3）乳房溃疡和瘘管见于乳腺炎、结核或脓肿。

（4）单侧乳房表浅静脉扩张常是晚期乳癌或肉瘤的征象。妊娠、哺乳也可引起乳房表浅静脉扩张，但常是双侧性的。

（5）近期发生的乳头内陷或位置偏移，可能为癌变。

（6）乳头有血性分泌物见于乳管内乳头状瘤、乳腺癌。

2. 触诊 被检查者取坐位，先两臂下垂，然后双臂高举超过头部或双手叉腰再进行检查。先触诊检查健侧乳房，再检查患侧。检查者以并拢的手指掌面略施压力，以旋转或来回滑动的方式进行触诊，切忌用手指将乳房提起来触摸。检查按外上（包括角状突出）、外下、内下、内上、中央（乳头、乳晕）的顺序进行，然后检查淋巴引流部位（腋窝，锁骨上、下窝等处淋巴结）。

（1）触诊乳房变为较坚实而无弹性，提示皮下组织受肿瘤或炎症浸润。

（2）乳房压痛多系炎症所致，恶性病变一般无压痛。

（3）触及乳房包块时，应注意其部位、大小、外形、硬度、压痛及活动度。

（4）急性乳腺炎时乳房红、肿、热、痛，常局限于一侧乳房的某一象限。触诊有明显压痛的硬块，患侧腋窝淋巴结肿大并有压痛，伴寒战、发热及出汗等全身中毒症状。

（5）乳房肿块见于乳癌、乳房纤维腺瘤、乳管内乳头状瘤、乳房肉瘤等。良性肿块一般较小，形状规则，表面光滑，边界清楚，质不硬，无粘连而活动度大。恶性肿瘤以乳癌最为常见，多见于中年以上的妇女，肿块形状不规则，表面凹凸不平，边界不清，压痛不明显，质坚硬，早期恶性肿瘤可活动，但晚期可与皮肤及深部组织粘连而固定，易向腋窝等处淋巴结转移，尚可有"橘皮样"、乳头内陷及血性分泌物。

[常考考点] 乳房触诊的检查顺序及临床意义。

细目八 肺和胸膜检查

【考点突破攻略】

要点一 肺和胸膜视诊

1. 呼吸类型 以胸廓（肋间外肌）运动为主的呼吸，称为胸式呼吸；以腹部（膈肌）运动为主的呼吸，称为腹式呼吸。一般说来，成年女性以胸式呼吸为主，儿童及成年男性以腹式呼吸为主。

（1）患肺炎、重症肺结核、胸膜炎、肋骨骨折、肋间肌麻痹等胸部疾患时，因肋间肌运动受限可使胸式呼吸减弱而腹式呼吸增强，即胸式呼吸变为腹式呼吸。

（2）腹膜炎、腹水、巨大卵巢囊肿、肝脾极度肿大、胃肠胀气等腹部疾病及妊娠晚期，因膈肌向下运动受限可使腹式呼吸减弱而胸式呼吸增强，即腹式呼吸变为胸式呼吸。

2. 呼吸频率、深度及节律

（1）呼吸频率：成人呼吸频率为 12～20 次/分钟。成人呼吸频率超过 20 次/分钟，称为呼吸过速，见于剧烈体力活动、发热、疼痛、贫血、甲状腺功能亢进症、心力衰竭、肺炎、胸膜炎、精神紧张等；成人呼吸频率低于 12 次/分钟，称为呼吸频率过缓，见于深睡、颅内高压、黏液性水肿、吗啡及巴比妥中毒等。

（2）呼吸深度：呼吸幅度加深见于严重代谢性酸中毒时，病人可以出现节律匀齐，呼吸深而大（吸气慢而深，呼气短促），不感呼吸困难的呼吸，称为库斯莫尔呼吸（Kussmaul 呼吸），又称酸中毒大呼吸，见于尿毒症、糖尿病酮症酸中毒等；呼吸浅快可见于肺气肿、胸膜炎、胸腔积液、气胸、呼吸肌麻痹、大量腹水、肥胖、鼓肠等。

（3）呼吸节律：正常人呼吸节律匀齐，呼吸与脉搏之比为 1∶4。常见的呼吸节律异常有潮式呼吸及间停呼吸：①潮式呼吸（Cheyne-Stokes 呼吸），特点是呼吸由浅慢逐渐变为深快，由深快逐渐变为浅慢，直至呼吸停止片刻（5～30 秒），再开始上述周期性呼吸，形成如潮水涨落的节律，见于脑炎、脑膜炎、颅内压增高、脑干损伤等；②间停呼吸（Biot 呼吸），表现为有规律的深度相等的几次呼吸之后，突然停止呼吸，间隔一个短时间后又开始深度相同的呼吸，如此周而复始，间停呼吸的发生机制与潮式呼吸一样，但病情较潮式呼吸更为严重，常为临终前的危急征象。

3. 呼吸运动
健康人在平静状态下呼吸运动平稳而有节律，胸廓两侧动度一致、对称。

（1）呼吸运动减弱或消失：①一侧或局部：见于大叶性肺炎、中等量以上胸腔积液或气胸、胸膜增厚或粘连、一侧肺不张等。②双侧：见于慢性阻塞性肺气肿、两侧肺纤维化、双侧大量胸腔积液、呼吸肌麻痹等。

（2）呼吸运动增强：①局部或一侧：见于健侧的代偿。②双侧：见于酸中毒大呼吸、剧烈运动等。

[常考考点] 常见的呼吸类型及呼吸频率、深度和节律变化的临床意义。

要点二 肺和胸膜触诊

1. 胸廓扩张度　即呼吸时胸廓的活动度，于胸廓下部进行触诊检查较易获得。正常情况下，胸廓两侧呼吸动度对称一致。若一侧胸廓扩张受限，见于大量胸腔积液、气胸、胸膜增厚和肺不张等。

2. 语音震颤　也称触觉语颤，简称语颤。正常情况下，前胸上部的语颤较下部强；后胸下部较上部强；右上胸较左上胸强。

（1）语颤增强：见于以下几种情况：①肺实变：见于肺炎球菌性肺炎、肺梗死、肺结核、肺脓肿及肺癌等。②压迫性肺不张：见于胸腔积液上方受压而萎瘪的肺组织及受肿瘤压迫的肺组织。③较浅而大的肺空洞：见于肺结核、肺脓肿、肺肿瘤所致的空洞。

（2）语颤减弱或消失：主要见于以下几种情况：①肺泡内含气量增多：如肺气肿及支气管哮喘发作时。②支气管阻塞：如阻塞性肺不张、气管内分泌物增多。③胸壁距肺组织距离加大：如胸腔积液、气胸、胸膜高度增厚及粘连、胸壁水肿或高度肥厚、胸壁皮下气肿。④体质衰弱：因发音较弱而语颤减弱。大量胸腔积液、严重气胸时，语颤可消失。

3. 胸膜摩擦感　急性胸膜炎时，两层胸膜因有纤维蛋白沉着而变得粗糙，呼吸时壁层和脏层胸膜相互摩擦而产生震动，引起胸膜摩擦感。触诊时，检查者用手掌轻贴胸壁，令病人反复做深呼吸，此时若有皮革相互摩擦的感觉，即为胸膜摩擦感。胸膜的任何部位均可出现胸膜摩擦感，但以腋中线第 5～7 肋间隙最易感觉到。

[常考考点] 语颤增强或减弱的临床意义。

要点三 肺部叩诊

1. 正常肺部叩诊音　正常肺部叩诊音呈清音。

2. 肺下界叩诊　平静呼吸时，右肺下界在右侧锁骨中线、腋中线、肩胛线，分别为第 6、第 8、第 10 肋间水平。左肺下界除在左锁骨中线上变动较大（因有胃泡鼓音区）外，其余与右侧大致相同。矮胖体型或妊娠时，肺下界可上移 1 肋；消瘦体型者，肺下界可下移 1 肋；卧位时肺下界可比直立时升高 1 肋。病理情况下，肺下界下移见于肺气肿、腹腔内脏下垂；肺下界上移见于肺不张、肺萎缩、胸腔积液、气胸，以及腹压增高所致的膈肌上抬（如腹水、鼓肠、肝脾肿大、腹腔肿瘤、膈肌麻痹）。下叶肺实变、胸膜增厚时，肺下界不易叩出。

[常考考点] 肺下界的叩诊方法及临床意义。

3. 胸部病理性叩诊音

（1）浊音或实音：见于以下几种情况：①肺组织含气量减少或消失，如肺炎、肺结核、肺梗死、肺不张、肺水肿、肺硬化等；②肺内不含气的病变，如肺肿瘤、肺包囊虫病、未穿破的肺脓肿等；③胸膜腔病变，如胸腔积液、胸膜增厚粘连等；④胸壁疾病，如胸壁水肿、肿瘤等。

（2）鼓音：产生鼓音的原因是肺部有大的含气腔，见于气胸及直径大于4cm的浅表肺大疱、肺空洞，如空洞型肺结核、液化破溃了的肺脓肿或肺肿瘤。

（3）过清音：为介于鼓音和清音之间的音响，见于肺内含气量增加且肺泡弹性减退者，如肺气肿、支气管哮喘发作时。

[常考考点]肺部病理性叩诊音及其临床意义。

要点四　肺部听诊

1. 正常呼吸音

（1）支气管呼吸音：正常人在喉部、胸骨上窝、背部第6颈椎至第2胸椎附近均可听到，如在肺部其他部位听到支气管呼吸音则为病理现象。

（2）肺泡呼吸音：此为气体进出肺泡产生的声音，正常人除了可听到支气管呼吸音及支气管肺泡呼吸音的部位外，其余肺部任何区域都可听到。

（3）支气管肺泡呼吸音：正常人在胸骨角附近，肩胛间区的第3、4胸椎水平及右肺尖可以听到，如在肺部其他部位听到则为病理现象。

2. 病理性呼吸音

（1）病理性肺泡呼吸音：①肺泡呼吸音减弱或消失：可为双侧、单侧或局部的肺泡呼吸音减弱或消失，由进入肺泡内的空气量减少或声音传导障碍引起。常见于呼吸运动障碍，如全身衰弱、呼吸肌瘫痪、腹压过高、胸膜炎、肋骨骨折、肋间神经痛等；呼吸道阻塞，如支气管炎、支气管哮喘、喉或大支气管肿瘤等；肺顺应性降低，可使肺泡壁弹性减退，充气受限而使呼吸音减弱，如肺气肿、肺淤血、肺间质炎症等；胸腔内肿物，如肺癌、肺囊肿等，因肺组织受压，空气不能进入肺泡或进入肺泡减少引起；胸膜疾患，如胸腔积液、气胸、胸膜增厚及粘连等，由于胸廓呼吸运动受限，均可使肺泡呼吸音减弱。②肺泡呼吸音增强：与呼吸运动及通气功能增强，进入肺泡的空气流量增多有关。双侧肺泡呼吸音增强见于运动、发热、甲状腺功能亢进症；肺脏或胸腔病变使一侧或一部分肺的呼吸功能减弱或丧失，则健侧或无病变部分的肺泡呼吸音可出现代偿性增强。

（2）病理性支气管呼吸音：在正常肺泡呼吸音部位听到支气管呼吸音，亦称管状呼吸音。主要见于：肺组织实变，如大叶性肺炎实变期等；肺内大空洞，如肺结核、肺脓肿、肺癌形成空洞时；压迫性肺不张，见于胸腔积液、肺部肿块等使肺组织受压发生肺不张时。

（3）病理性支气管肺泡呼吸音：在正常肺泡呼吸音的区域听到支气管肺泡呼吸音。常见于肺实变区域较小且与正常肺组织掺杂存在，或肺实变部位较深并被正常肺组织所遮盖。

[常考考点]病理性呼吸音的临床意义。

3. 干啰音

（1）听诊特点：①吸气和呼气都可听到，但常在呼气时更加清楚，因为呼气时管腔更加狭窄。②性质多变且部位变换不定，如咳嗽后可以增多、减少、消失或出现，多为黏稠分泌物移动所致。③音调较高，每个音响持续时间较长。④几种不同性质的干啰音可同时存在。⑤发生于主支气管以上的干啰音，有时不用听诊器都可听到，称喘鸣，可分为鼾音、哨笛音等。鼾音是由气流通过有黏稠分泌物的较大支气管或气管时发生的振动和移动所产生，为一种粗糙的、音调较低的、类似熟睡时的鼾声的干啰音；哨笛音为气流通过狭窄或痉挛的小支气管时发生的一种高音调的干啰音。有的似吹口哨或吹笛声，称为哨笛音；有的呈咝咝声，称为飞箭音。

（2）临床意义：干啰音是支气管有病变的表现。如两肺都出现干啰音，见于急慢性支气管炎、支气管哮喘、支气管肺炎、心源性哮喘等。局限性干啰音是由局部支气管狭窄所致，常见于支气管局部结核、肿瘤、异物或黏稠分泌物附着。局部而持久的干啰音见于肺癌早期或支气管内膜结核。

4. 湿啰音（水泡音）

（1）听诊特点：①吸气和呼气都可听到，以吸气终末时多而清楚，因吸气时气流速度较快且较强，吸气末气泡大，容易破裂。常有多个水泡音成串或断续发生。②部位较恒定，性质不易改变。③大、中、小水泡音可同时存在。④咳嗽后湿啰音可减少、增多或消失。

（2）临床意义：湿啰音是肺与支气管有病变的表现。湿啰音两肺散在性分布，常见于支气管炎、支气管肺炎、血行播散型肺结核、肺水肿；两肺底分布，多见于肺淤血、肺水肿早期及支气管肺炎；一侧或局限性分布，常见于肺炎、肺结核、支气管扩张症、肺脓肿、肺癌及肺出血等；捻发音常见于肺炎或肺结核早期、肺淤血、肺泡炎等，也可见于正常老年人或长期卧床者。

[常考考点] 肺部听诊干、湿啰音的临床意义。

5. 胸膜摩擦音 在吸气和呼气时皆可听到，<u>一般以吸气末或呼气开始时较为明显，屏住呼吸时胸膜摩擦音消失</u>，可借此与心包摩擦音区别。深呼吸或在听诊器体件上加压时胸膜摩擦音常更清楚。胸膜摩擦音可发生于胸膜的任何部位，但最常见于脏层胸膜与壁层胸膜发生位置改变最大的部位——<u>胸廓下侧沿腋中线处</u>。

<u>胸膜摩擦音是干性胸膜炎的重要体征</u>，主要见于以下几种情况：①胸膜炎症，如结核性胸膜炎、化脓性胸膜炎以及其他原因引起的胸膜炎症；②<u>原发性或继发性胸膜肿瘤</u>；③肺部病变累及胸膜，如肺炎、肺梗死等；④<u>胸膜高度干燥</u>，如严重脱水等；⑤<u>其他，如尿毒症</u>等。

[常考考点] 胸膜摩擦音听诊的方法及临床意义。

6. 听觉语音 听觉语音减弱见于过度衰弱、支气管阻塞、肺气肿、胸腔积液、气胸、胸膜增厚或水肿。听觉语音增强见于肺实变、肺空洞及压迫性肺不张；听觉语音增强、响亮，且字音清楚，称为支气管语音，见于肺组织实变。此时常伴有触觉语颤增强、病理性支气管呼吸音等肺实变的体征，但以支气管语音出现最早。耳语音增强见于肺实变、肺空洞及压迫性肺不张；耳语音增强且字音清晰者，为胸耳语音，是肺实变较广泛的征象。

要点五 呼吸系统常见疾病的体征

1. 肺实变

（1）视诊：两侧胸廓对称，患侧呼吸动度可局限性减弱或消失。

（2）触诊：气管居中，<u>患侧语音震颤增强</u>。

（3）叩诊：<u>患侧呈实音</u>。

（4）听诊：<u>患侧肺泡呼吸音消失，可听到病理性支气管呼吸音，支气管语音增强</u>。

2. 肺气肿

（1）视诊：<u>胸廓呈桶状，两侧呼吸动度减弱</u>。

（2）触诊：气管居中，<u>语音震颤减弱</u>。

（3）叩诊：<u>两肺过清音，严重者心界叩不出</u>；肺下界下降，肺下界移动度减低。

（4）听诊：两肺肺泡呼吸音减弱，呼气延长，听觉语音减弱，心音较遥远。

3. 胸腔积液

（1）视诊：<u>患侧胸廓饱满，呼吸动度减弱或消失</u>。

（2）触诊：气管移向对侧，患侧语音震颤减弱或消失。

（3）叩诊：<u>患侧叩诊浊音或实音</u>。

（4）听诊：<u>患侧呼吸音减弱或消失，液面上方可听到病理性支气管呼吸音</u>。

4. 气胸

（1）视诊：<u>患侧胸廓饱满，肋间隙增宽，呼吸动度减弱或消失</u>。

（2）触诊：气管移向对侧，<u>患侧语音震颤减弱或消失</u>。

（3）叩诊：<u>患侧呈鼓音。左侧气胸时，心界叩不出；右侧气胸时，肝浊音界下移</u>。

（4）听诊：<u>患侧呼吸音减弱或消失</u>。

[常考考点] 呼吸系统常见疾病的体征。

【知识纵横比较】

触觉语颤异常与其对应的常见疾病

触觉语颤	常见疾病
增强	①<u>肺实变</u>：肺炎、肺梗死、肺结核、肺脓肿及肺癌； ②<u>压迫性肺不张</u>：胸腔积液上方受压而萎瘪的肺组织及受肿瘤压迫的肺组织； ③<u>较浅而大的肺空洞</u>：肺结核、肺脓肿、肺肿瘤所致的空洞

续表

触觉语颤	常见疾病
减弱或消失	①肺泡内含气量增多：如肺气肿及支气管哮喘发作时； ②支气管阻塞：如阻塞性肺不张、气管内分泌物增多； ③胸壁距肺组织距离加大：如胸腔积液、气胸、胸膜高度增厚及粘连、胸壁水肿或高度肥厚、胸壁皮下气肿； ④体质衰弱

细目九　心脏、血管检查

【考点突破攻略】

要点一　心脏视诊

1. 心前区隆起　心前区隆起见于以下几种情况：①某些先天性心脏病，如法洛四联症、肺动脉瓣狭窄等；②儿童时期患慢性风湿性心脏瓣膜病伴右心室增大者。

2. 心尖搏动

（1）正常成人心尖搏动位于左侧第5肋间隙、锁骨中线内侧0.5～1cm处，搏动范围的直径2～2.5cm。

（2）心尖搏动位置改变：①生理因素：卧位时心尖搏动可稍上移；左侧卧位时，心尖搏动可向左移2～3cm；右侧卧位时可向右移1～2.5cm。小儿及妊娠时心脏常呈横位，心尖搏动可向上外方移位；瘦长体型者，心脏呈垂直位，心尖搏动可向下、向内移至第6肋间隙。②病理因素：左心室增大时，心尖搏动向左下移位；右心室增大时，心尖搏动向左移位；肺不张、粘连性胸膜炎时，心尖搏动移向患侧；胸腔积液、气胸时，心尖搏动移向健侧；大量腹水、肠胀气、腹腔巨大肿瘤或妊娠等，心尖搏动位置向上外移位。

（3）心尖搏动强度及范围改变：左心室肥大、甲状腺功能亢进症、重症贫血、发热等疾病时心尖搏动增强；心包积液、左侧气胸或胸腔积液、肺气肿等，心尖搏动减弱甚或消失；负性心尖搏动见于粘连性心包炎，也可见于显著右心室肥大。

［常考考点］心尖搏动强度及范围改变的临床意义。

要点二　心脏触诊

1. 心尖搏动异常　左心室肥大时，心尖搏动呈抬举性。

2. 心脏震颤（猫喘）　此为器质性心血管病的体征。震颤出现的时期、部位和临床意义见下表。

心脏常见震颤的临床意义

时期	部位	临床意义
收缩期	胸骨右缘第2肋间（右2）	主动脉瓣狭窄
	胸骨左缘第2肋间	肺动脉瓣狭窄
	胸骨左缘第3、4肋间	室间隔缺损
舒张期	心尖部	二尖瓣狭窄
连续性	胸骨左缘第2肋间及其附近	动脉导管未闭

3. 心包摩擦感　此为干性心包炎的体征，见于结核性、化脓性心包炎，也可见于风湿热、急性心肌梗死、尿毒症、系统性红斑狼疮等引起的心包炎。通常在心前区或胸骨左缘第3、4肋间最易触及，心脏收缩期和舒张期均可触及，以收缩期明显。坐位稍前倾或深呼气末更易触及。

［常考考点］心脏震颤出现的时期、部位和临床意义。

要点三　心脏叩诊

1. 叩诊方法　采用间接叩诊法，沿肋间隙从外向内、自下而上叩诊，板指与肋间隙平行并紧贴胸壁。叩诊心脏左界时，从心尖搏动外2～3cm处由外向内进行叩诊。如心尖搏动不明显，则自第6肋间隙左锁骨中线外的清音区开始，然后按肋间隙逐一上移,至第2肋间隙为止;叩诊心脏右界时,自肝浊音界的上一肋间隙开始,逐一叩诊至第2肋间隙。

2. 心脏浊音界改变的临床意义

(1)心脏与血管本身病变:①左心室增大:心脏浊音界向左下扩大,使心脏外形呈靴形,见于主动脉瓣关闭不全、高血压性心脏病。②右心室增大:显著增大时,心界向左、右两侧扩大,以向左增大较为显著。常见于二尖瓣狭窄、肺心病。③左心房增大或合并肺动脉段扩大:心腰部饱满或膨出,心脏浊音区呈梨形,见于二尖瓣狭窄。④左、右心室增大:心界向两侧扩大,称为普大型心脏,见于扩张型心肌病等。⑤心包积液:坐位时心脏浊音界呈烧瓶形,卧位时心底部浊音界增宽。

(2)心脏以外因素:大量胸腔积液、积气时,心浊音界向健侧移位;胸膜增厚粘连、肺不张则使心界移向患侧;肺气肿时心浊音界变小。

[常考考点]心脏浊音界叩诊的方法及浊音界改变的临床意义。

要点四 心脏听诊

(一)心脏瓣膜听诊区

各瓣膜听诊区总结见下表。

心脏各瓣膜听诊区

听诊区	最响部位
二尖瓣区	心尖搏动最强处,又称心尖区
三尖瓣区	胸骨下端左缘,即胸骨左缘第4、5肋间处
主动脉瓣区	胸骨右缘第2肋间
主动脉瓣第二听诊区	胸骨左缘第3、4肋间(主动脉瓣关闭不全时的舒张期杂音在此区最响)
肺动脉瓣区	胸骨左缘第2肋间

[常考考点]各瓣膜听诊区的位置。

(二)心率、心律听诊

1. 心率 正常成人心率为60~100次/分钟,超过100次/分钟为心动过速,临床意义同脉率增快;低于60次/分钟为心动过缓,临床意义同脉率减慢。

2. 心律 正常人的心律基本规则。呼吸性窦性心律不齐常见于健康青少年及儿童,表现为吸气时心率增快,呼气时心率减慢,屏住呼吸时节律变规整;期前收缩(过早搏动)见于情绪激动、酗酒、饮浓茶以及各种心脏病、心脏手术、心导管检查、低血钾等;心房颤动(房颤)多见于二尖瓣狭窄、冠心病、甲状腺功能亢进症,具有心律绝对不规则、第一心音强弱不等、脉搏短绌的听诊特点。

(三)心音听诊

1. 正常心音 有4个。按其在心动周期中出现的顺序,依次命名为第一心音(S_1)、第二心音(S_2)、第三心音(S_3)及第四心音(S_4)。S_1主要是二尖瓣、三尖瓣关闭振动而产生,标志心室收缩的开始;S_2主要是主动脉瓣、肺动脉瓣关闭振动而产生,标志心室舒张期的开始。S_2有两个主要部分,即主动脉瓣部分(A_2)和肺动脉瓣部分(P_2)。一般情况下,青少年$P_2>A_2$,成年人$P_2=A_2$。第一心音与第二心音区别见下表。

第一心音和第二心音的区别

区别点	第一心音	第二心音
声音特点	音强,调低,时限较长	音弱,调高,时限较短
最强部位	心尖部	心底部
与心尖搏动及颈动脉搏动的关系	与心尖搏动和颈动脉搏动同时出现	心尖搏动之后出现
与心动周期的关系	S_1和S_2之间的间隔(收缩期)较短	S_2到下一心动周期S_1的间隔(舒张期)较长

2. 心音改变

(1)两个心音同时增强:见于胸壁较薄、情绪激动、甲状腺功能亢进症、发热、贫血等。

(2)两个心音同时减弱:见于肥胖、胸壁水肿、左侧胸腔积液、肺气肿、心包积液、缩窄性心包炎、甲状腺功能减退症、心肌炎、心肌病、心肌梗死、心功能不全等。

（3）S_1增强见于发热、甲状腺功能亢进症、二尖瓣狭窄等，完全性房室传导阻滞可产生极响亮的S_1，称为"大炮音"。S_1减弱见于心肌炎、心肌病、心肌梗死、二尖瓣关闭不全等。S_1强弱不等见于早搏、心房颤动、Ⅱ度房室传导阻滞、高度房室传导阻滞。

（4）A_2增强见于高血压病、主动脉粥样硬化等；A_2减弱见于低血压、主动脉瓣狭窄和关闭不全。

（5）P_2增强见于肺动脉高压、二尖瓣狭窄、左心衰竭、室间隔缺损、动脉导管未闭、肺心病；P2减弱见于肺动脉瓣狭窄或关闭不全。

（6）心音性质改变：心肌有严重病变时，心肌收缩力明显减弱，致使S_1失去其原有特征而与S_2相似，同时因心率增快使舒张期明显缩短致收缩期与舒张期时间几乎相等，此时听诊S_1、S_2酷似钟摆的"滴答"声，称为钟摆律。如钟摆律时心率超过120次/分，酷似胎儿心音，称为胎心律，提示病情严重。以上两者可见于大面积急性心肌梗死和重症心肌炎等。

（7）心音分裂：①S_1分裂：当左、右心室收缩明显不同步时，可出现S_1分裂，在二、三尖瓣听诊区都可听到，但以胸骨左下缘较清楚，多见于二尖瓣狭窄等，偶见于儿童及青少年。②S_2分裂：临床上较常见，由主、肺动脉瓣关闭明显不同步所致，在肺动脉瓣区听诊较明显。可见于青少年，尤以深吸气更明显。临床上最常见的S_2分裂，见于右室排血时间延长，肺动脉瓣关闭明显延迟（如完全性右束支传导阻滞、肺动脉瓣狭窄、二尖瓣狭窄等），或左心室射血时间缩短，主动脉关闭时间提前（如二尖瓣关闭不全、室间隔缺损等）时。

（四）额外心音

1. 喀喇音 是心脏收缩期的额外心音，可发生于收缩早、中、晚期。

（1）收缩早期喀喇音（收缩早期喷射音）：心底部听诊最清楚。肺动脉瓣区的收缩早期喀喇音见于肺动脉高压、轻中度肺动脉瓣狭窄、房间隔缺损、室间隔缺损等疾病；主动脉瓣收缩早期喀喇音见于高血压、主动脉瓣狭窄、主动脉瓣关闭不全、主动脉瘤等。

（2）收缩中、晚期喀喇音：在心尖部及其稍内侧最清楚。多见于二尖瓣脱垂。

2. 奔马律及开瓣音

（1）舒张早期奔马律：最常见，是病理性第三心音，又称S_3奔马律或室性奔马律，以左室奔马律占多数，所以，在心尖部容易听到。舒张早期奔马律的出现，提示心脏有严重的器质性病变，见于各种原因的心力衰竭、急性心肌梗死、重症心肌炎等。

（2）开瓣音（二尖瓣开放拍击音）：见于二尖瓣狭窄而瓣膜弹性尚好时，是二尖瓣分离术适应证的重要参考条件。

[常考考点] 心音改变及其临床意义。

（五）心脏杂音

1. 心脏杂音产生机制

（1）血流加速：见于剧烈运动后、发热、贫血、甲亢等。

（2）瓣膜口、大血管通道狭窄：如二尖瓣狭窄、主动脉瓣狭窄、肺动脉瓣狭窄、梗阻性肥厚型心肌病等。

（3）瓣膜关闭不全：如二尖瓣关闭不全、主动脉瓣关闭不全、主动脉硬化、扩张型心肌病、二尖瓣脱垂等。

（4）异常通道：如室间隔缺损、动脉导管未闭及动静脉瘘等。

（5）心腔内漂浮物：如心内膜炎时赘生物产生的杂音等。

（6）大血管腔瘤样扩张：如动脉瘤。

2. 心脏杂音的特征

（1）最响部位：一般来说，杂音最响的部位，就是病变所在的部位。

（2）出现的时期：按杂音出现的时期不同，将杂音分为：收缩期杂音、舒张期杂音、连续性杂音、双期杂音。舒张期杂音及连续性杂音均为器质性，收缩期杂音可为功能性。

（3）杂音的性质：分为吹风样、隆隆样（或雷鸣样）、叹气样、机器样及乐音样等，进一步分为粗糙、柔和。

（4）收缩期杂音强度：采用Levine 6级分级法。

1级：杂音很弱，所占时间很短，须仔细听诊才能听到。

2级：较易听到，杂音柔和。

3级：中等响亮的杂音。

4级：响亮的杂音，常伴有震颤。

5级：很响亮的杂音，震耳，但听诊器如离开胸壁则听不到，伴有震颤。

6级：极响亮，听诊器稍离胸壁时亦可听到，有强烈的震颤。

杂音强度的表示法：4级杂音记为"4/6级收缩期杂音"。一般而言，3/6级及以上的收缩期杂音多为器质性。但应注意，杂音的强度不一定与病变的严重程度成正比。病变较重时，杂音可能较弱；相反，病变较轻时也可能听到较强的杂音。

（5）传导方向

1）二尖瓣关闭不全的收缩期杂音：在心尖部最响，并向左腋下及左肩胛下角处传导。

2）主动脉瓣关闭不全的舒张期杂音：在主动脉瓣第二听诊区最响，并向胸骨下端或心尖部传导。

3）主动脉瓣狭窄的收缩期杂音：以主动脉瓣区最响，可向上传至胸骨上窝及颈部。

4）肺动脉瓣关闭不全的舒张期杂音：在肺动脉瓣区最响，可传至胸骨左缘第3肋间。

5）较局限的杂音：二尖瓣狭窄的舒张期杂音常局限于心尖部；肺动脉瓣狭窄的收缩期杂音常局限于胸骨左缘第2肋间；室间隔缺损的收缩期杂音常局限于胸骨左缘第3、4肋间。

（6）杂音与体位的关系

1）左侧卧位：可使二尖瓣狭窄的舒张中晚期隆隆样杂音更明显。

2）前倾坐位：可使主动脉瓣关闭不全的舒张期杂音更易于听到。

3）仰卧位：则使肺动脉瓣、二尖瓣、三尖瓣关闭不全的杂音更明显。

（7）杂音与呼吸的关系：深吸气时可使右心相关瓣膜（三尖瓣、肺动脉瓣）的杂音增强；深呼气时可使左心相关瓣膜（二尖瓣、主动脉瓣）的杂音增强。

（8）杂音与运动的关系：运动后心率加快，增加循环血流量及流速，在一定的心率范围内可使杂音增强。例如，运动可使二尖瓣狭窄的舒张中晚期杂音增强。

[常考考点] 心脏杂音的特征。

3.各瓣膜区常见杂音听诊

（1）二尖瓣区收缩期杂音

1）见于二尖瓣关闭不全、二尖瓣脱垂、冠心病乳头肌功能不全等，杂音为吹风样，较粗糙、响亮，多在3/6级以上，可占全收缩期。

2）左心室扩张引起的二尖瓣相对关闭不全（如高血压心脏病、扩张型心肌病、风湿热、贫血性心脏病等），杂音为3/6级以下柔和的吹风样，传导不明显。

3）运动、发热、贫血、妊娠、甲亢等产生的杂音一般为2/6级以下，性质柔和，较局限，病因去除后杂音消失。

（2）二尖瓣区舒张期杂音：二尖瓣狭窄时，心尖部可闻及舒张中晚期隆隆样杂音，呈递增型，音调较低而局限，左侧卧位呼气末时较清楚，常伴有S_1亢进、二尖瓣开放拍击音及舒张期震颤，P_2亢进及分裂。主动脉瓣关闭不全所致的相对性二尖瓣狭窄的杂音，称为奥-弗杂音（Austin-Flint杂音），性质柔和，不伴有S_1亢进、开瓣音、无震颤。

（3）主动脉瓣区收缩期杂音：见于各种病因的主动脉瓣狭窄。杂音为喷射性，响亮而粗糙，呈递增-递减型，沿大血管向颈部传导，常伴有收缩期震颤及A_2减弱；主动脉粥样硬化、高血压性心脏病等引起的相对性主动脉瓣狭窄，杂音柔和，常有A_2增强。

（4）主动脉瓣区舒张期杂音：在主动脉瓣第二听诊区深呼气末最易听到，为叹气样，递减型，可传至胸骨下端左侧或心尖部，常伴有A_2减弱及周围血管征，见于先天性或风湿性主动脉瓣关闭不全、梅毒性升主动脉炎等。

（5）肺动脉瓣区收缩期杂音：多见于先天性肺动脉瓣狭窄，杂音粗糙，呈喷射性，强度在3/6级以上，常伴收缩期震颤及P_2减弱；二尖瓣狭窄、房间隔缺损等引起的相对性肺动脉瓣狭窄时，杂音限较短，较柔和，伴P_2增强亢进。

（6）肺动脉瓣区舒张期杂音：器质性极少，多由相对性肺动脉瓣关闭不全所引起，常见于二尖瓣狭窄、肺心病等，伴明显肺动脉高压，杂音为叹气样，柔和，递减型，卧位吸气末增强，常伴P_2亢进，称为格-斯杂音（Graham-Steell杂音）。

（7）三尖瓣区收缩期杂音：器质性者极少见。多为右心室扩大导致的相对性三尖瓣关闭不全，见于二尖瓣狭窄、肺心病等，杂音柔和，在3/6级以下。

（8）其他部位的收缩期杂音：胸骨左缘第3、4肋间响亮而粗糙的收缩期杂音，该杂音或伴收缩期震颤，不向左腋下传导，见于室间隔缺损或肥厚型梗阻性心肌病。

（9）连续性杂音：这是一种连续、粗糙、类似机器转动的声音，在胸骨左缘第2肋间隙及其附近听到，见于动脉导管未闭。

[常考考点] 各瓣膜区常见杂音听诊。

【知识纵横比较】

1. 最响部位与病变部位的关系 总结见下表。

最响部位与病变部位的关系

最响部位	提示病变部位
心尖部	二尖瓣
胸骨下剑突偏左或偏右处	三尖瓣
主动脉瓣区	主动脉瓣
肺动脉瓣区	肺动脉瓣
胸骨左缘第3、4肋间	室间隔缺损

2. 杂音的性质与所提示的病变 总结见下表。

杂音的性质与所提示的病变

杂音性质	提示病变
心尖区粗糙的吹风样收缩期杂音	二尖瓣关闭不全
心尖区柔和而高调的吹风样杂音	相对性二尖瓣关闭不全
心尖区舒张中晚期隆隆样杂音	二尖瓣狭窄的特征性杂音
主动脉瓣第二听诊区叹气样舒张期杂音	主动脉瓣关闭不全（主闭）
胸骨左缘第2肋间及其附近机器声样连续性杂音	动脉导管未闭
乐音样杂音听诊时其音色如海鸥鸣或鸽鸣样	感染性心内膜炎及梅毒性主闭

（六）心包摩擦音

在心前区或胸骨左缘第3、4肋间较易听到，坐位稍前倾，深呼气后更明显，见于急性心包炎。

[常考考点] 心包摩擦音听诊的最佳部位在胸骨左缘第3、4肋间隙处。

要点五 血管检查

1. 毛细血管搏动征 用手指轻压被检查者指甲床末端，或以干净玻片轻压被检查者口唇黏膜，如见到红白交替的、与其心搏一致的节律性微血管搏动现象，称为毛细血管搏动征。

2. 水冲脉 脉搏骤起骤降，急促而有力。检查者用手紧握患者手腕掌面，将患者的前臂高举过头，则水冲脉更易触知。

3. 枪击音与杜氏双重杂音 将听诊器体件放在肱动脉等外周较大动脉的表面，可听到与心跳一致的"嗒——嗒——"音，称为枪击音。如再稍加压力，则可听到收缩期与舒张期双重杂音，即杜氏双重杂音。

[常考考点] 周围血管征的临床意义。

细目十 腹部检查

【考点突破攻略】

要点一 腹部视诊

1. 腹部外形 正常腹部平坦。腹部明显膨隆或凹陷见于以下几种情况：

（1）全腹膨隆：①腹内积气：胃肠道内积气，腹部呈球形，两侧腰部膨出不明显，变换体位时其形状无明显改变，见于各种原因所致的肠梗阻或肠麻痹。积气在肠道外腹腔内者，称为气腹，见于胃肠穿孔或治疗性人工气腹。②腹腔积液：当腹腔内大量积液时，在仰卧位腹部外形呈宽而扁状，称为蛙腹。常见于肝硬化门脉高压症、右心衰竭、缩窄性心包炎、肾病综合征、结核性腹膜炎、腹膜转移癌等。结核性腹膜炎症、肿瘤浸润时，腹形常呈尖凸状，也称为尖腹。③

腹腔巨大肿块：以巨大卵巢囊肿最常见，腹部呈球形膨隆而以囊肿部位较明显。

（2）局部膨隆：常见于腹部炎性包块、胃肠胀气、脏器肿大、腹内肿瘤、腹壁肿瘤和疝等。左上腹膨隆见于脾肿大、巨结肠或结肠脾曲肿瘤；上腹中部膨隆见于肝左叶肿大、胃扩张、胃癌、胰腺囊肿或肿瘤；右上腹膨隆见于肝肿大（淤血、脓肿、肿瘤）、胆囊肿大及结肠肝曲肿瘤；腰部膨隆见于大量肾盂积水或积脓、多囊肾、巨大肾上腺瘤；左下腹部膨隆见于降结肠肿瘤、干结粪块；下腹部膨隆多见于妊娠、子宫肌瘤、卵巢囊肿、尿潴留等；右下腹膨隆见于阑尾周围脓肿、回盲部结核或肿瘤等。

（3）全腹凹陷：见于严重脱水、明显消瘦及恶病质等。严重者呈舟状腹，见于恶性肿瘤、结核、糖尿病、甲状腺功能亢进症等消耗性疾病。

2. 呼吸运动 腹式呼吸减弱见于各种原因的急腹症、大量腹水、腹腔巨大肿瘤等；腹式呼吸消失见于急性弥漫性腹膜炎等。

3. 腹壁静脉 正常时腹壁静脉一般不显露。当门静脉高压或上、下腔静脉回流受阻导致侧支循环形成时，腹壁静脉呈现扩张、迂曲状态，称为腹壁静脉曲张。

（1）门脉高压时，腹壁曲张的静脉以脐为中心向周围伸展，肚脐以上腹壁静脉血流方向从下向上，肚脐以下腹壁静脉血流方向自上向下。

（2）上腔静脉梗阻时，胸腹壁静脉血流方向自上向下，流入下腔静脉。

（3）下腔静脉梗阻时，腹壁浅静脉血流方向向上，进入上腔静脉。

4. 胃肠型和蠕动波 正常人腹部一般看不到蠕动波及胃型和肠型，有时在腹壁菲薄或松弛的老年人、极度消瘦者或经产妇可能见到。

幽门梗阻时，可见到胃蠕动波自左肋缘下向右缓慢推进（正蠕动波），有时可见到逆蠕动波及胃型；脐部出现肠蠕动波见于小肠梗阻，严重梗阻时，脐部可见横行排列呈多层梯形的肠型和较大的肠蠕动波；结肠梗阻时，宽大的肠型多出现于腹壁周边，同时盲肠多胀大呈球形。

要点二　腹部触诊

1. 腹壁紧张度

（1）腹壁紧张度增加（腹肌紧张）：①弥漫性腹肌紧张，多见于胃肠道穿孔或实质脏器破裂所致的急性弥漫性腹膜炎，此时腹壁常强直，硬如木板，故称为板状腹。②局限性腹肌紧张，多系局限性腹膜炎所致，如右下腹腹壁紧张多见于急性阑尾炎，右上腹腹壁紧张多见于急性胆囊炎；腹膜慢性炎症时，触诊如揉面团一样，不易压陷，称为揉面感，常见于结核性腹膜炎、癌性腹膜炎。

（2）腹壁紧张度减低或消失：全腹紧张度减低见于慢性消耗性疾病或刚放出大量腹水者，也可见于身体瘦弱的老年人和经产妇；全腹紧张度消失见于脊髓损伤所致的腹肌瘫痪和重症肌无力等。

2. 压痛及反跳痛

（1）压痛：①广泛性压痛见于弥漫性腹膜炎。②局限性压痛见于局限性腹膜炎或局部脏器的病变。明确而固定的压痛点是诊断某些疾病的重要依据。如麦氏（Mc Burney）点（右髂前上棘与脐连线中外1/3交界处）压痛多考虑急性阑尾炎；胆囊点（右腹直肌外缘与肋弓交界处）压痛考虑胆囊病变。

（2）反跳痛：反跳痛表示炎症已波及腹膜壁层，腹肌紧张伴压痛、反跳痛称为腹膜刺激征，是急性腹膜炎的可靠体征。

[常考考点] 腹壁触诊中压痛、反跳痛的检查方法及临床意义。

3. 肝脏

（1）检查方法：采用单手或双手触诊法，分别在右侧锁骨中线延长线和前正中线上触诊肝脏下缘。检查时患者取仰卧位，双腿稍屈曲，使腹壁松弛，医师位于患者右侧。

（2）正常肝脏：正常成人的肝脏一般触不到，但腹壁松弛的消瘦者于深吸气时可触及肝下缘，多在肋骨下1cm以内，剑突下如能触及，多在3cm以内。2岁以下小儿的肝脏相对较大，易触及。正常肝脏质地柔软，边缘较薄，表面光滑，无压痛和叩击痛。

（3）肝脏触诊的注意事项：触及肝脏时，应仔细感觉并详细描述其大小、质地、表面光滑度及边缘情况、有无压痛及搏动等。

（4）肝脏大小变化的临床意义：弥漫性肝肿大见于肝炎、脂肪肝、肝淤血、早期肝硬化、白血病、血吸虫病等；局限性肝肿大见于肝脓肿、肝囊肿（包括肝包虫病）、肝肿瘤等；肝脏缩小见于急性和亚急性重型肝炎、晚期肝硬化。

（5）肝脏质地分级：分为质软、质韧（中等硬度）和质硬三级。正常肝脏质地柔软，如触口唇；急性肝炎及脂肪肝时质地稍韧；慢性肝炎质韧，如触鼻尖；肝硬化质硬，肝癌质地最硬，如触前额；肝脓肿或囊肿有积液时呈囊性感。

（6）肝脏常见疾病的临床表现：见下表。

肝脏常见疾病的临床表现

项目	大小	质地	表面	边缘	压痛
急性肝炎	轻度肿大	质稍韧	光滑	钝	有
慢性肝炎	明显肿大	质韧或稍硬	—	—	较轻
肝硬化	早期肝常肿大，晚期则缩小变硬	质硬	结节状	薄	无
肝癌	进行性肿大	坚硬如石	大小不等的结节状或巨块状	不整	明显
脂肪肝	肿大	质软或稍韧	光滑	—	无
肝淤血	明显肿大	质韧	光滑	圆钝	有

［常考考点］肝脏触诊的检查方法及常见疾病的临床表现。

4. 胆囊触诊

（1）墨菲征的检查方法：医生将左手掌平放在被检者的右肋，拇指放在胆囊点，用中等压力按压腹壁，然后嘱被检者缓慢深呼吸，如果深吸气时被检者因疼痛而突然屏气，则称墨菲征阳性，见于急性胆囊炎。

（2）临床意义：正常胆囊不能触到。急性胆囊炎时胆囊肿大，呈囊性感，压痛明显，常有墨菲征阳性；胰头癌压迫胆总管导致胆囊显著肿大时无压痛，但有逐渐加深的黄疸，称库瓦西耶征阳性；胆囊肿大，有实性感者，见于胆囊结石或胆囊癌。

［常考考点］墨菲征的检查方法和临床意义。

5. 脾脏触诊

（1）检查方法：仰卧位或右侧卧位，右下肢伸直，左下肢屈髋、屈膝进行检查。

（2）注意事项：正常脾脏不能触及。内脏下垂、左侧大量胸腔积液或积气时，脾向下移而可触及。除此之外能触及脾脏，则提示脾肿大。触及脾脏后应注意其大小、质地、表面形态、有无压痛及摩擦感等。

（3）脾肿大的分度方法：深吸气时脾脏在肋下不超过2cm为轻度肿大；超过2cm但在脐水平线以上，为中度肿大；超过脐水平线或前正中线为高度肿大，又称巨脾。中度以上脾肿大时其右缘常可触及脾切迹，这一特征可与左肋下其他肿块相鉴别。

（4）脾肿大的测量方法：用三线记录法（单位：厘米），甲乙线测量左锁骨中线与左肋缘交点（甲点）至脾下缘（乙点）之间的距离；甲丙线是测量甲点至脾脏最远端（丙点）之间的距离；丁戊线是测量脾右缘丁点与前正中线之间的距离；如脾脏高度增大，向右越过前正中线，则测量脾缘至前正中线的最大距离，以"+"表示；未超过前正中线，则测量脾右缘与前正中线的最短距离，以"-"表示。

（5）脾肿大的临床意义：轻度脾大见于慢性肝炎、粟粒型肺结核、伤寒、感染性心内膜炎、败血症和急性疟疾等，一般质地较柔软。中度脾大见于肝硬化、慢性溶血性黄疸、慢性淋巴细胞性白血病、系统性红斑狼疮、疟疾后遗症及淋巴瘤等，一般质地较硬。高度脾大，表面光滑者见于慢性粒细胞性白血病、慢性疟疾和骨髓纤维化症等。表面不平而有结节者见于淋巴瘤和恶性组织细胞病等。脾脓肿、脾梗死和脾周围炎时，可触到摩擦感且压痛明显。

［常考考点］脾肿大的测量方法及临床意义。

6. 正常腹部可触及的结构和腹部肿块触诊

（1）正常腹部可触及的结构：除瘦弱者和多产妇可触到右肾下极，儿童可触及肝脏下缘外，正常腹部可触及到腹主动脉、腰椎椎体与骶骨岬、横结肠、乙状结肠、盲肠等结构。

（2）腹部肿块触诊：腹腔脏器的肿大、异位、肿瘤、囊肿或脓肿、炎性组织粘连或肿大的淋巴结等均可形成肿块。如触到肿块要鉴别其来源于何种脏器：上腹中部肿块多来源于胃或胰腺的肿瘤，右肋下肿块常与肝胆有关，两侧腹部的肿块常为结肠肿瘤；是炎症性还是非炎症性：炎性肿块压痛明显，如肝炎、肝脓肿、阑尾周围脓肿等，而非炎性肿块压痛轻微或不明显；是实质性还是囊性：实质性肿块质地可柔软、中等硬或坚硬，见于炎症、结核和肿瘤，而囊性肿块触之柔软，见于脓肿或囊肿等；是良性还是恶性：良性肿块多为圆形且表面光滑，而形态不规整、表面凹凸不平及坚硬者多为恶性;在腹腔内还是在腹壁上。还须注意肿块的部位、大小、形态、质地、压痛、搏动、移动度、与邻近器官的关系等。

要点三 腹部叩诊

1.肝脏叩诊

(1)正常表现:肝脏叩诊匀称体型者的正常肝上界在右锁骨中线上,第5肋间,下界位于右季肋下缘。右锁骨中线上,肝浊音区上下径之间的距离为9~11cm;在右腋中线上,肝上界在第7肋间,下界相当于第10肋骨水平;在右肩胛线上,肝上界为第10肋间,下界不易叩出。瘦长型者肝上下界均可低一个肋间,矮胖型者则可高一个肋间。

(2)病理表现:总结见下表。

肝脏叩诊的病理表现及临床意义

肝浊音界	临床意义
向上移位	见于右肺不张、气腹及鼓肠
向下移位	见于肺气肿、右侧张力性气胸
扩大	肝炎、肝脓肿、肝淤血、肝癌和多囊肝
缩小	急性肝坏死、晚期肝硬化和胃肠胀气
消失代之以鼓音	急性胃肠穿孔、人工气腹

[常考考点]肝浊音界的叩诊方法及临床意义。

2.脾叩诊 脾浊音区宜采用轻叩法,在左腋中线自上而下进行叩诊。正常脾浊音区在左腋中线上第9~11肋间,宽4~7cm,前方不超过腋前线。脾浊音区缩小或消失见于左侧气胸、胃扩张及鼓肠等;脾浊音区扩大见于脾肿大。

[常考考点]脾浊音界的叩诊方法及临床意义。

3.移动性浊音 当腹腔内有1000mL以上游离液体时,患者仰卧位叩诊,脐部呈鼓音,腹部两侧呈浊音;侧卧位时,叩诊上侧腹部转为鼓音,下侧腹部呈浊音。这种因体位不同而出现浊音区变动的现象称为移动性浊音阳性,见于肝硬化门静脉高压症、右心衰竭、肾病综合征、严重营养不良以及渗出性腹膜炎(如结核性或自发性)等引起的腹水。

[常考考点]移动性浊音的叩诊方法及临床意义。

要点四 腹部听诊

1.肠鸣音(肠蠕动音) 正常肠鸣音大约每分钟4~5次,在脐部或右下腹部听得最清楚。

(1)肠鸣音活跃:指肠鸣音超过每分钟10次,但音调不特别高亢。见于服泻药后、急性肠炎或胃肠道大出血等。

(2)肠鸣音亢进:指肠鸣音次数多,且呈响亮、高亢的金属音。见于机械性肠梗阻。

(3)肠鸣音减弱或稀少:指肠鸣音明显少于正常,或3~5分钟以上才听到一次。见于老年性便秘、电解质紊乱(低血钾)及胃肠动力低下等。

(4)肠鸣音消失或静腹:指持续听诊3~5分钟未闻及肠鸣音。见于急性腹膜炎或各种原因所致的麻痹性肠梗阻。

[常考考点]肠鸣音听诊的临床意义。

2.振水音 患者仰卧,医师用耳凑近患者上腹部或将听诊器体件放于此处,然后用稍弯曲的手指以冲击触诊法连续迅速冲击患者上腹部,如果听到胃内液体与气体相撞击的声音为振水音。正常人餐后或饮入多量液体时,振水音阳性。若空腹或餐后6~8小时以上仍有此音,则提示胃内有液体潴留,见于胃扩张、幽门梗阻及胃液分泌过多等。

[常考考点]振水音的听诊及临床意义。

3.血管杂音

(1)上腹部的两侧出现收缩期血管杂音常提示肾动脉狭窄。

(2)左叶肝癌压迫肝动脉或腹主动脉时,可在包块部间及吹风样血管杂音。

(3)脐部收缩期血管杂音提示腹主动脉瘤或腹主动脉狭窄。

(4)肝硬化门脉高压侧支循环形成时,在脐周可闻及连续性的嗡鸣音。

细目十一　肛门和直肠检查及临床意义

【考点突破攻略】

要点一　肛门、直肠视诊

根据病情需要采取肘膝位、仰卧位、截石位、左侧卧位或蹲位等体位，观察患者肛门及周围情况。正常肛门周围皮肤色较黑，可见皮肤皱褶自肛门向外周放射。视诊肛门时注意观察肛门有无闭锁或狭窄、有无伤口及感染、有无肛瘘及肛裂、有无直肠脱垂、有无痔疮，并注意区分是外痔（肛门齿状线以下的紫红色包块，表面为皮肤）、内痔（肛门齿状线以上的紫红色包块，表面为黏膜），还是混合痔。

要点二　肛门、直肠指诊

肛门、直肠指诊对肛门直肠疾病的诊断有重要价值。
1. 指诊有剧烈触痛见于肛裂与感染。
2. 触痛并有波动感见于肛门、直肠周围脓肿。
3. 触及柔软光滑而有弹性的包块见于直肠息肉。
4. 触及质地坚硬、表面凹凸不平的包块应考虑直肠癌。
5. 指诊后指套带有黏液、脓液或血液，说明存在炎症并有组织破坏。

[常考考点]肛门、直肠指诊的方法及临床意义。

细目十二　脊柱与四肢检查及临床意义

【考点突破攻略】

要点一　脊柱检查

1. 脊柱弯曲度

（1）检查方法：患者取立位或坐位，先从侧面观察脊柱有无过度的前凸与后凸；然后从后面用手指沿脊椎棘突用力从上向下划压，划压后的皮肤出现一条红色充血线，观察脊柱有无侧弯。

（2）临床意义：①脊柱后凸多发生于胸段，见于佝偻病、脊柱结核、强直性脊柱炎、脊柱退行性变等。②脊柱前凸多发生于腰段，见于大量腹水、腹腔巨大肿瘤、髋关节结核及髋关节后脱位等。③脊柱侧凸：姿势性侧凸的特点为弯曲度多不固定，如平卧或向前弯腰时可使侧弯消失，多见于儿童发育期坐立位姿势不良、椎间盘突出症、脊髓灰质炎等；器质性侧凸时，改变体位不能使侧凸得到纠正，见于佝偻病、脊椎损伤、胸膜肥厚等。

[常考考点]脊柱弯曲度的检查方法和临床意义。

2. 脊柱活动度

（1）检查方法：检查颈段活动时，固定被检查者的双肩，让其做颈部的前屈、后伸、侧弯、旋转等动作；检查腰段活动时，固定被检查者的骨盆，让其做腰部的前屈、后伸、侧弯、旋转等动作。若已有外伤性骨折或关节脱位时，应避免做脊柱活动度检查，以防损伤脊髓。

（2）临床意义：脊柱活动受限常见于软组织损伤、骨质增生、骨质破坏、脊椎骨折或脱位、腰椎间盘突出。

[常考考点]脊柱活动度的检查方法和临床意义。

3. 脊柱压痛与叩击痛

（1）检查方法：①检查脊柱压痛时，患者取坐位，身体稍向前倾，医师用右手拇指自上而下逐个按压脊椎棘突及椎旁肌肉。②脊柱叩击痛检查：患者取坐位，医师用手指或用叩诊锤直接叩击各个脊椎棘突，了解患者是否有叩击痛，此为直接叩诊法；或患者取坐位，医师将左手掌置于患者头顶部，右手半握拳，以小鱼际肌部位叩击左手背，了解患者的脊柱是否有疼痛，此为间接叩诊法。

（2）临床意义：正常人脊柱无压痛与叩击痛，若某一部位有压痛与叩击痛，提示该处有病变，如脊椎结核、脊椎骨折、脊椎肿瘤、椎间盘突出等。

[常考考点] 脊柱压痛和叩击痛的检查方法和临床意义。

要点二 四肢、关节检查

1. 四肢、关节形态改变及其临床意义
（1）匙状甲（反甲）：常见于缺铁性贫血，偶见于风湿热。
（2）杵状指（趾）：常见于支气管扩张、支气管肺癌、慢性肺脓肿、脓胸以及发绀型先天性心脏病、亚急性感染性心内膜炎等。
（3）指关节变形：以类风湿关节炎引起的梭形关节最常见。
（4）膝内翻、膝外翻：膝内翻为"O"形腿，膝外翻为"X"形腿。常见于佝偻病及大骨节病。
（5）膝关节变形：常见于风湿性关节炎活动期、结核性关节炎、关节积液等。
（6）足内翻、足外翻：多见于先天畸形、脊髓灰质炎后遗症等。
（7）肢端肥大：见于腺垂体功能亢进、生长激素分泌过多引起的肢端肥大症。
（8）下肢静脉曲张：多见于小腿，是下肢浅静脉血液回流受阻或静脉瓣功能不全所致。表现为下肢静脉如蚯蚓状怒张、弯曲，久立位更明显，严重时有小腿肿胀感，局部皮肤颜色暗紫红色或有色素沉着，甚至形成溃疡。常见于从事站立性工作者或栓塞性静脉炎患者。

2. 运动功能检查 关节活动障碍见于相应部位骨折、脱位、炎症、肿瘤、退行性变，及肌腱、软组织损伤等。

[常考考点] 四肢、关节形态改变及其临床意义。

细目十三 神经系统检查及临床意义

【考点突破攻略】

要点一 脑神经检查

面神经
（1）面神经主要支配面表情肌和分管舌前2/3味觉。面神经核位于脑桥，分上、下两部分：上部受双侧大脑皮质运动区支配，下部仅受对侧大脑皮质运动区支配。
（2）中枢性与周围性面神经麻痹的鉴别方法，见下表。

中枢性面神经麻痹与周围性面神经麻痹的鉴别方法

	中枢性面神经麻痹	周围性面神经麻痹
病因	核上组织（包括皮质、皮质脑干纤维、内囊、脑桥等）受损	面神经核或面神经受损
临床表现	病灶对侧颜面下部肌肉麻痹，可见鼻唇沟变浅，露齿时口角下垂（或称口角歪向病灶侧），不能吹口哨或鼓腮	病灶同侧全部面肌瘫痪，从上到下表现为不能皱额、皱眉、闭眼，角膜反射消失，鼻唇沟变浅，不能露齿、鼓腮、吹口哨，口角下垂（或称口角歪向病灶对侧）
临床意义	多见于脑血管病变、脑肿瘤和脑炎	多见于受寒、耳源或脑膜感染、神经纤维瘤引起的周围型面神经麻痹，此外，还可出现舌前2/3味觉障碍等

要点二 感觉功能检查

1. 感觉功能检查
（1）浅感觉：包括痛觉、触觉、温度觉。
（2）深感觉：包括运动觉、位置觉、振动觉。
（3）复合感觉（皮质感觉）：包括定位觉、两点辨别觉、立体觉和图形觉。

2. 感觉障碍 感觉障碍的形式有：疼痛、感觉减退、感觉异常、感觉过敏、感觉过度和感觉分离。

3. 感觉障碍的类型
（1）末梢型：表现为肢体远端对称性完全性感觉缺失，呈手套状、袜子状分布，也可有感觉异常、感觉过度和疼痛等。常见于多发性神经炎。

（2）神经根型：感觉障碍范围与某种神经根的节段分布一致，呈节段型或带状，在躯干呈横轴走向，在四肢呈纵轴走向。疼痛较剧烈，常伴有放射痛或麻木感，是脊神经后根损伤所致，见于椎间盘突出症、颈椎病、髓外肿瘤和神经根炎等。

（3）脊髓型：根据脊髓受损程度分为：①脊髓横贯型：为脊髓完全被横断，其特点为病变平面以上完全正常，病变平面以下各种感觉均缺失，并伴有截瘫或四肢瘫，排尿排便障碍，多见于急性脊髓炎、脊髓外伤等。②脊髓半横贯型：仅脊髓一半被横断，又称布朗-塞卡尔综合征。其特点为病变同侧损伤平面以下深感觉丧失及痉挛性瘫痪，对侧痛、温觉丧失。见于脊髓外肿瘤和脊髓外伤等。

（4）内囊型：表现为病灶对侧半身感觉障碍、偏瘫、同向偏盲，常称为三偏征。常见于脑血管疾病。

（5）脑干型：特点是同侧面部感觉缺失和对侧躯干及肢体感觉缺失。见于炎症、肿瘤和血管病变。

（6）皮质型：特点为上肢或下肢感觉障碍，并有复合感觉障碍。见于大脑皮层感觉区损害。

［常考考点］中枢性面神经麻痹和周围性面神经麻痹的鉴别方法。

要点三 运动功能检查

1. 随意运动 是指受意识支配的动作，由大脑皮质通过锥体束支配骨骼肌来完成。检查的重点是肌力。

（1）肌力分级：分为6级。

0级：无肢体活动，也无肌肉收缩，为完全性瘫痪。

1级：可见肌肉收缩，但无肢体活动。

2级：肢体能在床面上做水平移动，但不能抬起。

3级：肢体能抬离床面，但不能抵抗阻力。

4级：能做抵抗阻力的动作，但较正常差。

5级：正常肌力。

其中，0级为全瘫，1～4级为不完全瘫痪（轻瘫），5级为正常肌力。

（2）瘫痪的表现形式：①单瘫：单一肢体瘫痪，多见于脊髓灰质炎。②偏瘫：为一侧肢体（上、下肢）瘫痪，常伴有同侧脑神经损害，多见于颅内病变或脑卒中。③交叉性偏瘫：为一侧偏瘫及对侧脑神经损害，见于脑干病变。④截瘫：为双下肢瘫痪，是脊髓横贯性损伤，见于脊髓外伤、炎症等。

［常考考点］肌力6级表现。

2. 被动运动 是检查肌张力强弱的方法。肌张力是肌肉在松弛状态下的紧张度和被动运动时的阻力。张力降低或缺失见于周围神经、脊髓灰质前角及小脑病变。折刀样张力增高见于锥体束损害；铅管样肌张力增高及齿轮样肌张力增高见于锥体外系损害，如帕金森病。

要点四 生理及病理反射检查

1. 浅反射

（1）角膜反射：直接角膜反射存在，间接角膜反射消失，为受刺激对侧的面神经瘫痪；直接角膜反射消失，间接角膜反射存在，为受刺激侧的面神经瘫痪；直接、间接角膜反射均消失为受刺激侧三叉神经病变；深昏迷患者角膜反射也消失。

（2）腹壁反射：上部腹壁反射消失说明病变在胸髓7～8；中部腹壁反射消失说明病变在胸髓9～10；下部腹壁反射消失说明病变在胸髓11～12节；一侧腹壁反射消失，多见于同侧锥体束受损；上、中、下腹壁反射均消失见于昏迷或急腹症患者；肥胖、老年人、经产妇也可见腹壁反射消失。

（3）提睾反射：一侧反射减弱或消失见于锥体束损害，或腹股沟疝、阴囊水肿、睾丸炎等；双侧反射消失见于腰髓1～2节病损。

［常考考点］浅反射的检查方法及临床意义。

2. 深反射

（1）检查内容：肱二头肌反射、肱三头肌反射、桡骨骨膜反射、膝反射、踝反射、阵挛（髌阵挛、踝阵挛）。

（2）临床意义：①深反射减弱或消失：多为器质性病变，是相应脊髓节段或所属的脊神经的病变，常见于末梢神经炎、神经根炎、脊髓灰质炎、脑或脊髓休克状态等。②深反射亢进：见于锥体束的病变，如急性脑血管病、急性脊髓炎休克期过后等。

［常考考点］深反射的检查方法及临床意义。

3. 病理反射

（1）检查内容：巴宾斯基（Babinski）征、奥本海姆（Oppenheim）征、戈登（Gordon）征、查多克（Chaddock）征、霍夫曼（Hoffmann）征。

（2）临床意义：锥体束病变时，大脑失去对脑干和脊髓的抑制而出现的异常反射，称为病理反射。一岁半以内的婴幼儿由于锥体束尚未发育完善，可以出现上述反射现象。成人出现则为病理反射。

［常考考点］病理反射的检查方法及临床意义。

要点五 脑膜刺激征及拉塞格征

1. 脑膜刺激征

（1）检查内容：颈强直、凯尔尼格（kernig）征、布鲁津斯基（Brudziuski）征。

（2）临床意义：脑膜刺激征阳性见于各种脑膜炎、蛛网膜下腔出血等。颈强直也可见于颈椎病、颈部肌肉病变。凯尔尼格征也可见于坐骨神经痛、腰骶神经根炎等。

［常考考点］脑膜刺激征的检查方法及临床意义。

2. 拉塞格征 为坐骨神经根受刺激的表现，又称坐骨神经受刺激征。阳性见于腰椎间盘突出症、坐骨神经痛、腰骶神经根炎等。

［常考考点］拉塞格征的检查方法和临床意义。

【知识纵横比较】

各种检查及其意义

种类	反射名称		临床意义
浅反射	①角膜反射		①直接存在，间接消失——对侧面神经瘫痪； ②直接消失，间接存在——同侧面神经瘫痪； ③直接、间接均消失——同侧三叉神经病变
	②腹壁反射		①上、中、下腹壁反射减弱或消失分别对应于同侧胸髓7～8、9～10、11～12病损； ②一侧上、中、下腹壁反射同时消失——一侧锥体束病损； ③双侧——昏迷和急性腹膜炎
	③提睾反射		①双侧——腰髓1～2节病损； ②一侧——锥体束损害
深反射	①桡骨骨膜反射	颈髓5～6节	①减弱或消失——相应脊髓节段或所属脊神经的病变； ②亢进——锥体束病变，如急性脑血管病、急性脊髓炎休克期过后
	②肱二头肌反射		
	③肱三头肌反射	颈髓7～8节	
	④膝反射	腰髓2～4节	
	⑤踝反射	骶髓1～2节	
病理反射	①巴宾斯基征		①锥体束病变，其中巴宾斯基征意义最大； ②霍夫曼征多见于颈髓病变（上肢）
	②奥本海姆征		
	③戈登征		
	④查多克征		
	⑤霍夫曼征		
	⑥肌阵挛		
脑膜刺激征	①颈强直		①见于各种脑膜炎、蛛网膜下腔出血、脑脊液压力增高； ②颈强直也可见于颈椎病、颈部肌肉病变； ③凯尔尼格征也可见于坐骨神经痛、腰骶神经根炎
	②凯尔尼格征		
	③布鲁津斯基征		
拉塞格征			为坐骨神经根受刺激的表现，又称坐骨神经受刺激征。见于坐骨神经痛、腰椎间盘突出或腰骶神经根炎

【例题实战模拟】

A1 型题

1. 下列除哪项外，均可为正常的叩诊音
   A. 震水音　　B. 清音　　C. 鼓音　　D. 浊音　　E. 实音

2. 下列哪种疾病触诊语音震颤消失
   A. 肺炎性浸润　　B. 肺梗死　　C. 肺结核空洞　　D. 肺纤维化　　E. 支气管阻塞

3. 正常成人腋测法体温应是
   A. 36～37℃　　B. 36.2～37℃　　C. 36.2～37.2℃　　D. 36.4～37.4℃　　E. 36.5～37.5℃

4. 下列各项，属于被动体位的是
   A. 角弓反张　　B. 翻动体位　　C. 肢体瘫痪　　D. 端坐呼吸　　E. 强迫蹲位

5. 蜘蛛痣罕见于下列哪个部位
   A. 面颊　　B. 手背　　C. 前胸　　D. 上臂　　E. 下肢

6. 两侧瞳孔大小不等，多见于
   A. 有机磷农药中毒　　B. 阿托品类药物影响　　C. 吗啡类药物影响
   D. 濒死状态　　E. 脑肿瘤

7. 下列各项，可出现双侧瞳孔散大的是
   A. 阿托品影响　　B. 氯丙嗪影响　　C. 有机磷农药中毒　　D. 毒蕈中毒　　E. 毛果芸香碱中毒

8. 下列疾病中常使气管移向患侧的是
   A. 胸膜粘连　　B. 大量胸腔积液　　C. 胸腔积气　　D. 肺气肿　　E. 纵隔肿瘤

9. 胸骨明显压痛或叩击痛常见的疾病是
   A. 上呼吸道感染　　B. 肺炎　　C. 慢性支气管炎　　D. 肺结核　　E. 白血病

10. 心包摩擦音和胸膜摩擦音的鉴别要点是
    A. 有无心脏病史　　B. 呼吸是增快　　C. 改变体位后摩擦音是否消失
    D. 屏住呼吸后摩擦音是否消失　　E. 咳嗽后摩擦音是否消失

11. 胸腔大量积气患者触觉语颤的表现是
    A. 增强　　B. 减弱或消失　　C. 稍增强　　D. 正常　　E. 无变化

12. 肺部叩诊出现实音应考虑的疾病是
    A. 肺炎　　B. 胸膜炎　　C. 肺空洞　　D. 肺气肿　　E. 大量胸腔积液

13. 下列可以提示左心功能不全的是
    A. 脉搏强而大　　B. 舒张早期奔马律　　C. 奇脉　　D. 脉搏过缓　　E. 脉搏绝对不齐

14. 心包摩擦音通常听诊最清楚的部位是
    A. 心尖部　　B. 心底部　　C. 胸骨左缘第 3、4 肋间
    D. 胸骨右缘第 3、4 肋间　　E. 左侧腋前线 3、4 肋间

15. 在胸骨左缘第 3、4 肋间触及收缩期震颤，应考虑为
    A. 主动脉瓣关闭不全　　B. 室间隔缺损　　C. 二尖瓣狭窄　　D. 三尖瓣狭窄　　E. 肺动脉瓣狭窄

16. 高血压心脏病左心室增大，其心脏浊音界呈
    A. 靴形　　B. 梨形　　C. 烧瓶形　　D. 普大形　　E. 心腰部凸出

17. 下列哪项体征最能提示腹膜炎的存在
    A. 肠鸣音减弱　　B. 叩出移动性浊音　　C. 腹部压痛　　D. 腹部触及肿块　　E. 反跳痛

18. 胆道疾病引起的腹痛多放射至
    A. 左肩部　　B. 右肩部　　C. 背部　　D. 左腰背部　　E. 右股内侧

19. 空腹听诊出现振水音，可见于
    A. 肝硬化腹水　　B. 肾病综合征　　C. 结核性腹膜炎　　D. 幽门梗阻　　E. 急性肠炎

20. 腹部叩诊出现移动性浊音，应首先考虑的是
    A. 尿潴留　　B. 幽门梗阻　　C. 右心功能不全　　D. 巨大卵巢囊肿　　E. 急性胃炎

21. 下列各项中可出现金属样肠蠕动音的是
    A. 麻痹性肠梗阻 B. 机械性肠梗阻 C. 低血钾 D. 急性肠炎 E. 败血症
22. 下列脊椎病变中脊椎叩痛常为阳性，除外
    A. 脊椎结核 B. 棘间韧带损伤 C. 骨折 D. 骨质增生 E. 椎间盘脱出
23. 中枢性瘫痪的特点是
    A. 肌张力降低 B. 腱反射减弱 C. 浅反射消失 D. 不出现病理反射 E. 肌张力增强
24. 上肢锥体束征是指
    A. 巴宾斯基征 B. 奥本海姆征 C. 戈登征 D. 霍夫曼征 E. 查多克征
25. 下列不属于深反射的是
    A. 肱二头肌反射 B. 肱三头肌反射 C. 膝腱反射 D. 腹壁反射 E. 跟腱反射
26. 下列不属于锥体束病变时的病理反射的是
    A. 巴宾斯基征 B. 查多克征 C. 戈登征 D. 拉塞格征 E. 奥本海姆征

A2 型题

27. 患者，女，18 岁。2 周前患扁桃体炎，近日心悸，气短，发热，出汗，踝、膝关节游走性疼痛。查体：心率 110 次/分，第 1 心音减弱，上肢内侧皮肤有环形红斑。应首先考虑的是
    A. 病毒性心肌炎　　　　　　B. 类风湿关节炎　　　　　　C. 风湿热
    D. 亚急性感染性心内膜炎　　E. 系统性红斑狼疮
28. 患者咳嗽。查体：气管向左侧偏移，右侧胸廓较左侧饱满；叩诊出现鼓音。应首先考虑的是
    A. 右侧气胸 B. 左侧肺不张 C. 右下肺炎 D. 肺气肿 E. 右侧胸腔积液
29. 患者胸骨下部显著前突，左、右胸廓塌陷，肋骨与肋软骨交界处变厚增大，上下相连呈串珠状。其诊断是
    A. 肺结核 B. 佝偻病 C. 肺气肿 D. 支气管哮喘 E. 肺纤维化
30. 患者咳嗽。查体：右侧呼吸动度减弱，右下肺叩诊出现浊音；听诊可闻及支气管呼吸音。应首先考虑的是
    A. 右下肺不张 B. 右下肺实变 C. 右侧胸腔积液 D. 右侧气胸 E. 肺气肿
31. 患者，女，20 岁。突然发作上腹痛，按压后疼痛程度减轻。应首先考虑的是
    A. 胃溃疡 B. 胃痉挛 C. 胃炎 D. 急性胃扩张 E. 胃穿孔
32. 患者，男，58 岁。腰痛，腰部活动受限。查体：脊柱叩击痛，坐骨神经刺激征（+）。应首先考虑的是
    A. 腰肌劳损 B. 脑膜炎 C. 蛛网膜下腔出血 D. 腰椎间盘突出 E. 肾下垂

B1 型题
    A. 苦笑面容 B. 伤寒面容 C. 甲亢面容 D. 二尖瓣面容 E. 慢性病面容
33. 消瘦，两眼球突出，兴奋不安，呈惊恐貌，多见于
34. 两颧紫红，口唇发绀，多见于

    A. 指关节梭状畸形 B. 杵状指 C. 匙状甲 D. 浮髌现象 E. 肢端肥大
35. 支气管扩张，常表现为
36. 类风湿关节炎，常表现为

【参考答案】
1. A 2. E 3. A 4. C 5. E 6. E 7. A 8. A 9. E 10. D 11. B 12. E 13. B 14. C 15. B 16. A 17. E
18. B 19. D 20. C 21. B 22. D 23. E 24. D 25. D 26. D 27. C 28. A 29. B 30. B 31. B 32. D 33. C
34. D 35. B 36. A

第四单元 实验室诊断

细目一 血液的一般检查及临床意义

【考点突破攻略】

要点一 血红蛋白测定和红细胞计数、红细胞形态的变化

(一) 参考值

血红蛋白 (Hb): 男性 130～175g/L; 女性 115～150g/L。

红细胞 (RBC): 男性 $(4.3～5.8)\times10^{12}/L$; 女性 $(3.8～5.1)\times10^{12}/L$。

(二) 临床意义

1. 红细胞及血红蛋白减少 单位容积循环血液中血红蛋白量、红细胞数低于参考值低限称为贫血。以血红蛋白为标准,成年男性 Hb ＜ 130g/L,成年女性 Hb ＜ 115g/L,即为贫血。

临床上根据血红蛋白减低程度将贫血分为 4 级: ①轻度: Hb＜参考值低限,但＞90g/L。②中度: Hb 90～60g/L。③重度: Hb 60～30g/L。④极重度: Hb＜30g/L。

(1) 生理性减少: 见于妊娠中、后期,6 个月至 2 岁的婴幼儿,老年人。

(2) 病理性减少: ①红细胞生成减少: 如叶酸及(或)维生素 B_{12} 缺乏所致的巨幼细胞贫血; 血红蛋白合成障碍所致的缺铁性贫血、铁粒幼细胞性贫血等; 骨髓造血功能障碍,如再生障碍性贫血、白血病; 慢性系统性疾病,如慢性感染、恶性肿瘤、慢性肾病等。②红细胞破坏过多: 见于各种原因引起的溶血性贫血,如异常血红蛋白病、珠蛋白生成障碍性贫血、阵发性睡眠性血红蛋白尿、免疫性溶血性贫血、脾功能亢进等。③红细胞丢失过多: 如各种失血性贫血等。

2. 红细胞及血红蛋白增多 单位容积循环血液中血红蛋白量、红细胞数高于参考值高限。诊断标准: 成年男性 Hb＞180g/L,RBC＞$6.5\times10^{12}/L$; 成年女性 Hb＞170g/L,RBC＞$6.0\times10^{12}/L$。

(1) 相对性增多: 因血浆容量减少,血液浓缩所致。见于严重腹泻、频繁呕吐、大量出汗、大面积烧伤、糖尿病酮症酸中毒、尿崩症等。

(2) 绝对性增多: ①继发性: 组织缺氧所致,生理性见于新生儿及高原生活者; 病理性见于严重的慢性心、肺疾病,如阻塞性肺气肿、肺源性心脏病、发绀型先天性心脏病。②原发性: 见于真性红细胞增多症。

3. 红细胞形态异常

(1) 大小改变: ①小红细胞: 红细胞直径＜6μm,见于小细胞低色素性贫血,主要为缺铁性贫血。②大红细胞: 红细胞直径＞10μm,见于溶血性贫血、急性失血性贫血、巨幼细胞贫血。③巨红细胞: 红细胞直径＞15μm,见于巨幼细胞贫血。④红细胞大小不均: 红细胞大小悬殊,直径可相差一倍以上,见于增生性贫血,如溶血性贫血、失血性贫血、巨幼细胞贫血,尤其以巨幼细胞贫血更为显著。

(2) 形态改变: ①球形红细胞: 主要见于遗传性球形红细胞增多症,也可见于自身免疫性溶血性贫血。②椭圆形红细胞: 主要见于遗传性椭圆形红细胞增多症,巨幼细胞贫血时可见巨椭圆形红细胞。③靶形红细胞: 常见于珠蛋白生成障碍性贫血、异常血红蛋白病,也可见于缺铁性贫血等。④口形红细胞: 主要见于遗传性口形红细胞增多症,少量可见于 DIC 及乙醇中毒。⑤镰形红细胞: 见于镰形细胞性贫血(血红蛋白 S 病)。⑥泪滴形红细胞: 主要见于骨髓纤维化,为本病的特点之一,也可见于珠蛋白生成障碍性贫血、溶血性贫血等。

[常考考点] 血红蛋白测定和红细胞计数、红细胞形态的变化。

要点二 白细胞计数及白细胞分类计数,中性粒细胞数核象变化

(一) 参考值

白细胞计数: 成人: $(3.5～9.5)\times10^9/L$。

5 种白细胞的百分比和绝对值见下表。

5种白细胞的百分比和绝对值

细胞类型		百分比（%）	绝对值（×10⁹/L）
中性粒细胞	杆状核	1～5	0.04～0.5
	分叶核	50～70	2～7
嗜酸性粒细胞		0.5～5	0.05～0.5
嗜碱性粒细胞		0～1	0～0.1
淋巴细胞		20～40	0.8～4
单核细胞		3～8	0.12～0.8

（二）临床意义

成人白细胞数＞$9.5×10^9$/L 称白细胞增多；＜$3.5×10^9$/L 称白细胞减少。白细胞总数的增减主要受中性粒细胞数量的影响。

1. 中性粒细胞

（1）增多：生理性增多见于新生儿、妊娠后期、分娩、剧烈运动或劳动后。病理性增多分为反应性增多和异常增生性增多两种。

反应性增多见于：①急性感染：化脓性感染最常见，如流行性脑脊髓膜炎、肺炎球菌性肺炎、阑尾炎等；也可见于某些病毒感染，如流行性出血热、流行性乙型脑炎、狂犬病等；某些寄生虫感染，如急性血吸虫病、肺吸虫病等。②严重组织损伤：如大手术后、大面积烧伤、急性心肌梗死等。③急性大出血及急性溶血：如消化道大出血、脾破裂或输卵管妊娠破裂等。④急性中毒：如代谢性酸中毒（尿毒症、糖尿病酮症酸中毒）、化学药物中毒（安眠药中毒）、有机磷农药中毒等。⑤恶性肿瘤：各种恶性肿瘤的晚期，特别是消化道肿瘤（如胃癌、肝癌等）。⑥其他：如器官移植术后排斥反应、类风湿关节炎、自身免疫性溶血性贫血、痛风、严重缺氧及应用某些药物（如皮质激素、肾上腺素等）。

异常增生性增多见于：①急、慢性粒细胞白血病。②骨髓增殖性疾病：如真性红细胞增多症、原发性血小板增多症和骨髓纤维化等。

（2）减少：中性粒细胞绝对值＜$1.5×10^9$/L 称为粒细胞减少症，＜$0.5×10^9$/L 称为粒细胞缺乏症。

病理性减少见于：①感染性疾病：病毒感染最常见，如流行性感冒、病毒性肝炎、麻疹、风疹、水痘等；某些革兰阴性杆菌感染，如伤寒及副伤寒等；某些原虫感染，如恙虫病、疟疾等。②血液病：如再生障碍性贫血、粒细胞减少症、粒细胞缺乏症、非白血性白血病、恶性组织细胞病等。③自身免疫性疾病：如系统性红斑狼疮等。④单核-巨噬细胞系统功能亢进：如脾功能亢进，见于各种原因引起的脾脏肿大（如肝硬化等）。⑤药物及理化因素的作用：物理因素如X线、γ射线、放射性核素等；化学物质如苯、铅、汞等；化学药物如氯霉素、磺胺类药、抗肿瘤药、抗糖尿病药物及抗甲状腺药物等，均可引起白细胞及中性粒细胞减少。

（3）中性粒细胞的核象变化

1）核左移：当周围血中杆状核粒细胞增多（＞5%），并出现晚幼粒、中幼粒、早幼粒等细胞时，称为核左移，常见于感染，特别是急性化脓性感染，也可见于急性大出血、急性溶血反应、急性中毒等。核左移伴白细胞总数增高，称为再生性左移，表示机体反应性强，骨髓造血功能旺盛。核左移而白细胞总数不增高，甚至减少，称为退行性左移，表示机体反应性低下，骨髓造血功能减低，见于再生障碍性贫血、粒细胞缺乏症。

2）核右移：正常人血中的中性粒细胞以3叶者为主，若5叶者超过3%时称为核右移。常伴有白细胞总数减少，为骨髓造血功能减低或缺乏造血物质所致。常见于巨幼细胞贫血、恶性贫血，也可见于应用抗代谢药物（如阿糖胞苷、6-巯基嘌呤）之后。在感染的恢复期出现一过性核右移是正常现象；若在疾病进展期突然出现核右移，提示预后不良。

2. 嗜酸性粒细胞

（1）增多：①变态反应性疾病：如支气管哮喘、血管神经性水肿、荨麻疹、药物过敏反应、血清病等。②皮肤病：如湿疹、剥脱性皮炎、天疱疮、银屑病等。③寄生虫病：如血吸虫病、蛔虫病、钩虫病、丝虫病等。④血液病：如慢性粒细胞白血病、淋巴瘤、多发性骨髓瘤等。

（2）减少：见于伤寒的极期、应激状态（如严重烧伤、大手术）、休克、库欣综合征及长期应用肾上腺皮质激素后等。

3. 嗜碱性粒细胞

（1）增多：见于慢性粒细胞白血病、骨髓纤维化、转移癌、慢性溶血、嗜碱性粒细胞白血病（临床上罕见）等。

（2）减少：一般无临床意义。

4. 淋巴细胞

（1）增多：①感染性疾病：主要为病毒感染，如麻疹、风疹、水痘、流行性腮腺炎、传染性单核细胞增多症、病毒性肝炎、肾综合征出血热等；某些杆菌感染，如结核病、百日咳、布氏杆菌病等。②某些血液病：急性和慢性淋巴细胞白血病、淋巴瘤等。③急性传染病的恢复期。再生障碍性贫血和粒细胞缺乏症时，由于中性粒细胞减少，淋巴细胞比例相对增高，但绝对值并不增高。

（2）减少：主要见于应用肾上腺皮质激素、烷化剂、抗淋巴细胞球蛋白等的治疗，接触放射线，免疫缺陷性疾病，丙种球蛋白缺乏症等。

（3）异形淋巴细胞正常人外周血中偶可见到（<2%）。增多主要见于病毒感染性疾病，如传染性单核细胞增多症、流行性出血热等。

5. 单核细胞

（1）增多：见于：①某些感染：如感染性心内膜炎、活动性结核病、疟疾、急性感染的恢复期等。②某些血液病：单核细胞白血病、粒细胞缺乏症恢复期、恶性组织细胞病、淋巴瘤、骨髓增生异常综合征等。

（2）减少：一般无临床意义。

[常考考点] 白细胞计数及白细胞分类计数；中性粒细胞数核象变化。

要点三 网织红细胞计数

1. 参考值 百分数 0.005～0.015（0.5%～1.5%），绝对值（24～84）×10^9/L。

2. 临床意义

（1）反映骨髓造血功能状态：①增多：表示骨髓红细胞系增生旺盛。溶血性贫血、急性失血性贫血时网织红细胞显著增多；缺铁性贫血和巨幼细胞贫血时可轻度增多。②减少：表示骨髓造血功能减低，见于再生障碍性贫血、骨髓病性贫血（如急性白血病）。

（2）贫血治疗的疗效判断指标：缺铁性贫血及巨幼细胞贫血患者，治疗前网织红细胞可轻度增多，给予铁剂或叶酸治疗3～5天后，网织红细胞开始升高，7～10天达到高峰。治疗后2周逐渐下降。

（3）观察病情变化：溶血性贫血和失血性贫血患者在治疗过程中，网织红细胞逐渐减低，表示溶血或出血已得到控制；反之，如持续不减低，甚至增高者，表示病情未得以控制，甚至还在加重。

[常考考点] 网织红细胞计数及临床意义。

要点四 血小板计数

1. 参考值 （125～350）×10^9/L。

2. 临床意义 血小板＞350×10^9/L 称为血小板增多，＜125×10^9/L 称为血小板减少。

（1）增多：①反应性增多：见于急性大出血及溶血之后、脾切除术后等。②原发性增多：见于原发性血小板增多症、真性红细胞增多症、慢性粒细胞白血病、骨髓纤维化早期等。

（2）减少：①生成障碍：见于再生障碍性贫血、急性白血病、急性放病、骨髓纤维化晚期等。②破坏或消耗增多：见于原发性血小板减少性紫癜、脾功能亢进、系统性红斑狼疮、淋巴瘤、DIC、血栓性血小板减少性紫癜等。③分布异常：见于脾肿大，如肝硬化。

[常考考点] 血小板计数及临床意义。

要点五 红细胞沉降率测定

红细胞沉降率（血沉）是指在一定条件下红细胞沉降的速度。

1. 参考值 成年男性 0～15mm/h；成年女性 0～20mm/h。

2. 临床意义

（1）生理性增快：见于妇女月经期、妊娠3个月以上、60岁以上高龄者。

（2）病理性增快：①各种炎症：细菌性急性炎症、结核病和风湿热活动期。②组织损伤及坏死：较大的组织损伤或手术创伤时血沉增快。急性心肌梗死血沉增快；而心绞痛时血沉则正常。③恶性肿瘤：恶性肿瘤血沉增快，良性肿瘤血沉多正常。④各种原因导致的高球蛋白血症：如慢性肾炎、多发性骨髓瘤、肝硬化、感染性心内膜炎、系统性红斑狼疮等。⑤贫血和高胆固醇血症时血沉可增快。

[常考考点]红细胞沉降率测定及临床意义。

要点六 C反应蛋白（CRP）检测

CRP是一种能与肺炎链球菌C-多糖发生反应的急性时相反应蛋白。主要由肝脏产生，广泛存在于血清和其他体液中，具有激活补体、促进吞噬和免疫调理的作用。CRP测定对炎症、组织损伤、恶性肿瘤等疾病的诊断及疗效观察有重要意义。

1. 参考值 免疫扩散法：血清<10mg/L。

2. 临床意义

（1）CRP增高：见于各种急性化脓性炎症、菌血症、组织坏死、恶性肿瘤等的早期。

（2）可作为细菌感染与非细菌感染、器质性与功能性疾病的鉴别指标，一般细菌性感染、器质性疾病CRP增高。

[常考考点]C反应蛋白（CRP）检测及临床意义。

【知识纵横比较】

白细胞分类计数增多和减少的临床意义

	增多	减少
嗜酸性粒细胞	过敏＋寄生虫＋血液病	伤寒、副伤寒、应激状态
嗜碱性粒细胞	慢性粒细胞白血病	无临床意义
淋巴细胞	（1）感染性疾病：①病毒感染，如麻疹、风疹等；②某些杆菌感染，如结核病、百日咳、布鲁菌病； （2）某些血液病； （3）急性传染病的恢复期	应用肾上腺皮质激素、烷化剂、抗淋巴细胞球蛋白，接触放射线，免疫缺陷性疾病，丙种球蛋白缺乏症
单核细胞	（1）某些感染：感染性心内膜炎、活动性结核病、疟疾、急性感染的恢复期； （2）某些血液病：单核细胞白血病、粒细胞缺乏症恢复期、恶性组织细胞病、淋巴瘤、骨髓增生异常综合征	无临床意义

细目二 血栓与止血检查

【考点突破攻略】

要点一 出血时间测定

1. 参考值 6.9±2.1分钟（测定器法），超过9分钟为异常。

2. 临床意义 出血时间（BT）延长见于：①血小板显著减少：如原发性或继发性血小板减少性紫癜。②血小板功能异常：如血小板无力症、巨大血小板综合征。③毛细血管壁异常：如遗传性出血性毛细血管扩张症、维生素C缺乏症。④某些凝血因子严重缺乏：如血管性血友病、DIC。

[常考考点]出血时间测定及临床意义。

要点二 凝血因子检测

（一）活化部分凝血活酶原时间（APTT）测定

APTT是反映内源性凝血系统各凝血因子总的凝血状况的筛选试验。

1. 参考值 32～43秒（手工法），较正常对照延长10秒以上为异常。

2. 临床意义

（1）APTT延长：①血浆Ⅷ、Ⅸ、Ⅺ因子缺乏：如重症A、B型血友病和遗传性因子Ⅺ缺乏症。②凝血酶原严重减少：

如先天性凝血酶原缺乏症。③纤维蛋白原严重减少：如先天性纤维蛋白缺乏症。④纤溶亢进：DIC 后期继发纤溶亢进。⑤APTT 又是监测肝素治疗的首选指标。

（2）APTT 缩短：见于血栓性疾病和血栓前状态，如 DIC 早期、脑血栓形成、心肌梗死等，但灵敏度、特异度差。

（二）血浆凝血酶原时间（PT）测定

1. 参考值 11～13 秒。应有正常对照，超过正常对照 3 秒以上为异常。

2. 临床意义

（1）PT 延长：①先天性凝血因子异常：如因子Ⅱ、Ⅴ、Ⅶ、Ⅹ减少及纤维蛋白原减少。②后天性凝血因子异常：如严重肝病、维生素 K 缺乏、DIC 后期及应用抗凝药物。

（2）PT 缩短：主要见于血液高凝状态，如 DIC 早期、脑血栓形成、心肌梗死、深静脉血栓形成、多发性骨髓瘤等。

（三）血浆纤维蛋白原（Fg）测定

1. 参考值 2～4g/L（凝血酶比浊法）。

2. 临床意义

（1）Fg 增高：见于糖尿病、急性心肌梗死、急性肾炎、多发性骨髓瘤、休克、大手术后、急性感染、妊娠高血压综合征、恶性肿瘤及血栓前状态等。

（2）Fg 减低：见于 DIC、原发性纤溶症、重症肝炎和肝硬化等。

[常考考点] 凝血因子检测的临床意义。

细目三　肝脏病实验室检查

【考点突破攻略】

要点一　蛋白质代谢检查

血清蛋白测定

1. 参考值 血清总蛋白（STP）60～80g/L；白蛋白（A）40～55g/L；球蛋白（G）20～30g/L；AG（1.5～2.5）:1。

2. 临床意义 STP < 60g/L 或 A < 25g/L，称为低蛋白血症；STP > 80g/L 或 G > 35g/L，称为高蛋白血症或高球蛋白血症。

（1）血清总蛋白及白蛋白减低：见于肝脏疾病：①慢性肝病：如慢性肝炎、肝硬化、肝癌时可有白蛋白减少，球蛋白增加，A/G 比值减低。②A/G 比值倒置：表示肝功能严重损害，如重度慢性肝炎、肝硬化。

低蛋白血症也可见于肝外疾病：①蛋白质摄入不足或消化吸收不良：如营养不良。②蛋白质丢失过多：如肾病综合征、大面积烧伤、急性大出血等。③消耗增加：见于慢性消耗性疾病，如重症结核、甲状腺功能亢进症、恶性肿瘤等。低蛋白血症时患者易出现严重水肿或胸、腹水。

（2）血清总蛋白及白蛋白增高：主要由于血清水分减少，使单位容积总蛋白浓度增加，见于各种原因引起的严重脱水，如腹泻、呕吐、肠梗阻、肠瘘、肾上腺皮质功能减退症等。

（3）血清总蛋白及球蛋白增高：主要是因球蛋白增高引起，其中以 γ 球蛋白增高为主。高蛋白血症见于：①慢性肝病：如肝硬化、慢性肝炎等。②M 球蛋白血症：如多发性骨髓瘤、淋巴瘤、原发性巨球蛋白血症等。③自身免疫性疾病：如系统性红斑狼疮、类风湿关节炎、风湿热等。④慢性炎症与慢性感染：如结核病、疟疾、黑热病。

要点二　胆红素代谢检查

（一）血清总胆红素、结合胆红素、非结合胆红素测定

1. 参考值 血清总胆红素（STB）3.4～17.1μmol/L；结合胆红素（CB）0～6.8μmol/L；非结合胆红素（UCB）1.7～10.2μmol/L。

2. 临床意义

（1）判断有无黄疸：①STB > 17.1μmol/L，可诊断为黄疸。②STB 17.1～34.2μmol/L 为隐性黄疸；STB > 34.2μmol/L 为显性黄疸。

（2）反映黄疸程度：①轻度黄疸：STB 34.2～171μmol/L。②中度黄疸：STB 171～342μmol/L。③高度黄疸：STB > 342μmol/L。

(3) 鉴别黄疸类型：①溶血性黄疸：STB 及 UCB 增高，以 UCB 增高为主，见于新生儿黄疸、溶血性贫血，如蚕豆病、珠蛋白生成障碍性贫血等。②肝细胞性黄疸：STB、UCB、CB 均增高，见于病毒性肝炎、中毒性肝炎、肝癌、肝硬化等。③阻塞性黄疸：STB 及 CB 增高，以 CB 增高为主，见于胆石症、胰头癌、肝癌等。

（二）尿胆红素定性试验

1. 参考值 正常定性为阴性。

2. 临床意义 尿胆红素定性试验阳性提示血液中 CB 增高。肝细胞性黄疸为阳性；阻塞性黄疸为强阳性；溶血性黄疸为阴性。

（三）尿胆原检查

1. 参考值 定性：阴性或弱阳性反应（阳性稀释度在 1:20 以下）。定量：$0.84 \sim 4.2 \mu mol/L/24h$。

2. 临床意义

（1）尿胆原增高：①溶血性黄疸时明显增高。②肝细胞黄疸时可增高。③其他：如发热、心力衰竭、肠梗阻、顽固性便秘等尿胆原也可增高。

（2）尿胆原减低：①阻塞性黄疸时尿胆原减低和缺如。②新生儿及长期应用广谱抗生素者，由于肠道菌群受抑制，使肠道尿胆原生成减少。

胆红素代谢检查对黄疸诊断和鉴别诊断具有重要的价值。3 种类型黄疸实验室检查鉴别见下表。

3 种类型黄疸实验室检查的鉴别

类型	STB	CB	UCB	CB/STB	尿胆原	尿胆红素
溶血性黄疸	↑↑	轻度↑或正常	↑↑↑	<20%	(+++)	(−)
阻塞性黄疸	↑↑↑	↑↑↑	轻度↑或正常	>50%	(−)	(+++)
肝细胞性黄疸	↑↑	↑↑	↑↑	20%~50%	(+)	(++)

[常考考点] 3 种类型黄疸实验室检查的鉴别。

要点三 血清酶及同工酶检查

肝脏病常用的血清酶及同工酶检查包括：①血清氨基转氨酶：丙氨酸氨基转移酶（ALT）、天门冬氨酸氨基转移酶（AST）及其同工酶（ASTs、ASTm）。②碱性磷酸酶（ALP）及其同工酶（$ALP_1 \sim ALP_6$）。③ γ-谷氨酰转移酶（γ-GT）。④乳酸脱氢酶（LDH）及其同工酶（$LDH_1 \sim LDH_5$）。

（一）血清氨基转移酶测定

ALT 主要分布在肝脏，其次是骨骼肌、肾脏、心肌等组织中。AST 主要分布在心肌，其次是肝脏、骨骼肌、肾脏等组织中。AST 在肝细胞中有 2 种同工酶，分别是 ASTm（存在于线粒体中）和 ASTs（存在于线粒体以外的胞质中）。正常血清中 ASTs 含量多，ASTm 仅占 10% 以下。

1. 参考值 连续监测法（37℃）：ALT 5~40U/L，AST 8~40U/L。ALT/AST ≤ 1。

2. 临床意义

（1）肝脏疾病：①急性病毒性肝炎：ALT 与 AST 均显著增高，ALT 增高更明显，ALT/AST > 1。急性重型肝炎 AST 增高明显，但在病情恶化时，黄疸进行性加深，酶活性反而降低，称为胆-酶分离，提示肝细胞严重坏死，预后不良。在急性肝炎恢复期，如血清氨基转移酶活性不能降至正常或再增高，提示急性病毒性肝炎转为慢性。②慢性病毒性肝炎：ALT 与 AST 轻度增高或正常，ALT/AST > 1；若 AST 增高明显，ALT/AST < 1，提示慢性肝炎进入活动期。③肝硬化：血清氨基转移酶活性取决于肝细胞进行性坏死程度，终末期肝硬化血清氨基转移酶活性正常或降低。④肝内、外胆汁淤积：血清氨基转移酶轻度增高或正常。⑤其他肝病：如脂肪肝、肝癌等，血清氨基转移酶正常或轻度增高；酒精性肝病时 ALT 基本正常，AST 显著增高，ALT/AST < 1。

（2）急性心肌梗死：发病后 6~8 小时 AST 增高，18~24 小时达高峰，4~5 天恢复正常，若再次增高提示梗死范围扩大或有新的梗死发生。

（3）AST 同工酶变化：①肝细胞轻度损害：如轻、中度急性肝炎时血清 AST 轻度增高，且以 ASTs 增高为主，ASTm 正常。②肝细胞严重损害：如重型肝炎、暴发性肝炎、严重酒精性肝病时，血清 ASTm 增高。③其他肝病：中毒性肝炎、妊娠脂肪肝、肝动脉栓塞术后及急性心肌梗死等，血清 ASTm 也增高。

（二）碱性磷酸酶及其同工酶测定

ALP 主要分布在肝脏、骨骼、肾、小肠及胎盘中，血清中大部分 ALP 来源于肝脏和成骨细胞，ALP 随胆汁排入小肠。ALP 有 6 种同工酶，分别是 $ALP_1 \sim ALP_6$。

1. 参考值 酸对硝基苯酚连续监测法（37℃）：成人 40～150U/L，儿童＜500U/L。ALP 同工酶：正常人血清中以 ALP_2 为主，占总 ALP 的 90%，有少量 ALP_3。发育期儿童 ALP_3 增高，占总 ALP 的 60% 以上；妊娠晚期 ALP_4 增高，占总 ALP 的 40%～65%。

2. 临床意义

（1）胆道阻塞：各种肝内、外胆道阻塞性疾病，如胰头癌、胆道结石、原发性胆汁性肝硬化、肝内胆汁淤积等，ALP 明显升高，以 ALP_1 为主。尤其是癌性梗阻时，100% 出现 ALP_1，且 $ALP_1 > ALP_2$。

（2）肝脏疾病：急性肝炎时 ALP_2 明显增高，ALP_1 轻度增高，且 $ALP_1 < ALP_2$；肝硬化患者 80% 以上 ALP_5 明显增高，可达总 ALP 的 40% 以上。

（3）黄疸的鉴别诊断：①阻塞性黄疸：ALP 和胆红素水平明显增高。②肝细胞性黄疸：ALP 轻度增高。③肝内局限性胆道阻塞：如原发性肝癌、转移性肝癌、肝脓肿等，ALP 明显增高，血清胆红素大多正常。

（4）骨骼疾病：如纤维性骨炎、骨肉瘤、佝偻病、骨软化症、骨转移癌及骨折愈合期等，ALP 均可增高。

（三）γ-谷氨酰转移酶

γ-GT 主要存在于细胞膜和微粒体上，肾脏、肝脏和胰腺含量丰富，但血清中 γ-GT 主要来自肝胆系统。

1. 参考值 硝基苯酚连续监测法（37℃）：男性 11～50U/L，女性 7～32U/L。

2. 临床意义

（1）胆道阻塞性疾病：见于原发性胆汁性肝硬化、硬化性胆管炎等。

（2）肝脏疾病：①肝癌：γ-GT 明显增高。②急性病毒性肝炎：γ-GT 中度增高。③慢性肝炎、肝硬化：非活动期 γ-GT 活性一般正常；若 γ-GT 活性持续增高，提示病变活动或病情恶化。④急性和慢性酒精性肝炎、药物性肝炎：γ-GT 明显或中度以上增高。

（3）其他疾病：脂肪肝、胰腺炎、胰腺肿瘤、前列腺肿瘤等，γ-GT 可轻度增高。

（四）乳酸脱氢酶及其同工酶测定

LDH 以心肌、骨骼肌、肾脏和红细胞中含量丰富。LDH 有 5 种同工酶，即 $LDH_1 \sim LDH_5$。

1. 参考值 LDH 总活性：连续检测法为 104～245U/L，速率法（30℃）为 95～200U/L。LDH 同工酶：正常人 $LDH_2 > LDH_1 > LDH_3 > LDH_4 > LDH_5$。圆盘电泳法：$LDH_1$ 32.7%±4.6%；LDH_2 45.1%±3.53%；LDH_3 18.5%±2.96%；LDH_4 2.9%±0.89%；LDH_5 0.85%±0.55%。

2. 临床意义

（1）急性心肌梗死：发病后 8～18 小时开始增高，24～72 小时达高峰，6～10 天恢复正常。病程中 LDH 持续增高或再次增高，提示梗死面积扩大或再次出现梗死。急性心肌梗死早期 LDH_1 和 LDH_2 均增高，LDH_1 增高更明显，$LDH_1/LDH_2 > 1$。

（2）肝胆疾病：急性和慢性活动性肝炎、肝癌（尤其是转移性肝癌），LDH 明显增高。肝细胞损伤时 LDH_5 增高明显，LDH_5 是诊断肝细胞坏死的敏感指标，肝细胞坏死时 $LDH_5 > LDH_4$。阻塞性黄疸 $LDH_4 > LDH_5$。

（3）其他疾病：①恶性肿瘤：LDH 增高程度与肿瘤增长速度有一定的关系，如恶性肿瘤转移至肝脏，常伴有 LDH_4 及 LDH_5 增高。②恶性贫血：LDH 极度增高，LDH_1 增高明显，且 $LDH_1 > LDH_2$。

[常考考点] 血清酶及同工酶检查的正常值及临床意义。

要点四 甲、乙病毒性肝炎标志物检查

（一）甲型肝炎病毒标志物检测

甲型肝炎病毒（HAV）属嗜肝 RNA 病毒，存在于被感染者的肝细胞、血浆、胆汁和粪便中，通过粪-口途径传播。机体感染 HAV 后可产生抗-HAV IgM、抗-HAV IgA、抗-HAV IgG 3 种抗体。抗-HAV IgM 是 HAV 常规检查项目。

1. 参考值

（1）甲型肝炎病毒抗原检测：ELISA 法、RIA 法和 RT-PCR 法：HAVAg、HAV-RNA 阴性。

（2）甲型肝炎病毒抗体检测：ELISA 法：抗-HAV IgM、抗-HAV IgA、抗-HAV IgG 均阴性。

2. 临床意义

（1）HAVAg 阳性：证实 HAV 在体内的存在，出现于感染后 10～20 天的粪便中，见于甲型肝炎。

（2）HAV-RNA 阳性：对甲型肝炎的诊断具有特异性，对早期诊断的意义更大。

（3）抗-HAV IgM 阳性：说明机体正在感染 HAV，感染 1 周后产生，是早期诊断甲肝的特异性指标。

（4）抗-HAV IgA 阳性：抗-HAV IgA 为局部抗体，是机体感染 HAV 后由肠道黏膜细胞所分泌，出现在甲肝早期、急性期患者的粪便中。

（5）抗-HAV IgG 阳性：抗-HAV IgG 较抗-HAV IgM 产生晚，是保护性抗体，一般在感染 HAV 3 周后出现在血清中，且持久存在，是获得免疫力的标志，提示既往感染，可作为流行病学调查的指标。

［常考考点］HAV-RNA 阳性对甲型肝炎的诊断具有特异性，对早期诊断的意义更大。抗 HAV-IgM 阳性是早期诊断甲肝的特异性指标。

（二）乙型肝炎病毒标志物检测

乙型肝炎病毒（HBV）属嗜肝 DNA 病毒。HBV 主要通过血液途径传播，也可由性接触传播和母婴垂直传播。机体感染 HBV 后产生相应的免疫反应，形成三种不同的抗原抗体系统。

1. 参考值 ELISA 法、RIA 法：健康人检测结果均为阴性。

2. 临床意义

（1）HBsAg 阳性：是感染 HBV 的标志，见于乙型肝炎患者、HBV 携带者和与乙肝病毒感染相关的肝硬化、肝癌患者。

（2）抗-HBs 阳性：感染后 3～6 个月出现，是一种保护性抗体，见于注射过乙型肝炎疫苗、曾经感染过 HBV 和乙肝恢复期。

（3）HBeAg 阳性：是病毒复制的标志，传染性强。急性乙肝病毒感染者，如果 HBeAg 持续阳性，则有转为慢性感染的趋势。

（4）抗-HBe 阳性：表示乙肝病毒复制减少，传染性降低，但并非保护性抗体。

（5）HBcAg 阳性：HBcAg 阳性提示病人血清中有 HBV 存在，表示病毒复制活跃，传染性强。HBcAg 主要存在于受感染的肝细胞核内，HBcAg 外面被 HBsAg 包裹，故一般情况下血清中测不到游离的 HBcAg。

（6）抗-HBc 阳性：抗-HBc 不是中和抗体，而是反映肝细胞受到 HBV 感染的可靠指标。①抗-HBc IgG：反映抗-HBc 总抗体的情况。抗-HBc IgG 在体内长期存在，为 HBV 感染的标志，包括正在感染和既往感染。②抗-HBc IgM：是机体感染 HBV 后在血液中最早出现的抗体，在感染急性期滴度高，抗-HBc IgM 阳性是诊断急性乙型肝炎和判断病毒复制活跃的重要指标，并提示患者血液有强传染性。

［常考考点］乙型肝炎病毒标志物检测的指标及临床意义。

【知识纵横比较】

乙肝病毒的检测项目及意义

检测项目	阳性（+）的意义
HBsAg（表面抗原）	感染 HBV，见于 HBV 携带者或乙肝患者，无传染性
抗 HBs（表面抗体）	注射过乙肝疫苗或曾经感染过 HBV，目前 HBV 已被清除——保护性抗体
HBeAg（e 抗原）	有 HBV 复制，传染性强
抗 HBe（e 抗体）	HBV 大部分被清除或抑制，传染性降低
抗 HBc（核心抗体）	曾经或正在感染 HBV，是诊断急性乙肝和判断病毒复制的重要指标

大三阳与小三阳的临床意义

大三阳			小三阳		
HbsAg（表面抗原）	阳性	HBV 正在大量复制，有较强的传染性	HbsAg（表面抗原）	阳性	HBV 复制减少，传染性降低
HbeAg（e 抗原）			抗-Hbe（e 抗体）		
抗-HBc（核心抗体）			抗-HBc（核心抗体）		

细目四 肾功能检查

【考点突破攻略】

要点一 肾小球功能检测

（一）内生肌酐清除率（Ccr）测定

Ccr是指肾脏在单位时间内把若干毫升血浆中的内生肌酐全部清除出去。Ccr是测定肾小球滤过功能最常用的方法，也是反映肾小球滤过功能的主要指标。

1. 参考值 成人（体表面积以 $1.73m^2$ 计算）80～120mL/min。

2. 临床意义

（1）判断肾小球损害的敏感指标：当肾小球滤过率（GFR）降低至正常值50%时，Ccr测定值可低至50mL/min，但血肌酐、血尿素氮测定仍可在正常范围内，故Ccr能较早地反映GFR。

（2）评估肾功能损害的程度：Ccr一般可将肾功能分为4期：①肾衰竭代偿期：Ccr 51～80mL/min。②肾衰竭失代偿期：Ccr 50～20mL/min。③肾衰竭期：Ccr 19～10mL/min。④肾衰竭终末期（尿毒症期）：Ccr＜10mL/min。

（3）指导临床用药：Ccr 30～40mL/min应限制蛋白质的摄入；Ccr＜30mL/min，用噻嗪类利尿剂无效，改用袢利尿剂；Ccr≤10mL/min，袢利尿剂无效，应做透析治疗。亦用于指导由肾代谢或经肾排出药物的合理使用。

［常考考点］内生肌酐清除率（Ccr）参考值及临床意义。

（二）血清肌酐（Cr）测定

血中Cr浓度取决于肾小球的滤过能力，当肾实质损害，GFR降低至正常人的1/3时，血Cr浓度就会明显上升，故测定血中Cr浓度可作为GFR受损的指标。

1. 参考值 全血Cr：88～177μmol/L。血清或血浆Cr：男性53～106μmol/L，女性44～97μmol/L。

2. 临床意义

（1）评估肾功能损害的程度：血Cr增高的程度与慢性肾衰竭呈正相关。①肾衰竭代偿期：血Cr＜178μmol/L。②肾衰竭失代偿期：血Cr 178～445μmol/L。③肾衰竭期：血Cr＞445μmol/L。

（2）鉴别肾前性和肾实质性少尿：①肾前性少尿：血Cr增高一般≤200μmol/L。②肾实质性少尿：血Cr增高常＞200μmol/L。

［常考考点］血清肌酐（Cr）测定参考值及临床意义。

（三）血清尿素氮（BUN）测定

BUN是血中非蛋白氮类物质的主要成分，约占50%。90%的BUN经肾小球滤过随尿排出体外，当肾实质受损害时，GFR降低，使BUN增高。BUN测定能反映肾小球滤过功能，但不是敏感和特异性指标。

1. 参考值 成人3.2～7.1mmol/L。

2. 临床意义 BUN增高见于以下几种情况：

（1）肾前性因素：①肾血流量减少：见于心功能不全、水肿、脱水、休克等。②蛋白质分解增加：见于急性传染病、上消化道出血、大面积烧伤、大手术后、甲状腺功能亢进症等。

（2）肾性因素：见于严重肾脏疾病引起的慢性肾衰竭，如慢性肾炎、慢性肾盂肾炎、肾结核、肾肿瘤、肾动脉硬化症等的晚期。BUN增高的程度与尿毒症病情的严重性成正比，故BUN测定对尿毒症的诊断及预后估计有重要意义。

（3）肾后性因素：见于尿路结石、前列腺增生、泌尿系肿瘤等引起的尿路梗阻。

（4）BUN/Cr的意义：同时测定血Cr和BUN的临床意义更大，正常时BUN/Cr（单位均应为mg/dL）为20∶1。①肾前性少尿：BUN上升较快，但Cr不相应上升，故BUN/Cr常＞10∶1。②器质性肾衰竭：因BUN与Cr同时增高，故BUN/Cr≤10∶1。

［常考考点］血清尿素氮（BUN）测定参考值及临床意义。

（四）血 $β_2$- 微球蛋白（$β_2$-MG）测定

$β_2$-MG主要分布在血浆、尿、脑脊液、唾液及初乳中。正常人血中 $β_2$-MG浓度很低，可自由通过肾小球，然后在近端肾小管内几乎全部被重吸收。在GFR下降时，血中 $β_2$-MG增高。故 $β_2$-MG测定可反映肾小球的滤过功能。

1. 参考值 正常人血中 $β_2$-MG为1～2mg/L。

2. 临床意义

（1）血 β_2-MG 测定是反映肾小球滤过功能的敏感指标。在评估肾小球滤过功能上，血 β_2-MG 增高比血 Ccr 更灵敏，在 Ccr < 80mL/min 时即可出现，而此时血 Cr 浓度多无改变。若同时出现血和尿 β_2-MG 增高，但血 β_2-MG < 5mg/L，则说明肾小球和肾小管功能可能均受损。

（2）任何使 β_2-MG 合成增多的疾病也可导致 β_2-MG 增高，如恶性肿瘤、IgG 肾病及各种炎症性疾病。

（3）近端肾小管功能受损时，对 β_2-MG 重吸收减少，尿液中 β_2-MG 排出量增加。

[常考考点] 血 β_2-微球蛋白（β_2-MG）测定参考值及临床意义。

（五）肾小球滤过率（GFR）测定

1. 参考值 男性：125±15mL/min；女性：约低 10%。

2. 临床意义

（1）GFR 减低：见于各种原发性、继发性肾脏疾病。GFR 是反映肾功能最灵敏、最准确的指标。

（2）GFR 增高：常见于肢端肥大症、巨人症、糖尿病肾病早期等。

[常考考点] 肾小球滤过率（GFR）测定参考值及临床意义。

要点二 肾小管功能检测

（一）尿 β_2 微球蛋白（β_2-MG）测定

正常人 β_2-MG 可自由经肾小球滤过入原尿，但原尿中 99.9% 的 β_2-MG 在近端肾小管内被重吸收，仅微量自尿中排出。尿 β_2-MG 测定可反映近端肾小管的重吸收功能。

1. 参考值 正常成人尿 β_2-MG < 0.3mg/L。

2. 临床意义

（1）尿 β_2-MG 增高：见于肾小管-间质性疾病、药物或毒物所致的早期肾小管损伤、肾移植后急性排斥反应早期。

（2）应同时检测血和尿 β_2-MG：只有血 β_2-MG < 5mg/L 时，尿 β_2-MG 增高才反映肾小管损伤。

[常考考点] 尿 β_2 微球蛋白测定正常值及临床意义。

（二）昼夜尿比密试验（莫氏试验）

莫氏试验可了解肾脏的稀释-浓缩功能，是反映远端肾小管和集合管功能状态的敏感试验。

1. 参考值 成人尿量 1000～2000mL/24h；昼尿量/夜尿量比值为（3～4）:1；夜尿量 < 750mL；至少 1 次尿比密 > 1.018；昼尿中最高与最低尿比密差值 > 0.009。

2. 临床意义 莫氏试验用于诊断各种疾病对远端肾小管稀释-浓缩功能的影响。

（1）尿少、比密高：①肾前性少尿：见于各种原因引起的肾血容量不足。②肾性少尿：见于急性肾炎及其他影响 GFR 的情况。

（2）夜尿多、比密低：提示肾小管功能受损，见于慢性肾炎、间质性肾炎、高血压肾病等。由于慢性肾脏病变致肾小管稀释-浓缩功能受损，患者夜尿量增多，尿最高比密 < 1.018，尿最高与最低比密差 < 0.009。

（3）尿比密低而固定：尿比密固定在 1.010～1.012，称为等渗尿，见于肾脏病变晚期，提示肾小管重吸收功能很差，浓缩稀释功能丧失。

（4）尿量明显增多（> 4L/24h）而尿比密均 < 1.006，为尿崩症的典型表现。

[常考考点] 昼夜尿比密试验的正常值及临床意义。

要点三 血尿酸测定

血尿酸（UA）可自由经肾小球滤过入原尿，但原尿中 90% 左右的 UA 在近端肾小管处被重吸收。血尿酸浓度受肾小球滤过功能和肾小管重吸收功能的影响。

1. 参考值 男性 150～416μmol/L，女性 89～357μmol/L。

2. 临床意义

（1）血 UA 增高：①肾小球滤过功能损伤：见于急性或慢性肾炎、肾结核等。在反映早期肾小球滤过功能损伤方面，血 UA 比血 Cr 和 BUN 敏感。②痛风：血 UA 明显增高是诊断痛风的主要依据，主要是由于嘌呤代谢紊乱而使体内 UA 生成异常增多所致。③恶性肿瘤、糖尿病、长期禁食等血 UA 也可增高。

（2）血 UA 减低：①各种原因所致的肾小管重吸收 UA 功能损害。②肝功能严重损害所致的 UA 生成减少。

[常考考点] 血尿酸测定的参考值及临床意义。

【知识纵横比较】

血清尿素氮升高的因素

分类	疾病
肾前性因素	①肾血流量不足：脱水、心功能不全、休克、水肿、腹水等； ②体内蛋白质分解过盛：急性传染病、脓毒血症、上消化道出血、大面积烧伤、大手术后和甲亢
肾脏疾病	慢性肾炎、肾动脉硬化症、严重肾盂肾炎、肾结核和肾肿瘤的晚期
肾后性因素	尿路结石、前列腺肥大、泌尿生殖系统肿瘤等

细目五 常用生化检查

【考点突破攻略】

要点一 糖代谢检查

（一）空腹血糖（FPG）测定

1. 参考值 葡萄糖氧化酶法：3.9～6.1mmol/L。

2. 临床意义 FPG＞7.0mmol/L 称为高糖血症；FPG＞9.0mmol/L 时尿糖阳性；FPG＜3.9mol/L 时为血糖减低；FBG＜2.8mmol/L 称为低糖血症。

（1）FPG 增高：生理性增高见于餐后 1～2 小时、高糖饮食、剧烈运动、情绪激动等。病理性增高见于：①各型糖尿病。②内分泌疾病：如甲状腺功能亢进症、肢端肥大症、巨人症、嗜铬细胞瘤、肾上腺皮质功能亢进症、胰高血糖素瘤等。③应激性因素：如颅脑外伤、急性脑血管病、中枢神经系统感染、心肌梗死、大面积烧伤等。④肝脏和胰腺疾病：如严重肝损害、坏死性胰腺炎、胰腺癌等。⑤其他：如呕吐、脱水、缺氧、麻醉等。

（2）FPG 减低：生理性减低见于饥饿、长时间剧烈运动等。病理性减低见于：①胰岛素分泌过多：如胰岛 β 细胞增生或肿瘤、胰岛素用量过大、口服降糖药等。②对抗胰岛素的激素缺乏：如生长激素、肾上腺皮质激素、甲状腺激素缺乏等。③肝糖原储存缺乏：如重型肝炎、肝硬化、肝癌等严重肝病。④急性酒精中毒。⑤消耗性疾病：如严重营养不良、恶病质等。

[常考考点] 空腹血糖的正常参考值及临床意义。

（二）葡萄糖耐量试验（GTT）

GTT 是检测葡萄糖代谢功能的试验，主要用于诊断症状不明显或血糖增高不明显的可疑糖尿病。现多采用 WHO 推荐的 75g 葡萄糖标准口服葡萄糖耐量试验（OGTT）。

1. OGTT 的适应证

（1）无糖尿病症状，随机血糖或 FPG 异常。

（2）无糖尿病症状，但有糖尿病家族史。

（3）有糖尿病症状，但 FPG 未达到诊断标准。

（4）有一过性或持续性糖尿者。

（5）分娩巨大胎儿的妇女。

（6）原因不明的肾脏疾病或视网膜病变。

2. 参考值

（1）FPG 3.9～6.1mmol/L。

（2）服糖后 0.5～1 小时血糖达高峰，一般在 7.8～9.0mmol/L，峰值＜11.1mmol/L。

（3）服糖后 2 小时血糖（2h PG）＜7.8mmol/L。

（4）服糖后 3 小时血糖恢复至空腹水平。

（5）每次尿糖均为阴性。

3. 临床意义

（1）诊断糖尿病（DM）：FPG ≥ 7.0mmol/L；OGTT 2h PG ≥ 11.1mmol/L；随机血糖 ≥ 11.1mmol/L。

（2）判断糖耐量异常（IGT）：FPG < 7.0mmol/L，2h PG 7.8～11.1mmol/L，且血糖到达高峰时间延长至 1 小时后，血糖恢复正常时间延长至 2～3 小时后，同时伴尿糖阳性者为糖耐量异常，其中 1/3 最终转为糖尿病。糖耐量异常常见于 2 型糖尿病、肢端肥大症、甲状腺功能亢进症等。

（3）确定空腹血糖受损（IFG）：FPG 6.1～6.9mmol/L，2h PG < 7.8mmol/L。

[常考考点] 葡萄糖耐量试验（GTT）的参考值及临床意义。

（三）血清糖化血红蛋白（GHb）检测

GHb 是血红蛋白 A_1（HbA_1）与糖类非酶促反应的产物。GHb 分为 3 种，其中 HbA_1c（HbA_1 与葡萄糖结合）含量最高，占 60%～80%，是临床最常检测的部分。GHb 不受血糖浓度暂时波动的影响，是糖尿病诊断和监控的重要指标。GHb 对高血糖，特别是血糖和尿糖波动较大时有特殊的诊断意义。

1. 参考值 HbA_1 5%～8%，HbA_1c 4%～6%。

2. 临床意义 GHb 水平取决于血糖水平、高血糖持续时间，其生成量与血糖浓度成正比，且反映的是近 2～3 个月的平均血糖水平。

（1）评价糖尿病的控制程度：GHb 增高提示近 2～3 个月糖尿病控制不良，故 GHb 水平可作为糖尿病长期控制程度的监控指标。

（2）鉴别诊断：糖尿病性高血糖 GHb 增高，应激性高血糖 GHb 则正常。

[常考考点] 血清糖化血红蛋白测定正常值及临床意义。

要点二　血脂测定

血脂是血清中脂质的总称，包括总胆固醇、甘油三酯、磷脂、游离脂肪酸等。血脂检测的适应证：①早期识别动脉粥样硬化的危险性。②使用降脂药物治疗的监测。

（一）血清总胆固醇（TC）测定

1. 参考值　合适水平 < 5.18mmol/L；边缘水平：5.18～6.19mmo/L；增高：≥ 6.22mmo/L。

2. 临床意义

（1）TC 增高：①TC 增高是动脉粥样硬化的危险因素之一，常见于动脉粥样硬化所致的心、脑血管疾病。②各种高脂蛋白血症、甲状腺功能减退症、糖尿病、肾病综合征、阻塞性黄疸、类脂性肾病等。③长期高脂饮食、精神紧张、吸烟、饮酒等。

（2）TC 减低：①严重肝脏疾病，如急性重型肝炎、肝硬化等。②甲状腺功能亢进症。③严重贫血、营养不良和恶性肿瘤等。

[常考考点] 血清总胆固醇（TC）测定参考值及临床意义。

（二）血清甘油三酯（TG）测定

1. 正常值　合适范围 < 1.70mmol/L；边缘升高：1.70～2.25mmol/L；升高：≥ 2.26mmol/L。

2. 临床意义

（1）TG 增高：①TG 增高是动脉粥样硬化的危险因素之一，常见于动脉粥样硬化症、冠心病。②原发性高脂血症、肥胖症、糖尿病、肾病综合征、甲状腺功能减退症、痛风、阻塞性黄疸和高脂饮食等。

（2）TG 减低：见于甲状腺功能亢进症、肾上腺皮质功能减退症、严重肝脏疾病等。

[常考考点] 血清甘油三酯（TG）测定参考值及临床意义。

（三）血清脂蛋白测定

1. 高密度脂蛋白（HDL）测定　临床上通过检测高密度脂蛋白 – 胆固醇（HDL-C）的含量来反映 HDL 水平。

（1）参考值：合适范围：≥ 1.04mmoL/L；升高：≥ 1.55mmol/L；降低：< 1.04mmol/L。

（2）临床意义：①HDL-C 增高：HDL-C 水平增高有利于外周组织清除胆固醇，防止动脉粥样硬化的发生。HDL-C 与 TG 呈负相关，也与冠心病发病呈负相关，故 HDL-C 水平高的个体患冠心病的危险性小。②HDL-C 减低：常见于动脉粥样硬化症、心脑血管疾病、糖尿病、肾病综合征等。

2. 低密度脂蛋白（LDL）测定　临床上通过检测低密度脂蛋白 – 胆固醇（LDL-C）的含量来反映 LDL 水平。

（1）参考值：合适范围：< 3.37mmol/L；边缘升高：3.37～4.12mmol/L；升高：≥ 4.14mmol/L。

（2）临床意义：①LDL-C 增高：判断发生冠心病的危险性，LDL-C 是动脉粥样硬化的危险因素之一，LDL-C 水平增高与冠心病发病呈正相关；还可见于肥胖症、肾病综合征、甲状腺功能减退症、阻塞性黄疸等。②LDL-C 减低：见于无 β-脂蛋白血症、甲状腺功能亢进症、肝硬化和低脂饮食等。

[常考考点] 血清脂蛋白测定参考值及临床意义。

要点三 电解质检查

（一）血清钾测定

1. 参考值 3.5～5.3mmol/L。

2. 临床意义

（1）增高：血钾＞5.3mmol/L 称为高钾血症。高钾血症见于：①排出减少：如急性或慢性肾衰竭少尿期、肾上腺皮质功能减退症。②摄入过多：如高钾饮食、静脉输注大量钾盐、输入大量库存血液。③细胞内钾外移增多：如严重溶血、大面积烧伤、挤压综合征、组织缺氧和代谢性酸中毒等。

（2）减低：血钾＜3.5mmol/L 称为低钾血症。低钾血症见于：①摄入不足：如长期低钾饮食、禁食。②丢失过多：如频繁呕吐、腹泻、胃肠引流等；肾上腺皮质功能亢进症、原发性醛固酮增多症、肾衰竭多尿期等；长期应用排钾利尿剂。③分布异常：细胞外液稀释，如心功能不全、肾性水肿等；细胞外钾内移，如大量应用胰岛素、碱中毒等。

[常考考点] 血清钾测定参考值及临床意义。

（二）血清钠测定

1. 参考值 137～147mmol/L。

2. 临床意义

（1）增高：血钠＞147mmol/L 称为高钠血症。高钠血症见于：①摄入过多：如输注大量高渗盐水。②水分丢失过多：如大量出汗、长期腹泻、呕吐。③尿排出减少：见于肾上腺皮质功能亢进症、醛固酮增多症患者，以及脑外伤、急性脑血管病等引起抗利尿激素分泌过多，排尿排钠减少。

（2）减低：血钠＜137mmol/L 称为低钠血症。低钠血症见于：①胃肠道失钠：如幽门梗阻、严重呕吐、腹泻、胃肠引流。②尿钠排出增多：如慢性肾衰竭多尿期、大量应用利尿剂，以及尿崩症、肾上腺皮质功能减退症等。③皮肤失钠：如大量出汗、大面积烧伤。④消耗性低钠：如肺结核、肿瘤等慢性消耗性疾病等。

[常考考点] 血清钠测定参考值及临床意义。

（三）血清氯测定

1. 参考值 96～108mmol/L。

2. 临床意义

（1）增高：血氯＞108mmol/L 称为高氯血症。高氯血症见于：①排出减少：如急性或慢性肾衰竭少尿期、尿路梗阻。②血液浓缩：如反复腹泻、大量出汗。③吸收增加：如肾上腺皮质功能亢进症。④摄入过多：如过量输入生理盐水。

（2）减低：血氯＜96mmol/L 称为低氯血症。低氯血症见于：①丢失过多：如严重呕吐、腹泻、胃肠引流。②排出过多：如肾上腺皮质功能减退症、慢性肾衰竭、糖尿病、应用利尿剂。③呼吸性酸中毒等。

[常考考点] 血清氯测定参考值及临床意义。

（四）血清钙测定

1. 参考值 2.2～2.7mmol/L；离子钙 1.10～1.34mmol/L。

2. 临床意义

（1）增高：血钙＞2.7mmol/L 称为高钙血症。高钙血症见于：①溶骨作用增强：如甲状旁腺功能亢进症、多发性骨髓瘤等。②吸收增加：如大量应用维生素 D。③摄入过多：如静脉输入钙过多。

（2）减低：血钙＜2.2mmol/L 称为低钙血症。低钙血症见于：①成骨作用增强：如甲状旁腺功能减退症、恶性肿瘤骨转移等。②摄入不足：如长期低钙饮食。③吸收减少：如维生素 D 缺乏症、手足搐搦症、骨质软化症、佝偻病等。④肾脏疾病：如急性或慢性肾衰竭、肾病综合征等。⑤急性坏死性胰腺炎。⑥代谢性碱中毒等。

[常考考点] 血清钙测定参考值及临床意义。

（五）血清磷测定

1. 参考值 0.97～1.61mmol/L。

2. 临床意义

（1）血清磷增高：①磷排出减少：如肾衰竭、甲状旁腺功能减退症时肾脏排磷减少。②吸收增加：如维生素D中毒时，小肠磷吸收增加，肾小管对磷的重吸收增加。③磷从细胞内释出：如酸中毒、急性肝坏死或白血病、淋巴瘤等化疗后。④多发性骨髓瘤及骨折愈合期等血磷升高。

（2）血清磷减低：①摄入不足：如慢性酒精中毒、长期腹泻、长期静脉营养而未补磷等。②吸收减少和排出增加：如维生素D缺乏，肠道吸收磷减少而肾脏排磷增加。③磷丢失过多：如甲状旁腺功能亢进症时，磷从肾脏排出增多。血液透析、肾小管性酸中毒及应用噻嗪类利尿剂等。

[常考考点] 血清磷测定参考值及临床意义。

【知识纵横比较】

血液电解质正常值以及异常的常见原因

电解质	参考值	增高	降低
钾	3.5～5.3mmol/L	①肾脏排钾减少，如急性或慢性肾衰竭少尿期、肾上腺皮质功能减退症；②摄入或注射大量钾盐，超过肾脏排钾能力；③严重溶血或组织损伤；④组织缺氧或代谢性酸中毒时大量细胞内的钾转移至细胞外	①钾盐摄入不足，如长期低钾饮食、禁食或厌食。②钾丢失过多，如严重呕吐、腹泻或胃肠减压，应用排钾利尿剂及肾上腺皮质激素
钠	137～147mmol/L	过多输入含钠盐的溶液，肾上腺皮质功能亢进，脑外伤或急性脑血管病	①胃肠道失钠：如幽门梗阻、呕吐、腹泻、胃肠道、胆道、胰腺手术后造瘘、引流；②尿钠排出增多：见于严重肾盂肾炎、肾小管严重损害、肾上腺皮质功能不全、糖尿病及应用利尿剂治疗
钙	2.2～2.7mmol/L	①摄入钙过多及静脉用钙过量；②溶骨作用增强，如甲状旁腺功能亢进症、多发性骨髓瘤、骨转移癌及骨折后	①钙摄入不足和吸收不良；②成骨作用增加：甲状旁腺功能减退症；③钙吸收障碍：维生素D缺乏；④肾脏疾病：慢性肾炎累及肾小管时影响钙的吸收，血磷升高而血钙降低
血清氯	96～108mmol/L	①过量补充NaCl等含氯溶液；②高钠血症性脱水；③肾功能不全、尿路梗阻或心力衰竭等所致的肾脏排氯减少	①大量损失胃液时，失氯为主而失钠很少；②大量丢失肠液时，失钠甚多而失氯较少；③大量出汗、长期应用利尿剂引起氯离子丢失过多

细目六 酶学检查

【考点突破攻略】

要点一 血、尿淀粉酶测定

1. 参考值 碘-淀粉比色法：血清800～1800U/L，尿液1000～12000U/L。

2. 临床意义 淀粉酶（AMS）活性增高见于以下几种情况：

（1）急性胰腺炎：发病后2～3小时血清AMS开始增高，12～24小时达高峰，2～5天后恢复正常。如达3500U/L应怀疑此病，超过5000U/L即有诊断价值。尿AMS于发病后12～24小时开始增高，尿中AMS活性可高于血清中的1倍以上，多数患者3～10天后恢复到正常。

（2）其他胰腺疾病：如慢性胰腺炎急性发作、胰腺囊肿、胰腺癌早期、胰腺外伤等。

（3）非胰腺疾病：急性胆囊炎、流行性腮腺炎、胃肠穿孔、胆管梗阻等。

[常考考点] 血、尿淀粉酶测定及临床意义。

要点二　心肌损伤常用酶检测

心肌酶包括血清肌酸激酶（CK）及其同工酶（CK-MB）、乳酸脱氢酶（LDH）及其同工酶。

（一）血清肌酸激酶（CK）测定

CK 主要存在于骨骼肌、心肌，其次存在于脑、平滑肌等细胞的胞质和线粒体中。正常人血清中 CK 含量甚微，当上述组织受损时血液中的 CK 含量可明显增高。

1. 参考值　酶偶联法（37℃）：男性 38～174U/L，女性 26～140U/L。

2. 临床意义　CK 活性增高见于以下几种情况：

（1）急性心肌梗死（AMI）：CK 在发病后 3～8 小时开始增高，10～36 小时达高峰，3～4 天后恢复正常，是 AMI 早期诊断的敏感指标之一。在 AMI 病程中，如 CK 再次升高，提示心肌再次梗死。

（2）心肌炎和肌肉疾病：病毒性心肌炎时 CK 明显增高。各种肌肉疾病，如进行性肌营养不良、多发性肌炎、骨骼肌损伤、重症肌无力时 CK 明显增高。

（二）血清肌酸激酶同工酶测定

CK 有 3 种同工酶，其中 CK-MB 主要存在于心肌，CK-MM 主要存在于骨骼肌和心肌，CK-BB 主要存在于脑、前列腺、肺、肠组织中。正常人血清中以 CK-MM 为主，CK-MB 少量，CK-BB 极少。CK-MB 对 AMI 的诊断具有重要意义。

1. 参考值　CK-MM：94%～96%。CK-MB：＜5%。CK-BB 极少。

2. 临床意义　CK-MB 增高见于以下几种情况：

（1）AMI：CK-MB 对 AMI 早期诊断的灵敏度明显高于 CK，且具有高度的特异性，阳性检出率达 100%。CK-MB 一般在 AMI 发病后 3～8 小时增高，9～30 小时达高峰，2～3 天恢复正常，因此对诊断发病较长时间的 AMI 有困难。

（2）其他心肌损伤：如心肌炎、心脏手术、心包炎、慢性心房颤动等 CK-MB 也可增高。

（三）乳酸脱氢酶（LDH）及其同工酶

乳酸脱氢酶（LDH）及其同工酶的详细内容见肝脏病实验室检查部分。

［常考考点］血清肌酸激酶（CK）及其同工酶（CK-MB）的测定及临床意义。

要点三　心肌蛋白检测

（一）心肌肌钙蛋白 T（cTnT）测定

1. 参考值　0.02～0.13μg/L；0.2μg/L 为诊断临界值；＞0.5μg/L 可诊断 AMI。

2. 临床意义

（1）诊断 AMI：cTnT 是诊断 AMI 的确定性标志物。AMI 发病后 3～6 小时开始增高，10～24 小时达高峰，10～15 天恢复正常。对诊断 AMI 的特异性优于 CK-MB 和 LDH；对亚急性及非 Q 波性心肌梗死或 CK-MB 无法诊断的心肌梗死患者更有诊断价值。

（2）判断微小心肌损伤：用于判断不稳定型心绞痛是否发生了微小心肌损伤，这种心肌损伤只有检测 cTnT 才能确诊。

（3）其他：对判断 AMI 后溶栓治疗是否出现再灌注，以及预测血液透析病人心血管事件的发生都有重要价值。

（二）心肌肌钙蛋白 I（cTnI）测定

1. 参考值　＜0.2μg/L；1.5μg/L 为诊断临界值。

2. 临床意义

（1）诊断 AMI。

（2）用于判断是否有微小心肌损伤，如不稳定型心绞痛、急性心肌炎。

［常考考点］心肌肌钙蛋白 T（cTnT）和 I（cTnI）的测定参考值及临床意义。

要点四　脑钠肽测定

脑钠肽（BNP）主要由心肌细胞分泌的利尿钠肽家族的成员，又称 B 型利钠肽，具有排钠、排尿、舒张血管作用。心功能障碍能够极大地激活利钠肽系统，心室负荷增加导致 BNP 释放，形成 BNP 前体 (pro-BNP)，再裂解为无活性的、半衰期为 60～120 分钟的氨基末端 BNP 前体（NT-pro-BNP）和有活性的、半衰期仅为 20 分钟的 BNP 释放入血。BNP 的释放与心衰程度密切相关。

1. 参考值 BNP1.5～9.0pmol/L，判断值＞22pmol/L（100ng/L）；NT-pro-BNP＜125pg/mL。

2. 临床意义

（1）心衰的诊断、监测和预后评估：BNP升高对心衰具有极高的诊断价值。临床上，NT-pro-BNP＞2000pg/mL，可以确定心衰。治疗有效时，BNP水平可明显下降。若BNP水平持续升高或不降，提示心衰未得到纠正或进一步加重。

（2）鉴别呼吸困难：通过测定BNP水平可以准确筛选出非心衰患者（如肺源性）引起的呼吸困难，BNP在心源性呼吸困难升高，肺源性呼吸困难不升高。

（3）指导心力衰竭的治疗：BNP对心室容量敏感，半衰期短，可以用于指导利尿剂及血管扩张剂的临床应用；还可以用于心脏手术患者的术前、术后心功能的评价，帮助临床选择最佳手术时机。

［常考考点］脑钠肽测定的参考值及临床意义。

细目七　免疫学检查

【考点突破攻略】

要点一　血清免疫球蛋白及补体测定

（一）血清免疫球蛋白测定

1. 参考值 成人血清IgG 7.0～16.0g/L；IgA 0.7～5.0g/L；IgM 0.4～2.8g/L；IgD 0.6～2mg/L；IgE 0.1～0.9mg/L。

2. 临床意义

（1）单克隆增高：表现为5种Ig中仅有某一种增高。见于以下几种情况：①原发性巨球蛋白血症：IgM单独明显增高。②多发性骨髓瘤：可分别见到IgG、IgA、IgD、IgE增高，并以此分型。③各种过敏性疾病：如支气管哮喘、过敏性鼻炎、寄生虫感染时IgE增高。

（2）多克隆增高：表现为IgG、IgA、IgM均增高。见于各种慢性炎症、慢性肝病、肝癌、淋巴瘤及系统性红斑狼疮、类风湿关节炎等自身免疫性疾病。

（3）Ig减低：见于各类先天性和获得性体液免疫缺陷、联合免疫缺陷以及长期使用免疫抑制剂的患者，血清中5种Ig均有降低。

［常考考点］血清免疫球蛋白测定参考值及临床意义。

（二）血清补体的测定

1. 总补体溶血活性（CH50）测定

（1）参考值：试管法 50～100kU/L。

（2）临床意义：①增高：见于各种急性炎症、组织损伤和某些恶性肿瘤。②减低：见于各种免疫复合物性疾病，如肾小球肾炎；自身免疫性疾病，如系统性红斑狼疮、类风湿关节炎、强直性脊柱炎以及同种异体移植排斥反应、血清病等；补体大量丢失，如外伤、手术、大失血；补体合成不足，如慢性肝炎、肝硬化等。

2. 补体 C_3 测定

（1）参考值：单向免疫扩散法 0.85～1.7g/L。

（2）临床意义：①增高：见于急性炎症、传染病早期、某些恶性肿瘤及排斥反应等。②减低：见于大部分急性肾炎、狼疮性肾炎、系统性红斑狼疮、类风湿关节炎等。

［常考考点］血清补体的测定参考值及临床意义。

要点二　感染免疫检测

（一）抗链球菌溶血素"O"（ASO）测定

1. 参考值 乳胶凝集法（LAT）：＜500U。

2. 临床意义 ASO增高见于以下几种情况：

（1）活动性风湿热、风湿性关节炎、链球菌感染后急性肾小球肾炎、急性上呼吸道感染、皮肤或软组织感染等。

（2）曾有溶血性链球菌感染：在感染溶血性链球菌1周后ASO开始升高，4～6周达高峰，可持续数月甚至数年。所以，ASO升高不一定是近期感染链球菌的证据。若动态升高，且C反应蛋白阳性、血沉增快，有利于风湿热的诊断。

［常考考点］抗链球菌溶血素"O"（ASO）测定的参考值及临床意义。

（二）肥达反应

肥达反应是检测血清中有无伤寒、副伤寒沙门菌抗体的一种凝集试验。

1. 参考值　直接凝集法：伤寒"O"＜1∶80，"H"＜1∶160；副伤寒甲、乙、丙均＜1∶80。

2. 临床意义

（1）诊断伤寒副伤寒：血清抗体效价"O"＞1∶80、"H"＞1∶160，考虑伤寒；血清抗体效价"O"＞1∶80，副伤寒甲＞1∶80，考虑诊断副伤寒甲；血清抗体效价"O"＞1∶80，副伤寒乙＞1∶80，考虑诊断副伤寒乙；血清抗体效价"O"＞1∶80，副伤寒丙＞1∶80，考虑诊断副伤寒丙。

（2）"O"不高、"H"增高：可能曾接种过伤寒疫苗或既往感染过。

（3）"O"增高、"H"不高：可能为感染早期或其他沙门菌感染。

［常考考点］肥达反应的参考值及临床意义。

要点三　肿瘤标志物检测

（一）血清甲胎蛋白（AFP）测定

AFP是人胎儿时期肝脏合成的一种特殊的糖蛋白，出生后1个月降至正常成人水平。在肝细胞或生殖腺胚胎组织恶变时，血中AFP含量明显升高，因此AFP测定常用于肝细胞癌及滋养细胞癌的诊断。

1. 参考值　放射免疫法（RIA）、化学发光免疫测定（CLIA）、酶联免疫吸附试验（ELISA）：血清＜25μg/L。

2. 临床意义

（1）原发性肝癌：AFP是目前诊断原发性肝细胞癌最特异的标志物，血清中AFP＞300μg/L可作为诊断阈值。

（2）病毒性肝炎、肝硬化：AFP可有不同程度的增高，但常＜300μg/L。

（3）生殖腺胚胎肿瘤、胎儿神经管畸形：AFP可增高。

［常考考点］血清甲胎蛋白（AFP）测定的参考值及临床意义。

（二）癌胚抗原（CEA）测定

CEA是一种富含多糖的蛋白复合物，胚胎期主要存在于胎儿的消化管、胰腺及肝脏，出生后含量极低。CEA测定有助于肿瘤的诊断及判断预后。

1. 参考值　RIA、CLIA、ELISA：血清＜5μg/L。

2. 临床意义

（1）用于消化器官癌症的诊断：CEA增高见于结肠癌、胃癌、胰腺癌等，但无特异性。

（2）鉴别原发性和转移性肝癌：原发性肝癌CEA增高者不超过9%，而转移性肝癌CEA阳性率高达90%，且绝对值明显增高。

（3）其他：肺癌、乳腺癌、膀胱癌、尿道癌、前列腺癌等CEA也可增高。

［常考考点］癌胚抗原（CEA）测定的参考值及临床意义。

【知识纵横比较】

肿瘤标志物检测小结

肿瘤标志物	肿瘤种类
血清甲胎蛋白（AFP）	原发性肝细胞癌最特异的标志物
癌胚抗原（CEA）	消化器官癌＋转移性肝癌

要点四　自身抗体检查

（一）类风湿因子（RF）测定

RF是变性IgG刺激机体产生的一种自身抗体，主要存在于类风湿关节炎患者的血清和关节液内。

1. 参考值　乳胶凝集法：阴性；血清稀释度＜1∶10。

2. 临床意义

（1）类风湿关节炎：未经治疗的类风湿关节炎患者，RF阳性率80%，且滴度＞1∶160。临床上动态观察滴定度变化，可作为病变活动及药物治疗后疗效的评价。

（2）其他自身免疫性疾病：如多发性肌炎、硬皮病、干燥综合征、系统性红斑狼疮等，RF 也可呈阳性。
（3）某些感染性疾病：如传染性单核细胞增多症、结核病、感染性心内膜炎等，RF 也可呈阳性。

［常考考点］类风湿因子（RF）测定的参考值及临床意义。

（二）抗核抗体（ANA）测定

ANA 是血清中存在的一组抗多种细胞核成分的自身抗体的总称，无器官和种族特异性。

1. 参考值 免疫荧光测定（IFA）：阴性；血清滴度＜ 1∶40。

2. 临床意义

（1）ANA 阳性：①多见于未经治疗的系统性红斑狼疮（SLE），阳性率可达 95% 以上，但特异性较差。②药物性狼疮、混合性结缔组织病、原发性胆汁性肝硬化、全身性硬皮病、多发性肌炎等患者的阳性率也较高。③其他自身免疫性疾病：如类风湿关节炎、桥本甲状腺炎等也可呈阳性。

（2）荧光类型：根据细胞核染色后的荧光类型，ANA 可分为均质型、边缘型、颗粒型、核仁型 4 种。

［常考考点］抗核抗体（ANA）测定参考值及临床意义。

细目八　尿液检查

【考点突破攻略】

要点一　一般性状检查

1. 尿量 正常成人尿量为 1000～2000mL/24h。

（1）多尿：尿量＞ 2500mL/24h。病理性多尿见于糖尿病、尿崩症、有浓缩功能障碍的肾脏疾病（如慢性肾炎、慢性肾盂肾炎等）及精神性多尿等。

（2）少尿或无尿：尿量＜ 400mL/24h 或＜ 17mL/h 为少尿；尿量＜ 100mL/24h 为无尿。见于以下几种情况：①肾前性少尿：休克、脱水、心功能不全等所致的肾血流量减少。②肾性少尿：急性肾炎、慢性肾炎急性发作、急性肾衰竭少尿期、慢性肾衰竭终末期等。③肾后性少尿：尿道结石、狭窄、肿瘤等引起的尿道梗阻。

2. 颜色 正常新鲜的尿液清澈透明，呈黄色或淡黄色。

（1）血尿：每升尿液中含血量＞ 1mL，即可出现淡红色，称为肉眼血尿。血尿见于泌尿系统炎症、结石、肿瘤、结核等；也可见于血液系统疾病，如血小板减少性紫癜、血友病等。

（2）血红蛋白尿呈浓茶色或酱油色，镜检无红细胞，但隐血试验为阳性。见于蚕豆病、阵发性睡眠性血红蛋白尿、恶性疟疾和血型不合的输血反应等。

（3）胆红素：见于肝细胞性黄疸和阻塞性黄疸。

（4）乳糜尿：见于丝虫病。

（5）脓尿和菌尿：见于泌尿系统感染，如肾盂肾炎、膀胱炎等。

3. 气味 正常尿液的气味来自尿中挥发酸的酸性物质，久置后可出现氨味。排出的新鲜尿液即有氨味，提示慢性膀胱炎及尿潴留。糖尿病酮症酸中毒时尿呈烂苹果味。有机磷中毒时尿带蒜臭味。

4. 比重 正常人在普通膳食的情况下，尿比重是 1.015～1.025。

（1）增高：见于急性肾炎、糖尿病、肾病综合征及肾前性少尿等。

（2）减低：见于慢性肾炎、慢性肾衰竭、尿崩症等。

［常考考点］尿液一般性状。

要点二　化学检查

1. 尿蛋白 健康成人经尿排出的蛋白质总量为 0～80mg/24h。尿蛋白定性试验阳性或定量试验＞ 150mg/24h 称为蛋白尿。

（1）生理性蛋白尿：见于剧烈运动、寒冷、精神紧张等，为暂时性，尿中蛋白含量少。

（2）病理性蛋白尿：①肾小球性蛋白尿：见于肾小球肾炎、肾病综合征等。②肾小管性蛋白尿：见于肾盂肾炎、间质性肾炎等。③混合性蛋白尿：见于肾小球肾炎或肾盂肾炎后期、糖尿病、系统性红斑狼疮等。④溢出性蛋白尿：见于多发性骨髓瘤、巨球蛋白血症、严重骨骼肌创伤、急性血管内溶血等。⑤组织性蛋白尿：肾组织破坏或肾小管分泌蛋白增多所致的蛋白尿，多为低分子量蛋白尿，肾脏炎症、中毒时排出量增多。

2. 尿糖　正常人尿内可有微量葡萄糖，定性试验为阴性；定量为 0.56～5.0mmol/24h 尿。当血糖增高超过肾糖阈值 8.89mmol/L 或血糖正常而肾糖阈值降低时，则定性检测尿糖呈阳性，称为糖尿。

（1）暂时性糖尿：见于强烈精神刺激、全身麻醉、颅脑外伤、急性脑血管病等，可出现暂时性高血糖和糖尿（应激性糖尿）。

（2）血糖增高性糖尿：<u>糖尿病最常见；</u>还可见于其他使血糖增高的内分泌疾病，如甲状腺功能亢进症、库欣综合征、嗜铬细胞瘤等。

（3）血糖正常性糖尿：又称肾性糖尿，见于慢性肾炎、肾病综合征、间质性肾炎、家族性糖尿等。

3. 尿酮体　正常人定性检查尿酮体为阴性。<u>尿酮体阳性见于糖尿病酮症酸中毒、妊娠剧吐、重症不能进食等脂肪分解增强的疾病。</u>

［常考考点］尿蛋白、尿糖、尿酮体的参考值及临床意义。

要点三　显微镜检查

（一）细胞

1. 红细胞

（1）参考值：玻片法 0～3/HP（高倍视野），定量检查 0～5/μL。

（2）临床意义：尿沉渣镜检红细胞＞3/HP，称<u>镜下血尿。见于急性肾炎、急进性肾炎、慢性肾炎、急性膀胱炎、肾结核、肾盂肾炎、肾结石、泌尿系肿瘤等。</u>

2. 白细胞和脓细胞

（1）参考值：玻片法 0～5/HP，定量检查 0～10/μL。

（2）临床意义：尿沉渣镜检白细胞或脓细胞＞5/HP，称<u>镜下脓尿。多为泌尿系统感染，见于肾盂肾炎、膀胱炎、尿道炎及肾结核等。</u>

3. 上皮细胞

（1）扁平上皮细胞：成年女性尿中多见，临床意义不大。尿中大量出现或片状脱落且伴有白细胞、脓细胞，见于尿道炎。

（2）大圆上皮细胞：偶见于正常人尿内，大量出现见于膀胱炎。

（3）尾形上皮细胞：见于肾盂肾炎、输尿管炎。

（4）小圆上皮细胞（肾小管上皮细胞）：<u>提示肾小管病变，常见于急性肾炎，成堆出现表示有肾小管坏死，也可见于肾移植术后急性排斥反应。</u>

［常考考点］尿中细胞检查的正常值及意义。

（二）管型

1. 透明管型　偶见于健康人；少量出现见于剧烈运动、高热等；<u>明显增多提示肾实质病变，如肾病综合征、慢性肾炎等。</u>

2. 细胞管型

（1）红细胞管型：<u>见于急性肾炎、慢性肾炎急性发作、狼疮性肾炎、肾移植术后急性排斥反应等。</u>

（2）白细胞管型：<u>提示肾实质感染性疾病，见于肾盂肾炎、间质性肾炎。</u>

（3）肾小管上皮细胞管型：<u>提示肾小管病变，见于急性肾小管坏死、慢性肾炎晚期、肾病综合征等。</u>

3. 颗粒管型

（1）粗颗粒管型：见于慢性肾炎、肾盂肾炎、药物毒性所致的肾小管损害。

（2）细颗粒管型：见于慢性肾炎、急性肾炎后期。

4. 蜡样管型　提示肾小管病变严重，预后不良。见于慢性肾炎晚期、慢性肾衰竭、肾淀粉样变性。

5. 脂肪管型　见于肾病综合征、慢性肾炎急性发作、中毒性肾病。

6. 肾衰竭管型　<u>常出现于慢性肾衰竭少尿期，提示预后不良；</u>急性肾衰竭多尿早期也可出现。

［常考考点］尿中常见管型及临床意义。

要点四 尿沉渣计数

尿沉渣计数，指1小时尿细胞计数。

1. 参考值 红细胞：男性 $< 3×10^4$/h，女性 $< 4×10^4$/h。白细胞：男性 $< 7×10^4$/h，女性 $< 14×10^4$/h。

2. 临床意义 白细胞数增多见于泌尿系感染，如肾盂肾炎及急性膀胱炎；红细胞数增多见于急慢性肾炎。

[常考考点] 尿沉渣计数参考值及临床意义。

【知识纵横比较】

尿液的一般性状及原因

尿液的性状	常见疾病
血尿	泌尿系统的炎症、结核、结石、肿瘤及出血性疾病
血红蛋白尿（浓茶色或酱油色）	蚕豆病、阵发性睡眠性血红蛋白尿、血型不合的输血反应及恶性疟疾
胆红素尿	肝细胞性黄疸及阻塞性黄疸
乳糜尿	丝虫病
脓尿和菌尿	泌尿系统感染，如肾盂肾炎、膀胱炎

细目九 粪便检查

【考点突破攻略】

要点一 一般性状检查

1. 量 正常成人每日排便1次，100~300g。胃肠、胰腺病变或其功能紊乱时，粪便次数及粪量可增多或减少。

2. 颜色及性状 正常成人的粪便为黄褐色圆柱状软便，婴儿粪便呈金黄色。

大便颜色或性状的改变及提示的疾病

大便颜色或性状	提示疾病
水样或粥样稀便	腹泻，如急性胃肠炎、甲状腺功能亢进症
米泔样便	霍乱
黏液脓样或黏液脓血便	痢疾、溃疡性结肠炎、直肠癌
暗红色果酱样	阿米巴痢疾
冻状便	肠易激综合征、慢性菌痢
鲜血便	肠道下段出血
柏油样便	上消化道出血
灰白色便	阻塞性黄疸
细条状便	直肠癌
绿色粪便	乳儿消化不良
羊粪样便	老年人及经产妇排便无力者

3. 气味

（1）恶臭味：见于慢性肠炎、胰腺疾病、结肠或直肠癌溃烂。

（2）腥臭味：见于阿米巴痢疾。

（3）酸臭味：见于脂肪和碳水化合物消化或吸收不良。

[常考考点] 粪便的一般性状。

要点二 显微镜检查

1. 细胞
（1）红细胞：见于下消化道出血、痢疾、溃疡性结肠炎、结肠或直肠癌、痔疮、直肠息肉等。
（2）白细胞：正常粪便中不见或偶见，大量出现见于细菌性痢疾、溃疡性结肠炎。
（3）巨噬细胞：见于细菌性痢疾、溃疡性结肠炎。

2. 寄生虫 肠道有寄生虫时可在粪便中找到相应的病原体，如虫体或虫卵、原虫滋养体及其包囊。

要点三 化学检查

隐血试验 正常为阴性。阳性见于消化性溃疡活动期、胃癌、钩虫病、消化道炎症、出血性疾病等。消化道癌症呈持续阳性，消化性溃疡呈间断阳性。

细目十 浆膜腔穿刺液检查

【考点突破攻略】

要点一 浆膜腔积液分类及常见原因

浆膜腔包括胸腔、腹腔和心包腔。根据浆膜腔积液的形成原因及性质不同，可分为漏出液和渗出液。

1. 漏出液 漏出液为非炎症性积液。形成的原因主要有：①血浆胶体渗透压降低：如肝硬化、肾病综合征、重度营养不良等。②毛细血管内压力增高：如慢性心力衰竭、静脉栓塞等。③淋巴管阻塞：常见于肿瘤压迫或丝虫病引起的淋巴回流受阻。

2. 渗出液 渗出液为炎性积液。形成的主要原因有：①感染性：如胸膜炎、腹膜炎、心包炎等。②化学因素：如血液、胆汁、胃液、胰液等化学性刺激。③恶性肿瘤。④风湿性疾病及外伤等。

要点二 漏出液与渗出液的鉴别要点

渗出液与漏出液的鉴别

	漏出液	渗出液
原因	非炎症所致	炎症、肿瘤或物理、化学刺激
外观	淡黄，浆液性	不定，可为黄色、脓性、血性、乳糜性
透明度	透明或微浊	多混浊
比重	< 1.015	> 1.018
凝固	不自凝	能自凝
黏蛋白定性（Rivalta）	阴性	阳性
蛋白质定量	25g/L 以下	30g/L 以上
葡萄糖定量	与血糖相近	常低于血糖水平
细胞计数	常 < 100×10^6/L	常 > 500×10^6/L
细胞分类	以淋巴细胞为主	根据不同的病因，分别以中性粒细胞或淋巴细胞为主，恶性肿瘤患者可找到癌细胞
细菌检查	阴性	可找到致病菌
乳酸脱氢酶	< 200U/L	> 200U/L

[常考考点] 漏出液与渗出液的鉴别要点。

细目十一 脑脊液检查

【考点突破攻略】

要点一 脑脊液检查的适应证、禁忌证

1. 适应证
（1）有脑膜刺激症状需明确诊断者。
（2）疑有颅内出血。
（3）疑有中枢神经系统恶性肿瘤。
（4）有剧烈头痛、昏迷、抽搐及瘫痪等表现而原因未明者。
（5）中枢神经系统手术前的常规检查。

2. 禁忌证
（1）颅内压明显增高或伴显著视乳头水肿者。
（2）有脑疝先兆者。
（3）处于休克、衰竭或濒危状态者。
（4）局部皮肤有炎症者。
（5）颅后窝有占位性病变者。

[常考考点] 脑脊液检查的适应证和禁忌证。

要点二 常见中枢神经系统疾病的脑脊液特点

常见中枢神经系统疾病的脑脊液特点，见下表。

常见中枢神经系统疾病的脑脊液特点

	压力（mmH$_2$O）	外观	细胞数（×10^6/L）及分类	蛋白质定性	蛋白质定量（g/L）	葡萄糖（mmol/L）	氯化物（mmol/L）	细菌
正常	侧卧位80～180	无色透明	0～8，多为淋巴细胞	阴性	0.15～0.45	2.5～4.5	120～130	无
化脓性脑膜炎	↑↑↑	混浊，脓性，可有脓块	显著增加，以中性粒细胞为主	+++以上	↑↑↑	↓↓↓	↓	有致病菌
结核性脑膜炎	↑↑	微浊，毛玻璃样，静置后有薄膜形成	增加，以淋巴细胞为主	++	↑↑	↓↓	↓↓↓	抗酸染色可找到结核杆菌
病毒性脑膜炎	↑	清晰或微浊	增加，以淋巴细胞为主	+	↑	正常	正常	无
蛛网膜下腔出血	↑	血性为主	增加，以红细胞为主	+～++	↑	正常	正常	无
脑脓肿（未破裂）	↑↑	无色或黄色微浊	稍增加，以淋巴细胞为主	+	↑	正常	正常	有或无
脑肿瘤	↑↑	黄色或无色	正常或稍增加，以淋巴细胞为主	±～+	↑	正常	正常	无

[常考考点] 常见中枢神经系统疾病的脑脊液特点。

【例题实战模拟】

A1型题

1. 血白细胞总数增多，可见于
   A. 伤寒杆菌感染　　B. 再生障碍性贫血　　C. 急性失血　　D. 使用氯霉素的影响　　E. 脾功能亢进

2. 下列可引起中性粒细胞生理性增多的是
   A. 睡眠   B. 妊娠末期   C. 休息   D. 缺氧   E. 情绪激动
3. 下列疾病,可以出现凝血时间缩短的是
   A. 先天性凝血酶原缺乏症   B. 纤维蛋白原缺乏症   C. DIC 早期
   D. 血小板减少性紫癜   E. 严重肝病
4. 血清总胆红素、结合胆红素、非结合胆红素均中度增加,可见于
   A. 蚕豆病   B. 胆石症   C. 珠蛋白生成障碍性贫血   D. 急性黄疸性肝炎   E. 胰头癌
5. 下列关于内生肌酐清除率的叙述,正确的是
   A. 肾功能严重损害时,开始升高   B. 高于 80mL 预后不良
   C. 肾功能损害愈重,其清除率愈低   D. 肾功能损害愈重,其清除率愈高
   E. 其测定与肾功能损害程度无关
6. 下列关于血尿素氮的改变及临床意义的叙述,正确的是
   A. 上消化道出血时,血尿素氮减少   B. 大面积烧伤时,血尿素氮减少
   C. 严重的肾盂肾炎,血尿素氮减少   D. 血尿素氮对早期肾功能损害的敏感性差
   E. 血尿素氮对早期肾功能损害的敏感性强
7. 下列检查结果中,最能反映慢性肾炎患者肾实质严重损害的是
   A. 尿蛋白明显增多   B. 尿中白细胞明显增多   C. 尿中红细胞明显增多
   D. 尿中出现管型   E. 尿比重固定于 1.010 左右
8. 成人血清钠的正常值是
   A. 110～120mmol/L   B. 121～130mmol/L   C. 137～147mmol/L
   D. 150～155mmol/L   E. 156～160mmol/L
9. 下列除哪项外,均可引起血清钾增高
   A. 急、慢性肾功能衰竭   B. 静脉滴注大量钾盐   C. 严重溶血
   D. 代谢性酸中毒   E. 代谢性碱中毒
10. 下列不是引起病理性血糖升高原因的疾病是
    A. 甲状腺功能亢进症   B. 嗜铬细胞瘤   C. 糖尿病
    D. 肾上腺皮质功能亢进症   E. 胰岛细胞瘤
11. 对心肌缺血与心内膜下梗死的鉴别,最有意义的是
    A. 淀粉酶   B. 血清转氨酶   C. γ-谷氨酰转肽酶
    D. 肌酸磷酸激酶   E. 血清碱性磷酸酶
12. 下列关于急性胰腺炎酶学检查的叙述,正确的是
    A. 血清淀粉酶多在发病 1～2 小时开始增高   B. 尿淀粉酶多在发病 3～4 小时开始增高
    C. 胰腺广泛坏死时,尿淀粉酶可增高不明显   D. 尿淀粉酶的增高多早于血清淀粉酶
    E. 尿、血淀粉酶常同时开始增高
13. 病理性蛋白尿,可见于
    A. 剧烈活动后   B. 严重受寒   C. 直立性蛋白尿   D. 妊娠中毒   E. 精神紧张
14. 下列情况不出现尿酮体阳性的是
    A. 饥饿状态   B. 暴饮暴食   C. 妊娠剧烈呕吐   D. 糖尿病酮症酸中毒   E. 厌食症
15. 粪便中查到巨噬细胞,多见于
    A. 阿米巴痢疾   B. 细菌性痢疾   C. 急性胃肠炎   D. 血吸虫病   E. 霍乱
16. 出现大便隐血试验阳性,其上消化道出血量至少达到
    A. 5mL   B. 10mL   C. 20mL   D. 50mL   E. 60mL
17. 下列符合漏出液特点的是
    A. 外观呈血性   B. 比重＞1.018   C. 能自凝   D. 白细胞计数＞0.5×10⁹/L   E. 无病原菌

A2 型题

18. 患者,男,50 岁。乙肝病史 6 年,呕血 1 天。检查:腹壁静脉曲张。肝肋未触及,脾肋下 3cm,腹水征(+)。

HBsAg（+），白蛋白降低，A/G<1，丙氨酸转氨酶升高。其诊断为
　　A. 慢性肝炎　　B. 肝硬化合并上消化道出血　　C. 消化性溃疡合并上消化道出血
　　D. 白血病　　E. 原发性肝癌
B1 型题
　　A. HBsAg（+）　　B. 抗–HBs（+）　　C. HBeAg（+）　　D. 抗–HBe（+）　　E. 抗–HBc（+）
19. 表明机体获得对 HBV 免疫力及乙型肝炎患者痊愈的指标是
20. HBV 感染进入后期与传染减低的指标是

　　A. 淀粉酶　　B. 血清转氨酶　　C. 谷氨酰转肽酶　　D. 血清碱性磷酸酶　　E. 肌酸磷酸激酶
21. 对诊断骨质疏松最有意义的是
22. 对诊断心肌梗死最有意义的是

　　A. 红细胞管型　　B. 白细胞管型　　C. 上皮细胞管型　　D. 透明管型　　E. 蜡样管型
23. 正常人尿中可见
24. 主要见于肾盂肾炎的管型是

【参考答案】
1. C　2. B　3. C　4. D　5. C　6. D　7. E　8. C　9. E　10. E　11. C　12. C　13. D　14. B　15. B　16. A　17. E
18. B　19. B　20. D　21. D　22. E　23. D　24. B

第五单元　心电图诊断

细目一　心电图基本知识

【考点突破攻略】

要点一　常用心电图导联

（一）肢体导联

包括标准肢体导联Ⅰ、Ⅱ、Ⅲ及加压肢体导联。标准肢体导联为双极肢体导联，反映两个肢体之间的电位差。加压肢体导联为单极导联，基本上代表检测部位的电位变化。

1. 标准肢体导联

　Ⅰ导联：正极接左上肢，负极接右上肢。
　Ⅱ导联：正极接左下肢，负极接右上肢。
　Ⅲ导联：正极接左下肢，负极接左上肢。

2. 加压肢体导联

（1）加压右上肢导联（aVR）：探查电极置于右上肢并与心电图机正极相连，左上、下肢连接构成无关电极并与心电图机负极相连。

（2）加压左上肢导联（aVL）：探查电极置于左上肢并与心电图机正极相连，右上肢与左下肢连接构成无关电极并与心电图机负极相连。

（3）加压左下肢导联（aVF）：探查电极置于左下肢并与心电图机正极相连，左、右上肢连接构成无关电极并与心电图机负极相连。

（二）胸导联

胸导联属单极导联，包括 $V_1 \sim V_6$ 导联。将负极与中心电端连接，正极与放置在胸壁一定位置的探查电极相连。

V_1：胸骨右缘第 4 肋间。

V_2：胸骨左缘第 4 肋间。

V_3：V_2 与 V_4 两点连线的中点。

V_4：左锁骨中线与第 5 肋间相交处。

V_5：左腋前线 V_4 水平处。

V_6：左腋中线 V_4 水平处。

临床上为诊断后壁心肌梗死，需加做 $V_7 \sim V_9$ 导联；诊断右心病变，需加做 $V_3R \sim V_6R$ 导联。

要点二　心电图各波段的意义

每个心动周期在心电图上可表现为四个波（P 波、QRS 波群、T 波和 U 波）、三个段（PR 段、ST 段和 TP 段）、两个间期（PR 间期和 QT 间期）和一个 J 点（即 QRS 波群终末与 ST 段起始的交接点）。

P 波：为心房除极波，反映左、右心房除极过程中的电位和时间变化。

PR 段：是电激动过程在房室交界区以及希氏束、室内传导系统所产生的微弱电位变化，一般呈零电位，显示为等电位线（基线）。

PR 间期：自 P 波的起点至 QRS 波群的起点，反映激动从窦房结发出后经心房、房室交界、房室束、束支及普肯耶纤维网传到心室肌所需要的时间。

QRS 波群：为左、右心室除极的波，反映左、右心室除极过程中的电位和时间变化。

ST 段：从 QRS 波群终点至 T 波起点的一段平线，反映心室早期缓慢复极的电位和时间变化。

T 波：为心室复极波，反映心室晚期快速复极的电位和时间变化。

QT 间期：从 QRS 波群的起点至 T 波终点，代表左、右心室除极与复极全过程的时间。

U 波：为 T 波后的一个小波，产生机制未明。

细目二　心电图测量，正常心电图及临床意义

要点一　心率计算及各波段测量

1. 心率计算　心率（次/分钟）＝60/R-R（或 P-P）间期的秒数（s）。心律不齐者，取 5～10 个 R-R 或 P-P 间距的平均值，然后算出心率。

2. 心电图各波段测量

（1）测量时间：一般规定，测量各波时距应自波形起点的内缘测至波形终点的内缘。

（2）测量振幅（电压）：测量正向波形的高度，以基线上缘至波形顶点之间的垂直距离为准；测量负向波形的深度，以基线的下缘至波形底端的垂直距离为准。

（3）测量 R 峰时间：从 QRS 波群起点量到 R 波顶点与等电位线的垂直线之间的距离。有切迹或 R′波，则以切迹第二峰或 R′波顶点为准。一般只测 V_1 和 V_5。

（4）测量间期：①PR 间期：应选择有明显 P 波和 Q 波的导联（一般多选 Ⅱ 导联），自 P 波的起点量至 QRS 波群起点。②QT 间期：选择 T 波比较清晰的导联，测量 QRS 波起点到 T 波终点的间距。

（5）ST 段移位的测量：ST 段是否移位，一般应与 TP 段相比较；如因心动过速等原因而 TP 段不明显时，可与 PR 段相比较；亦可以前后两个 QRS 波群起点的连线作为基线与之比较。斜行向上的 ST 段，以 J 点作为判断 ST 段移位的依据；斜行向下的 ST 段，以 J 点后 0.06～0.08s 处作为判断 ST 段移位的依据。①ST 段抬高：从等电位线上缘垂直量到 ST 段上缘。②ST 段下移：从等电位线下缘垂直量到 ST 段下缘。

要点二　心电轴测定

1. 测量方法　平均 QRS 心电轴（简称心电轴）是心室除极过程中全部瞬间综合向量形成的总向量。心电轴的测量方法有目测法、振幅法、查表法 3 种。

（1）目测法：根据 Ⅰ、Ⅲ 导联 QRS 波群的主波方向进行判断。如果 Ⅰ、Ⅲ 导联 QRS 波群的主波方向均向上，则电轴不偏；若 Ⅰ 导联 QRS 波群的主波方向向上，而 Ⅲ 导联 QRS 波群的主波方向向下，则心电轴左偏；若 Ⅰ 导联 QRS 波群的主波方向向下，而 Ⅲ 导联 QRS 波群的主波方向向上，则为心电轴右偏；如果 Ⅰ、Ⅲ 导联 QRS 波群的主波方向均向下，则为心电轴极度右偏或不确定电轴。

(2) 振幅法：分别测算出Ⅰ、Ⅲ导联QRS波群振幅的代数和（R波为正，Q与S波为负），然后将其标记于六轴系统中Ⅰ、Ⅲ导联轴的相应位置，并由此分别做出与Ⅰ、Ⅲ导联轴的垂直线，两垂直线相交点与电偶中心点的连线即为所求之心电轴。测出该连线与Ⅰ导联轴正侧段的夹角即为心电轴的度数。

(3) 查表法：根据计算出来的Ⅰ、Ⅲ导联QRS振幅的代数和直接查表，即可得出心电轴的度数。

2. 临床意义 正常心电轴一般在0°～+90°。心电轴在+30°～+90°，表示电轴不偏。0°～+30°电轴轻度左偏，0°～-30°为中度左偏，-30°～-90°为电轴显著左偏，+90°～+120°为电轴轻度或中度右偏，+120°～+180°为电轴显著右偏，-90°～-180°为不确定性电轴。心电轴轻度、中度左偏或右偏不一定是病态。心电轴轻度左偏，可见于妊娠、肥胖、大量腹水、横位心脏等；左前分支阻滞、左心室肥大等，可使心电轴显著左偏。心电轴轻度右偏，可见于正常婴幼儿、垂位心脏等；左后分支阻滞、右心室肥大、广泛心肌梗死等，可使心电轴显著右偏。

要点三　心电图各波段正常范围及其变化的临床意义

1. P波　正常P波在多数导联呈钝圆形，有时可有切迹，但切迹双峰之间的距离＜0.04s。窦性P波在aVR导联倒置，Ⅰ、Ⅱ、AVF、V_3～V_6导联直立，其余导联（Ⅲ、aVL、V_1、V_2）可直立、低平、双向或倒置。正常P波的时间≤0.11s；电压在肢导联＜0.25mV，胸导联＜0.2mV。

P波在aVR导联直立，Ⅱ、Ⅲ、aVF导联倒置时，称为逆行型P'波，表示激动起源于房室交界区或心房下部。P波时间＞0.11s，有切迹，且切迹双峰间的距离≥0.04s，提示左心房异常；P波电压在肢导联≥0.25mV、胸导联≥0.2mV，常表示右心房异常；P波低平无病理意义。

2. PR间期　正常成年人心率为正常范围时，PR间期为0.12～0.20s。PR间期受年龄和心率的影响，年龄小或心率快时PR间期较短，老年人或心动过缓时较长，但一般不超过0.22s。

PR间期固定且超过0.20s（老年人＞0.22s），见于Ⅰ度房室传导阻滞。PR间期＜0.12s，而P波形态、方向正常，见于预激综合征；PR间期＜0.12s，同时伴有逆行型P'波，见于房室交界区心律。

3. QRS波群

(1) 时间：正常成人QRS波群时间为0.06～0.10s，V_1导联R峰时间≤0.03s，V_5导联R峰时间≤0.05s。QRS波群时间或R峰时间延长，见于心室肥大、心室内传导阻滞及预激综合征。

(2) 形态与电压：正常人V_1、V_2导联为rS型，R/S＜1，R_{V1}＜1.0mV，如超过此值提示右心室肥大。V_3、V_4导联为过渡区图形，呈RS型，R/S比值接近于1。V_5、V_6导联呈qR、qRs、Rs型，R/S＞1，RV_5＜2.5mV，如超过这些值提示左心室肥大。正常人的胸导联，自V_1至V_5，R波逐渐增高至最大，S波逐渐变小。如果过渡区图形出现于V_1、V_2导联，表示心脏有逆钟向转位；如果过渡区图形出现在V_5、V_6导联，表示心脏有顺钟向转位。

如果6个肢体导联中，每个QRS波群中向上及向下波电压的绝对值之和都小于0.5mV或（和）每个胸导联QRS波群中向上及向下波电压的绝对值之和都小于0.8mV称为低电压，多见于肺气肿、心包积液、全身水肿、心肌梗死、心肌病、黏液性水肿、缩窄性心包炎等，也见于少数正常人。个别导联的QRS波群振幅很小，无病理意义。

(3) Q波：正常人除aVR导联可呈QS或QR型外，其他导联Q波的振幅不得超过同导联R波的1/4，时间＜0.04s。正常情况下，V_1、V_2导联不应有q波，但可呈QS型，V_3导联极少有q波。超过正常范围的Q波称为异常Q波，常见于心肌梗死。

4. J点　QRS波群的终末与ST段起始的交接点称为J点。J点大多在等电位线上，通常随着ST段的偏移而发生移位。

5. ST段　正常情况下，ST段表现为一等电位线。在任何导联，ST段下移不应超过0.05mV；ST段抬高在V_2、V_3导联男性不超过0.2mV，女性不超过0.15mV，其他导联均不应超过0.1mV。

ST段水平型及下垂型压低见于心肌缺血；ST段压低也见于低血钾、洋地黄作用、心室肥厚及室内传导阻滞等。相邻ST段上抬超过正常范围且弓背向上，见于急性心肌梗死、变异型心绞痛、室壁瘤；弓背向下的抬高见于急性心包炎。

6. T波　正常T波是一个不对称的宽大而光滑的波，前支较长，后支较短；T波的方向与QRS波群主波方向一致；在R波为主的导联中，T波电压不应低于同导联R波的1/10。

在QRS波群主波向上的导联中，T波低平、双向或倒置见于心肌缺血、心肌损害、低血钾、低血钙、洋地黄效应、心室肥厚及心室内传导阻滞等。T波高耸见于急性心肌梗死早期和高血钾。

7. QT间期　QT间期的正常范围为0.32～0.44s。通常情况下，心率越快，QT间期越短，反之越长。QT间期延长见于心肌损害、心肌缺血、心室肥大、心室内传导阻滞、心肌炎、心肌病、低血钙、低血钾、QT间期延长综合征以及药物（如奎尼丁、胺碘酮）作用等；QT间期缩短见于高血钙、高血钾、洋地黄效应。

8. U 波 在胸导联上（尤其 V_3），U 波较清楚，方向与 T 波方向一致。U 波增高常见于低血钾。

[常考考点] 心电图各波段正常范围及其变化的临床意义。

细目三 常见异常心电图及临床意义

要点一 心房、心室肥大

1. 心房肥大的心电图表现 正常 P 波的前 1/3 为右房除极，中 1/3 为左、右心房同除极，后 1/3 为左房除极。在 V_1 导联上，首先见到右房除极的低幅度的正向波，其高度与宽度的乘积称为起始 P 波指数（IPI），正常 < 0.03mm·s；随后见到左房除极的负向波，其深度与宽度的乘积称为 P 波终末电势（Ptf），正常 ≥ -0.02mm·s。

（1）左心房肥大：心电图表现为 P 波增宽，时间 > 0.11s，常呈双峰型，双峰间期 ≥ 0.04s，以Ⅰ、Ⅱ、aVL 导联上最为显著；在 V1 导联上，Ptf ≤ -0.04mm·s。上述 P 波改变多见于二尖瓣狭窄，故称"二尖瓣型 P 波"，也可见于各种原因引起的左心衰竭、心房内传导阻滞等。

（2）右心房肥大：心电图表现为 P 波高尖，其幅度 ≥ 0.25mV，以Ⅱ、Ⅲ、aVF 导联表现最为明显。常见于慢性肺源性心脏病，故称"肺型 P 波"，也可见于某些先天性心脏病。

2. 心室肥大的心电图表现

（1）左心室肥大的心电图表现：①QRS 波群电压增高：胸导联 R_{V_5} 或 R_{V_6} > 2.5mV，R_{V_5} 或 $R_{V_6}+S_{V_1}$ > 4.0mV（男）或 > 3.5mV（女）；肢体导联 R_I > 1.5mV，R_{aVL} > 1.2mV，R_{aVF} > 2.0mV，R_I+S_{II} > 2.5mV；Comell 标准：$R_{aVL}+S_{V_3}$ > 2.8mV（男）或 > 2.0mV（女）。②心电轴轻、中度左偏。③QRS 波群时间延长到 0.10～0.11s，V_5 或 V_6 导联 R 峰时间 > 0.05s。④ST-T 改变：以 R 波为主的导联中，ST 段下移 ≥ 0.05mV，T 波低平、双向或倒置。左心室肥大常见于高血压心脏病、二尖瓣关闭不全、主动脉瓣病变、心肌病等。

上述左心室肥大的指标中，以 QRS 波群高电压最为重要，是诊断左心室肥大的基本条件。若仅有 QRS 波群电压增高表现而无其他阳性指标者，称为左室高电压，可见于左心室肥大或经常进行体力锻炼者；而仅有 V_5 导联以以 R 波为主的导联 ST 段下移 > 0.05mV，T 波低平、双向或倒置者，为左心室劳损；同时有 QRS 波群电压增高及 ST-T 改变者，称为左室肥大伴劳损。

（2）右心室肥大的心电图表现：①QRS 波群形态改变：$V_1 R/S$ > 1，$V_5 R/S$ < 1，V_1 或 V_3R 的 QRS 波群呈 RS、rSR′、R 或 qR 型。②心电轴右偏 ≥ +90°，重症可 > +110°。③$R_{V_1}+S_{V_5}$ > 1.05mV（重症 > 1.2mV），aVR 导联的 R/Q 或 R/S > 1，R_{aVR} > 0.5mV。④V_1 或 V_3R 等右胸导联 ST 段下移 > 0.05mV，T 波低平、双向或倒置。⑤V_1 导联 R 峰时间 > 0.03s。右心室肥大常见于慢性肺源性心脏病、风心病二尖瓣狭窄、先天性心脏病等。

[常考考点] 心房、心室肥大心电图的特点。

要点二 心肌梗死与心肌缺血

（一）心肌梗死

1. 基本图形

（1）缺血型 T 波改变：缺血发生于心内膜上，T 波高而直立；若发生于心外膜面，出现对称性 T 波倒置，称"冠状 T 波"。

（2）损伤型 ST 段改变：面向损伤心肌的导联出现 ST 明显抬高，可形成单向曲线。

（3）坏死型 Q 波改变：出现面向坏死区的导联出现异常 Q 波（宽度 ≥ 0.04s，深度 ≥ 1/4R）或者呈 QS 波。

2. ST 段抬高型心肌梗死的图形演变及分期

（1）进展期：心肌梗死数分钟后出现 T 波高耸，ST 段斜行上移或弓背向上抬高，时间在 6 小时以内。

（2）急性期：心肌梗死后数小时或数日，可持续 6 小时至 7 天。ST 段逐渐升高呈弓背型，并可与 T 波融合成单向曲线，此时可出现异常 Q 波，继而 ST 段逐渐下降至等电位线，直立的 T 波开始倒置，并逐渐加深。此期坏死型 Q 波、损伤型 ST 段抬高及缺血性 T 波倒置可同时并存。

（3）愈合期：心肌梗死后 7～28 天，抬高的 ST 段基本恢复至基线，坏死型 Q 波持续存在，缺血型 T 波由倒置较深逐渐变浅，直到恢复正常或趋于恒定不变的下波倒置。

（4）陈旧期：急性心肌梗死后月月或数年。以异常图形稳定不变为进入陈旧期的标志。ST 段和 T 波不再变化，常遗留下坏死的 Q 波持续存在终生，亦可能逐渐缩小。

3. 心肌梗死的定位诊断 根据坏死图形（异常 Q 波或 QS 波）出现于哪些导联而作出定位诊断，见下表。

心肌梗死的心电图定位诊断

部位	特征性 ECG 改变导联	对应性改变导联
前间壁	$V_1 \sim V_3$	
前壁	$V_3 \sim V_5$	
广泛前壁	$V_1 \sim V_6$	
下壁	II、III、aVF	I、aVL
右室	$V_3R \sim V_6R$	多伴下壁梗死

4. 非 ST 段抬高型心肌梗死 常见于急性心内膜下心肌梗死、小灶性心肌梗死等。心电图常表现为只有 ST 段压低和（或）T 波倒置或无 ST-T 异常。

[常考考点]心肌梗死的典型心电图特点及定位诊断。

（二）心肌缺血

1. 稳定型心绞痛 面对缺血区的导联上出现 ST 段水平型或下垂型下移 ≥ 0.1mV，T 波低平、双向或倒置，时间一般小于 15 分钟。

2. 变异型心绞痛 常于休息或安静时发病，心电图可见 ST 段抬高，常伴有 T 波高耸，对应导联 ST 段下移。

3. 慢性冠状动脉供血不足 在以 R 波为主的导联上，ST 段呈水平型或下垂型压低 ≥ 0.05mV；T 波低平、双向或倒置而呈现"冠状 T 波"。

[常考考点]心肌缺血心电图的特点。

要点三　心律失常

1. 窦性心动过速的心电图表现

（1）窦性 P 波，即 P 波在 I、II、aVF、$V_3 \sim V_6$ 导联直立，aVR 导联倒置。

（2）PR 间期 0.12～0.20s。

（3）心率 100～160 次 / 分。

（4）可伴有继发性 ST-T 改变。

2. 窦性心动过缓的心电图表现

（1）窦性心律。

（2）心率在 60 次 / 分以下，通常不低于 40 次 / 分。

3. 窦性心律不齐的心电图表现

（1）窦性心律。

（2）同一导联上最长的 PP 间期与最短的 PP 间期之差 > 0.12s。

4. 窦性停搏（窦性静止）的心电图表现

（1）在心电图记录中，规则的 PP 间距中突然出现 P 波脱落形成长 PP 间距，且长 PP 间距与正常 PP 间距之间无倍数关系。

（2）窦性停搏后常出现逸搏或逸搏心律。

5. 病态窦房结综合征（病窦综合征）的主要心电图表现

（1）持续的窦性心动过缓（心率 < 50 次 / 分），不易被阿托品等药物纠正。

（2）窦性停搏或窦房阻滞。

（3）显著的窦性心动过缓同时常伴室上性快速心律失常（房速、房扑、房颤），称为慢-快综合征。

（4）若病变同时累及房室交界区，则窦性停搏时，长时间无交界性逸搏出现，或出现房室传导障碍，称为双结病变。

6. 室性期前收缩的心电图表现

（1）提前出现宽大畸形的 QRS 波群，其前无相关的 P 波或 P' 波。

（2）QRS 波群时限常 ≥ 0.12s。

（3）T 波方向与 QRS 波群主波方向相反。

（4）有完全性代偿间歇。

7. 阵发性室上性心动过速的心电图表现

（1）相当于一系列连续出现的房性或交界性期前收缩，QRS 波群频率为 150～250 次/分，节律规则。

（2）QRS 波群形态基本正常，时间 ≤ 0.10s。

（3）ST-T 可无变化，或呈继发性 ST 段下移和 T 波倒置。

8. 心房颤动的心电图表现

（1）P 波消失，代之以大小不等、间距不均、形状各异的心房颤动波（f 波），频率为 350～600 次/分，以 V_1 导联最为明显。

（2）RR 间距绝对不匀齐，即心室律绝对不规则。

（3）QRS 波群形态通常正常，当心室率过快时，发生室内差异性传导，QRS 波群增宽畸形。

9. 房室传导阻滞的心电图表现

（1）一度房室传导阻滞：①窦性 P 波规律出现，其后均有 QRS 波群。②PR 间期延长 ≥ 0.21s（老年人 >0.22s）。

（2）二度Ⅰ型房室传导阻滞：①窦性 P 波规律出现。②PR 间期进行性延长，直至出现一次 QRS 波群脱落（P 波后无 QRS 波群），其后 PR 间期又趋缩短，之后又逐渐延长，直至 QRS 波群再次脱落，周而复始。③QRS 波群脱落所致的最长 RR 间期，短于任何两个最短的 RR 间期之和。④QRS 波群时间、形态大多正常。

（3）二度Ⅱ型房室传导阻滞：①窦性 P 波规律出现，PR 间期恒定（正常或延长）。②部分 P 波后无 QRS 波群（发生心室漏搏）。③房室传导比例一般为 3∶2、4∶3 等。

（4）三度房室传导阻滞（完全性房室传导阻滞）：① P 波和 QRS 波群无固定关系，PP 与 RR 间距各有其固定的规律性。②心房率 > 心室率。③ QRS 波群形态正常或宽大畸形。

要点四　血钾异常

1. 高钾血症的心电图表现

（1）早期出现 QT 时间缩短，T 波高尖，双支对称，基底部变窄，即"帐篷状" T 波。

（2）随着高钾血症的加重，可出现 QRS 波增宽，幅度下降，P 波形态逐渐消失，可出现"窦性传导"。

（3）ST 段下降 ≥ 0.05mV。

（4）严重高血钾时，可出现房室传导阻滞、室内传导阻滞、窦性停搏、室速、室扑、室颤及心脏停搏等。

2. 低钾血症的心电图表现

（1）ST 段压低，T 波低平或倒置。

（2）U 波增高，以 V_2、V_3 导联上最明显，可 > 0.1mV。U 波振幅可与 T 波等高，呈驼峰状，或 U > T，或 T、U 波融合。

（3）T 波与 U 波融合时，QU 间期明显延长。

（4）严重低血钾时，可出现各种心律失常，如房室传导阻滞，频发、多源室性期前收缩、甚至室速和尖端扭转性室速等。

要点五　心电图的临床应用价值

1. 分析与鉴别各种心律失常。心电图是诊断心律失常最简单、最经济的方法，不但可确诊体格检查中所发现者，且可确诊体格检查无法发现者。

2. 确诊心肌梗死及急性冠状动脉供血不足。心电图可明确心肌梗死的病变部位、范围、演变及分期；确定有无心肌缺血、部位及持续时间。

3. 协助诊断慢性冠状动脉供血不足、心肌炎及心肌病。

4. 判定有无心房、心室肥大，从而协助某些心脏病的诊断，如风湿性、肺源性、高血压性及先天性心脏病等。

5. 协助诊断心包疾病，包括急性及慢性心包炎。

6. 观察某些药物对心肌的影响，包括治疗心血管病的药物（如强心苷、抗心律失常药物）及对心肌有损害的药物。

7. 对某些电解质紊乱（如血钾、血钙的过高或过低）不仅有助于诊断，还对治疗有重要参考价值。

8. 心电图监护已广泛应用于心脏外科手术、心导管检查、人工心脏起搏、电击复律、心脏复苏及其他危重病症的抢救，以便及时发现心律和心率的变化、心肌供血情况，从而做出相应的处理。

但心电图检查也存在其局限性，表现在以下几个方面：①心电图对心脏病的病因不能作出诊断。②心电图正常也不能排除有心脏病变存在，如轻度的心脏瓣膜病或某些心血管疾病的早期可能病变未达一定程度而心电图正常，双侧心室肥大时因电力互相抵消而心电图正常。③心电图不正常也不能肯定有心脏病，因为影响心电图改变的原因很多，如内分泌失调、电解质紊乱、药物作用等都可引起心电图异常，偶发早搏亦常见于健康人。④某些心电图改变并无特异性，故只能提供诊断参考，如左心室肥大可见于高血压心脏病、主动脉瓣疾病、二尖瓣关闭不全，亦可见于冠心病。⑤心电图亦不能反映心脏的储备功能。

【例题实战模拟】

A1 型题

1. 反映左、右心房电激动过程的是
 A. P 波　　B. PR 段　　C. QRS 波群　　D. ST 段　　E. T 波

2. 下列属于典型心绞痛的心电图改变的是
 A. 面对缺血区导联 ST 段水平压低 ≥ 0.1mV，T 波倒置
 B. 面对缺血区导联 ST 段抬高，T 波高尖
 C. 面对缺血区导联 Q 波加深，深度 ≥ R 波的 1/4
 D. 面对缺血区导联 Q 波加宽，宽度 > 0.04s
 E. QRS 波群宽大畸形

A2 型题

3. 患者，男，70 岁。今日胸痛发作频繁，2 小时前胸痛再次发作，含化硝酸甘油不能缓解。检查：血压 90/60mmHg，心律不齐。心电图 Ⅱ、Ⅲ、aVF 导联 ST 段抬高呈弓背向上的单向曲线。应首先考虑的是
 A. 心绞痛　　　　　　　　B. 急性心包炎　　　　　　C. 急性前间壁心肌梗死
 D. 急性下壁心肌梗死　　　E. 急性广泛前壁心肌梗死

B1 型题

 A. P 波　　B. QRS 波群　　C. ST 段　　D. T 波　　E. QT 间期

4. 代表心室除极和复极总时间的是
5. 代表心房除极波形的是

【参考答案】

1. A　2. A　3. D　4. E　5. A

第六单元　影像诊断

细目一　超声诊断

【考点突破攻略】

要点一　超声诊断的临床应用

1. 检测实质性脏器（如肝、肾、脾、胰腺、子宫及卵巢等）的大小、形态、边界及脏器内部回声等，帮助判断有无病变及病变情况。

2. 检测某些囊性器官（如胆囊、膀胱、胃等）的形态、走向及功能状态。

3. 检测心脏、大血管和外周血管的结构、功能及血流动力学状态，包括对各种先天性和后天性心脏病、血管畸形及闭塞性血管病等的诊断。

4. 鉴别脏器内局灶性病变的性质，是实质性还是囊性，还可鉴别部分病例的良、恶性。

5. 检测积液（如胸腔积液、腹腔积液、心包积液、肾盂积液及脓肿等）的存在与否，对积液量的多少作出初步估计。

6. 对一些疾病的治疗后动态随访。如急性胰腺炎、甲状腺肿块、子宫肌瘤等。

7. 介入性诊断与治疗。如超声引导下进行穿刺，或进行某些引流及药物注入治疗等。

要点二　二尖瓣、主动脉瓣病变声像图及心功能评价

1. 二尖瓣狭窄的异常声像图及功能评价

（1）二维超声心动图表现：①二尖瓣增厚，回声增强，以瓣尖为主，有时可见赘生物形成的强光团。②二尖瓣活动僵硬，运动幅度减小。③二尖瓣口面积缩小（正常二尖瓣口面积约$4cm^2$，轻度狭窄时，瓣口面积$1.5\sim2.0cm^2$；中度狭窄时，瓣口面积$1.0\sim1.5cm^2$；重度狭窄时，瓣口面积$<1.0cm^2$）。④腱索增粗缩短，乳头肌肥大。⑤左心房明显增大，肺动脉高压时则右心室增大，肺动脉增宽。

（2）M型超声心动图表现：①二尖瓣曲线增粗，回声增强。②二尖瓣前叶曲线双峰消失，呈城墙样改变，EF斜率减低。③二尖瓣前、后叶呈同向运动，后叶曲线套入前叶。④左心房增大。

（3）多普勒超声心动图表现：①彩色多普勒血流量显像：二尖瓣口见五彩镶嵌的湍流信号。②频谱多普勒：二尖瓣频谱呈单峰宽带充填形，峰值血流速度大于1.5m/s，可达6～8m/s。

2. 主动脉瓣关闭不全的异常声像图及心功能评价

（1）二维超声心动图：表现在左室长轴及主动脉根部短轴切面上，可见主动脉瓣反射增强、舒张期主动脉瓣闭合不良、左室容量负荷过重的表现。

（2）M型超声心动图表现：①心底部探查，主动脉根部前后径增宽，运动幅度增大，舒张期闭合线呈双线，距离>2mm。若闭合线出现扑动现象，是血液反流的有力证据。②左室探查，可见左室容量负荷过重的改变，表现为左心室内径扩大，流出道增宽，室间隔和左室后壁呈反向运动。

（3）多普勒超声心动图表现：舒张期可见五彩反流束自主动脉瓣口流向左室流出道。

［常考考点］二尖瓣、主动脉瓣膜病变声像图及功能评价。

要点三　胆囊结石、泌尿系结石的异常声像图

1. 胆囊结石的异常声像图　典型胆囊结石的特征如下：①胆囊内见一个或数个强光团、光斑，其后方伴声影或彗星尾。②强光团或光斑可随体位改变而依重力方向移动。但当结石嵌顿在胆囊颈部，或结石炎性粘连在胆囊壁内（壁间结石）时，看不到光团或光斑随体位改变。不典型者如充填型胆结石，胆囊内充满大小不等的结石，声像图上看不见胆囊回声，胆囊区见一条强回声弧形光带，后方伴直线形宽大声影。

2. 泌尿系结石的异常声像图　泌尿系结石超声可见结石部位有强回声光团或光斑，后伴声影或彗星尾征。输尿管结石多位于输尿管狭窄处；膀胱结石可随体位依重力方向移动。膀胱结石的检出率最高，肾结石次之，输尿管结石因腹腔内肠管胀气干扰而显示较差。肾结石、输尿管结石时，可伴有肾盂积水。

［常考考点］胆囊结石、泌尿系结石的异常声像图。

要点四　脂肪肝、肝硬化的异常声像图

1. 脂肪肝的异常声像图

（1）弥漫性脂肪肝的声像图表现：整个肝均匀性增大，表面圆钝，边缘角增大；肝内回声增多增强，前半细而密，呈一片云雾状改变。彩色多普勒超声显示肝内血流的灵敏度降低，尤其对于较深部位的血管，血流信号较正常减少。

（2）局限性脂肪肝的声像图表现：通常累及部分肝叶或肝段，超声表现为脂肪浸润区部位的高回声区与正常肝组织的相对低回声区，两者分界较清，呈花斑状或不规则的片状。彩色多普勒超声可显示不均匀回声区内无明显彩色血流，或正常肝内血管穿入其中。

2. 肝硬化的异常声像图　①肝体积缩小，逐步向右上移行。②肝包膜回声增强，呈锯齿样改变；肝内光点增粗增强，分布紊乱。③脾肿大。④胆囊壁增厚毛糙，有腹水时可呈双边。⑤可见腹水的无回声暗区。⑥门静脉内径增宽>1.3cm，门静脉血流信号减弱，血流速度常在15～25cm/s以下；可见脐静脉重新开放。⑦癌变时在肝硬化基础上出现肝癌声像图特征，以弥漫型为多见。

［常考考点］脂肪肝、肝硬化的异常声像图表现。

细目二 放射诊断

【考点突破攻略】

要点一 X线的特性及成像原理

1. X线的特性

（1）穿透性：X线的波长很短，具有很强的穿透力，能穿透一般可见光不能穿透的各种不同密度的物质。X线的穿透力与X线管电压密切相关，电压越高，所产生的X线波长越短，穿透力就越强；反之，电压越低，所产生的X线波长越长，其穿透力就越弱。另一方面，X线的穿透力还与被照物体的密度和厚度相关。密度高、厚度大的物体吸收的X线多，通过的X线少。X线穿透性是X线成像的基础。

（2）荧光效应：荧光效应是进行透视检查的基础。

（3）感光效应：感光效应是X线摄影的基础。

（4）电离效应：X线通过任何物质都可产生电离效应。X线进入人体，可产生电离作用，使人体产生生物学方面的改变，即生物效应。它是放射防护学和放射治疗学的基础。

2. X线的成像原理 X线之所以能使人体组织在荧光屏上或胶片上形成影像，一是基于X线的穿透性、荧光和感光效应，二是基于人体组织之间有密度和厚度的差别。当X线穿过人体后，由于人体各部组织的密度和厚度不同，在荧光屏和X线片上显出黑白阴影，相互间形成明显的对比。这样才使我们有可能通过X线检查来识别各种组织，并根据阴影的形态和黑白变化来分析它们是否正常。由此可见，组织结构和器官密度、厚度的差别是产生影像对比的基础，是X线成像的基本条件。人体组织结构和器官形态不同，厚度也不一样，厚的部分吸收X线多，透过的X线少，薄的部分则相反，于是在X线片和荧光屏上显示出黑白对比和明暗差别的影像。

要点二 X线检查方法

1. 普通检查 普通检查包括透视和摄影。

（1）透视：这是常用的检查方法，除可观察内脏的解剖形态和病理改变外，还可观察人体器官的动态，如膈肌的呼吸运动、心脏大血管的搏动、胃肠道的蠕动和排空功能等。透视的缺点是不能显示细微病变，不能留下永久记录，不便于复查对比。

（2）X线摄影（又称平片）：这是目前最常用的X线检查方法。优点是影像清晰，对比度及清晰度均较好，可使密度与厚度较大或密度差异较小部位的病变显影，并可留作客观记录，便于复查对比。其缺点是不能观察人体器官的动态功能改变。

2. 特殊检查

（1）软X线摄影：用钼作靶面的X线管所产生的X线波长较长，穿透力较弱，称之为软X线。主要用以检查软组织（如乳腺）。

（2）其他特殊检查：如放大摄影、荧光摄影等。

3. 造影检查 指将密度高于或低于受检器官的物质引入需要检查的体内器官，使之产生对比，以显示受检器官的形态与功能的办法。引入的物质称为对比剂或造影剂，常用的造影剂有：①高密度造影剂：常用的为钡剂和碘剂。钡剂主要用于食管和胃肠造影。碘剂分离子型和非离子型，非离子型造影剂性能稳定，毒性低，适用于血管造影、CT增强；离子型如泛影葡胺，用于肾盂及尿路造影。②低密度造影剂：如空气、二氧化碳、氧等，常用于关节囊、腹腔造影等。

要点三 CT、磁共振成像（MRI）的临床应用

1. CT的临床应用 随着CT成像技术的不断改进，其影像学效果越来越好，许多过去靠普通X线检查难以发现的疾病，目前通过CT检查多可以明确诊断，尤其是癌症及微小病变的早期发现和诊断，因此，在临床被广泛运用。CT对头颅病变、脊椎与脊髓、纵隔、肺脏、肝、胆、胰、肾与肾上腺及盆部器官的疾病诊断都有良好的运用价值。双源CT下的冠脉造影，可以帮助判断冠状动脉有无狭窄及狭窄程度，指导临床治疗；CT对中枢神经系统疾病的诊断价值更高，对颅内肿瘤、脓肿与肉芽肿、寄生虫病、外伤性血肿与脑损伤、脑梗死与脑出血、椎管内肿瘤等疾病诊断效果很好，结果可靠；对脊椎病变及椎间盘脱出也有良好的诊断价值；对眶内占位病变、鼻窦早期癌、中耳小的胆脂瘤、听骨破坏与脱位、

内耳骨迷路的轻微破坏以及早期鼻咽癌的发现都有帮助；对肺癌、纵隔肿瘤以及腹部及盆部器官肿瘤的早期发现也有重要意义。

2. MRI诊断的临床应用 与CT相比，MRI检查具有无X线辐射、无痛苦、无骨性伪影的特点，非常适用于多次随访检查。MRI高度的软组织分辨能力，不用对比剂就能清楚显示心脏、血管、体内腔道、肌肉、韧带以及脏器之间的关系等，是颅脑、体内脏器、脊髓、骨与关节软骨、肌肉、滑膜、韧带等部位病变的首选检查方法，临床适应证广泛。

但MRI对钙化与颅骨病变的诊断能力较差；难以发现新鲜出血，不能显示外伤性蛛网膜下腔出血；MRI检查时间长，容易产生运动伪影；体内有金属植入物或金属异物者（如安装有心脏起搏器的病人），以及身体带有监护仪的病人不能做MRI检查。

要点四 呼吸系统常见病的影像学表现

1. 慢性支气管炎 早期X线可无异常发现。典型慢支表现为两肺纹理增多、增粗、紊乱，肺纹理伸展至肺野外带。

2. 支气管扩张症 确诊主要靠胸部CT检查，尤其是高分辨力CT（HRCT）。柱状扩张时可见"轨道征"或"戒指征"；囊状扩张时可见葡萄串样改变；扩张的支气管腔内充满黏液栓时，可见"指状征"。

3. 大叶性肺炎

（1）X线检查：①充血期：X线无明显变化，或仅可见肺纹理增粗。②实变期：肺野出现均匀性密度增高的片状阴影，病变范围呈肺段性或大叶性分布，在大片密实阴影中常可见到透亮的含气支气管影，即支气管充气征。③消散期：X线可见实变区密度逐渐减退，表现为散在性的斑片状影，大小不等，继而可见到增粗的肺纹理，最后可完全恢复正常。

（2）CT检查：①充血期：即可见病变区磨玻璃样阴影，边缘模糊。②实变期：可见呈肺段性或大叶性分布的密实阴影，支气管充气征较X线检查更为清楚。

4. 支气管肺炎（小叶性肺炎） 常见于两中下肺野的中、内带，X线表现为沿肺纹理分布的、散在密度不均的小斑片状阴影，边界模糊。CT见两中下支气管血管束增粗，有大小不等的结节状及片状阴影，边缘模糊。

5. 间质性肺炎 病变常同时累及两肺，以中、下肺最为显著。X线表现为两肺门及两中下肺纹理增粗、模糊，可呈网状，并伴有小点状影，肺门影轻度增大，轮廓模糊，密度增高。

病变早期HRCT可见两侧支气管血管束增粗、不规则，伴有磨玻璃样阴影。较重者可有小叶性实变导致的小斑片影，肺门、纵隔淋巴结可增大。

6. 肺脓肿 急性肺脓肿X线可见肺内大片致密影，边缘模糊，密度较均匀，可侵及一个肺段或一叶的大部。在致密的实变区中可见含有液面的空洞，内壁不规整。慢性肺脓肿可见空洞壁变薄，周围有较多紊乱的纤维条索状阴影。多房性空洞则显示为多个大小不等的透亮区。CT较平片能更早、更清楚地显示肺脓肿，因此，有利于早期诊断和指导治疗。

7. 肺结核

（1）原发性肺结核：表现为原发综合征及胸内淋巴结结核。①原发综合征：是由肺内原发灶、淋巴管炎及淋巴结炎三者组成的哑铃状双极现象。②胸内淋巴结结核：表现为肺门和（或）纵隔淋巴结肿大而突向肺野。

（2）血型播散型肺结核：①急性粟粒型肺结核：X线可见两肺大小、密度、分布都均匀一致的粟粒状阴影，正常肺纹理显示不清。②亚急性与慢性血型播散型肺结核：X线可见以两上、中肺野为主的大小不一、密度不同、分布不均的多种性质（渗出、增殖、钙化、纤维化、空洞等）病灶。

（3）继发性肺结核：包括浸润型肺结核（成人最常见）、慢性纤维空洞型肺结核。病变多在肺尖和锁骨下区开始，X线可见渗出、增殖、播散、纤维和空洞等多种性质的病灶同时存在。慢性纤维空洞型肺结核X线主要表现为两肺上部多发厚壁的慢性纤维病变及空洞，周围有广泛的纤维索条影及散在的新老病灶，常伴有明显的胸膜增厚，病变的肺因纤维化而萎缩，出现肺不张征象，上叶萎缩使肺门影向上移位，下肺野血管纹理牵引向上及下肺叶的代偿性肺气肿，使膈肌下降、平坦，肺纹理被拉长呈垂柳状。

（4）结核性胸膜炎：多见于儿童与青少年，可单独存在，或与肺结核同时出现。少量积液时X线可见患侧肋膈角变钝，大量积液时X线可见患侧均匀的密度增高阴影，阴影上方呈外高内低状，积液随体位变化而改变。后期可引起胸膜增厚、粘连、钙化。

肺结核的CT表现与平片相似，但可更早、更细微地显示病变情况，发现平片难以发现的病变，有助于鉴别诊断。

8. 肺肿瘤 肺肿瘤分原发性与转移性两类。原发性肿瘤有良性与恶性之分。良性少见，恶性中98%为原发性支气管肺癌，少数为肺肉瘤。

（1）原发性支气管肺癌（肺癌）：按发生部位可分为三型。①中心型：早期局限于黏膜内时X线无异常发现，引起管腔狭窄时可出现阻塞性肺气肿、阻塞性肺炎、阻塞性肺不张三种肺癌的间接征象；肿瘤同时向腔外生长或（和）伴肺门淋巴结转移时形成肺门肿块影，肺门肿块影是肺癌的直接征象。发生于右上叶的肺癌，肺门肿块及右肺上叶不张连在一起可形成横行"S"状下缘。有时肺癌发展迅速，中心可坏死形成内壁不规则的偏心性空洞。CT可见支气管壁不规则增厚，管腔狭窄；分叶状或不规则的肺门肿块，可同时伴有阻塞性肺炎、肺不张；肺门、纵隔淋巴结肿大等。MRI更有利于明确肿瘤与支气管、纵隔血管的关系，以及肺门、纵隔淋巴结有无转移等。②周围型：X线表现为密度增高，轮廓模糊的结节状或球形病灶，逐渐发展可形成分叶状肿块；发生于肺尖的癌称为肺沟癌。HRCT有利于显示结节或肿块的形态、边缘、周围状况以及内部结构等，可见分叶征、毛刺征、胸膜凹陷征、空泡征或支气管充气征（直径小于3cm以下的癌，肿块内见到的小圆形或管状低密度影），同时发现肺门或纵隔淋巴结肿大更有助于肺癌的诊断。增强CT能更早发现肺门、纵隔淋巴结转移。③细支气管肺泡癌（弥漫型肺癌）：表现为两肺广泛的细小结节，边界不清，分布不对称，进一步发展可融合成大片肿块，形成癌性实变。

CT可见两肺不规则分布的1cm以下结节，边缘模糊，常伴有肺门、纵隔淋巴结转移；融合后的大片实变影中靠近肺门处可见支气管充气征，实变区密度较低呈毛玻璃样，其中可见到高密度的隐约血管影是其重要特征。

（2）转移性肿瘤：X线可见在两肺中、下肺野外带，密度均匀、大小不一、轮廓清楚的棉絮样低密度影。血供丰富的肿瘤发生粟粒状转移时，可见两中、下肺野轮廓光滑、密度均匀的粟粒影。淋巴转移至肺的肿瘤，则主要表现为肺门和（或）纵隔淋巴结肿大。CT发现肺部转移较平片敏感；HRCT对淋巴转移的诊断具有优势，可见肺门及纵隔淋巴结肿大、支气管血管束增粗、小叶间隔增厚以及沿两者分布的细小结节影。

9. 胸膜病变

（1）胸腔积液：①游离性胸腔积液：当积液达250mL左右时，站立位X线检查可见<u>外侧肋膈角变钝</u>；<u>中等量积液</u>时，患侧胸中、下部呈均匀性致密影，其上缘形成自外上斜向内下的凹面弧形，同侧膈和心缘下部被积液遮蔽；大量积液时，除肺尖外，<u>患侧全胸呈均匀的致密增高阴影</u>，与纵隔连成一片，患侧肋间隙增宽，膈肌下降，气管纵隔移向健侧。②包裹性胸腔积液：X线表现为圆形或半圆形密度均匀影，边缘清晰。包裹性积液局限在叶间裂时称为叶间积液。

（2）气胸及液气胸：气胸时X线显示胸腔顶部和外侧高度透亮，其中无肺纹理，透亮带内侧可见被压缩的肺边缘。液气胸时，<u>立位检查可见上方为透亮的气体影，下方为密度增高的液体影</u>，且随体位改变而流动。

（3）胸膜增厚、粘连、钙化：胸膜轻度增厚时，X线表现为肋膈角变钝或消失，沿胸壁可见密度增高或条状阴影，还可见膈上幕状粘连，膈运动受限。广泛胸膜增厚则呈大片不均匀性密度增高影，患侧肋间隙变窄或胸廓塌陷，纵隔向患侧移位，膈肌升高，活动减弱，严重时可见胸部脊柱向健侧凸起。胸膜钙化的X线表现为斑块状、条状或片状高密度钙化影，切线位观察时，可见其包在肺的外围。

[常考考点] 呼吸系统常见病的影像学表现。

要点五　循环系统常见病的影像学表现

1. 风湿性心脏病

（1）单纯二尖瓣狭窄：X线表现为左心房及右心室增大，左心耳部凸出，肺动脉段突出，主动脉结及左心室变小，<u>心脏呈梨形</u>。

（2）二尖瓣关闭不全：典型患者的X线表现是左心房和左心室明显增大。

（3）主动脉瓣狭窄：X线可见左心室增大，或伴左心房增大，升主动脉中段局限性扩张，主动脉瓣区可见钙化。

（4）主动脉瓣关闭不全：左心室明显增大，升主动脉、主动脉弓普遍扩张，<u>心脏呈靴形</u>。

2. 高血压性心脏病　X线表现为左心室扩大，主动脉增宽、延长、迂曲，<u>心脏呈靴形</u>。

3. 慢性肺源性心脏病　病X线表现为右下肺动脉增宽≥15mm，右心室增大等。

4. 心包积液　300mL以下者，X线难以发现。中等量积液时，后前位可见心脏形态呈烧瓶形，上腔静脉增宽，心缘搏动减弱或消失等。

[常考考点] 循环系统常见病的影像学表现。

要点六　消化系统疾病影像学检查及常见疾病的影像学表现

（一）消化系统疾病影像学检查方法

1. 普通X线检查　包括透视和腹部平片，常用于急腹症的诊断。

2. 造影

（1）食管吞钡，观察食管黏膜、轮廓、蠕动和食管扩张度及通畅性。

（2）上消化道钡餐（气钡双重造影）检查，包括食管、胃、十二指肠和上段空肠。

（3）小肠系钡剂造影。

（4）结肠钡剂灌肠造影等。

3. 肝、胆、胰的影像检查方法

（1）肝脏：①CT 平扫。②CT 增强扫描：增加正常肝组织与病灶之间的密度差，显示平扫不能发现的或可疑的病灶，帮助鉴别病灶的性质。③MRI 检查。

（2）胆道系统：①X 线平片检查：可观察有无不透 X 线的结石、胆囊壁钙化或异常的气体影。②造影检查：如口服胆囊造影、静脉胆道造影以及内镜逆行性胆胰管造影（ERCP）。③CT 检查。④MRI 检查。

（3）胰腺检查：①X 线平片可了解胰腺有无钙化、结石。ERCP 对诊断慢性胰腺炎、胰头癌和壶腹癌有一定的帮助。②CT 检查可显示胰腺的大小、形态、密度和结构，区分病变属囊性或实性，是胰腺疾病最重要的影像学检查方法。③MRI 检查。

（二）消化系统常见病的影像学表现

1. 食管静脉曲张 X 线钡剂造影可见：食管中、下段的黏膜皱襞明显增宽、迂曲，呈蚯蚓状或串珠状充盈缺损，管壁边缘呈锯齿状。

2. 食管癌 X 线钡剂造影可见：①黏膜皱襞改变：由于肿瘤破坏黏膜层，使正常皱襞消失、中断、破坏，形成表面杂乱的不规则影像。②管腔狭窄。③腔内充盈缺损。④不规则的龛影，早期较浅小，较大者表现为长径与食管长轴一致的长形龛影。⑤受累食管呈局限性僵硬。

3. 消化性溃疡

（1）胃溃疡：上消化道钡剂造影检查的直接征象是龛影，多见于胃小弯；龛影口周围有一圈黏膜水肿造成的透明带，这种黏膜水肿带是良性溃疡的特征性表现。胃溃疡引起的功能性改变包括：①痉挛性改变。②分泌增加。③胃蠕动增强或减弱。

（2）十二指肠溃疡：绝大部分发生在球部，溃疡易造成球部变形；球部龛影或球部变形是十二指肠溃疡的直接征象。间接征象有：①激惹征。②幽门痉挛，开放延迟。③胃分泌增多和胃张力及蠕动方面的改变。④球部固定压痛。

4. 胃癌 上消化道钡剂造影检查可见：①胃内形态不规则的充盈缺损，多见于蕈伞型癌。②胃腔狭窄，胃壁僵硬，多见于浸润型癌。③形状不规则、位于胃轮廓之内的龛影，多见于溃疡型癌。④黏膜皱襞破坏、消失或中断。⑤肿瘤区蠕动消失。CT 或 MRI 检查可直接观察肿瘤侵犯胃壁、周围浸润及远处转移情况，其影像表现直接反映了胃癌的大体形态，但检查时需用清水或对比剂将胃充分扩张。

5. 溃疡性结肠炎 气钡双重对比造影检查可见：病变肠管结肠袋变浅、消失，黏膜皱襞多紊乱，粗细不一，其中可见溃疡龛影。晚期病例 X 线表现为肠管从下向上呈连续性的向心性狭窄，边缘僵直，同时肠管明显缩短，肠腔舒张或缩受限，形如硬管状。

6. 结肠癌 结肠气钡双重对比造影可见：①肠腔内肿块，形态不规则，黏膜皱襞消失。病变处肠壁僵硬，结肠袋消失。②较大的龛影，形状不规则，边缘不整齐，周围有不同程度的充盈缺损和狭窄，肠壁僵硬，结肠袋消失。③肠管狭窄，肠壁僵硬。

7. 胃肠道穿孔 最多见于胃或十二指肠穿孔，立位 X 线透视或腹部平片可见：两侧膈下有弧形或半月形透亮气体影。若并发急性腹膜炎则可见肠管充气积液膨胀，肠壁间隔增宽，在腹平片上可见腹部肌肉与脂肪层分界不清。

8. 肠梗阻 典型 X 线表现为：梗阻上段肠管扩张，积气、积液，立位或仰卧位水平位摄片可见肠管扩张，呈阶梯状气液平，梗阻以下的肠管闭合，无气体或仅有少量气体。CT（尤其是螺旋CT）适用于一些危重患者、不能配合检查者以及肥胖者，有助于发现腹腔包裹性或游离性气体、液体及肠坏死，帮助判断梗阻部位及病因。

[常考考点] 消化系统常见病的影像学表现。

要点七 泌尿系统常见病的影像学表现

1. 泌尿系结石 X 线平片可显示的结石称为阳性结石，约占 90%。疑为肾或输尿管结石时，首选腹部平片检查；必要时，选用 CT。

（1）肾结石：发生于单侧或双侧，可单个或多个，主要位于肾盂或肾盏内。阳性结石 X 线平片可见圆形、卵圆形或桑椹状致密影，密度高而均匀或浓淡不等，或呈分层状。阴性结石平片不能显影，造影可见肾盂内圆形或卵圆形密度减低影或充盈缺损，还可引起肾盂、肾盏积水扩张等。阳性结石需与腹腔内淋巴结钙化、肠内粪石、胆囊或胰腺结石鉴别，肾结石时腹部侧位片上结石与脊柱影重叠。CT检查表现基本同平片。

（2）输尿管结石：阳性结石平片或CT可见输尿管走行区域内米粒大小的高密度影，CT可见结石上方输尿管、肾盂积水扩张；静脉肾盂造影可见造影剂中止在结石处，其上方尿路扩张。

（3）膀胱结石：多为阳性，X线平片可见耻骨联合上方圆形或卵圆形致密影，边缘光滑或毛糙，密度均匀或不均匀，可呈层状，大小不一。结石可随体位而改变位置，但总是在膀胱最低处。阴性结石排泄性尿路造影可见充盈缺损影。CT可见膀胱内致密影。MRI检查呈非常低的信号。

2. 肾癌 较大肾癌X线平片可见肾轮廓局限性外突；尿路造影可见肾盏伸长、狭窄、受压变形，或肾盏封闭、扩张。CT可见肾实质内肿块，密度不定，可略高于周围肾实质，也可低于或接近于周围肾实质，肿块较大时可突向肾外，少数肿块内可有钙化影；增强扫描早期肿块有明显、不均一的强化，之后表现为相对低密度。

[常考考点] 泌尿系统常见病的影像学表现。

要点八　骨与关节常见病的影像学表现

1. 长骨骨折　X线检查是诊断骨折最常用、最基本的方法，可见骨皮质连续性中断、骨小梁断裂和歪曲，有边缘光滑锐利的线状透亮阴影，即骨折线。根据骨折程度把骨折分为完全性骨折和不完全性骨折。完全性骨折时，骨折线贯穿骨全径；不完全性骨折时，骨折线不贯穿骨全径。根据骨折线的形状和走行，将骨折分为横行、斜行和螺旋形。

CT不是诊断骨折的常规检查方法，但对解剖结构比较复杂部位（如骨盆、髋关节、肩关节、脊柱、面部等）骨折的诊断、诊断骨折碎片的数目等较普通X线有优势。

MRI显示骨折不如CT，但可清晰显示骨折周围软组织的损伤情况以及骨折断端出血、水肿等。

2. 脊柱骨折　主要发生在胸椎下段和腰椎上段，以单个椎体损伤多见。多因受到纵轴性暴力冲击而发生椎体压缩性骨折。X线可见骨折椎体压缩呈楔形，前缘骨皮质嵌压。由于断端嵌入，所以不仅不见骨折线，反而可见横行不规则的线状致密影。有时，椎体前上方可见分离的骨碎片，上、下间隙保持正常。严重时并发脊柱后突成角、侧移，甚至发生椎体错位，压迫脊髓而引起截瘫；常并发棘突间韧带撕裂，使棘突间隙增宽，或并发棘突撕脱骨折，也可发生横突骨折。

CT对脊椎骨折的定位、骨折类型、骨折片移位程度以及椎管有无变形、狭窄等的诊断优于普通平片。

MRI对脊椎骨折及有无椎间盘突出、韧带撕裂等有较高的诊断价值。

3. 椎间盘突出　青壮年多发，下段腰椎最容易发生。

（1）X线平片：①椎间隙变窄或前窄后宽。②椎体后缘唇样肥大增生、骨桥形成或游离骨块。③脊柱生理曲度变直或侧弯。Schmorl结节表现为椎体上或下面的圆形或半圆形凹陷，其边缘有硬化线，常对称见于相邻椎体的上、下面且常累及数个椎体。

（2）CT检查：根据椎间盘变形的程度，分为椎间盘变性、椎间盘膨出、椎间盘突出3种，以椎间盘突出最为严重，其CT直接征象是：椎间盘后缘变形，有局限性突出，其内可有钙化。间接征象是：①硬膜外脂肪层受压、变形甚至消失，两侧硬膜外间隙不对称。②硬膜囊受压变形和移位。③一侧神经根鞘受压。

（3）MRI检查：能很好地显示各部位椎间盘突出的图像，是诊断椎间盘突出的最好方法。在矢状面可见突出的椎间盘向后方或侧后方突出；横断面上突出的椎间盘局限突出于椎体后缘；可见硬膜外脂肪层受压、变形甚至消失和神经根鞘受压图像。

4. 急性化脓性骨髓炎

（1）X线表现：①发病后2周内，可见肌间隙模糊或消失，皮下组织与肌间分界模糊等。②发病2周后可见骨改变，开始在干骺端骨松质中出现骨质疏松，进一步出现骨质破坏，破坏区边缘模糊；骨质破坏逐渐向骨干延伸，小的破坏区可融合形成大的破坏区，骨皮质也受到破坏，皮质周围出现骨膜增生，表现为一层密度不高的新生骨，新生骨广泛时可形成包壳；骨皮质供血障碍时可发生骨质坏死，出现沿骨长轴形成的长条形死骨，有时可引起病理性骨折。

（2）CT表现：能较清楚地显示软组织感染、骨膜下脓肿以及骨破坏和死骨，尤其有助于发现平片不能显示的小的破坏区和死骨。

（3）MRI检查：对显示骨髓腔内改变和软组织感染优于平片和CT。

5. 慢性化脓性骨髓炎

（1）X线表现：X线可见明显的修复，即在骨破坏周围有骨质增生硬化现象；骨膜的新生骨增厚，并同骨皮质融合，呈分层状,外缘呈花边状;骨干增粗,轮廓不整,骨密度增高,甚至骨髓腔发生闭塞;可见骨质破坏和死骨。

(2) CT 表现与 X 线表现相似,并容易发现 X 线不能显示的死骨。

6. 骨关节结核 多继发于肺结核,儿童和青年多见,发病部位以椎体、骺和干骺端为多,X 线主要表现为骨质疏松和骨质破坏,部分可出现冷脓肿。

(1) 长骨结核:①好发于骺和干骺端。X 线早期可见骨质疏松;在骨松质中可见局限性类圆形、边缘较清楚的骨质破坏区,邻近无明显骨质增生现象;骨质破坏区有时可见碎屑状死骨,密度不高,边缘模糊,称之为"泥沙"状死骨;骨膜反应轻微;病变发展易破坏骺而侵入关节,形成关节结核,但很少向骨干发展。② CT 检查可显示低密度的骨质破坏区,内部可见高密度的小斑片状死骨影,病变周围软组织发生结核性脓肿,密度低于肌肉。

(2) 关节结核:分为继发于骺、干骺端结核的骨型关节结核和结核菌经血行累及关节滑膜的滑膜型结核。①骨型关节结核的 X 线表现较为明显,即在原有病变征象的基础上,又有关节周围软组织肿胀、关节间隙不对称性狭窄或关节骨质破坏等。滑膜型结核以髋关节和膝关节较为常见,早期 X 线表现为关节囊和关节软组织肿胀,密度增高,关节间隙正常或增宽,周围骨骼骨质疏松;病变进展侵入关节软骨及软骨下骨质时,X 线可见关节面及邻近骨质模糊及有虫蚀样不规则破坏,这种破坏多在关节边缘,而且上下两端相对应存在;晚期发生关节间隙变窄甚至消失,关节强直。② CT 检查可见肿胀的关节囊、关节周围软组织和关节囊内积液,骨关节面毛糙,可见虫蚀样骨质缺损;关节周围冷脓肿密度较低,注射对比剂后可见边缘强化。③ MRI 检查:滑膜型结核早期可见关节周围软组织肿胀,肌间隙模糊。依据病变组织密度不同而显示不同的信号。

(3) 脊椎结核:好发于腰椎,可累及相邻的两个椎体,附件较少受累。① X 线表现:病变椎体骨松质破坏,发生塌陷变形或呈楔形变,椎间隙变窄或消失,严重时椎体互相嵌入融合而难以分辨;病变椎体旁因大量坏死物质流入而形成冷脓肿,表现为病变椎体旁软组织梭形肿胀,边缘清楚;病变部位脊柱后突畸形。② CT 对显示椎体及其附件的骨质破坏、死骨、冷脓肿均优于平片。③ MRI 对病变部位、大小、形态和椎管内病变的显示优于平片和 CT。

7. 骨肿瘤 骨肿瘤分为原发性和转移性两种,转移性骨肿瘤在恶性骨肿瘤中最为常见。原发性骨肿瘤分为良性与恶性。X 线检查不仅可以发现骨肿瘤,还可帮助鉴别肿瘤的良恶以及是原发还是转移。一般原发性骨肿瘤好发于长骨,转移性骨肿瘤好发于躯干骨与四肢近侧骨的近端。原发性骨肿瘤多为单发,转移性骨肿瘤常为多发。良性骨肿瘤多无骨膜增生,恶性骨肿瘤常有骨膜增生,并且骨膜新生骨可被肿瘤破坏,形成恶性骨肿瘤的特征性 X 线表现——Codman 三角。

(1) 骨巨细胞瘤(破骨细胞瘤):多见于 20～40 岁的青壮年,股骨下端、胫骨上端以及桡骨远端多发,良性多见。① X 线平片:在长骨干骺端可见到偏侧性的膨胀性骨质破坏透亮区,边界清楚。多数病例破坏区内可见数量不等的骨嵴,将破坏区分隔成大小不一的小房征,称为分房型;少数破坏区无骨嵴,称为溶骨型。当肿瘤边缘出现筛孔状或虫蚀状骨破坏,骨嵴残缺紊乱,环绕骨干出现软组织肿块影时,提示恶性骨巨细胞瘤。② CT 平扫可见骨端的囊性膨胀性骨破坏区,骨壳基本完整,骨破坏与正常骨小梁的交界处多没有骨增生硬化带。骨破坏区内为软组织密度影,无钙化和骨化影。增强扫描肿瘤组织有较明显的强化,而坏死囊变区无强化。

(2) 骨肉瘤:多见于 11～20 岁的男性,好发于股骨下端、胫骨上端及肱骨上端的干骺端。① X 线主要表现为骨髓腔内不规则的骨破坏和骨增生,骨皮质破坏,不同形式的骨膜增生和骨膜新生骨的再破坏,可见软组织肿块以及其中的云絮状、斑块状肿瘤骨形成等,肿瘤骨存在是诊断骨肉瘤的重要依据。根据 X 线表现的不同,骨肉瘤分为溶骨型、成骨型和混合型三种类型,混合型最为多见。溶骨型骨肉瘤以骨质破坏为主要表现,破坏偏于一侧,呈不规则斑片或大片状溶骨性骨质破坏,边界不清;可见骨膜增生被破坏形成的骨膜三角。成骨型骨肉瘤以肿瘤骨形成为主要的 X 线表现,可见大片致密的骨质硬化改变,称为象牙质变;骨膜增生明显;软组织肿块中多有肿瘤骨形成。混合型骨肉瘤兼有以上两者的骨质改变。② CT 表现为松质骨的斑片状缺损,骨皮质内表面的侵蚀或全层的虫蚀状、斑片状破坏或大片缺损。骨质增生表现为松质骨内不规则斑片状高密度影和骨皮质增厚。软组织肿块围绕病变骨膜生长或偏于一侧,边缘模糊,与周围正常组织界限不清,其内常见大小不等的坏死囊变区;CT 发现肿瘤骨较平片敏感,并能显示肿瘤与邻近结构的关系。③ MRI 能清楚地显示骨肿瘤与周围正常组织的关系,以及肿瘤在髓腔内的情况等;但对细小、淡薄的骨化或钙化的显示不如 CT。一般典型骨肉瘤平片即可诊断,而判断骨髓病变 MRI 更好。

(3) 转移性骨肿瘤:乳腺癌、甲状腺癌、前列腺癌、肾癌、肺癌及鼻咽癌等癌细胞通过血行可转移至胸椎、腰椎、肋骨、股骨上段,以及髋骨、颅骨和肱骨等处。①根据 X 线表现的不同将其分为溶骨型、成骨型和混合型三种,以溶骨型最为多见。② CT 显示骨转移瘤不仅比普通平片敏感,而且还能清楚显示骨外局部软组织肿块的范围、大小、与相邻脏器的关系等。③ MRI 对骨髓中的肿瘤组织及其周围水肿非常敏感,比 CT 能更早地发现骨转移瘤,从而为临床诊断、治疗等提供更早而可靠的依据。

8. 颈椎病 X线表现为颈椎生理曲度变直或向后反向成角，椎体前缘唇样骨质增生或后缘骨质增生、后翘，相对关节面致密，椎间隙变窄，椎间孔变小，钩突关节增生、肥大、变尖，前、后纵韧带及项韧带钙化。CT、MRI对颈椎病的诊断优于普通X线平片，尤其对平片不能确诊的颈椎病，MRI诊断更具有优势。

9. 类风湿关节炎 X线表现为：早期手、足小关节多发对称性梭形软组织肿胀，关节间隙可因积液而增宽，出现软骨破坏后关节间隙变窄；发生在关节边缘的关节面骨质侵蚀（边缘性侵蚀）是类风湿关节炎的重要早期征象；进一步发展可见骨性关节面模糊、中断，常有软骨下囊性病灶，呈多发、边缘不清楚的小透亮区（血管翳侵入所致）；骨质疏松早期发生在受累关节周围，以后可累及全身骨骼；晚期可见四肢肌肉萎缩，关节半脱位或脱位，指间、掌指间关节半脱位明显，常造成手指向尺侧偏斜、畸形。

10. 退行性骨关节病 依靠普通平片就可诊断。

（1）四肢关节（髋与膝关节）退行性骨关节病的X线表现：由于关节软骨破坏，而使关节间隙变窄，关节面变平，边缘锐利或有骨赘突出。软骨下骨质致密，关节面下方骨内出现圆形或不规整形透明区。晚期还可见关节半脱位和关节内游离骨体，但多不造成关节强直。

（2）脊椎关节病（脊椎小关节和椎间盘退行性变）的X线表现：脊椎小关节改变包括上下关节突变尖、关节面骨质硬化和关节间隙变窄。椎间盘退行性变表现为椎体边缘出现骨赘，相对之骨赘可连成骨桥；椎间隙前方可见小骨片，但不与椎体相连，为纤维环及邻近软组织骨化后形成；髓核退行性变则出现椎间隙变窄，椎体上下骨缘硬化。

［常考考点］骨和关节常见病的影像学表现。

要点九　常见中枢神经系统疾病的影像学表现

（一）脑血管病

1. 脑出血 高血压性脑出血是最常见的病因，出血部位多为基底节、丘脑、脑桥和小脑。根据血肿演变分为急性期、吸收期和囊变期。CT、MRI可以确诊。

CT表现：①急性期血肿呈圆形、椭圆形或不规则形均匀密度增高影，边界清楚；周围有环形密度减低影（水肿带）；局部脑室受压移位；血液进入脑室或蛛网膜下腔时，可见脑室或蛛网膜下腔内有积血影。②吸收期（发病后3～7天）可见血肿缩小、密度降低，小的血肿可以完全吸收，血肿周围变模糊，水肿带增宽。③发病2个月后进入囊变期，较大的血肿吸收后常留下大小不等的囊腔，同时伴有不同程度的脑萎缩。

2. 蛛网膜下腔出血 CT表现为脑沟、脑池、脑裂内密度增高影，脑沟、脑裂、脑池增大，少数严重病例周围脑组织受压移位。出血一般7天左右吸收，此时CT检查无异常发现，但MRI仍可见高信号出血灶痕迹。

3. 脑梗死 常见的原因有脑血栓形成、脑栓塞、低血压和凝血状态等。病理上分为缺血性脑梗死、出血性脑梗死、腔隙性脑梗死。

（1）CT表现：①缺血性脑梗死：发病12～24小时之内，CT无异常所见；少数病例在血管闭塞6小时即可显示大范围低密度区，其部位、范围与闭塞血管供血区一致，皮质与髓质同时受累，多呈三角形或扇形，边界不清，密度不均，在等密度区内散在较高密度的斑点影代表梗死区内脑质的相对无损害区；2～3周后，病变处密度越来越低，最后变为等密度而不可见；1～2个月后可见边界清楚的低密度囊腔。②出血性脑梗死：在密度减低的脑梗死灶内，见到不规则斑点状或片状高密度出血灶影；由于占位，脑室轻度受压，中线轻度移位；2～3周后，病变处密度逐渐变低。③腔隙性脑梗死：发病12～24小时之内，CT无异常所见；典型者可见小片状密度减低影，边缘模糊；无占位效应。

（2）MRI检查：MRI对脑梗死灶发现早、敏感性高，发病后1小时即可见局部脑回肿胀，脑沟变浅。

（二）脑肿瘤

影像检查的目的在于确定肿瘤的有无，并对其作出定位、定量乃至定性诊断。颅骨平片的诊断价值有限，CT、MRI是主要的诊断手段。

（三）颅脑外伤

1. 脑挫裂伤 CT可见低密度脑水肿区内散在斑点状高密度出血灶，伴有占位效应。有的表现为广泛性脑水肿或脑内血肿。

2. 颅内出血 包括硬膜外、硬膜下、脑内、脑室和蛛网膜下腔出血等。CT可见相应部位的高密度影。

［常考考点］中枢神经系统常见病的影像学表现。

【例题实战模拟】

A1 型题

1. 对腹部实质性脏器病变,最简便易行的检查方法是
   A. X 线摄片　　B. CT 扫描　　C. 同位素扫描　　D. B 型超声波检查　　E. 纤维内窥镜检查
2. 对二尖瓣狭窄程度的判定最有价值的检查是
   A. 听诊　　B. 胸部 X 线片　　C. 心电图检查　　D. 胸部 CT 扫描　　E. 二维超声心动图检查
3. 主动脉瓣关闭不全时,左心室扩大,心影外形应是
   A. 梨形　　B. 靴形　　C. 里横位　　D. 烧瓶形　　E. 心腰部突出
4. 下列疾病,立位 X 线透视可见膈下游离气体影的是
   A. 急性胃穿孔　　B. 肠梗阻　　C. 肠套叠　　D. 肝破裂　　E. 结肠肿瘤
5. 下列疾病,立位 X 线透视可见阶梯状气液平的是
   A. 急性胃穿孔　　B. 肠梗阻　　C. 肠套叠　　D. 肝破裂　　E. 结肠肿瘤

【参考答案】

1. D　2. E　3. B　4. A　5. B

第七单元　病历与诊断方法

【考点突破攻略】

要点一　病历书写的格式和内容

(一) 门诊病历

1. 门诊病历首页要逐项填写,要注明科别,如有错误或遗漏应予更正及补充。
2. 每次诊疗均写明年、月、日。必要时注明时刻。
3. 初诊病历的书写要注意以下事项:

(1) 病史内容连贯书写,不必冠以"主诉"等字。病历重点为主诉、现病史,而对既往史、家族史等仅扼要记录与此次发病有关的内容。

(2) 系统体格检查(一般状况、心、肺、肝、脾、四肢、神经反射等),逐项简要记载,对病人的阳性体征及有关的阴性体征,应重点记载。对专科情况,应详细记载。

(3) 辅助检查应根据病情而选择进行。

(4) 结合病史、体检、辅助检查,提出初步诊断。

(5) 处理包括所有药品(品名、剂量、用法及所给总量),特殊治疗,生活注意点,休息方式及期限,预约诊疗日期及随访要求等。

4. 复诊病历重点记录上次就诊后病情变化、药物疗效与反应及送检结果。复查上次曾发现的阳性体征及有无新的变化。诊断无改变者不再填写。最后为复诊后的处理。

5. 每次记录医师均需签署全名。

(二) 住院病历

1. 主要内容包括以下几个方面:

(1) 一般情况,如姓名、性别、年龄、婚姻、民族、职业、住址(工作单位)、出生地、入院日期、记录日期、病史陈述者、可靠程度。

(2) 病史,包括主诉、现病史、既往史、个人史、婚姻史、月经生育史、家族史。

(3) 体格检查。

(4) 实验室及其他检查。

(5) 病历摘要。

(6)初步诊断。
(7)记录者签名。
2. 入院记录的内容同住院病历，但应简明、重点突出。
3. 病程记录。
4. 会诊记录。
5. 转科记录。
6. 出院记录。
7. 死亡记录。

要点二　确立诊断的步骤及原则

建立正确的诊断，一般要经过"调查研究、搜集资料""综合分析、初步诊断"和"反复实践、验证诊断"3个步骤。

1. 调查研究，搜集临床资料。正确诊断来源于周密的调查研究。包括询问病史、体格检查、实验室及其他检查等，了解和搜集资料，并做到真实、全面、系统。

2. 分析整理，得出初步诊断。在分析、判断和推理过程中必须注意：现象与本质、局部与整体、共性与个性、动态的观点等思维方法。

3. 反复实践、验证诊断。

要点三　诊断内容及书写

1. 诊断内容　完整的诊断应能反映病人所患的全部疾病，其内容应包括病因诊断、病理解剖诊断和病理生理诊断。如同时患多种疾病，则应分清主次，顺序排列，主要疾病排在前面，次要疾病则根据其重要性依次后排。原发疾病的进一步发展或是在原发病的基础上产生和导致机体脏器的进一步损害称为并发症，列于主要疾病之后。与主要疾病无关而同时存在的疾病称为伴发病，应依序后排。一般本科疾病在前，他科疾病在后。

2. 病历书写的基本要求
（1）病历编写必须态度认真，实事求是地反映病情和诊治经过。
（2）病历编写应内容确切，系统完确，条理清楚，重点突出，层次分明，词句精练，标点正确，字迹清楚，不得随意涂改和剪贴。
（3）各项、各次记录要注明记录日期，危、急、重病人的病历还应注明记录时间。记录结束时须签全名并易辨认。凡修改和补充之处，应用红色墨水书写并签全名。
（4）病历摘要必须简练，有概括性与系统性，能确切反映病情的特点，无重要遗漏或差错，可作为初步诊断和鉴别诊断的依据。

【例题实战模拟】

A1型题

1. 下列除哪项外，均是采录既往史所要求的内容
   A. 过去健康情况　　　　　B. 预防接种情况　　　　　C. 传染病史
   D. 过敏史　　　　　　　　E. 是否到过传染病的流行地区

2. 下列除哪项外，均属于现病史的内容
   A. 起病情况　　　　　　　B. 主要症状及伴随症状　　C. 诊疗经过
   D. 病程中的一般情况　　　E. 家族成员患同样疾病的情况

3. 下列各项，最符合主诉书写要求的是
   A. 患高血压病3年　　　　 B. 心绞痛反复发作3年　　 C. 3年前开始多饮、多食、多尿
   D. 吞咽困难，进行性加重1月余　　E. 某医院确诊为肺癌，介绍患者来诊

【参考答案】
1. E　2. E　3. D

药理学

【本章通关攻略】

药理学是中西医结合专业一门重要的基础课程，为中西医结合临床内、外、妇、儿各科的治疗用药提供了理论支撑，在中西医结合执业助理医师资格考试中平均每年出题15道，约占15分。

该科目重点考查拟胆碱药、抗胆碱药、拟肾上腺素药、抗肾上腺素药、镇静催眠药、抗癫痫药、抗精神失常药、镇痛药、抗组胺药、利尿药、抗高血压药、抗心律失常药、抗慢性心功能不全药、血液系统药、消化系统药、呼吸系统药、糖皮质激素、降糖药、合成抗菌药和抗生素等。

复习中注意掌握各类重点药物的药理作用及应用，关注其不良反应，并联系内、外、妇、儿各科的临床实际，采取理解记忆、比较记忆、图表记忆、对比记忆、歌诀记忆等方法，力求达到事半功倍的效果。

第一单元　药物作用的基本规律

细目一　药物效应动力学

【考点突破攻略】

要点一　药物作用与药理效应（选择性、量-效关系）

药物进入体内后与机体细胞上的靶位结合时引起的初始反应称为药物的作用（action）。药理效应（effect）是药物作用的结果，是机体生理生化机能或形态变化的表现。药物作用是药物对机体的初始作用，是动因。药理效应是药物作用的结果，是机体反应的表现。如阿托品对眼的作用是阻断虹膜环状肌上的M受体，其效应是阻断受体后产生的环状肌松弛及瞳孔扩大。

（一）药物作用的选择性

药物作用的选择性（selectivity）是指多数药物在适当剂量时，只对少数器官或组织产生明显作用，而对其他器官或组织的作用较小或不产生作用。如碘主要作用于甲状腺，对其他器官或组织影响很小。选择性高的药物大多药理活性较强，使用针对性强；选择性低的药物，应用时针对性不强，不良反应较多，但作用范围广。选择性是相对的，与剂量密切相关。一般药物在较小剂量或常用量时选择性较高，随着剂量增大，选择性降低，中毒量时可产生更广泛的作用（包括严重的中毒反应）。如苯巴比妥随着剂量增加，可依次产生镇静、催眠、抗惊厥、抗癫痫、麻醉作用，最后麻痹中枢，可引起死亡。

［常考考点］药物选择性的概念：多数药物在适当剂量时，只对少数器官或组织产生明显作用，而对其他器官或组织的作用较小或不产生作用。

（二）药物作用的量-效关系

药物作用的量-效关系（dose-effect relationship）是指剂量与效应之间的关系。药物的效应在一定范围内随着剂量的增加（变化）而增强（变化）。

1. 剂量与反应

（1）剂量（dose）：一般是指药物每天的用量，是决定血药浓度和药物效应的主要因素。包括：①无效量，指不出现效应的剂量。②最小有效量或称阈剂量，指刚引起药理效应的剂量。③治疗量或称常用量，比阈剂量大而又小于极量的剂量，临床使用时对大多数病人有效而又不会出现中毒。④最小中毒量，指刚引起中毒的剂量。⑤致死量，指达到导致死亡的剂量。⑥最大有效量或称极量，指引起最大效应而不出现中毒的剂量，极量有一次量、一日量、疗程总量及单位时间内用药量之分。《中国药典》对剧毒药的极量有明确规定，用药时一般不得超过极量，否则可能发生医疗事故，医护人员对此应负法律责任。

（2）反应（效应）：按性质可分为量反应和质反应两种。①量反应是指药物效应的强弱可用具体数量表示的反应，如血压、心率、血脂、平滑肌收缩或舒张程度等。②质反应也称全或无反应，是指药物效应的强弱用阳性或阴性反应率来表示的反应，如死亡与不死亡，惊厥与不惊厥等。

2. 量-效曲线（dose-effect curve） 是以药物的效应为纵坐标，剂量（或血药浓度）为横坐标所作的曲线图。分量反应量-效曲线和质反应量-效曲线。通过量-效曲线，可获得下列药效学参数。

（1）效价强度（potency）：指药物作用强弱的程度。常用一定效应所需的剂量或一定剂量产生的效应来表示。能引起同等效应的两个药物的剂量称"等效剂量"，等效剂量大者效价强度小，等效剂量小者效价强度大。

（2）效能（efficacy）：指药物产生的最大效应。此时已达最大有效量，若再增加剂量，效应不再增加。效能常用药物效应指标的最大数值来表示，如氢氯噻嗪的每日最大排钠量为150mmol。

药物的强度和效能不一定一致，如环戊氯噻嗪、氢氯噻嗪和呋塞米都是利尿剂，等效剂量分别为0.6、30、90mg，强度之比为1:0.02:0.0067，环戊氯噻嗪的强度约为后两药的50、150倍，但前两药的最大效应只能达到每日排钠150mmol，后者可达到250mmol，说明呋塞米的效能最高。临床应用时，要综合考虑同类药的强度和效能，强度高的药用量小，而效能高的药物效应强，效能高的药物可取得更强的治疗效果。

（3）量-效变化速度：是以曲线的斜率（slope）来表示，斜率大的药物剂量稍有增减，效应即有明显变化，斜率小的药物效应较温和。

3. 半数效应量 表示在一定范围内药物效应随着剂量的变化而变化的规律，药理效应可以是治疗作用、毒性反应或致死。S形曲线在效应50%处的剂量为半数效应量。如效应为疗效，则称为半数有效量（median effective dose，ED_{50}），即引起50%最大反应强度或引起50%实验对象出现阳性反应时的药物剂量；如效应为中毒反应，则为半数中毒剂量（median toxic dose，TD_{50}）；如效应为死亡，则为半数致死量（median lethal dose，LD_{50}）。

4. 治疗指数（therapeutic index，TI） 表示药物安全性的指标，$TI=LD_{50}/ED_{50}$ 或 $TI=TD_{50}/ED_{50}$。此数值越大，表示有效剂量与致死剂量（或中毒剂量）间距离越大，越安全。TI只适用于治疗效应和致死效应的量-效曲线相互平行的药物。TI是粗略的、相对的理论参数，不能完全反映药物的医疗价值。评价药物的安全性时，还应参考安全指数（safety index，SI），$SI=LD_1/ED_{99}$，或安全范围（margin of safety）即 ED_{95} 与 LD_5 之间的距离。

[常考考点] 半数有效量的概念：引起50%最大反应强度或引起50%实验对象出现阳性反应时的药物剂量。

要点二 药物的不良反应

药物不良反应（adverse reaction）是指药物产生的不符合用药目的或对病人不利的反应。

1. 副作用（side reaction） 指药物在治疗剂量时产生与治疗目的无关的作用。由于药物的选择性低，副作用可随治疗目的而改变。当某一作用作为治疗作用时，其他作用则成为副作用。如阿托品治疗胃肠痉挛时出现的口干为副作用，用于麻醉时可减少呼吸道腺体分泌为治疗作用。治疗剂量下与治疗作用同时发生的药物固有的作用，通常不可避免，可给病人带来不适或痛苦，大多是可自行恢复的功能性变化。

2. 毒性反应（toxic reaction） 指药物剂量过大或用药时间过长引起的机体损害性反应，一般较严重，是可以预知的。毒性反应主要是对神经、消化、血液、循环系统及肝、肾等重要器官造成功能性或器质性的损害，甚至可危及生命。因剂量过大而立即发生，称为急性毒性；或因长期使用而逐渐发生，称为慢性毒性。试图用增加剂量或疗程来增强疗效，其有效性有限，甚至是很危险的。

3. 变态反应（allergic reaction） 也称过敏反应（anaphylaxis），是指少数人对某些药物产生的病理性免疫反应。只发生于少数过敏体质者，与原药理作用、使用剂量及疗程无明显关系，在远远低于治疗量或第一次治疗应用时也可发生严重反应。变态反应通常分为4种类型，即速发型变态反应、细胞毒型变态反应、免疫复合体型变态反应和迟发型变态反应。临床表现有药热、皮疹、哮喘、溶血性贫血、类风湿关节炎等，严重时也可引起过敏性休克。

4. 后遗效应（residual effect） 是指停药后血药浓度已降至阈浓度以下时仍残存的药理效应。如服用巴比妥类催眠药后，次晨仍有困倦、头昏、乏力等反应。

5. 继发反应（secondary reaction） 是指药物发挥治疗作用所引起的不良后果，又称治疗矛盾。如长期服用广谱抗生素后，肠道内一些敏感的细菌被抑制或杀灭，使肠道菌群的共生平衡状态遭到破坏，而一些不敏感的细菌如耐药葡萄球菌、白色念珠菌等大量繁殖，导致葡萄球菌性肠炎或白色念珠菌病等。

6. 致畸作用（teratogenesis）、致癌作用（carcinogenesis）、致突变作用（mutagenesis） 有些药物能影响胚胎正常发育而引起畸胎，在怀孕的头3个月内（胚胎发育分化很快）尽量以不用药为宜；某些药物可能有致癌作用、致突变作用，应予警惕。

7. 特异质反应（idiocrasy） 是指少数患者对某些药物特别敏感，其产生的作用性质可能与常人不同。但其反应性质与药物的固有药理作用相关，且严重程度与剂量成正比。目前认为，这是一类先天性遗传异常所致的反应。如红细胞葡萄糖-6-磷酸脱氢酶缺损者服用伯氨喹时可发生严重的溶血性贫血；维生素K环氧化物还原酶变异者对华法林的抗凝血作用耐受；先天性血浆胆碱酯酶缺乏者在使用骨骼肌松弛药时可产生呼吸肌麻痹、严重窒息的特异质反应。这些都是遗传因素决定的异常。

8. 药物依赖性（drug dependence） 是指病人连续使用某些药物以后，产生的一种不可停用的渴求现象。可分为生理依赖性和精神依赖性。

（1）生理依赖性（physiological dependence）：也称躯体依赖性或成瘾性，是指反复使用某些药物后造成的一种身体适应状态。其特点是一旦中断用药，即可出现强烈的戒断症状，如剧烈疼痛、严重失眠等，使患者变得身不由己，甚至为获取这些药物而不顾一切，走向严重犯罪。其原因可能是机体已产生了某些生理生化的变化。

（2）心理依赖性（psychological dependence）：也称精神依赖性或习惯性，是指使用某些药物以后可产生快乐满足的感觉，并在精神上形成周期性不间断使用的欲望。其特点是一旦中断使用，不产生明显的戒断症状，可出现身体多处不舒服的感觉，但可以自制。其原因可能只是一种心理渴求，是主观精神上的渴望，机体无生理生化改变。

根据国际禁毒公约规定，依赖性药物分为三大类：①麻醉药品（包括阿片类、可卡因类、大麻类，可产生生理依赖性）。②精神药品（包括镇静催眠药和抗焦虑药、中枢兴奋药、致幻剂）。③其他（包括烟草、酒精等，可产生心理依赖性）。我国对前两类药品的生产、供应和使用均有严格规定，严禁滥用。

[常考考点] 药物不良反应的概念及类型。

细目二　药物代谢动力学

【考点突破攻略】

要点　药物的吸收、分布、转化、排泄及其影响因素

（一）吸收

吸收（absorption）指药物由给药部位进入血液循环的过程。静脉注射和静脉滴注，药物直接进入血液，没有吸收过程。不同给药途径吸收快慢依次为：吸入＞肌内注射＞皮下注射＞舌下＞口服＞直肠＞皮肤。常用的给药途径有：

1. 消化道给药

（1）口服给药（oral administration）：是常用的给药途径，吸收部位为胃肠道。影响吸收的主要因素有药物理化性质（脂溶性、解离度等），剂型（包括赋形剂），溶出度（包括崩解度）；消化道稳定性；胃肠功能（蠕动功能、血流量）；首过消除；其他（如胃肠内pH、食物、肠内细菌对药物的代谢等）。

首过消除（first-pass elimination）或首过效应（first pass effect），是指药物在胃肠道吸收后要先经门静脉进入肝脏，再进入体循环，其在肠黏膜和肝脏中极易被代谢灭活，使进入体循环的药量减少的现象。首过消除明显的药物不宜口服给药（如硝酸甘油，首过消除约95%）。但首过消除现象也有饱和性，若剂量加大，口服仍可使血中药物浓度明显升高。

小肠是绝大多数药物吸收的主要场所，这是因为小肠pH范围较广（pH 4.8～8.2），能满足绝大多数药物吸收对pH值的要求；小肠黏膜表面有丰富的绒毛，绒毛上皮细胞为单细胞，吸收面积大（约300m^2）；药物在小肠中移动速度较慢（4～5小时才达回盲部）而停留时间长，故吸收充分。一般情况下，非解离型药物的吸收率远较解离型的为高；因胃黏膜表面积小（约1m^2）、表层有较厚的黏液膜、药物在胃中停留时间短，故吸收较少；即使药物在肠内完全解离，小肠吸收的量也比非解离型药物在胃内吸收的量多。大肠黏膜无环形皱襞和绒毛，主要功能是贮存食物残渣和吸收水分及无机盐，与药物吸收关系不大。

（2）舌下给药（sublingual）：吸收面积较小，但因血流丰富，吸收较快。药物经舌下静脉，不经肝脏而直接进入体循环，在一定程度上可避免首过消除。特别适合口服吸收时易于被破坏或首过消除明显的药物，如硝酸甘油。

（3）直肠给药（per rectum）：优点是防止药物对上消化道的刺激性。因吸收表面积很小，肠腔液体量少，pH约8.0，对许多药物溶解不利，吸收反不如口服给药迅速和规则。

2. 注射给药

（1）皮下注射（subcutaneous injection）、肌内注射（intramuscular injection）：是最常用的两种注射给药途径，特点是吸收迅速而完全。注射后药物可沿结缔组织迅速扩散，再经毛细血管及淋巴内皮细胞进入血液循环。该处毛细血管壁的细胞间隙宽大（600～1200nm），一般药物均可直接通过，按膜孔扩散或脂溶扩散方式迅速吸收。

（2）与口服给药相比，注射给药具有以下特点：①适用于在胃肠中易破坏或不易吸收的药物，如青霉素G、庆大霉素。②适用于肝脏首过消除明显的药物，如利多卡因。③吸收速度取决于局部血液循环。

3. 吸入给药 即一些气体及挥发性药物经呼吸道直接由肺泡表面吸收的给药方式。由于肺泡表面积大（约200m^2），与血液只隔肺泡上皮及毛细血管内皮各一层，血流量大，药物只要能到达肺泡，吸收极其迅速。气体及挥发性药物（如吸入麻醉药及亚硝酸异戊酯等）可直接进入肺泡被迅速吸收；液体药物及固体药物则需要经过雾化以后成极细颗粒方能有效吸收（颗粒直径3～5μm的药物可达细支气管，小于2μm才可进入肺泡）；较大雾粒的喷雾剂只能用于鼻咽部或气管的局部治疗（如抗菌、消炎、祛痰、通鼻塞等）。

4. 经皮给药 完整皮肤吸收较差，仅脂溶性极强的有机溶剂和有机磷酸酯类可以经皮吸收而发生中毒。一些皮肤较单薄部位（如耳后、胸前区、阴囊皮肤部位）或有炎症等病理改变的皮肤，不少药物仍能经皮吸收。儿童的皮肤含水量高，经皮肤吸收速度比成年人快。特别是当药物中加入了促皮吸收药如氮酮、二甲基亚砜、月桂酸等制成贴皮药或软膏，经皮给药（transdermal）后都可到达局部或全身，如硝苯地平、雌二醇、芬太尼等制成的贴皮剂。

［常考考点］首过消除的概念：口服给药时，有些药物在进入体循环之前首先在胃肠道、肠黏膜细胞和肝脏被灭活代谢，导致进入体循环的药量减少，药效降低。

（二）分布

药物分布（distribution）指药物吸收后随血液循环到各组织器官的过程。各组织器官药物的分布是不均匀和动态变化的。药物作用的快慢和强弱，主要取决于药物分布进入靶器官的速度和浓度。而药物消除的快慢，则主要取决于药物分布进入代谢和排泄器官（肝脏、肾脏）的速度。

影响药物分布的因素

（1）血浆蛋白结合率：药物吸收后都可不同程度地与血浆蛋白结合，不同药物的结合率差异较大。药物与血浆蛋白结合后，不能透出血管到达靶器官，也不会到达代谢器官被代谢，暂时失去活性，可视为药物在体内的一种暂时贮存形式，只有游离型的药物才有药理活性。药物与血浆蛋白的结合是疏松可逆的，当血液中游离型药物减少时，结合型药物又可转化为游离型，透出血管，恢复其药理活性。游离和非游离型药物在血管中始终处于一种动态变化过程。

由于血浆蛋白总量和结合能力有限，药物与血浆蛋白的结合是非特异性的（即多种药物均可竞争性地与血浆蛋白结合）。当同时使用两种或两种以上的药物时，因相互间竞争与血浆蛋白结合，使其中某些药物游离型增加，药理作用或不良反应明显增强。如口服抗凝药香豆素类与解热镇痛药阿司匹林合用时，将导致抗凝过度，发生出血倾向。对于血浆蛋白结合率高、分布容积小、消除慢或治疗指数低的药物，临床上应注意调整剂量；当血液中血浆蛋白过少（如慢性肾炎、肝硬化）或变质（如尿毒症）时，可与药物结合的血浆蛋白减少，也容易发生药物作用的增强或中毒。

（2）体内屏障

①血脑屏障（blood-brain barrier）：指脑的血液与脑细胞外液及脑脊液间的屏障。对药物的通过具有重要屏障作用，有利于维持中枢神经系统内环境的相对稳定。脑内的毛细血管内皮细胞间连接紧密，间隙较小，基底膜外还有一层星状胶质细胞包围，药物一般很难进入脑脊液和脑细胞内。只有脂溶性高、分子量较小及少数水溶性药物可以通过血脑屏障。治疗流行性脑膜炎应选用易进入脑脊液的药物磺胺嘧啶。

②胎盘屏障（placental barrier）：指胎盘绒毛与子宫血窦间的屏障，能将母体与胎儿的血液隔开。但对药物而言，其通透性和毛细血管无明显区别，几乎所有药物都能穿过胎盘屏障进入胎儿体内，只是程度和快慢不同。妊娠期间应特别注意某些药物进入胎儿循环的毒性作用和妊娠早期引起畸胎的危险。

（3）体液pH值：药物的pK_a及体液的pH是决定药物分布的另一因素。细胞内液pH（约7.0）略低于细胞外液（约7.4），一般弱碱性药物在细胞内浓度较高，而弱酸性药物则在细胞外液中浓度高。弱酸性药物苯巴比妥中毒时，用碳酸氢钠碱化血液及尿液不仅可使脑细胞中药物迅速向血浆转移，并可减少药物在肾小管中的重吸收，加速自尿中的排泄，使病人迅速脱离危险。

(4) 器官血流量：肝、肾、脑、肺等高血流量器官，药物分布快且含量较多，皮肤、肌肉等低血流量器官，药物分布慢且含量较少。有些药物首先向血流量大的器官分布，然后向血流量少的组织转移，如静注硫喷妥钠后，先在血流量丰富的脑中迅速发挥麻醉效应，然后迅速向体内血流较少的脂肪组织转移，使其麻醉作用在数分钟内又迅速消失。此现象称为药物的再分布。其他如局部器官的血流量及药物与某些组织器官的亲和力（如碘可集中分布于甲状腺组织中）等因素也会影响药物的分布。

[常考考点]血脑屏障和胎盘屏障的作用。

（三）转化

药物的转化或生物转化（biotransformation）是指药物作为外源性活性物质在体内发生的化学结构改变。体内能够使药物发生转化的器官主要是肝脏，其次是肠、肾、肺等组织。

1. 药物转化的方式与步骤　转化过程一般分两个时相：第Ⅰ时相是氧化、还原、水解过程，该过程使药物分子结构中引入或暴露出极性基团，如产生羟基、羧基、巯基、氨基等；第Ⅱ时相是结合过程，该过程在药物分子结构中暴露出的极性基团与体内的化学物质如葡萄糖醛酸、硫酸、甘氨酸、谷胱甘肽等经共价键结合。

2. 药物转化的意义　绝大多数药物经过转化后，药理活性都减弱或消失，称为灭活（inactivation）。但也有极少数药物经转化后才出现药理活性，称为活化（activation），如阿司匹林（乙酰水杨酸钠）只有在体内脱去乙酰基，转化为水杨酸才具有药理活性。大多数脂溶性药物经过转化生成易溶于水且极性高的代谢物，以利迅速排出体外。

3. 药物转化酶系统　药物在体内的转化必须在酶的催化下才能进行。催化酶分为两类：①专一性酶，如胆碱酯酶、单胺氧化酶等，分别转化乙酰胆碱和单胺类等一些特定的药物或物质。②非专一性酶，是混合功能氧化酶系统，一般称为肝脏微粒体细胞色素 P_{450} 酶系统（简称肝微粒体酶），因存在于肝细胞内质网上又称"肝药酶"。细胞色素 P_{450}（cytochrome P_{450}，CYP）酶系是一个超家族，包含多种异构酶，能催化数百种药物的转化，现已在人体中分离出几十种具有功能活性的 P_{450} 酶系。根据氨基酸序列的同一性分为17个家族和许多亚型。肾上腺、肾、肺、胃肠黏膜及皮肤等组织中也有少量存在。肝药酶系统主要由3部分组成：血红蛋白类（包括细胞色素 P_{450}、细胞色素 b_5）、黄素蛋白类（包括还原型辅酶Ⅱ-细胞色素 P_{450} 还原酶、还原型辅酶Ⅰ-细胞色素 b_5 还原酶）、磷脂类（主要是磷脂酰胆碱）。其中最关键的酶为细胞色素 P_{450}。

4. 药酶诱导药和抑制药　肝药酶是药物在机体内转化的主要酶系统，特点是：①选择性低，能同时催化多种药物。②变异性较大，常因遗传、年龄、营养状态、机体状态、疾病的影响，而出现明显的个体差异。③药酶活性易受药物的影响而出现增强或减弱。凡能够增强药酶活性的药物称为药酶诱导药（enzyme inducer）；能够减弱药酶活性的药物称为药酶抑制药（enzyme inhibitor）。常见药酶诱导剂有：苯巴比妥、保泰松、苯妥英钠等；常见药酶抑制剂有：异烟肼、双香豆素，西咪替丁等。药酶诱导药和药酶抑制药不仅可增强或减弱药物自身的转化，导致药物本身效应强弱的变化。当合并使用其他药物时，药酶诱导药和抑制药还可使其他药物的效应比单用时增强或减弱。

[常考考点]肝药酶的特点。药酶诱导药和药酶抑制药的概念。

（四）排泄及其影响因素

药物的排泄（excretion）是指药物及其代谢物被排出体外的过程。排泄是药物最后被彻底消除的过程。肾脏是最主要的排泄器官，非挥发性药物主要由肾脏随尿排出；气体及挥发性药物则主要由肺随呼气排出；某些药物还可从胆汁、乳腺、汗腺、唾液腺及泪腺等排出体外。

1. 肾脏　药物及其代谢产物经肾脏排泄主要决定于肾小球滤过、肾小管被动重吸收和肾小管主动分泌。肾小球毛细血管的基底膜通透性较大，绝大多数游离型药物及其代谢产物均可滤过进入肾小管腔内。其中脂溶性高、非离子型的药物和代谢产物又可经肾小管上皮细胞重吸收入血。尿液 pH 值影响药物的解离度从而影响排泄。当苯巴比妥、水杨酸等弱酸性药物中毒时，碱化尿液可使药物的重吸收减少、排泄增加而解救药物中毒。

少数药物经肾小管主动分泌排泄，属于主动转运过程。肾小管上皮细胞有两类转运系统，分别转运弱酸性或弱碱性药物。分泌机制相同的两类药合用并经同一载体转运时，可发生竞争性抑制，如丙磺舒可抑制青霉素的主动分泌，依他尼酸可抑制尿酸的主动分泌等。肾脏排泄药物的多少，还与药物和血浆蛋白的结合率及肾血流量等因素有关。

2. 胆汁　某些药物经肝脏转化为极性较强的水溶性代谢产物，也可自胆汁排泄，由胆汁排入肠腔并随粪便排出。有些药物可经肠黏膜上皮细胞吸收，经门静脉、肝脏重新进入体循环。这种小肠、肝脏、胆汁间的循环过程称为肝-肠循环（hepato-enteral circulation）。某些肝-肠循环明显的药物（如洋地黄毒苷、地高辛、地西泮），其药物的作用时间会延长。

3. 其他途径　药物还可通过唾液、乳汁、汗液、泪液等排泄。乳汁 pH 略低于血浆，弱碱性药物（如吗啡、阿托品）

可以较多地自乳汁排泄，哺乳婴儿可能因此受影响。由于药物可自唾液排泄，现在临床上可用唾液代替血液标本进行血药浓度的监测。

[常考考点] 非挥发性药物主要由肾脏随尿排出；气体及挥发性药物则主要由肺随呼气排出。

细目三 影响药物效应的因素

【考点突破攻略】

要点　药物因素（药动学因素、药效学因素和特殊人群因素）

药物在体内的相互作用包括药动学因素、药效学因素及特殊人群因素。

影响药物作用的因素有药物因素与机体因素。药物因素中，除药物的剂型、剂量和给药方式等因素外，临床联合用药往往会发生相互影响，其中药动学因素与药效学因素是主要方面，儿童、老年人和女性则是机体因素的主要人群。

（一）药动学因素

1. 妨碍吸收

（1）改变胃肠道 pH：如抗酸药可增加弱酸性药物如磺胺类、氨苄青霉素的解离度，因而吸收减少，但可促进某些弱碱性药物的吸收。

（2）吸附、络合或结合：①氢氧化铝凝胶可吸附氯丙嗪。②考来烯胺能与洋地黄、性激素、甲状腺素、四环素、保泰松、苯巴比妥、口服抗凝血药、噻嗪类利尿药等结合；③四环素类与钙、镁或铝等离子能形成不溶性络合物。④浓茶中含大量鞣酸，可与铁制剂或生物碱发生沉淀，因而阻碍吸收。

（3）影响胃排空和肠蠕动：多数药物主要在小肠上段吸收，抗胆碱药能延缓胃排空，减慢肠蠕动，使同服的对乙酰氨基酚吸收减慢，也可使部分在胃肠道破坏的左旋多巴吸收量大大减少。

（4）改变肠壁功能：如细胞毒类药物会损伤肠黏膜，减少其他药的吸收。

2. 竞争血浆蛋白结合　许多药物能与血浆蛋白呈可逆性结合，酸性药物与血浆蛋白的结合要比碱性药物的结合更强。如乙酰水杨酸、对乙酰氨基酚与血浆蛋白结合力强，可将双香豆素类从血浆蛋白结合部位置换出来，抗凝血作用增强。早产儿或新生儿服用磺胺类或水杨酸类，由于药物与血浆蛋白结合，可将胆红素从血浆蛋白结合部位置换出来，引起核黄疸。

3. 影响生物转化

（1）影响肝药酶：许多药物诱导或抑制肝药酶而影响其他药物在体内的生物转化，从而使其半衰期、药理作用及不良反应等发生改变。如异烟肼能抑制肝药酶，可使同时合用的甲苯磺丁脲的药理作用和毒性增加；别嘌呤醇能抑制黄嘌呤氧化酶，使 6-巯基嘌呤及硫嘌呤的代谢减慢、毒性增加。

（2）影响非微粒体酶：改变受此酶代谢的药物生物转化，如单胺氧化酶抑制药可延缓单胺类药物代谢，使这些药物的升压作用和毒性反应增加。

4. 影响药物排泄

（1）影响尿液 pH：有些药物影响尿液 pH，从而影响药物的解离度，尿液呈酸性时可使弱碱性药解离型增多，使抗组胺药等在肾小管的重吸收减少，排出量增加。同样，尿液呈碱性时可使弱酸性药排出量增多。

（2）竞争转运载体：许多弱酸性药物及其代谢产物可从肾近曲小管主动转运分泌，如水杨酸类、丙磺舒、噻嗪类、乙酰唑胺、呋塞米、对氨基水杨酸、青霉素、头孢噻啶等。当这些药物合用时，排泄均可减少，使作用或毒性增加。

[常考考点] 药动学因素。

（二）药效学因素

1. 协同作用（synergism）　指药物合用后原有作用或毒性增加，可分为 3 种情况。

（1）相加作用（additive effect, summation）：两药合用后的作用是两药分别作用的代数和，如阿司匹林与对乙酰氨基酚合用时，解热镇痛作用相加；链霉素、庆大霉素、卡那霉素或新霉素之间联合用药时，对听神经和肾脏的毒性反应相加。

（2）增强作用（potentiation）：两药合用后的作用大于它们分别作用的代数和，如磺胺甲噁唑与甲氧苄啶合用，使抗菌作用增加数倍至数十倍，甚至出现杀菌作用。

（3）增敏作用（sensitization）：指一种药可使组织或受体对另一种药的敏感性增强，如可卡因可抑制交感神经末梢对去甲肾上腺素的再摄取，使去甲肾上腺素或肾上腺素作用增强。

2. 拮抗作用（antagonism） 指药物合用后原有作用或毒性减弱。根据其产生机制可分为4种情况，即药理性、生理性、生化性、化学性拮抗，前两种情况较重要。

（1）药理性拮抗（pharmacological antagonism）：即一种药物与特异性受体结合，阻止激动药与此种受体结合，如纳洛酮可拮抗吗啡的作用，普萘洛尔可拮抗异丙肾上腺素的作用。

（2）生理性拮抗（physiological antagonism）：即两个激动药分别作用于生理作用相反的两个特异性受体，如组胺可作用于H_1受体，引起支气管平滑肌收缩；肾上腺素可作用于β受体，使支气管平滑肌松弛。

（3）化学性拮抗（chemical antagonism）：如重金属或类金属可与二巯基丙醇结合成络合物而排泄，中毒时可用其解救；肝素是抗凝血药，带强大负电荷，过量可引起出血，此时可静脉注射鱼精蛋白，后者是带强正电荷的蛋白，能与肝素形成稳定的复合物，使肝素的抗凝血作用迅速消失。

（4）生化性拮抗（biochemical antagonism）：即拮抗作用通过生化反应而产生，如苯巴比妥能诱导肝药酶，使苯妥英钠等药的代谢加速，作用减弱。

[常考考点]药物的协同作用和拮抗作用。

（三）特殊人群因素

1. 儿童 人体的许多生理功能、体液或脂肪与体重的比例、血浆蛋白含量、代谢酶的活性等，因年龄不同可出现较大差异，从而影响药物的药效学和药动学。

①药物的吸收：新生儿胃液的pH较低，胃内容物的排出也比较需要时间，药物的吸收比较慢。但β-内酰胺类抗生素药物也因此在胃内的分解减少，吸收反而较成人为好。②药物的分布：新生儿的血浆蛋白低于成年人，因此当给予蛋白质结合率高的药物时，游离型药物的浓度会增加，易引起毒性反应。③药物的代谢：新生儿期肝脏功能尚未完全发育好，但随后一年内即可发育成熟，而其肝脏的重量占体重的比例较成人为高（1~2岁最高），因此对某些药物来说（如茶碱类），婴儿期以后的肝脏代谢功能按体重计算，则相对较成人为高。新生儿期的硫酸结合功能与成人无异，但甘氨酸和葡萄糖醛酸的结合功能还比较差，因此新生儿对胆红素、氯霉素结合代谢不足，易发生高胆红素血症和灰婴综合征。④药物的排泄：新生儿的肾小球滤过率和肾小管分泌功能都比较差，因此对氨基糖苷类和青霉素类的清除率比较低，需要6个月才能达到成人水平。

2. 老年人 老年人由于生理功能逐渐减退，血浆蛋白浓度降低，肝血流和肝药酶的活性降低，肾血流、肾小球滤过和肾小管功能减弱而使药物的消除减慢，虽然对药物的吸收功能也降低，但综合结果是血中的游离型药物浓度增多，作用或毒性增强。

3. 女性 女性有月经、妊娠、分娩、哺乳期等特点，用药时应注意。月经期和妊娠期禁用剧泻药和抗凝血药，以免月经过多、流产、早产或出血不止。有些药物能通过胎盘进入胎儿体内，对胎儿生长发育和活动造成影响，严重的可导致畸胎，故妊娠期用药应十分慎重。临产前禁用吗啡，以免抑制胎儿的呼吸。哺乳期用药应注意某些药物从乳汁排出影响乳儿。

[常考考点]特殊人群药物代谢的特点。

【例题实战模拟】

A1型题

1. 药物在适当剂量时只对少数器官或组织产生明显作用，这种特性称为
   A. 安全性　B. 有效性　C. 耐受性　D. 选择性　E. 敏感性

2. 下列关于药物不良反应的叙述，错误的是
   A. 治疗量时出现的与治疗目的无关的反应　B. 难以避免，停药后可恢复　C. 常因剂量过大引起
   D. 常因药物作用选择性低引起　E. 副作用与治疗目的是相对的

3. 机体对青霉素最易产生的不良反应是
   A. 后遗效应　B. 停药反应　C. 特异质反应　D. 副反应　E. 变态反应

4. 下列有关胎盘屏障的叙述，错误的是
   A. 是胎盘绒毛与子宫血窦间的屏障　B. 通透性与一般毛细血管相同
   C. 几乎所有药物均可通过　D. 可阻止药物从母体进入胎儿血循环中
   E. 妊娠妇女原则上应禁用一切影响胎儿发育的药物

5. 下列关于药物代谢的说法，正确的是
　　A. 只有排出体外才能消除其活性　　　　B. 药物代谢后肯定会增加水溶性
　　C. 肝脏代谢和肾脏排泄是两种主要消除途径　　D. 药物代谢后肯定会减弱其药理活性
　　E. 药物只有分布到血液外才会消除效应
6. 血脑屏障的作用是
　　A. 阻止所有细菌进入大脑　　B. 使药物不易穿透，保护大脑　　C. 阻止药物进入大脑
　　D. 阻止外来物进入脑组织　　E. 只有脂溶性低、分子量较大及少数水溶性药物可以通过血脑屏障
7. 半数有效量是指
　　A. 引起50%动物死亡的剂量　　B. 达到50%有效血浓度的剂量　　C. 引起50%动物产生阳性反应的剂量
　　D. 和50%受体结合的剂量　　E. 引起50%动物中毒的剂量
8. 副作用是指
　　A. 与治疗目的无关的作用　　B. 用药量过大或用药时间过久引起的　　C. 用药后给病人带来的不舒适反应
　　D. 停药后，残存药物引起的反应　　E. 在治疗剂量出现与治疗目的无关的作用
9. 酸性药物过量中毒，为加速排泄，可以
　　A. 碱化尿液，减少重吸收　　B. 酸化尿液，促进吸收　　C. 碱化尿液，促进肾小管重吸收
　　D. 酸化尿液，减少吸收　　E. 以上都不对
10. 下列给药途径存在首过效应的是
　　A. 口服　　B. 静脉注射　　C. 直肠给药　　D. 肌内注射　　E. 舌下给药

【参考答案】
1. D　2. C　3. E　4. D　5. C　6. B　7. C　8. E　9. A　10. A

第二单元　拟胆碱药

细目一　M受体兴奋药

【考点突破攻略】

M受体兴奋（激动）药，又称节后拟胆碱药，主要激动M受体，产生M样作用，如毛果芸香碱。

要点　毛果芸香碱的作用、应用

毛果芸香碱（pilocarpine，匹罗卡品）是从美洲毛果芸香属植物叶中提取的生物碱，现已能人工合成。

1. 作用　对眼和腺体的选择性较高。

（1）缩瞳、降低眼内压和调节痉挛

①缩瞳：虹膜内有两种平滑肌，一是瞳孔括约肌（受动眼神经的副交感神经纤维—胆碱能神经支配），二是瞳孔扩大肌（受肾上腺素能神经支配）。毛果芸香碱可激动瞳孔括约肌的M胆碱受体，使瞳孔括约肌收缩，瞳孔缩小。

②降低眼内压：房水是由睫状体上皮细胞分泌及血管渗出而产生，由眼后房经瞳孔流入前房，使眼球内具有一定压力（即眼内压）。房水回流障碍可使眼内压升高，导致青光眼。毛果芸香碱使瞳孔括约肌收缩，虹膜向眼球中心方向拉紧，虹膜根部变薄，从而使处在虹膜周围部分的前房角间隙扩大，房水易于通过巩膜静脉窦进入循环，房水回流通畅，使眼内压下降。

③调节痉挛：眼睛能使晶状体聚焦以适应近视或远视的需要，称为调节。这种调节功能主要取决于晶状体的曲度变化。悬韧带受睫状肌控制，睫状肌由环状和辐射状两种平滑肌纤维组成，其中以胆碱能神经（动眼神经）支配的环状肌纤维为主。动眼神经兴奋时，环状肌向瞳孔中心方向收缩，结果使悬韧带松弛，晶状体变凸，屈光度增加，调节于近视。毛果芸香碱作用于睫状肌M受体，使远物难以清晰地成像于视网膜上，故看近物清楚，看远物模糊，这一作用称为调节痉挛。

（2）促进腺体分泌：尤以增加汗腺和唾液腺的分泌最为明显，对泪腺、胃腺、胰腺、小肠腺体和呼吸道腺体分泌也有增加作用。

（3）兴奋平滑肌：能兴奋肠道平滑肌，支气管平滑肌，子宫、膀胱及胆道平滑肌。

2. 应用

（1）青光眼：分为闭角型和开角型两种，主要特征是由于眼内压升高而引起头痛、视力减退，严重时可致失明。闭角型为急性或慢性充血性青光眼，表现为前房角狭窄，房水回流受阻而使眼内压升高。毛果芸香碱能使前房角间隙扩大，房水回流通畅，眼内压迅速降低，因而主要用于治疗闭角型青光眼。开角型为慢性单纯性青光眼，主要是因小梁网本身及巩膜静脉窦发生变性或硬化，阻碍了房水循环，引起眼内压升高。毛果芸香碱对此型疗效较差，其机制可能是通过扩张巩膜静脉窦周围的小血管及收缩睫状肌，使小梁网结构发生改变而使眼内压下降。

临床常配成1%～2%溶液滴眼。滴眼后易透过角膜进入眼前房，作用迅速，10分钟起效，0.5小时缩瞳作用达高峰，降低眼内压作用可维持4～8小时，调节痉挛作用在2小时左右消失。作用温和而短暂，用药间隔时间宜短。水溶液比较稳定，易于保存。

（2）虹膜睫状体炎：与扩瞳药交替使用，使瞳孔时扩时缩，可防止虹膜与晶状体粘连。

（3）其他：口服可用于缓解放疗后的口腔干燥，但增加唾液分泌同时也会增加汗腺分泌。

[常考考点] 毛果芸香碱对眼睛的调节作用是缩瞳、降低眼内压、调痉挛；主要适应证是闭角型青光眼。

细目二　抗胆碱酯酶药

【考点突破攻略】

抗胆碱酯酶药是指通过抑制胆碱酯酶，使胆碱能神经末梢所释放的Ach水解减少，造成突触间隙Ach浓度增高而发挥间接拟胆碱的作用。根据与胆碱酯酶结合形成复合物后水解速度的快慢分两类：①易逆性抗胆碱酯酶药，如新斯的明等。②难逆性抗胆碱酯酶药，如有机磷酸酯类。

要点　新斯的明的作用、应用

新斯的明（neostigmine）是人工合成品，属二甲氨基甲酸酯类。脂溶性低，口服吸收少且不规则，一般口服剂量为皮下注射量的10倍以上。不易透过血脑屏障，无明显的中枢作用。不易透过角膜进入前房，对眼的作用较弱。

1. 作用　抑制胆碱酯酶活性。其特点为对骨骼肌作用最强，对胃肠道和膀胱平滑肌作用较强，对心血管、腺体、眼和支气管平滑肌的作用较弱。

（1）兴奋骨骼肌：抑制神经肌肉接头处胆碱酯酶活性，还能直接兴奋骨骼肌运动终板上的N_2胆碱受体以及促进运动神经末梢释放Ach。

（2）兴奋平滑肌：收缩胃肠道和膀胱等平滑肌。新斯的明可与Ach竞争与胆碱酯酶的结合，结合后形成的复合物可进一步裂解为二甲氨基甲酰化胆碱酯酶，其水解速度较乙酰化胆碱酯酶慢，故酶被抑制的时间较长，使作用维持时间延长，但较有机磷酸酯类短，属易逆性类药。

2. 应用

（1）重症肌无力：是一种自身免疫性疾病，体内产生抗N_2受体的抗体，使神经肌肉传递功能障碍，骨骼肌呈进行性收缩无力。表现为眼睑下垂、肢体无力、咀嚼和吞咽困难，严重者呼吸困难。皮下或肌内注射新斯的明后，15分钟即可使症状减轻，维持2～4小时。除紧急情况需注射外，一般口服给药，因需经常、反复给药，应掌握好剂量，以免引起"胆碱能危象"，反使肌无力症状加重。

（2）手术后腹气胀及尿潴留：能增加胃肠蠕动和膀胱张力，从而促进排气、排尿。

（3）阵发性室上性心动过速：通过拟胆碱作用使心室频率减慢，多用于压迫眼球或颈动脉窦等兴奋迷走神经措施无效时的阵发性室上性心动过速。

（4）肌松药过量的解救：用于非去极化型骨骼肌松弛药（如筒箭毒碱）过量时的解救。

[常考考点] 新斯的明治疗重症肌无力的机制是抑制胆碱酯酶和兴奋骨骼肌N_2胆碱受体。

【例题实战模拟】

A1 型题

1. 毛果芸香碱的主要适应证是
   A. 青光眼 B. 角膜炎 C. 结膜炎 D. 视神经水肿 E. 晶状体混浊

2. 毛果芸香碱对眼睛作用的表现是
   A. 松弛瞳孔括约肌、降低眼内压、收缩睫状肌 B. 收缩瞳孔括约肌、降低眼内压、松弛睫状肌
   C. 松弛瞳孔括约肌、升高眼内压、松弛睫状肌 D. 收缩瞳孔括约肌、升高眼内压、松弛睫状肌
   E. 收缩瞳孔括约肌、降低眼内压、收缩睫状肌

3. 新斯的明治疗重症肌无力的机制是
   A. 兴奋大脑皮质 B. 激动骨骼肌 M 胆碱受体 C. 促进乙酰胆碱合成
   D. 抑制胆碱酯酶和激动骨骼肌 N_2 胆碱受体 E. 促进骨骼肌细胞 Ca^{2+} 内流

A2 型题

4. 患者，男，45 岁。双眼睑下垂 6～7 天，逐渐加重，近一两天四肢或活动无力，晨起轻，下午重，休息后减轻，活动后加重。诊断：重症肌无力。治疗该病人最适宜的药物是
   A. 毛果芸香碱 B. 毒扁豆碱 C. 新斯的明 D. 阿托品 E. 加兰他敏

B1 型题

   A. 青光眼 B. 阵发性室上性心动过速 C. 有机磷酸酯类中毒
   D. 琥珀胆碱过量中毒 E. 房室传导阻滞

5. 毛果芸香碱可治疗
6. 新斯的明可治疗

【参考答案】
1. A 2. E 3. D 4. C 5. A 6. B

第三单元　有机磷酸酯类中毒与胆碱酯酶复活药

细目　有机磷酸酯类中毒与胆碱酯酶复活药

【考点突破攻略】

有机磷酸酯类（organophosphates）为难逆性、持久性抗胆碱酯酶药，多易挥发，脂溶性高，与胆碱酯酶结合牢固，不易水解，使酶的活性很难恢复，造成体内 Ach 大量、持久地堆积引起中毒，作用强大而持久，可经呼吸道、消化道黏膜，甚至完整的皮肤吸收而中毒。在农业生产使用过程中，皮肤吸收是主要的中毒途径。

[常考考点] 有机磷酸酯类中毒产生 M 样症状的原因是胆碱能神经递质破坏减少。

要点一　药物解救原则

1. 急性中毒 轻度中毒以 M 样症状为主；中度中毒时除 M 样症状加重外，还出现 N 样症状；严重中毒者除 M 样和 N 样症状外，还出现中枢神经系统症状。死亡原因主要是呼吸麻痹。

除按一般的急性中毒解救原则处理外，要及早、足量、反复地使用阿托品及氯解磷定等胆碱酯酶复活药。

（1）消除毒物：将患者移离毒物现场。经皮肤中毒者，立即用温水、肥皂水清洗皮肤；经口中毒者，先抽出胃液和毒物，并用微温的 1% 盐水、1∶5000 高锰酸钾或 2%～5%NaHCO₃ 洗胃至不再有农药味，然后再用硫酸镁导泻。敌百虫中毒时，不宜用肥皂及碱性溶液洗胃，以免转化为敌敌畏而增加毒性；对硫磷中毒时不可用高锰酸钾洗胃，以防氧化成毒性更强的对氧磷。

（2）对症治疗：吸氧、人工呼吸、输液、用升压药及抗惊厥药等。

(3) 解毒药物：①阿托品为特异性、高效能解毒药物，能迅速对抗体内 Ach 的 M 样作用，大剂量能解除一部分中枢症状，并兴奋呼吸中枢，故应尽早、大剂量给药。先用阿托品 2～4mg 静脉或肌内注射；如无效，每隔 5～10 分钟注射 2mg，直至 M 样症状消失或出现阿托品轻度中毒症状（阿托品化）。第 1 天用量常超过 200mg，维持 48 小时。② AchE 复活药是一类能使被有机磷酸酯类抑制的 AchE 恢复活性的药物。不但能使单用阿托品所不能控制的严重中毒病例得以解救，也可显著缩短一般中毒的病程。常用药物有氯解磷定和双复磷。中度及重度中毒时，阿托品常与胆碱酯酶复活药合用，以彻底消除病因与症状。但胆碱酯酶复活后，机体可恢复对阿托品的敏感性，易发生阿托品过量中毒，因此应适当减少阿托品的剂量。

2. 慢性中毒 可发生于长期接触农药的工人或农民。主要表现为头痛、头晕、失眠、乏力等神经衰弱症状和腹胀、多汗，偶有肌束颤动及瞳孔缩小。

目前尚缺乏有效的治疗措施，阿托品及胆碱酯酶复活药治疗都不满意。只有定期测定血中胆碱酯酶活性，如下降达 50%，应暂时避免与有机磷酸酯类接触，加强防护，对症治疗。在慢性中毒的基础上，一次稍大剂量的吸收，即可能引起急性毒性发作。

[常考考点] 抢救有机磷农药中毒的常用药物为阿托品与胆碱酯酶复活药。

要点二　胆碱酯酶复活药的作用

胆碱酯酶复活药有氯解磷定、碘解磷定、双复磷等，以氯解磷定为首选药。碘解磷定为最早应用的 AchE 复活药，不良反应较多，作用较弱。双复磷（obidoxime chloride）作用与氯解磷定相似，作用较强而持久，且较易进入血脑屏障，对 M、N 样及中枢症状都有一定疗效，对大多数有机磷酸酯中毒有效。

氯解磷定（pralidoxime chloride，PAM-Cl）溶解度大，溶液稳定，无刺激性，制成注射剂供肌内或静脉注射，不良反应少，价格低廉，为首选药。

氯解磷定进入有机磷酸酯类中毒者体内，分子中带正电荷的季铵氮与被磷酰化的胆碱酯酶的阴离子以静电引力相结合，肟基以共价键与中毒酶的磷酰基相结合，所形成的复合物经裂解形成无毒的磷酰化氯解磷定从尿中排出，使胆碱酯酶游离出来而恢复水解 Ach 的活性。氯解磷定还能与体内游离的有机磷酸酯类直接结合，形成磷酰化氯解磷定由尿排出，从而阻止其继续与胆碱酯酶结合，避免了中毒过程的发展。

要点三　氯解磷定的应用

主要用于中度和重度有机磷酸酯类中毒的解救。对酶复活的效果随不同的有机磷酸酯类而异，对内吸磷、马拉硫磷和对硫磷中毒的疗效较好；对敌百虫、敌敌畏中毒的疗效稍差；对乐果中毒无效，因乐果中毒时所形成的磷酰化胆碱酯酶比较稳定，酶活性不易恢复，加之乐果乳剂还含有苯，可能同时有苯中毒。

氯解磷定恢复酶活性作用在骨骼肌的神经肌肉接头处最为明显，可使肌束颤动消失或明显减轻；因不易透过血脑屏障，需较大剂量才对中枢中毒症状有一定疗效；不能直接对抗体内已积聚的 Ach，必须与阿托品合用。对中毒过久"老化"的磷酰化胆碱酯酶解毒效果差，应及早使用。生物半衰期约 1.5 小时，抢救时需反复用药。不良反应较少，但剂量过大，可直接与胆碱酯酶结合而抑制其活性，加剧中毒。

[常考考点] 氯解磷定的优点及药理作用。

【例题实战模拟】

A1 型题

1. 有机磷酸酯类中毒时，产生 M 样症状的原因是
   A. 胆碱能神经递质释放增加　　B. M 胆碱受体敏感性增强　　C. 直接兴奋 M 受体
   D. 胆碱能神经递质破坏减少　　E. 抑制 Ach 摄取

2. 可使磷酰化胆碱酯酶复活的药物是
   A. 阿托品　B. 毒扁豆碱　C. 毛果芸香碱　D. 新斯的明　E. 氯解磷定

3. 抢救有机磷酸酯类中毒时，下列描述不正确的是
   A. 及时带离中毒现场　　B. 配合注射新斯的明　　C. 及早、足量注射阿托品
   D. 清洗皮肤　　E. 使用胆碱酯酶复活药

4. 有机磷农药中毒的抢救措施是

A. 阿托品+AchE 复活剂　　B. 毛果芸香碱+AchE 抑制剂　　C. 阿托品+AchE 抑制剂
D. 毛果芸香碱+AchE 复活剂　　E. 单用阿托品

A2 型题

5. 患者，女，40 岁。2 小时前口服 50% 敌敌畏 60mL，大约 10 分钟后出现呕吐、大汗，随后昏迷，急送入院。检查：呼吸急促，32 次/分，血压 18.7/13.3kPa（140/100mmHg），心律失常，肠鸣音亢进，双侧瞳孔 1～2mm，有肌颤，全血 AchE 活力为 30%。病人入院后，除给洗胃和氯解磷定治疗外，还应立即注射的抢救药物是

A. 阿托品　B. 普萘洛尔　C. 氯丙嗪　D. 毛果芸香碱　E. 新斯的明

【参考答案】

1. D　2. E　3. B　4. A　5. A

第四单元　抗胆碱药

细目一　阿托品类生物碱

【考点突破攻略】

本类药物从茄科植物中提取，有阿托品、山莨菪碱、东莨菪碱及樟柳碱等，化学结构均相似，能选择性地阻断节后胆碱能神经所支配的效应器细胞膜上的 M 胆碱受体，产生抗 M 样作用。主要用于内脏绞痛，又称平滑肌解痉药。

要点一　阿托品的作用、应用、不良反应

1. 作用　阻断 M 受体，较大剂量阻断神经节 N_1 受体。对各种 M 受体亚型的选择性低，作用广泛。

（1）松弛平滑肌：能松弛多种内脏平滑肌，对过度活动或痉挛的平滑肌作用更明显。可抑制胃肠道平滑肌蠕动的幅度和频率，对膀胱逼尿肌也有解痉作用，对胆管、输尿管和支气管平滑肌的作用较弱，对子宫平滑肌影响较小。

（2）抑制腺体分泌：对唾液腺与汗腺的作用最为明显，小剂量阿托品（0.3～0.5mg）即能引起口干和皮肤干燥，同时引起泪腺及呼吸道分泌大为减少。较大剂量阿托品可减少胃液分泌，但对胃酸的分泌影响较小，因为胃酸分泌主要受胃泌素等调节。

（3）扩瞳、升高眼内压和调节麻痹

①扩瞳：阻断瞳孔括约肌上的 M 受体，环状肌松弛，退向四周边缘，瞳孔扩大。

②升高眼内压：瞳孔扩大后虹膜退向周围边缘，根部增厚，前房角间隙变窄，房水回流受阻，房水积聚而升高眼内压。

③调节麻痹：睫状肌松弛退向外缘，悬韧带向周围拉紧，晶状体变扁，屈光度降低，不能将近距离的物体清晰地成像于视网膜上，看近物模糊不清，只适于看远物，这种作用称调节麻痹。

（4）兴奋心脏、扩张小血管

①兴奋心脏：阿托品对心脏的作用是加快心率。但治疗量 0.4～0.6mg 可使部分病人心率轻度短暂减慢，是因为阻断了副交感神经节后纤维上的 M_1 受体（即突触前膜 M_1 受体）抑制负反馈，使 Ach 释放增加所致。较大剂量 1～2mg 时，可通过阻断外周 M 胆碱受体，解除了迷走神经对窦房结的抑制而加快心率。心率加快的程度取决于迷走神经的张力，迷走神经张力高的青壮年，心率加快较明显。

②扩张小血管：多数血管缺乏胆碱能神经支配。阿托品较大剂量能解除外周及内脏小血管痉挛，尤其以皮肤血管的扩张最显著，表现为皮肤潮红和温热。当微循环的小血管痉挛时，能改善微循环，增加组织的血流灌注量。此作用机制尚未完全阐明，但与抗胆碱作用无关。

（5）兴奋中枢：较大剂量 1～2mg 可轻度兴奋大脑和延脑；2～5mg 则中枢兴奋明显加强，出现烦躁不安、谵语等；中毒剂量（10mg 以上）产生幻觉、定向障碍甚至惊厥。严重中毒则易由兴奋转入抑制，出现昏迷及呼吸麻痹而死亡。

2. 应用

（1）内脏绞痛：能迅速缓解胃肠绞痛，对胆绞痛及肾绞痛疗效较差，常需与阿片类镇痛药如哌替啶合用。对遗尿症

及膀胱刺激症状有较好疗效。

（2）腺体分泌过多：用于全身麻醉前给药，以减少呼吸道腺体的分泌，防止分泌物阻塞呼吸道而引起的窒息或吸入性肺炎。也可用于严重的盗汗和流涎症。

（3）眼科

①虹膜睫状体炎：0.5%～1%阿托品滴眼可使瞳孔括约肌及睫状肌松弛，得以充分休息，有利于炎症的消退。同时还可预防虹膜与晶状体的粘连，常与缩瞳药交替应用。

②检查眼底：阿托品滴眼扩瞳作用维持1～2周，调节麻痹作用维持2～3天，视力恢复较慢。目前常以作用时间较短的后马托品代替。

③验光配眼镜：阿托品使睫状肌的调节功能充分麻痹，晶状体固定，可准确检验出晶状体的屈光度。由于视力恢复较慢，现已少用，但儿童验光仍需应用阿托品，因为儿童的睫状肌调节机能较强，需用阿托品发挥其充分的调节麻痹作用。

（4）缓慢型心律失常：临床上常用于迷走神经过度兴奋所致的窦房阻滞、房室阻滞等缓慢型心律失常，也用于窦房结功能低下而出现的室性异位节律。

（5）休克：在补充血容量的前提下，大剂量阿托品通过解除血管痉挛、扩张外周血管、改善微循环作用而使回心血量及有效循环血量增加，血压回升，用于治疗暴发型流行性脑脊髓膜炎、中毒型菌痢、中毒性肺炎等所致的感染性休克。当休克伴有心率过速或高热时一般不用。

（6）解救有机磷酸酯类中毒：见"第三单元"。

3. 不良反应 因作用广泛，副作用较多。①常见口干、视力模糊、心悸、便秘、皮肤潮红、体温升高、眩晕等，停药后消失。②剂量过大或误服颠茄果、曼陀罗果、洋金花及莨菪的根茎时可出现中毒，出现烦躁不安、多言、谵妄、幻觉及惊厥等中枢兴奋症状，严重中毒可由兴奋转入抑制而出现昏迷、呼吸麻痹而致死。中毒的解救主要是对症处理。用镇静药或抗惊厥药对抗中枢兴奋症状，如呼吸已转入抑制，则采用人工呼吸和吸氧；同时使用毛果芸香碱、毒扁豆碱对抗其外周作用。毒扁豆碱为非季铵类，能透过血脑屏障对抗其中枢症状，故效果比新斯的明好。

[常考考点] 阿托品对眼睛的调节作用是扩瞳、升高眼内压、调节麻痹。

【知识纵横比较】

毛果芸香碱与阿托品的作用比较

药品名称		毛果芸香碱	阿托品
药物种类		拟胆碱药	抗胆碱药
作用机制		激动M受体	阻断M受体
作用	瞳孔	使瞳孔括约肌收缩，瞳孔缩小	环状肌松弛，瞳孔扩大
	眼压	降低眼内压	升高眼内压
	眼睛调节	调节痉挛	调节麻痹
	腺体	促进腺体分泌（汗腺、唾液腺）	抑制腺体分泌（唾液腺、汗腺）
	平滑肌	兴奋平滑肌（肠道、支气管）	松弛平滑肌（胃肠道、膀胱）

要点二 山莨菪碱的作用、应用

山莨菪碱（anisodamine）是从茄科植物山莨菪（唐古特莨菪）中分离出的一种生物碱。目前常用其人工合成品654-2。

1. 作用 解痉作用选择性高，可改善微循环，抑制唾液分泌、扩瞳作用较阿托品弱。

2. 应用 感染性休克、内脏平滑肌绞痛、血管神经性头痛、眩晕症。

[常考考点] 山莨菪碱的作用及应用。

细目二 阿托品的人工合成代用品

【考点突破攻略】

阿托品用于眼科因作用持久而视力恢复太慢，用作解痉药时副作用较多。通过化学结构改造，合成了选择性较高的代用品，如合成扩瞳药（后马托品）、合成解痉药（溴丙胺太林、胃复康等）。

要点一 合成散瞳药

后马托品（homatropine） 扩瞳和调节麻痹作用比阿托品快、短暂，但调节麻痹作用不如阿托品完全。用于一般眼科检查、验光。不良反应较阿托品轻微。

要点二 合成解痉药

1. 溴丙胺太林（普鲁本辛，propantheline bromide） 对胃肠平滑肌解痉作用强而持久，抑制胃液分泌。不易透过血脑屏障，中枢作用弱。用于胃及十二指肠溃疡、胃肠痉挛、胃炎、胰腺炎、多汗症及妊娠呕吐。

2. 贝那替秦（胃复康，benactyzine） 具有解痉、抑制胃液分泌、中枢安定作用。用于兼有焦虑症的溃疡病，也用于胃酸过多、肠蠕动亢进、膀胱刺激症状。

【例题实战模拟】

A1 型题

1. 阿托品滴眼可引起
 A. 扩瞳、升高眼内压、调节麻痹　　B. 扩瞳、升高眼内压、调节痉挛　　C. 扩瞳、降低眼内压、调节麻痹
 D. 缩瞳、降低眼内压、调节麻痹　　E. 缩瞳、降低眼内压、调节痉挛

2. 阿托品对下列疾病疗效最好的是
 A. 支气管哮喘　B. 胃肠绞痛　C. 胆绞痛　D. 肾绞痛　E. 胃幽门括约肌痉挛

3. 阿托品对胆碱受体的作用是
 A. 对 M、N 胆碱受体有同样阻断作用
 B. 对 N_1、N_2 胆碱受体有同样阻断作用
 C. 对 M 胆碱受体具有高度选择性的阻断作用，大剂量也阻断 N 胆碱受体
 D. 对 N 胆碱受体具有高度选择性的阻断作用，大剂量也阻断 M 胆碱受体
 E. 对 M 胆碱受体具有高度选择性的阻断作用，对 N 胆碱受体无影响

4. 阿托品禁用于
 A. 膀胱刺激征　B. 中毒性休克　C. 青光眼　D. 房室传导阻滞　E. 麻醉前给药

5. 山莨菪碱可用于治疗
 A. 青光眼　B. 晕动病　C. 感染中毒性休克　D. 麻醉前给药　E. 震颤麻痹

A2 型题

6. 患者，男，20 岁。急性上腹部剧烈疼痛，临床诊断为"急性胃痉挛"。其解痉药物应选用
 A. α 受体阻断剂　　B. β 受体阻断剂　　C. H_1 受体阻断剂
 D. M 受体阻断剂　　E. N 受体阻断剂

【参考答案】

1. A　2. B　3. C　4. C　5. C　6. D

第五单元 拟肾上腺素药

细目一 间羟胺

【考点突破攻略】

间羟胺为 α 受体激动药。拟肾上腺素药是一类化学结构和药理作用与肾上腺素、去甲肾上腺素相似的胺类药物，又称拟交感胺类。

要点 间羟胺的作用、应用

间羟胺（metaraminol）又名阿拉明（aramine），性质较稳定。

1. 作用 直接兴奋 α 受体，对 $β_1$ 受体作用较弱。除对受体的直接作用外，还可被肾上腺素能神经末梢摄取入囊泡，通过置换作用促使囊泡中的去甲肾上腺素释放而间接发挥作用。不易被单胺氧化酶（MAO）破坏，作用较持久。短时间内连续应用使囊泡内 NA 递质减少而产生快速耐受性，效应逐渐减弱。由于升压作用持久，对肾血管收缩作用较 NA 弱，且较少引起心律失常及少尿等不良反应，可肌内注射。

2. 应用 临床上可代替 NA 用于各种休克早期等。

[常考考点]间羟胺是去甲肾上腺素的良好代用品，代替 NA 用于各种休克早期。

细目二 肾上腺素

【考点突破攻略】

要点 肾上腺素的作用、应用

肾上腺素（adrenaline，epinephrine，AD）是肾上腺髓质的主要递质，可从家畜肾上腺提取或人工合成。口服后在碱性肠液、肠黏膜和肝内破坏，吸收很少，不能达到有效血药浓度。皮下注射能收缩血管，吸收缓慢，维持时间长，约1小时。肌内注射吸收较快，作用强但维持时间短，为 30 分钟。一般以皮下注射为宜。

1. 作用 激动 α、β 受体。

（1）兴奋心脏：作用于心肌、传导系统和窦房结的 $β_1$ 受体，加强心肌收缩性，加速传导，加快心率，增加心输出量，还能舒张冠状血管，改善心肌的血液供应，是一个快速而强效的心脏兴奋剂。不利的方面是提高心肌代谢，使心肌耗氧量增加，加之心肌兴奋性提高，如剂量大或静脉注射过快，可引起心律失常，出现期前收缩，甚至心室纤颤。

（2）收缩血管：肾上腺素主要影响小动脉及毛细血管前括约肌，能同时激动血管上的 α 和 $β_2$ 受体，激动 α 受体产生缩血管作用，激动 $β_2$ 受体则产生扩血管作用。皮肤、肾和胃肠道等器官的血管 α 受体占优势，故皮肤黏膜血管收缩最为强烈。内脏血管尤其是肾血管也显著收缩。对脑和肺血管收缩作用则十分微弱，有时由于血压升高反而被动地舒张。骨骼肌和肝脏的血管 $β_2$ 受体占优势，小剂量的肾上腺素可使这些血管舒张。肾上腺素也能舒张冠状血管，除可激动冠脉 $β_2$ 受体外，其他机制同去甲肾上腺素。

（3）升高血压：肾上腺素对血压的影响因剂量和给药途径而异。治疗量或慢速静脉滴注时（10μg/min），心脏兴奋，心输出量增加，收缩压升高。由于 $β_2$ 受体比 α 受体对低浓度肾上腺素更敏感，骨骼肌血管的扩张抵消或超过皮肤黏膜血管的收缩作用，外周总阻力不变或降低，舒张压不变或下降，脉压加大，身体各部位的血液重新分配，有利于满足紧急状态下机体能量供应的需要。大剂量或快速静滴时，除了强烈兴奋心脏外，因 α 受体的作用占优势，皮肤、黏膜以及内脏血管的强烈收缩，超过了对骨骼肌血管的扩张作用，外周总阻力明显升高，收缩压和舒张压均升高。

肾上腺素静脉注射的典型血压变化是双向反应，即给药后迅速出现明显的升压作用，而后出现微弱的降压作用，后者作用持续时间较长。如事先给予 α 受体阻断药，则 α 受体的作用被阻断，$β_2$ 受体作用占优势，肾上腺素的升压作用可被翻转，呈现明显的降压反应。

（4）舒张平滑肌：激动支气管平滑肌的 β_2 受体而使支气管平滑肌舒张；作用于支气管黏膜层和黏膜下层肥大细胞上的 β_2 受体，抑制肥大细胞释放组胺和其他过敏介质；还可激动支气管黏膜血管的 α 受体，使之收缩，降低毛细血管的通透性，有利于消除支气管黏膜水肿。

（5）促进代谢：治疗剂量时可使耗氧量升高 20%～30%。在人体，由于 α 受体和 β_2 受体兴奋都可使肝糖原分解，而肾上腺素兼具 α、β 作用，故其升高血糖作用较去甲肾上腺素显著。此外，其尚可降低组织对葡萄糖的摄取，部分原因与抑制胰岛素的释放有关。还能激活甘油三酯酶加速脂肪分解，使血液中游离脂肪酸升高，可能与兴奋 β 受体有关。

2. 应用

（1）心脏骤停：用于溺水、麻醉和手术意外、药物中毒、传染病和心脏传导阻滞等引起的心脏骤停。在进行心脏按摩、人工呼吸时，应用肾上腺素做心室内注射，具有起搏作用。对电击引起的心搏骤停，应配合使用除颤器及利多卡因等抗心律失常药物。

（2）过敏性休克：药物或输液等可引起过敏性休克，表现为心肌收缩力减弱，小血管扩张和毛细血管通透性增强，循环血量降低，血压下降，同时伴有支气管痉挛及黏膜水肿，出现呼吸困难等症状。肾上腺素激动 α 受体，收缩小动脉和毛细血管，消除黏膜水肿，激动 β 受体，改善心功能，升高血压，缓解支气管痉挛，减少过敏介质释放，可迅速缓解过敏性休克的临床症状，为治疗过敏性休克的首选药。应用时一般皮下或肌内注射给药，严重病例亦可用生理盐水稀释后缓慢静脉注射，但需注意速度和用量，以免发生血压剧升和心律失常等危险。

（3）支气管哮喘：能解除哮喘时的支气管平滑肌痉挛，还可以抑制组织和肥大细胞释放过敏介质，并且通过对支气管黏膜血管的收缩作用，减轻支气管水肿和渗出，从而使支气管哮喘的急性发作缓解。皮下或肌内注射数分钟内奏效。

（4）与局麻药配伍及局部止血：肾上腺素加入局麻药注射液中可延缓局麻药的吸收，减少吸收中毒的可能性，同时又可延长局麻药的麻醉时间。一般局麻药中肾上腺素的浓度为 1∶250000，一次用量不超过 0.3mg。当鼻黏膜和齿龈出血时，可将浸有 0.1% 盐酸肾上腺素的纱布填塞出血处。

［常考考点］肾上腺素的作用及应用。过敏性休克抢救时首先选用肾上腺素。

细目三　异丙肾上腺素

【考点突破攻略】

要点　异丙肾上腺素的作用、应用

异丙肾上腺素（isoprenaline）是人工合成品，药用其盐酸盐，是经典的 β_1、β_2 受体兴奋剂。口服无效，气雾剂吸入或注射给药，均易吸收。

1. 作用　对 β 受体有很强的激动作用，对 β_1 和 β_2 受体选择低。对 α 受体几乎无作用。

（1）兴奋心脏：对 β_1 受体具有强大的激动作用，表现为正性肌力和正性频率作用。与肾上腺素比较，加快心率及加速传导的作用较强，对正位起搏点的作用比异位强，而肾上腺素则对正位及异位的作用都强，故较肾上腺素不易引起心律失常。

（2）影响血压：激动血管平滑肌的 β_2 受体，骨骼肌血管明显扩张，肾和肠系膜血管和冠状血管不同程度扩张，外周总阻力下降。因其对心脏和血管的作用，导致收缩压升高而舒张压下降，脉压明显加大，器官的血液灌注量增加。大剂量静脉注射也使静脉强烈扩张，有效血容量下降，回心血量减少，心输出量减少，导致血压下降，此时收缩压与舒张压均降低。

（3）舒张支气管：激动支气管平滑肌的 β_2 受体，有强大的舒张支气管平滑肌作用，支气管平滑肌处于痉挛状态时，效果尤为显著，此作用强于肾上腺素；也可抑制组胺等过敏性介质释放。但对支气管黏膜血管无收缩作用，故消除黏膜水肿作用不如肾上腺素，久用可产生耐受性。

（4）促进代谢：激动 β 受体，促进糖和脂肪的分解，增加组织耗氧量。升高血糖作用比肾上腺素弱。

2. 应用

（1）支气管哮喘：用于控制支气管哮喘急性发作，舌下或喷雾给药，起效快，作用强。

（2）房室传导阻滞：治疗二、三度房室传导阻滞，舌下含药或静脉滴注给药。

（3）心脏骤停：适用于心室自身节律缓慢，高度房室传导阻滞或窦房结功能衰竭而并发的心搏骤停，常与去甲肾上腺素或间羟胺合用作心室内注射。

[常考考点] 异丙肾上腺素为 β 受体激动药。其作用及应用。

细目四 多巴胺

【考点突破攻略】

要点 多巴胺的作用、应用

多巴胺（dopamine，DA）是去甲肾上腺素生物合成的前体，药用的是人工合成品。与肾上腺素相似，在体内迅速被儿茶酚氧位甲基转移酶（COMT）与 MAO 代谢破坏，代谢产物 3,4- 二羟苯乙酸和 3- 甲氧四羟苯乙酸由尿排出，作用短暂。不易透过血脑屏障，几无中枢作用。

1. 作用 主要激动 α、β 受体及多巴胺受体。

（1）兴奋心脏：激动心脏 $β_1$ 受体，还可促进去甲肾上腺素递质的释放，使心肌收缩力加强，心输出量增加；一般剂量对心率影响不大，大剂量加快心率。

（2）影响血管：小剂量激动血管多巴胺受体，肾脏、肠系膜、冠脉血管舒张，其他血管阻力微升，总外周阻力变化不大。收缩压因心输出量的增加而升高，舒张压不变，脉压增大。大剂量时激动血管 α 受体，血管收缩，外周阻力加大，血压升高。

（3）影响肾脏：激动血管多巴胺受体，扩张肾血管，肾血流量和肾小球滤过率增加。尚有排钠利尿作用，可能是其直接作用于肾小管多巴胺受体的结果。大剂量时激动肾血管的 α 受体，可使肾血管明显收缩，肾血流量减少。

2. 应用 主要用于治疗各种休克，如心源性休克、感染性休克和出血性休克等，尤其适用于伴有心肌收缩力减弱、尿量减少而血容量已补足的休克。此外，还可与利尿药等合用治疗急性肾功能衰竭。

[常考考点] 多巴胺的作用机制及应用。

【例题实战模拟】

A1 型题

1. 多巴胺最适用于治疗的是
   A. 伴有心肌收缩力减弱、尿量减少而血容量已补足的休克病人　　B. 青霉素 G 引起的过敏性休克
   C. 心源性哮喘　　D. 支气管哮喘　　E. 缓慢型心律失常

2. 多巴胺舒张肾血管的机制是兴奋了
   A. β 受体　　B. α 受体　　C. DA 受体　　D. M 受体　　E. H 受体

3. 大剂量静脉注射可引起心率减慢的是
   A. 肾上腺素　　B. 去甲肾上腺素　　C. 异丙肾上腺素　　D. 多巴胺　　E. 间羟胺

4. 用药剂量过大或时间过长时，可引起急性肾功能衰竭的拟肾上腺素药是
   A. 肾上腺素　　B. 去甲肾上腺素　　C. 异丙肾上腺素　　D. 间羟胺　　E. 多巴胺

5. 间羟胺临床主要用于
   A. 急性心衰　　B. 休克晚期　　C. 高血压危象　　D. 窦性心动过缓　　E. 低血压

6. 不属于肾上腺素对心脏作用的是
   A. 收缩力增强　　B. 传导加快　　C. 自律性增加　　D. 耗氧量增加　　E. 减少心肌血供

7. 主要兴奋 β 受体的拟肾上腺素药是
   A. 去甲肾上腺素　　B. 肾上腺素　　C. 间羟胺　　D. 异丙肾上腺素　　E. 多巴胺

8. 可治疗支气管哮喘的拟肾上腺素药是
   A. 氨茶碱　　B. 去甲肾上腺素　　C. 甲氧明　　D. 异丙肾上腺素　　E. 多巴胺

9. 异丙肾上腺素不宜用于
   A. 房室传导阻滞　　B. 心脏骤停　　C. 支气管哮喘　　D. 冠心病　　E. 感染性休克

A2 型题

10. 患者，男，18 岁。因寒战、高热经细菌培养确诊为肺炎球菌性肺炎，来诊时青霉素皮试阴性，但静滴青霉素几分钟后即出现头昏、面色苍白、呼吸困难、血压下降等症状。诊断为青霉素过敏性休克，对该病人首选的抢救药物是

A. 多巴胺　　B. 异丙嗪　　C. 地塞米松　　D. 肾上腺素　　E. 去甲肾上腺素

【参考答案】

1. A　2. C　3. B　4. B　5. E　6. E　7. D　8. D　9. D　10. D

第六单元　抗肾上腺素药

细目一　α受体阻滞药

【考点突破攻略】

α受体阻滞药能选择性地与α受体结合，阻断神经递质或拟肾上腺素药与α受体的结合，从而产生抗肾上腺素作用。对α_1受体和α_2受体的选择性低，分为短效类（如酚妥拉明）与长效类（如酚苄明）。

要点　酚妥拉明的作用、应用

酚妥拉明（phentolamine）又名立其丁，属人工合成品，药用其磺酸盐。口服生物利用度低，效果仅为注射给药的20%。常作肌内或静脉注射，静脉注射后2～5分钟起效，作用维持10～15分钟。口服30分钟后血药浓度达高峰，作用维持1.5小时。

1. 作用

（1）舒张血管、兴奋心脏：通过阻断α_1受体以及对血管的直接作用而使血管扩张，血压下降。而血管扩张、血压下降可反射性兴奋交感神经，同时由于阻断了突触前膜α_2受体，去甲肾上腺素释放增加，故心脏兴奋，心率加快，心输出量增加。

（2）其他：有拟胆碱作用，胃肠平滑肌张力增加；有拟组胺样作用，胃酸分泌增加，皮肤潮红等。

2. 应用

（1）外周血管痉挛性疾病：如肢端动脉痉挛性疾病及血栓闭塞性脉管炎。

（2）静滴NA药液外漏：当静脉滴注去甲肾上腺素发生外漏时，可用本品5～10mg溶于10～20mL生理盐水中做局部浸润注射，防止组织坏死。

（3）急性心肌梗死和顽固性充血性心力衰竭：能解除心功能不全时小动脉和小静脉的反射性收缩，降低心脏前、后负荷和左心室充盈压，增加心输出量，使肺水肿和全身性水肿得以改善。通过减轻心脏负荷，降低左室舒张末期压力，增加冠脉血供，可改善急性心绞痛的心肌供血。

（4）休克：酚妥拉明能扩张血管，降低外周阻力，增加心输出量，故可改善休克时的内脏血液灌注，解除微循环障碍，并能降低肺循环阻力，防止肺水肿的发生，但用药前必须补足血容量。目前主张与NA合用，以对抗NA兴奋α受体的收缩血管作用，保留其β受体兴奋心脏、增加血输出量的作用，也可防止酚妥拉明扩张血管过度，血压过低。

（5）诊断嗜铬细胞瘤：也用于骤发高血压危象的治疗以及手术前的准备。做鉴别诊断试验时有致死报道，应慎用。

[常考考点] 酚妥拉明的作用及应用。

细目二　β受体阻滞药

【考点突破攻略】

β受体阻滞药是一类能选择性地和β受体结合，竞争性阻断神经递质或拟肾上腺素药物β受体效应的药物。

要点　β受体阻滞药的分类、作用、应用、不良反应

1. 分类　根据对β_1和β_2受体选择性的不同，可分为非选择性（β_1、β_2受体阻滞药）和选择性（β_1受体阻滞药）两类。常用药物有普萘洛尔、美托洛尔等。有些药物除具有β受体阻断作用外，还具有一定的内在拟交感活性，如美托洛尔，因此又可将药物分为有内在拟交感活性和无内在拟交感活性两类。

2. 作用

(1) β受体阻断作用

①抑制心脏：阻断心脏 β₁ 受体，使心率减慢、心肌收缩力减弱、心输出量减少、心肌耗氧量下降、血压稍降低。还能减慢心房和房室结的传导。因对血管 β₂ 受体的阻断作用，使 α 受体作用占优势，加上心脏抑制后反射性兴奋交感神经，所以血管收缩，外周阻力增加，肝、肾和骨骼肌等血流量减少。

②收缩支气管：阻断支气管 β₂ 受体而使支气管平滑肌收缩，呼吸道阻力增加。对正常人表现较弱，但对支气管哮喘的病人，可诱发或加重哮喘的急性发作。

③减慢代谢：人类脂肪的分解主要与激动 α₂、β₁、β₂ 受体有关，而肝糖原的分解与激动 α₁ 和 β₂ 受体有关。因此 β 受体阻滞药可通过阻断 β 受体而抑制交感神经兴奋所引起的脂肪分解，当与 α 受体阻滞药合用时可拮抗肾上腺素升高血糖的作用，可减少组织耗氧量。本类药物不影响正常人的血糖水平，也不影响胰岛素降低血糖的作用，但能延缓用胰岛素后血糖水平的恢复，可能是其抑制了低血糖引起儿茶酚胺释放所致的糖原分解。β 受体阻滞药往往还会掩盖低血糖症状如心悸等，从而延误低血糖的及时发觉。

④抑制肾素释放：通过阻断肾小球旁器细胞的 β₁ 受体而抑制肾素的释放，这可能是其降血压作用的原因之一。

(2) 内在拟交感活性 (ISA)：是指有些 β 肾上腺受体阻滞药与 β 受体结合后除能阻断受体外，还对 β 受体具有部分激动作用。由于这种作用较弱，一般被 β 受体阻断作用所掩盖。如预先给予利血平以耗竭体内儿茶酚胺，再用 β 受体阻滞药，其激动受体的作用便可表现出来，可致心率加快、心输出量增加。ISA 较强的药物其抑制心肌收缩力、减慢心率和收缩支气管作用一般较不具 ISA 的药物弱。

(3) 膜稳定作用：有些 β 受体阻滞药具有局部麻醉作用和奎尼丁样作用，与其降低细胞膜对离子的通透性有关。但对人离体心肌细胞的膜稳定作用在高于临床有效浓度几十倍时才能发挥，而且无膜稳定性作用的 β 受体阻滞药也有抗心律失常的作用。因此认为这一作用在常用量时与其治疗作用的关系不大。

3. 应用

(1) 心律失常：用于快速型心律失常，如窦性心动过速等（见抗心律失常药）。

(2) 心绞痛和心肌梗死：对心绞痛有良好的疗效。心肌梗死者长期应用可降低复发和猝死率。

(3) 高血压：对 1、2 级高血压有良好的疗效，伴有心率减慢（见抗高血压药）。

(4) 充血性心力衰竭：在心肌状况严重恶化之前早期应用。

(5) 其他：偏头痛、嗜铬细胞瘤和肥厚型心肌病及甲状腺功能亢进症的辅助治疗等。噻吗心安可用于青光眼。

4. 不良反应 严重的表现为心功能不全、诱发或加重支气管哮喘。选择性 β₁ 受体阻滞药及具有内在拟交感活性的药物上述不良反应较轻，但哮喘病人仍应慎用。另外长期应用 β 受体阻滞药如突然停药，可引起原来病情加重，即反跳现象。其机制与受体向上调节有关，应逐渐减量停药。偶见眼-皮肤黏膜综合征及幻觉、失眠和抑郁症状。

[常考考点] β 受体阻滞药的作用及应用。

【例题实战模拟】

A1 型题

1. 下列适用于诊断嗜铬细胞瘤的药物是
   A. 阿托品　　B. 肾上腺素　　C. 酚妥拉明　　D. 普萘洛尔　　E. 山莨菪碱

2. 酚妥拉明可用于治疗顽固性充血性心力衰竭的主要原因是
   A. 兴奋心脏，增强心肌收缩力，使心率加快、心输出量增加
   B. 抑制心脏，使其得到休息
   C. 扩张肺动脉，减轻右心后负荷
   D. 扩张外周小动脉，减轻心脏后负荷
   E. 扩张外周小静脉，减轻心脏前负荷

3. 下列不属于酚妥拉明作用的是
   A. 竞争性阻断 α 受体　　　　　　B. 扩张血管，降低血压　　C. 抑制心肌收缩力，心率减慢
   D. 具有拟胆碱作用　　　　　　　E. 具有组胺样作用

4. β 肾上腺素受体阻断药能引起
   A. 房室传导加快　　　　　　　　B. 脂肪分解增加　　　　　C. 肾素释放增加

D. 心肌细胞膜对离子通透性增加　　　　E. 心肌耗氧量下降

5. β 受体阻断药治疗心律失常疗效最好的是
   A. 心房颤动　B. 心房扑动　C. 窦性心动过速　D. 室性心动过速　E. 阵发性室上性心动过速
6. 下列不是肾上腺素受体阻断药适应证的是
   A. 心绞痛　B. 甲状腺功能亢进症　C. 窦性心动过速　D. 高血压　E. 支气管哮喘

A2 型题

7. 患者，男，50 岁。右下肢跛行 5 年，诊断为雷诺综合征。首选的治疗药物为
   A. 间羟胺　B. 阿拉明　C. 酚妥拉明　D. 普萘洛尔　E. 多巴胺

【参考答案】
1. C　2. D　3. C　4. E　5. C　6. E　7. C

第七单元　镇静催眠药

细目　苯二氮䓬类

【考点突破攻略】

要点　地西泮的作用、应用、不良反应

1. 作用

（1）抗焦虑：选择性地缓和焦虑患者的精神紧张、忧虑、恐惧等症状。小于镇静剂量即可产生此作用。

（2）镇静：催眠随着剂量增加，依次出现镇静及催眠作用。可明显缩短入睡时间，延长睡眠持续时间，减少觉醒次数。特点是基本不影响非快动眼睡眠（NREMS）时相和快动眼睡眠（REMS）时相出现的频率，具有缩短深睡期而延长浅睡期的倾向，因此可减少发生于此期的夜惊和夜游症。本类药物的优点包括：①对 REMS 影响较小，停药后"反跳"现象较轻。②安全范围大，对呼吸影响小，进一步增加剂量不引起全身麻醉作用。③无肝药酶诱导作用，不影响其他药物的代谢。④依赖性和戒断症状较轻，醒后无明显后遗效应。

（3）抗惊厥和抗癫痫：缓解、消除惊厥或癫痫症状。

（4）中枢性肌松弛：抑制脊髓多突触反射而呈现中枢性肌松弛作用。

2. 应用

（1）焦虑症：急性焦虑状态。

（2）失眠：睡眠持续障碍者宜选用中、长效药物，入睡困难者一般选择短效药物。

（3）麻醉前给药：减轻患者对手术的恐惧情绪，减少麻醉药用量，增强麻醉药的作用。

（4）惊厥和癫痫：用于小儿高热、破伤风、子痫和药物中毒所致惊厥的辅助治疗。地西泮起效快，安全性大，静脉注射为癫痫持续状态首选。

（5）肌痉挛：缓解由中枢神经系统病变引起的肌张力增强，缓解由局部病变如腰肌劳损所致的肌肉痉挛和内窥镜检查所致的肌肉痉挛。

3. 不良反应　常规用量下少有严重不良反应。常见有服药次日出现头昏、嗜睡、乏力等"宿醉"现象。长期使用可产生耐受性，亦可产生依赖性，突然停药可出现反跳或戒断症状如失眠、焦虑、震颤等。过量中毒时的特效拮抗药为氟马西尼。

［常考考点］地西泮的作用及应用。

【例题实战模拟】

A1 型题
1. 地西泮的镇静催眠作用机制

A. 作用于 DA 受体　　B. 作用于 GABA 受体　　C. 作用于 5-HT 受体
D. 作用于 M 受体　　E. 作用于 α₂ 受体

2. 地西泮的药理作用不包括
　A. 抗焦虑　　B. 镇静催眠　　C. 抗惊厥　　D. 中枢性肌肉松弛　　E. 抗晕动

3. 癫痫持续状态的首选药物是
　A. 苯巴比妥钠　　B. 戊巴比妥钠　　C. 异戊巴比妥钠　　D. 苯妥英钠　　E. 地西泮

4. 不属于地西泮不良反应的是
　A. "宿醉"现象　　B. 耐药性　　C. 心脏骤停　　D. 依赖性　　E. 戒断症状

【参考答案】
1. B　　2. E　　3. E　　4. C

第八单元　抗癫痫药

细目　抗癫痫药

【考点突破攻略】

要点一　苯妥英钠的作用、应用

1. 作用　抗癫痫。不能抑制癫痫病灶的高频放电，但可阻止高频放电向病灶周围正常脑组织的扩散。
此外，尚有镇痛作用和抗心律失常作用。

2. 应用
（1）癫痫：治疗癫痫强直－阵挛性发作首选药。起效慢，故常先用苯巴比妥等作用较快的药物控制发作后，长期使用本药。
（2）外周神经痛：三叉神经、舌咽神经和坐骨神经等的疼痛。
（3）室性心律失常：对强心苷中毒所致室性心律失常疗效显著。
[常考考点] 苯妥英钠治疗癫痫强直－阵挛性发作。

要点二　常用抗癫痫药的应用

1. 苯巴比妥（phenobarbital）　是催眠镇静药，具有抗癫痫作用。对除小发作以外的各型癫痫，包括癫痫持续状态都有效。因中枢抑制作用明显，一般不作首选。

2. 卡马西平（carbamazepine）　是一种有效的广谱抗癫痫药，对精神运动性发作疗效较好，对强直－阵挛性发作和单纯部分性发作也有效。对小发作效果较差。卡马西平对外周神经痛的疗效优于苯妥英钠。

3. 乙琥胺（ethosuximide）　是治疗小发作的首选药。

4. 丙戊酸钠（sodium valproate）　为广谱抗癫痫药，对各种类型的癫痫都有一定疗效。对小发作疗效优于乙琥胺，但由于肝毒性，一般不作为首选药物。对强直－阵挛性发作有效，但不及苯妥英钠和卡马西平。对精神运动性发作的疗效近似卡马西平。对其他药物未能控制的顽固性癫痫有时也可能奏效。

5. 苯二氮䓬类（benzodiazepine，BZD）　地西泮是治疗癫痫持续状态的首选药，静脉注射显效快，且较其他药物安全。硝西泮主要用于小发作、肌阵挛性发作及幼儿阵挛性发作。氯硝西泮对癫痫小发作疗效比地西泮好，静脉注射也可治疗癫痫持续状态；对肌阵挛性发作、幼儿阵挛性发作也有很好疗效。

[常考考点] 不同类型癫痫的常用药物。

【知识纵横比较】

不同类型癫痫的首选药物比较

首选药物	癫痫类型
苯妥英钠	大发作
卡马西平	精神运动发作
乙琥胺	小发作
丙戊酸钠	大+小（混合型）
地西泮	癫痫持续状态

【例题实战模拟】

A1型题

1. 苯妥英钠是哪种癫痫发作的首选药
 A. 单纯部分性发作　B. 癫痫大发作　C. 复杂部分性发作　D. 癫痫持续状态　E. 失神小发作
2. 治疗三叉神经痛疗效最好的药物是
 A. 苯妥英钠　B. 卡马西平　C. 苯巴比妥　D. 乙琥胺　E. 阿司匹林
3. 治疗癫痫复杂部分性发作最有效的药物是
 A. 苯妥英钠　B. 苯巴比妥　C. 卡马西平　D. 丙戊酸钠　E. 氯硝西泮
4. 治疗癫痫失神发作的首选药物是
 A. 苯妥英钠　B. 卡马西平　C. 苯巴比妥　D. 乙琥胺　E. 阿司匹林

【参考答案】
1. B　2. B　3. C　4. D

第九单元　抗精神失常药

细目一　抗精神分裂症药

【考点突破攻略】

要点　氯丙嗪的作用、应用、不良反应

1. 作用

（1）中枢神经系统

①镇静：表现为安定、镇静、感情淡漠，对周围事物不感兴趣，有嗜睡感，在安静环境中易诱导入睡，但易觉醒。

②抗精神病：使精神分裂症的躁狂、幻觉、妄想等症状逐渐消失，理智恢复，情绪安定，生活自理。但其作用一般需连续用药6周至6个月才能充分显效。

氢氯丙嗪抗精神病作用主要通过阻断中脑—边缘系统和中脑皮质系统多巴胺（DA）通路的 D_2 受体，抑制该通路的功能亢进。

③镇吐：可以抑制延髓的催吐化学感受区（CTZ）和呕吐中枢，而呈现镇吐作用。但不能对抗前庭刺激引起的呕吐。

④影响体温调节：抑制下丘脑的体温调节中枢，从而抑制机体随环境温度变化而调节体温的能力，使体温随环境温度的变化而升降。能降低发热者的体温，也能降低正常人的体温。配合物理降温可使体温降低至34℃甚至更低。反过来，在高温环境中，则可使体温升高。

⑤加强中枢抑制药的作用：与全身麻醉药、镇静催眠药、镇痛药有协同作用，因此，在与上述药物合用时，应减少

后者的用量，避免对中枢神经系统的过度抑制。

（2）自主神经系统

①α受体阻断：可使肾上腺素的升压作用翻转；能抑制血管运动中枢或直接舒张血管平滑肌，使血管扩张、外周阻力降低而产生降压作用。

②阿托品样作用：大剂量氯丙嗪可阻断M受体，出现口干、视物模糊、尿潴留及便秘等副作用。

（3）内分泌：氯丙嗪能阻断结节-漏斗通路的D_2样受体，使垂体内分泌的调节受到抑制。如抑制下丘脑催乳素抑制因子的分泌而使腺垂体分泌催乳素增加等。

2. 应用

（1）精神分裂症：用于Ⅰ型精神分裂症，对急性患者疗效好，但并无根治作用，必须长期用药。

（2）呕吐：治疗多种疾病（如癌症、放射病等）及药物所引起的呕吐，但对刺激前庭或胃肠道所引起的晕动性呕吐无效。氯丙嗪还可制止顽固性呃逆。

（3）低温麻醉及人工冬眠：配合物理降温（如冰浴等），用于低温麻醉，降低心、脑等重要生命器官的耗氧量，以利于某些手术的实施。常与其他中枢抑制药合用，使患者深睡，体温、代谢及组织耗氧量均降低，进入人工冬眠状态，有利于机体渡过危险的缺氧缺能阶段，争取时间进行其他有效地对因治疗。例如氯丙嗪、异丙嗪和哌替啶合用，组成冬眠合剂，用于严重感染、高热惊厥及休克等病症的辅助治疗。

3. 不良反应

（1）一般反应：嗜睡、困倦、视物模糊、口干、鼻塞、心悸、便秘及尿潴留等。少数患者注射给药时，可出现体位性低血压，注射后应卧床1～2小时。

（2）锥体外系反应：系长期大量使用氯丙嗪治疗精神分裂症时最常见的副作用。表现为：①帕金森综合征：主要表现为肌张力增高、面容呆板、动作迟缓、肌肉震颤、流涎等。②急性肌张力障碍：一般出现于用药后1～5天，表现为强迫性张口、伸舌、斜颈、呼吸运动障碍及吞咽困难等。③静坐不能：表现为坐立不安、反复徘徊等。上述3种反应的发生率与药物的剂量、疗程及个体因素有关。可通过减少药量、停药来减轻或消除，也可用中枢抗胆碱药来治疗。④迟发性运动障碍：部分患者长期服用氯丙嗪后可出现一种特殊而持久的运动障碍，表现为口面部不自主的吸吮、舔舌、咀嚼等刻板运动以及广泛性舞蹈样手足徐动症，停药后仍长期不消失。

（3）内分泌：长期用药可致乳房肿大及泌乳、排卵延迟、闭经及生长减慢等。

［常考考点］氯丙嗪的作用、应用及不良反应。

细目二 抗抑郁症药

【考点突破攻略】

要点 氟西汀、丙咪嗪的作用、应用、不良反应

1. 氟西汀（fluoxetine，百忧解） 属于选择性5-HT再摄取抑制剂，升高突触间隙5-HT的浓度而发挥抗抑郁作用。

（1）应用：用于抑郁症，能明显改善抑郁心情及伴随的焦虑症状，提高睡眠质量。也可用于强迫症和贪食症。

（2）不良反应：主要有口干、食欲减退、恶心、失眠、乏力等，少数患者可见焦虑、头痛。肝肾功能不良者应慎用。禁止合用单胺氧化酶抑制剂。

2. 丙咪嗪（imipramine） 为三环类抗抑郁药，属于非选择性单胺摄取抑制剂，通过抑制神经元对NA和5-HT的再摄取而产生抗抑郁作用。抑郁症患者连续服用2～3周后，则可明显地改善患者抑郁症状，情绪提高、精神振奋。

（1）应用：用于内源性抑郁症，伴有躁狂状态的抑郁症；也可用于反应性抑郁症、酒精依赖症、慢性疼痛、遗尿症等，但对精神分裂症的抑郁状态疗效较差。本药起效缓慢，一般需连续服用2～3周才能显效，故不能作为应急时使用。

（2）不良反应：包括同时阻断组胺受体、M受体及α_1受体，故有镇静、抗胆碱作用及心血管作用。某些患者用药后可自抑郁状态转为躁狂，剂量过大时尤易发生，应予以注意。极少数患者可出现皮疹、粒细胞减少及黄疸等。

［常考考点］氟西汀和丙咪嗪的作用及应用。

【例题实战模拟】

1. 用于人工冬眠的药物是

A. 吗啡　　B. 丙咪嗪　　C. 氯丙嗪　　D. 苯海索　　E. 左旋多巴

2. 下列对氯丙嗪的叙述，错误的是
   A. 可对抗阿扑吗啡的催吐作用　　B. 抑制呕吐中枢　　C. 能阻断CTZ的DA受体
   D. 可治疗各种原因所致的呕吐　　E. 制止顽固性呃逆

3. 氯丙嗪抗精神病的作用机制是
   A. 阻断中枢DA_2受体　　B. 激动中枢DA_1受体　　C. 阻断肾上腺素受体
   D. 阻断GABA受体　　E. 激动GABA受体

4. 不属于氯丙嗪作用的是
   A. 调节体温　　B. 阻断M受体　　C. 镇静、安定　　D. 激动α受体　　E. 减少生长激素分泌

5. 氯丙嗪不用于
   A. 低温麻醉　　B. 抑郁症　　C. 人工冬眠　　D. 精神分裂症　　E. 尿毒症呕吐

6. 氯丙嗪长期大剂量应用最严重的不良反应是
   A. 胃肠道反应　　B. 体位性低血压　　C. 中枢神经系统反应　　D. 锥体外系反应　　E. 变态反应

【参考答案】
1. C　2. D　3. A　4. D　5. B　6. D

第十单元　治疗中枢神经系统退行性疾病药

细目　抗帕金森病药

【考点突破攻略】

要点一　左旋多巴的作用、应用

左旋多巴（levodopa，L-dopa）是多巴胺（DA）递质合成的前体物质。

1. 作用　左旋多巴在脑内多巴胺脱羧酶的作用下<u>生成DA，补充纹状体DA不足，产生抗帕金森病作用</u>。

2. 应用

（1）帕金森病：用药1~6个月后出现体征的明显改善，获得最大疗效；一般对<u>轻症及年轻患者疗效较好，而对重症及年老患者疗效较差</u>；<u>对肌肉强直及运动困难者疗效较好，而对肌肉震颤者疗效较差</u>。

（2）左旋多巴对吩噻嗪类抗精神病药引起的锥体外系症状无效，因吩噻嗪类药物阻断了中枢DA受体，使DA无法发挥作用。

（3）用于<u>急性肝功能衰竭所致的肝昏迷辅助治疗</u>。左旋多巴在脑内转化成DA，并进一步转化成NA，与伪递质相竞争，纠正神经传导功能的紊乱，使患者由昏迷转为苏醒。

[常考考点]左旋多巴治疗帕金森的机制是补充纹状体多巴胺。

要点二　卡比多巴的作用、应用

1. 作用　卡比多巴（carbidopa）有较强的脱羧酶抑制作用，和左旋多巴合用，<u>可减少左旋多巴在外周组织的脱羧作用，使较多的左旋多巴进入中枢而发挥作用</u>。不仅可减少左旋多巴的用量和提高左旋多巴的疗效，加快左旋多巴起效时间，还可明显减轻和防止左旋多巴外周的副作用。

2. 应用　单独应用卡比多巴无治疗作用。临床上卡比多巴是左旋多巴治疗帕金森病的重要辅助药，它<u>常与左旋多巴合用，按剂量比1∶10组成复方多巴制剂</u>。

[常考考点]卡比多巴治疗帕金森的机制是减少左旋多巴在外周组织的脱羧作用，使较多的左旋多巴进入中枢，从而增强左旋多巴的疗效。

【例题实战模拟】

A1 型题

1. 左旋多巴抗帕金森病的机制是
   A. 抑制多巴胺的再摄取　　　　B. 激动中枢胆碱受体　　　　C. 阻断中枢胆碱受体
   D. 补充纹状体中多巴胺的不足　　E. 直接激动中枢的多巴胺受体

2. 治疗肝昏迷的抗帕金森药是
   A. 左旋多巴　　B. 苯海索　　C. 溴隐亭　　D. 金刚烷胺　　E. 司来吉兰

3. 卡比多巴与左旋多巴合用的理由是
   A. 提高脑内多巴胺的浓度，增强左旋多巴的疗效
   B. 减慢左旋多巴由肾脏排泄，增强左旋多巴的疗效
   C. 卡比多巴直接激动多巴胺受体，增强左旋多巴的疗效
   D. 抑制多巴胺的再摄取，增强左旋多巴的疗效
   E. 卡比多巴阻断胆碱受体，增强左旋多巴的疗效

4. 卡比多巴治疗帕金森病的机制是
   A. 激动中枢多巴胺受体　　　　B. 抑制外周多巴胺脱羧酶活性　　　　C. 阻断中枢胆碱受体
   D. 抑制多巴胺的再摄取　　　　E. 使多巴胺受体增敏

【参考答案】
1. D　2. A　3. A　4. B

第十一单元　镇痛药

细目一　吗啡

【考点突破攻略】

要点　吗啡的作用、应用、不良反应、禁忌证

吗啡（morphine）是阿片类镇痛药的经典代表。

1. 作用

（1）中枢作用

①镇痛、镇静：吗啡有强大的镇痛作用。皮下注射 5～10mg 能明显减轻和消除疼痛，作用大约持续 6 小时。此外，还有明显的镇静和欣快作用，能消除由疼痛所引起的焦虑、紧张、恐惧等情绪反应，提高疼痛的耐受力。随着疼痛缓解及对情绪的影响出现欣快感（euphoria）。在外界环境安静的情况下甚至可诱导入睡。但欣快感也是诱使病人反复使用，最终成瘾的原因之一。

②抑制呼吸：治疗剂量的吗啡明显降低呼吸中枢对 CO_2 的敏感性，使呼吸频率减慢，潮气量减小。呼吸抑制是吗啡急性中毒致死的主要原因。

③其他作用：治疗量吗啡抑制延髓咳嗽中枢产生强大的镇咳作用；兴奋支配瞳孔的副交感神经而缩瞳，中毒时瞳孔可缩小为针尖样；兴奋延髓催吐化学感受区而引起恶心和呕吐；抑制促性腺激素释放激素、促肾上腺皮质激素释放激素的释放；另一方面，催乳素、生长激素和抗利尿激素释放增加。

（2）外周作用

①胃肠道：治疗剂量吗啡兴奋胃肠道平滑肌，使胃窦张力增加，减慢胃排空速度；增加小肠和结肠的张力，使推进性蠕动减弱；同时因抑制胆汁、胰液和肠液分泌，加之对中枢的抑制作用，使便意迟钝，因而可引起便秘。吗啡还能兴奋胆道 Oddi's 括约肌，使胆道和胆囊内压增加，致上腹部不适，甚至诱发或加重胆绞痛，阿托品可部分缓解。

②心血管：吗啡可扩张全身血管，引起体位性低血压。抑制呼吸致 CO_2 积聚，可使脑血管扩张，颅内压增高。

③其他：治疗量吗啡能提高膀胱括约肌张力，导致尿潴留；也可使分娩期子宫肌张力、收缩频率和幅度减弱，而延长产程；大剂量还可收缩支气管。吗啡对细胞免疫和体液免疫均有抑制作用，使机体免疫功能低下，易患感染性疾病。

［常考考点］吗啡的作用。

2. 应用

（1）疼痛：吗啡可用于各种原因引起的疼痛，特别是对其他镇痛药无效的疼痛，如手术后伤口痛、骨折、严重创伤、烧伤和晚期恶性肿瘤疼痛等。对心肌梗死引起的剧痛，血压正常者也可用吗啡止痛；对胆绞痛和肾绞痛需加用解痉剂，如阿托品等；但对神经压迫性疼痛疗效较差，由于易成瘾，一般仅用于短期剧痛。

（2）心源性哮喘：心源性哮喘是因左心衰竭，引起突发性的急性肺水肿而导致的呼吸困难、气促和窒息感。临床常需进行综合性治疗（包括强心、利尿、扩张血管等）。静脉注射吗啡也是治疗的主要措施，这是因为：①吗啡具有镇静作用，可消除病人的紧张和恐惧情绪。②吗啡抑制呼吸中枢对 CO_2 敏感性，使呼吸由浅快变得深慢。③吗啡还能扩张外周血管，降低外周阻力，减少了回心血量，有利于左心衰竭的缓解和肺水肿的消除。但若病人伴有休克、昏迷、严重肺部疾患或痰液过多者应禁用。

［常考考点］吗啡的应用。

3. 不良反应

（1）一般反应：治疗量吗啡可有恶心、呕吐、呼吸抑制、嗜睡、眩晕、便秘、排尿困难等副作用。

（2）耐受性及依赖性：前者是指阿片类药物反复使用后，其药效逐渐减弱，需增加剂量和缩短给药间隔才可获得原来的作用。后者又分为躯体依赖性和精神依赖性。躯体依赖性表现为机体对药物产生适应性改变，一旦停药则可出现兴奋、失眠、流泪、流涕、出汗、震颤、呕吐、腹泻，甚至虚脱、意识丧失等戒断症状；若再给以治疗量吗啡，则上述症状立即消失。精神依赖性则使患者产生一种继续需求药物的病态心理。成瘾者为追求吗啡的欣快感及避免停药所致戒断症状的痛苦，常不择手段、千方百计来获取和使用药物，称为"强迫性觅药行为"，对社会造成极大的危害。

成瘾的治疗：临床观察发现，停用阿片类 7 天左右，可基本脱瘾。但停用期间病人的戒断症状较为严重，不用药物控制，很难坚持。因此成瘾的治疗常用"替代递减疗法"帮助患者脱瘾。"替代递减疗法"是指先使用依赖性程度较低以及作用较持久的阿片类药来代替成瘾性强的吗啡或海洛因，使成瘾者平稳渡过戒断症状发作期，然后递减替代药的剂量，直至完全撤除。如用半衰期长的阿片受体激动药美沙酮，治疗开始时每天 1 次口服 10～20mg，病情稳定后剂量逐渐递减，一般先递减 50%，至剂量达到每天 5mg 时，以每日 1mg 递减；也有人推荐每日递减 10%～20% 直至结束。后期出现戒断症状可用地西泮、东莨菪碱和可乐定治疗。但美沙酮也有成瘾性。

（3）急性中毒：表现为昏迷、针尖样瞳孔（严重缺氧则瞳孔可散大）、呼吸高度抑制、血压降低，甚至休克。呼吸麻痹是中毒致死的主要原因，需用吗啡拮抗药、人工呼吸、吸氧抢救。阿片受体拮抗剂纳洛酮能快速对抗阿片类药物过量中毒，对吗啡致呼吸抑制有显著效果，是最常用的抢救药物。

［常考考点］急性吗啡中毒的拮抗剂是纳洛酮。

4. 禁忌证 吗啡能通过胎盘进入胎儿体内或经乳汁分泌抑制新生儿呼吸，同时能对抗催产素对子宫的兴奋作用而延长产程，故分娩止痛及哺乳妇女止痛禁用。由于抑制呼吸和致支气管收缩，故支气管哮喘及肺心病患者禁用。因致颅内压增高，故颅脑损伤的患者禁用。肝功能严重减退患者亦禁用。

［常考考点］分娩止痛及哺乳妇女止痛禁用吗啡。

细目二 人工合成镇痛药

【考点突破攻略】

要点一 哌替啶的作用特点、应用

哌替啶（pethidine）又名度冷丁，药理作用与吗啡基本相同，主要激动 μ 型阿片受体，有镇痛、镇静、欣快、呼吸抑制、扩张血管和免疫抑制作用。镇痛效力弱于吗啡，常用量 100mg 与 10mg 吗啡的作用强度基本相似。亦能提高胃肠道张力和减少推进性蠕动，但作用时间短，无明显止泻和引起便秘作用，也无明显中枢性止咳作用。可代替吗啡用于剧痛和心源性哮喘，还可用于麻醉前给药和人工冬眠。

［常考考点］哌替啶代替吗啡用于剧痛和心源性哮喘，还可用于麻醉前给药和人工冬眠。

要点二 其他常用镇痛药

其他常用镇痛药有：美沙酮（methadone）；芬太尼（fentanyl）；喷他佐辛（pentazocine，又名镇痛新）；二氢埃托啡（dihydroetorphine）。

【例题实战模拟】

A1 型题

1. 吗啡的外周作用是
   A. 松弛胃肠道平滑肌　　　　　B. 促进肠道腺体分泌　　　　　C. 收缩膀胱括约肌
   D. 收缩外周血管引起血压升高　　E. 收缩脑血管引起颅内压降低
2. 缓解急性心肌梗死疼痛的最有效药物是
   A. 硝酸异山梨醇酯（消心痛）　B. 硝酸甘油　　C. 吗啡　　D. 地西泮　　E. 硝苯地平（心痛定）
3. 下列对阿片类药物的叙述，错误的是
   A. 镇痛作用强大　　　　　　　B. 作用机制与激动阿片受体有关
   C. 反复多次应用易产生耐受性及成瘾性　　D. 镇痛的同时可产生意识丧失
   E. 又称麻醉性镇痛药
4. 吗啡可用于治疗
   A. 阿司匹林哮喘　　　　　　　B. 心源性哮喘　　　　　　　　C. 支气管哮喘
   D. 喘息型慢性支气管哮喘　　　E. 其他原因引起的过敏性哮喘
5. 急性吗啡中毒的拮抗剂是
   A. 肾上腺素　　B. 曲马朵　　C. 可乐定　　D. 阿托品　　E. 纳洛酮
6. 下列有关吗啡与哌替啶的叙述，错误的是
   A. 哌替啶的等效量效价强度是吗啡的 1/10～1/7
   B. 哌替啶等效量时对呼吸的抑制作用与吗啡基本相等
   C. 吗啡的镇咳作用比哌替啶强
   D. 吗啡的成瘾性比哌替啶强
   E. 两药对平滑肌的作用相同，都可用于止泻
7. 下列成瘾性极小的镇痛药是
   A. 哌替啶　　B. 可待因　　C. 美沙酮　　D. 喷他佐辛　　E. 芬太尼
8. 在药政管理上已列入非麻醉品的药是
   A. 美沙酮　　B. 哌替啶　　C. 二氢埃托啡　　D. 吗啡　　E. 喷他佐辛
9. 哌替啶不用于慢性钝痛的最主要原因是
   A. 维持时间短　　　　　　　　B. 镇痛效果弱于吗啡　　　　　C. 抑制呼吸
   D. 有成瘾性　　　　　　　　　E. 易导致便秘
10. 下列关于哌替啶各种临床应用的叙述，错误的是
    A. 可用于支气管哮喘　　　　　B. 可用于麻醉前给药　　　　　C. 可代替吗啡用于各种剧痛
    D. 可与氯丙嗪、异丙嗪组成冬眠合剂　　E. 可用于治疗肺水肿

【参考答案】

1. C　2. C　3. D　4. B　5. E　6. E　7. D　8. E　9. D　10. A

第十二单元　解热镇痛药

细目一　阿司匹林

【考点突破攻略】

要点　阿司匹林的作用、应用、不良反应

阿司匹林（aspirin，乙酰水杨酸，acetylsalicylic acid），临床应用历史悠久。

1. 作用

（1）解热、镇痛：有较强的解热、镇痛作用，能有效降低发热患者的体温。

（2）抗炎作用：较强，且随剂量增加而增强。

（3）抗血栓形成：小剂量阿司匹林抑制环氧酶活性，从而减少血小板中血栓素 A_2（TXA_2）的生成，有抗血小板聚集和抗血栓形成作用。但较大剂量的阿司匹林可抑制血管内皮细胞中环氧酶活性，减少 PGI_2 的合成。PGI_2 是 TXA_2 的生理拮抗剂，它的合成减少可能促进血栓形成。

2. 应用

（1）疼痛：对钝痛特别是伴有炎症者效果较好，用于治疗头痛和短暂肌肉骨骼痛，也常用于牙痛、关节痛、神经痛及痛经等。

（2）发热：用于感冒发热，对体温过高、持久发热或小儿高热者可降低体温，缓解并发症。

（3）风湿性、类风湿关节炎：可使急性风湿热患者于 24～48 小时内退热，关节红、肿、疼痛缓解，血沉减慢，症状迅速减轻。对类风湿关节炎也可迅速镇痛，使关节炎症消退，减轻及延缓关节损伤的发展。剂量比一般解热镇痛用量大 1～2 倍，且疗效与剂量成比例增加，因此最好用至最大耐受剂量，但要注意防止中毒。一般成人每日 3～5g，分 4 次于饭后服。

（4）防止血栓形成：小剂量（50～100mg）阿司匹林用于预防冠状动脉及脑血管血栓形成。

［常考考点］阿司匹林解热镇痛的机制，抗血栓形成的机制。阿司匹林的适应证。

3. 不良反应

（1）胃肠道反应：<u>最为常见。口服可直接刺激胃黏膜，引起上腹不适、恶心、呕吐，水杨酸钠尤易发生</u>。血药浓度高则刺激延髓催吐化学感受区（CTZ），可致恶心、呕吐。较大剂量口服（抗风湿治疗）可加重、诱发溃疡，引起胃出血。其原因主要是阿司匹林对胃黏膜的直接刺激作用引起胃黏膜损害。另外，内源性 PG 有抑制胃酸分泌及增强胃黏膜屏障的作用。本药抑制胃黏膜 PG 合成，增加了胃酸分泌，削弱了屏障作用。饭后服药，将药片嚼碎，同服抗酸药，或服用肠溶片可减轻或避免上述反应。<u>胃溃疡患者禁用</u>。

（2）凝血障碍：能抑制血小板聚集，延长出血时间；大剂量（5g/d 以上）或长期服用，还能抑制凝血酶原形成，延长凝血酶原时间，<u>维生素 K 可以预防</u>。严重肝损害、低凝血酶原血症、维生素 K 缺乏等均应避免服用。手术前 1 周也应停用。

（3）水杨酸反应：剂量过大（5g/d 以上）或敏感者，可出现头痛、眩晕、恶心、呕吐、耳鸣以及视、听力减退，总称为水杨酸反应，是水杨酸类中毒的表现。严重者可出现高热、过度呼吸、酸碱平衡失调，甚至精神错乱，应立即停药，<u>静脉滴入碳酸氢钠溶液碱化尿液，加速水杨酸盐自尿排泄</u>。

（4）过敏反应：少数患者可出现荨麻疹、血管神经性水肿、过敏性休克等。某些哮喘患者服阿司匹林或其他解热镇痛药后可诱发哮喘，称为"阿司匹林哮喘"。其发病机制为阿司匹林抑制环氧酶，PG 合成受阻，使白三烯及其他脂氧酶代谢产物增多，内源性支气管收缩物质居于优势，导致支气管痉挛，诱发哮喘。<u>故哮喘、鼻息肉及荨麻疹患者禁用</u>。肾上腺素仅部分对抗阿司匹林所致的支气管收缩。可用抗组胺药和糖皮质激素治疗。

（5）瑞氏综合征（Reye's syndrome）：病毒感染性疾病伴有发热的儿童和青少年服用阿司匹林后，偶致瑞氏综合征，表现为肝损害和脑病，<u>可致死</u>。因此，<u>病毒感染时应慎用</u>，<u>可用对乙酰氨基酚代替</u>。

［常考考点］阿司匹林的不良反应。

细目二　其他解热镇痛药

【考点突破攻略】

要点　对乙酰氨基酚、布洛芬、塞来昔布、日夜百服宁的作用特点、应用

1. 对乙酰氨基酚（acetaminophen）　又名扑热息痛（paracetamol），解热镇痛作用缓和持久，解热作用与阿司匹林相似，镇痛作用较强，抗炎作用很弱，用于感冒发热、头痛、牙痛、神经痛、肌肉痛、关节痛、痛经等。

2. 布洛芬（ibuprofen，异丁苯丙酸）　抗炎镇痛比阿司匹林强16～32倍，用于风湿性及类风湿关节炎、疼痛、发热。

3. 塞来昔布（celecoxib）　选择性抑制COX-2，在治疗剂量时对人体内COX-1无明显影响，也不影响TXA_2的合成，但可抑制PGI_2合成。主要用于风湿性、类风湿关节炎和骨关节炎，一般在用药2周后疼痛和关节功能状态明显改善；也用于手术后疼痛、牙痛、痛经等。

4. 日夜百服宁　是含有对乙酰氨基酚的复方解热镇痛药，主要用于减轻感冒发热、头痛、鼻塞、咳嗽等症状。

[常考考点] 对乙酰氨基酚、布洛芬、塞来昔布、日夜百服宁的作用特点及应用。

【例题实战模拟】

A1型题

1. 阿司匹林解热作用机制是
   A. 抑制环氧酶（COX），减少PG合成　　B. 抑制下丘脑体温调节中枢　　C. 抑制各种致炎因子的合成
   D. 药物对体温调节中枢的直接作用　　E. 中和内毒素
2. 小剂量阿司匹林预防血栓形成的作用机制是
   A. 抑制凝血酶原的形成　　B. 直接抑制血小板聚集　　C. 抑制PGEs的生成
   D. 抑制TXA_2（血栓素）的合成　　E. 直接溶解血栓
3. 最宜选用阿司匹林治疗的是
   A. 胃肠痉挛性绞痛　　B. 月经痛　　C. 心绞痛　　D. 肾绞痛　　E. 胆绞痛
4. 下列不属于阿司匹林不良反应的是
   A. 瑞氏（Reye）综合征　　B. 荨麻疹　　C. 水钠潴留，引起水肿　　D. 诱发胃溃疡和胃出血　　E. 水杨酸反应
5. 临床常选用对乙酰氨基酚治疗的是
   A. 感冒发热　　B. 急性痛风　　C. 类风湿关节炎　　D. 急性风湿热　　E. 预防血栓形成

【参考答案】
1. B　2. D　3. B　4. C　5. A

第十三单元　抗组胺药

细目　H_1受体阻滞药

【考点突破攻略】

要点　常用H_1受体阻滞药作用、应用

本类药物品种较多，第一代H_1受体阻滞药中枢抑制作用强，应用受到限制，尤其是异丙嗪和苯海拉明等。第二代H_1受体阻滞药有吡啶类、羟嗪类及其他类，如阿司咪唑、西替利嗪、氯雷他定等，多数药物不易透过血脑屏障，无中枢抑制作用或较弱，作用较持久，广泛用于临床。

1. 作用

（1）抗 H_1 受体：可完全对抗组胺引起的支气管、胃肠道平滑肌收缩。对组胺引起的局部毛细血管扩张和通透性增加有较强的抑制作用，可部分对抗组胺引起的血管扩张和血压降低，要完全对抗需同时应用 H_1 和 H_2 受体阻滞药。

（2）抑制中枢：多数药物可通过血脑屏障，产生不同程度的镇静、嗜睡等中枢抑制作用，以苯海拉明和异丙嗪最强；中枢抑制作用可能是由于中枢 H_1 受体被阻断，拮抗了内源性组胺介导的觉醒反应所致。第二代药物如阿司咪唑无中枢抑制作用。

（3）其他：多数药物具有较弱的阿托品样抗胆碱作用，苯海拉明、异丙嗪、布克利嗪和美克洛嗪止吐和防晕作用较强，可能与中枢抗胆碱作用有关。

2. 应用

（1）皮肤黏膜变态反应性疾病：对荨麻疹、花粉症、过敏性鼻炎等疗效较好，中枢抑制作用弱的第二代 H_1 受体阻滞药常作为首选药。对昆虫叮咬所致的皮肤瘙痒和水肿亦有良效。对血清病、药疹和接触性皮炎也有一定疗效。对变态反应性支气管哮喘效果差，但酮替芬能抑制肥大细胞和嗜碱性粒细胞释放组胺和白三烯，可用于支气管哮喘的预防性治疗。

（2）晕动病和呕吐：晕动病、放射病、妊娠等引起的呕吐，常用茶苯海明、苯海拉明、异丙嗪、布克利嗪和美克洛嗪等。

此外，有些抗组胺药可用于镇静、催眠及术前给药，或作为复方抗感冒药和复方镇咳平喘药的成分。

[常考考点] H_1 受体阻滞药的作用及应用。

【例题实战模拟】

A1 型题

1. H_1 受体阻断药疗效差的疾病是
   A. 血管神经性水肿 B. 过敏性鼻炎 C. 过敏性皮炎 D. 过敏性哮喘 E. 荨麻疹

2. H_1 受体阻断药产生中枢抑制作用的机制是
   A. 阻断中枢 H_1 受体 B. 兴奋中枢胆碱受体 C. 和奎尼丁样作用有关
   D. 和中枢抗胆碱作用有关 E. 阻断中枢 5-HT 受体

3. 异丙嗪不具备的药理作用是
   A. 镇静 B. 减少胃酸分泌 C. 抗胆碱作用 D. 局麻作用 E. 止吐

4. 雷尼替丁治疗十二指肠溃疡的作用机制是
   A. 中和胃酸 B. 直接抑制胃蛋白酶活性 C. 阻断胃腺细胞的 H_2 受体，抑制胃酸分泌
   D. 形成保护膜，覆盖溃疡面 E. 加速胃蛋白酶的分解

【参考答案】
1.D 2.A 3.B 4.C

第十四单元　利尿药、脱水药

细目一　利尿药

【考点突破攻略】

要点一　利尿药的分类和常用药

利尿药（diuretics）是一类直接作用于肾脏，影响尿生成过程，促进电解质和水的排出，增加尿量，消除水肿的药物。亦用于高血压、肾结石等的治疗。

常用利尿药按其效能及作用机制可分为以下 3 类：

1. 高效利尿药　即 Na^+-K^+-$2Cl^-$ 同向转运抑制剂，也称为髓袢利尿药，主要作用于髓袢升支粗段。减少 Na^+、Cl^- 重

吸收，降低肾脏稀释功能；同时影响肾脏浓缩功能，减少对水的重吸收，从而产生强大的利尿作用。常用药物有呋塞米、依他尼酸、布美他尼、托拉塞米等。

2. 中效利尿药 即 Na^+-Cl^- 同向转运抑制剂，主要作用于近曲小管近端。减少 Na^+、Cl^- 的重吸收，影响肾脏的稀释功能而产生利尿作用，对尿液的浓缩过程无影响。常用药物为氢氯噻嗪、氢氟噻嗪等。

3. 低效利尿药 包括碳酸酐酶抑制药和 K^+-Na^+ 交换抑制药。前者主要有乙酰唑胺（醋唑磺胺），通过抑制近曲小管碳酸酐酶，抑制 H^+-Na^+ 交换，Na^+ 排出增多而产生利尿作用；后者主要有螺内酯和氨苯蝶啶，主要作用于远曲小管和集合管 Na^+ 通道，使 Na^+-K^+ 交换减少，排 Na^+ 增加而产生利尿。表现为留钾利尿。

[常考考点] 利尿剂的分类，以及各类的代表药物及作用机制。

要点二 呋塞米的作用、应用、不良反应

呋塞米（furosemide，速尿） 作用于髓袢升支粗段，选择性地抑制 Na^+、Cl^- 的重吸收而产生强利尿作用。口服吸收迅速，约30分钟起效，1～2小时达高峰，持续6～8小时；静脉注射5～10分钟起效，30分钟达高峰，维持4～6小时。反复给药不易蓄积。

1. 作用

（1）利尿：作用强大、迅速而短暂。利尿时 Na^+、K^+ 和 Cl^- 排出增多，可促进 Ca^{2+}、Mg^{2+} 排出，减少尿酸排出。

（2）扩张血管：能扩张肾血管，降低肾血管阻力，增加肾血流量，改变肾皮质内血流分布；扩张小静脉，降低左心室充盈压，减轻肺水肿。其机制可能与促进前列腺素 E 合成，抑制其分解有关。

2. 应用

（1）严重水肿：对心、肝、肾性各类水肿均有效，主要用于其他利尿药无效的顽固性水肿和严重水肿。

（2）急性肺水肿和脑水肿：静脉注射能迅速扩张容量血管，使回心血量减少，在利尿作用发生之前即可缓解急性肺水肿，是急性肺水肿快速有效的治疗药物。由于利尿，使血液浓缩，血浆渗透压增高，也有利于消除脑水肿，对脑水肿合并心衰者尤为适用。

（3）急慢性肾功能衰竭：通过扩张肾血管，增加肾血流量，从而改善急性肾衰早期的少尿及肾缺血；通过强大的利尿作用冲洗肾小管，防止萎缩和坏死，用于急性肾衰早期的防治。大剂量治疗慢性肾衰，使尿量增加。但禁用于无尿病人。

（4）药物中毒：配合输液使尿量在1天内达到5L以上，可加速毒物排泄。主要用于经肾排泄的药物中毒的抢救，如苯巴比妥、水杨酸类、溴化物、氟化物等急性中毒。

（5）高钾血症和高钙血症：可增加 K^+ 排出，抑制 Ca^{2+} 重吸收，降低血钾和血钙。

3. 不良反应

（1）水和电解质紊乱：长期用药、利尿过度可引起低血容量、低血钠、低血钾、低血镁及低氯性碱中毒。以低血钾最为常见，注意及时补钾，加服留钾利尿药有一定预防作用。

（2）耳毒性：眩晕、耳鸣、听力下降、暂时性耳聋。肾功能减退或大剂量静脉注射时易发生，应避免与有耳毒性的氨基糖苷类抗生素合用。

（3）胃肠道反应：恶心、呕吐、上腹不适及腹泻，大剂量可致胃肠道出血。

（4）高尿酸血症：长期用药竞争性抑制尿酸，减少尿酸排泄而致高尿酸血症。

（5）其他：过敏反应，偶致骨髓抑制。严重肝肾功能不全、糖尿病、痛风及小儿慎用，高氮质血症及孕妇忌用。

[常考考点] 呋塞米的作用机制及应用。

要点三 氢氯噻嗪的作用、应用、不良反应

1. 作用

（1）利尿：作用温和而持久。促进尿中 Na^+、Cl^- 排出，也促进 K^+、Mg^{2+} 及 HCO_3^- 排出；增强远曲小管对钙的重吸收，使 Ca^{2+} 从肾排出减少；减少尿酸排泄。

（2）抗利尿：能明显减少尿崩症患者的尿量，作用机制尚不明，可能是因排出 Na^+、Cl^-，使血浆渗透压下降，减轻病人渴感而减少饮水量，从而使尿量减少。

（3）降压：用药初期通过利尿作用减少血容量，后期因排钠较多，降低血管平滑肌对儿茶酚胺等加压物质的敏感性而降压。

2.应用

（1）轻、中度水肿：是心性水肿的首选药；对肾性水肿的疗效与肾功能有关，肾功能不良者疗效差；对肝性水肿，与螺内酯合用可增效，避免血钾过低诱发肝昏迷，但因抑制碳酸酐酶，减少 H^+ 分泌，使 NH_3 排出减少，可致血氨升高，有加重肝昏迷的危险，应慎用。

（2）轻、中度高血压：单用或与其他利尿药合用。

（3）尿崩症：用于肾性尿崩症及加压素无效的垂体性尿崩症，轻症效佳，重症效差。

（4）特发性高钙尿症和肾结石：治疗量可显著降低正常人、原发性甲状旁腺功能亢进及高钙尿症病人尿钙，防止肾钙结石的形成。

[常考考点] 氢氯噻嗪的作用机制及应用。

3.不良反应

（1）电解质紊乱：长期用药引起低血钾、低血镁、低氯性碱中毒及低钠血症。低钾血症较多见，表现为疲倦、软弱、眩晕，合用留钾利尿药可预防。

（2）代谢异常：①血糖升高，用药2～3个月后出现，停药后自行恢复，可能因其抑制胰岛素的分泌，减少组织利用葡萄糖。②高脂血症，升高 TG、TC 和 LDL，降低 HDL。糖尿病患者和高脂血症者慎用。

（3）高尿酸血症：因减少细胞外液容量，增加近曲小管对尿酸的重吸收，竞争性抑制尿酸从肾小管分泌，痛风者慎用。

（4）加重肾功能不良：降低肾小球滤过率，增高血尿素氮，肾功能不良者慎用。

（5）过敏：偶有过敏性皮炎、粒细胞减少、血小板减少等过敏反应。

要点四　螺内酯的作用、应用、不良反应

1.作用　具有排钠留钾的利尿作用。螺内酯结构与醛固酮相似，与醛固酮竞争远曲小管远端和集合管细胞浆内的醛固酮受体，产生与醛固酮相反的作用，作用特点为：①作用弱，起效慢，维持时间长。口服1天起效，2～3天达高峰，停药后持续2～3天。②作用的发挥依赖于体内醛固酮的存在，对切除肾上腺的动物无效。

2.应用　螺内酯配伍中、高效利尿剂，治疗伴有醛固酮升高的顽固性水肿，如肝硬化、充血性心衰、肾病综合征。

3.不良反应　长期服用可致高血钾，肝肾功能不全及血钾过高者禁用。螺内酯因具类固醇结构而产生性激素样副作用，如男性乳房发育、性功能障碍、女性多毛、声音变粗、月经不调等，停药后消失。

[常考考点] 螺内酯的作用特点：排钠保钾。螺内酯的适应证：治疗与醛固酮升高有关的顽固性水肿。

【知识纵横比较】

利尿药的作用机制及应用比较

药品	类别	作用机制	应用
呋塞米	高效利尿药	作用于髓袢升支粗段。减少 Na^+、Cl^- 重吸收，降低肾脏稀释功能；同时影响肾脏浓缩功能，减少对水的重吸收，从而产生强大的利尿作用	严重水肿；急性肺水肿和脑水肿；急慢性肾功能衰竭；药物中毒；高钾血症和高钙血症
氢氯噻嗪	中效利尿药	作用于近曲小管近端。减少 Na^+、Cl^- 的重吸收，影响肾脏的稀释功能而产生利尿作用，对尿液的浓缩过程无影响	轻、中度水肿；是心性水肿的首选药；轻、中度高血压；尿崩症；用于肾性尿崩症及加压素无效的垂体性尿崩症；特发性高钙尿症和肾结石
螺内酯	低效利尿药	与醛固酮竞争远曲小管远端和集合管细胞浆内的醛固酮受体，产生与醛固酮相反的作用	配伍中、高效利尿剂，治疗伴有醛固酮升高的顽固性水肿，如肝硬化、充血性心衰、肾病综合征

细目二　脱水药

【考点突破攻略】

脱水药（dehydrant agents）又称渗透性利尿药，是能提高血浆渗透压而使组织脱水的药物。

要点　脱水药的特点及常用药

脱水药具备以下特点：①静脉注射后不易透过毛细血管，迅速提高血浆渗透压，对机体无毒性作用和过敏反应。②易经肾小球滤过，但不易被肾小管重吸收。③在体内不易被代谢。④不易从血管透入组织液中。临床常用药为<u>甘露醇、山梨醇、高渗葡萄糖</u>等。

【例题实战模拟】

A1 型题

1. 呋塞米的不良反应，不包括
   A. 高血钾　　B. 耳毒性　　C. 胃肠道反应　　D. 高尿酸血症　　E. 低氯性碱中毒
2. 有关噻嗪类利尿药的叙述，错误的是
   A. 具有降压作用　　　　　　B. 可升高血脂　　　　　　C. 使尿酸排出增加
   D. 可升高血糖　　　　　　　E. 可促进远曲小管对钙离子的重吸收
3. 通过竞争醛固酮受体而发挥利尿作用的药物
   A. 氨苯蝶啶　　B. 乙酰唑胺　　C. 阿米洛利　　D. 布美他尼　　E. 螺内酯
4. 下列利尿药的作用强度与肾上腺皮质功能有关的是
   A. 呋塞米　　B. 螺内酯　　C. 氨苯蝶啶　　D. 阿米洛利　　E. 氢氯噻嗪
5. 下列病人不适宜使用脱水药的是
   A. 慢性心功能不全　　B. 青光眼　　C. 脑水肿　　D. 肾功能衰竭　　E. 肺水肿
6. 长期应用易使血钾升高的药物是
   A. 氢氯噻嗪　　B. 呋塞米　　C. 螺内酯　　D. 乙酰唑胺　　E. 脱水药
7. 高钾血症病人禁用的利尿药是
   A. 氢氯噻嗪　　B. 苄氟噻嗪　　C. 布美他尼　　D. 氨苯蝶啶　　E. 呋塞米
8. 下列疾病中，不属于氢氯噻嗪适应证的是
   A. 尿崩症　　B. 轻度高血压　　C. 心源性水肿　　D. 糖尿病　　E. 特发性高尿钙
9. 呋塞米的利尿作用机制是
   A. 抑制肾脏的稀释功能　　　　B. 抑制肾脏的浓缩功能　　　　C. 阻滞 Na^+ 重吸收
   D. 对抗醛固酮的作用　　　　　E. 抑制肾脏的稀释和浓缩功能

B1 型题
   A. 呋塞米　　B. 螺内酯　　C. 乙酰唑胺　　D. 氨苯蝶啶　　E. 氢氯噻嗪
10. 治疗急性肾功能衰竭早期少尿，应选用的是
11. 治疗高醛固酮型水肿，应选用的是

【参考答案】
1. A　2. C　3. E　4. B　5. A　6. C　7. D　8. D　9. E　10. A　11. B

第十五单元　抗高血压药

细目一　利尿降压药

【考点突破攻略】

<u>利尿降压药是 WHO 推荐的一线药物</u>，常作为治疗高血压的基础药物。许多其他降压药在长期使用过程中，可引起不同程度的水钠潴留。合用利尿药能消除水钠潴留，加强降压效果，<u>以噻嗪类最为常用，代表药为氢氯噻嗪</u>。

要点　氢氯噻嗪的降压作用、应用

1. 作用　降压缓慢、温和、持久，对卧位和立位血压均能降低。排钠利尿，使血容量减少是利尿药初期的降压机制。长期应用降低血管张力而降低血压。不易发生耐受性，有增强其他降压药的作用。

2. 应用　单用于Ⅰ级（轻度）高血压，或与其他降压药合用治疗各型高血压，联合用药可增强降压作用，并防止其他药物引起的水钠潴留。

[常考考点] 氢氯噻嗪初期的降压机制是排钠利尿，使血容量减少，长期使用通过降低血管张力而降低血压。

细目二　肾素－血管紧张素系统抑制药

【考点突破攻略】

肾素－血管紧张素系统（RAS）在血压调节中起着重要的作用。作用于该系统的药物主要影响血管紧张素转化酶（ACE）、血管紧张素Ⅱ受体（AT）和肾素而产生降压作用。

要点一　肾素－血管紧张素系统抑制药分类特点及常用药

1. RAS抑制药分类　主要分为三类：①血管紧张素转化酶抑制剂：卡托普利、依那普利、赖诺普利、喹那普利等。②血管紧张素Ⅱ受体拮抗剂：氯沙坦、缬沙坦、厄贝沙坦等。③肾素抑制药：瑞米吉仑等。

2. 作用特点　①降压时不伴有反射性心率加快，对心输血量无明显影响。②可防止或逆转高血压患者的血管壁和心室重构。③能增加肾血流量，保护肾脏。④能改善胰岛素抵抗，不引起电解质紊乱和脂质代谢改变。⑤久用不易产生耐受性。

要点二　卡托普利的作用、应用、不良反应

卡托普利（captopril）是第一个用于临床口服有效的含巯基ACE抑制药（1977年）。

1. 作用　降低血压。通过抑制ACE，使血管紧张素Ⅰ转化为血管紧张素Ⅱ减少，降低循环与血管组织RAS活性。主要作用机制：①抑制循环和血管局部RAS的AngⅡ形成。②减少缓激肽降解，缓激肽是血管内皮L-精氨酸-NO途径的重要激活剂，可发挥强大的扩血管效应；刺激细胞膜磷脂游离出花生四烯酸（AA），促进前列腺素合成，增强扩血管效应。③减少肾脏组织中AngⅡ的生成，使醛固酮分泌减少，促进水钠排泄。

2. 应用　①各型高血压：如原发性高血压及肾性高血压，对血浆肾素活性高者疗效更好；Ⅱ、Ⅲ级高血压需合用利尿药。②充血性心力衰竭：基础治疗药物。

3. 不良反应　高血钾、低血压。ACEI抑制激肽酶，使缓激肽、P物质堆积，引起咳嗽及血管神经性水肿；久用降低血锌而出现皮疹、味觉及嗅觉改变及脱发等。高血钾者和妊娠初期禁用。

[常考考点] 卡托普利的作用机制及应用。

要点三　厄贝沙坦的作用、应用、不良反应

厄贝沙坦（irbesartan）为长效、强效的AngⅡ受体拮抗药。作用比氯沙坦强约10倍，持续24小时以上。

1. 作用　降低血压。选择性地与AT_1受体结合，阻断AngⅡ引起的血管收缩及促进醛固酮分泌。长期用药还能抑制心肌肥厚和血管壁增厚。

2. 应用　各型高血压，也可用于高血压合并糖尿病肾病患者，能减轻肾损害。

3. 不良反应　头晕、高血钾和与剂量相关的体位性低血压。孕妇及哺乳期妇女禁用。

[常考考点] 厄贝沙坦的作用机制及应用。

细目三　β受体阻滞药

【考点突破攻略】

β受体阻滞药除用于心律失常、心绞痛外，亦是疗效确切的抗高血压药。

要点　美托洛尔的降压作用、应用、不良反应

1. 作用　降低血压。作用机制可能是：①减少心输出量：本品为选择性 β_1 受体阻断药，通过阻断心脏 β_1 受体，使心肌收缩力减弱。②抑制肾素分泌：通过阻断肾小球旁器部位的 β_1 受体，抑制肾素-血管紧张素系统。

2. 应用　用于高血压，对伴有心输出量偏高或血浆肾素活性增高者以及伴有冠心病者更适宜。

3. 不良反应　神经系统常见眩晕、精神抑郁等；心血管系统常见心率减慢、传导阻滞、心衰加重等。

[常考考点] 美托洛尔的作用机制及应用。

细目四　钙通道阻滞药

【考点突破攻略】

该类药物的基本作用是抑制细胞外 Ca^{2+} 的内流，使血管平滑肌细胞内缺乏足够的 Ca^{2+}，导致血管平滑肌松弛、血管扩张、血压下降。

要点一　钙通道阻滞药的作用及常用药

钙通道阻滞药主要为 L 型钙通道阻滞剂，其中 L 型钙通道阻滞剂又分为二氢吡啶类和非二氢吡啶类。二氢吡啶类的常用药有：硝苯地平、尼卡地平、尼莫地平、拉西地平等；非二氢吡啶类的常用药有：维拉帕米、地尔硫䓬等。

作用特点：①降压时不减少心、脑、肾的血流，尼莫地平、尼索地平还能增加脑、冠脉血流。②逆转高血压患者的心肌肥厚，但效果不如 ACEI。③有排钠利尿作用，在降压时不引起水钠潴留。④一般不影响脂质代谢及葡萄糖耐量，伊拉地平、尼群地平还可轻度提高 HDL。

要点二　硝苯地平控释剂（拜新同）的降压作用、应用、不良反应

1. 作用　降低血压。通过抑制细胞外 Ca^{2+} 的内流，使血管平滑肌细胞内缺乏足够的 Ca^{2+}，导致血管平滑肌松弛、血管扩张、血压下降。控释剂可减少血药浓度波动，减轻迅速降压造成的反射性交感活性增加，降低不良反应的发生率，延长作用时间，减少用药次数。

2. 应用　各型高血压，尤以低肾素性高血压疗效好，可单用或与利尿药、β 受体阻滞药、ACEI 合用。

3. 不良反应　较轻，常见面部潮红、头痛、眩晕、心悸、踝部水肿。踝部水肿系毛细血管前血管扩张所致。本品短效制剂有可能加重心肌缺血，伴心肌缺血的高血压患者慎用。

[常考考点] 硝苯地平的作用机制及应用。

细目五　抗高血压药物的合理应用

【考点突破攻略】

要点　抗高血压药物的选药、联合用药

1. 根据高血压程度选药　①Ⅰ级高血压：采用体育活动、控制体重、低盐、低脂肪饮食等措施未奏效时，首选作用温和的降压药，如噻嗪类利尿药、ACEI、二氢吡啶类钙拮抗药或 β 受体阻滞药等一种药物。②Ⅱ级高血压：采用两种药物联用，常用的四类一线降压药的任何两类均可。③Ⅲ级高血压：联合用药基础上，改用或加用作用更强的米诺地尔、直接血管扩张药、中枢性降压药等。④高血压危象：宜采用静脉滴注或肌注快速起效的药物，如硝普钠。

2. 根据病情特点及并发症选药　①伴有心绞痛者宜用硝苯地平。②伴有心力衰竭者宜用利尿药、ACEI、哌唑嗪等，不宜用 β 受体阻滞药。③伴有肾功能不全者宜用 ACEI、硝苯地平、α-甲基多巴等。④伴有消化性溃疡者，宜用可乐定，禁用利血平。⑤伴有心动过速者宜用美托洛尔等 β 受体阻滞药。⑥伴有支气管哮喘者不宜用 β 受体阻滞药。⑦伴有糖尿病及痛风者不宜用噻嗪类利尿药。⑧伴有精神抑郁者，不宜用利血平。

3. 联合用药　高血压病的治疗需要长期系统用药甚至终生用药，力求控制在 138/83mmHg（目标血压）以下，要注意平稳持续降压，以避免血压波动过大致靶器官损害。现有药物长期单用常引起耐受性，加大剂量又易致不良反应。联合用药可从不同环节协同降压，又能减轻不良反应，药物用量也相应减少。但要注意同类药物不宜合用。

【知识纵横比较】

抗高血压药物的种类、作用机制和应用比较

种类		降压机制	应用	代表药物
利尿降压药		初期排钠利尿，使血容量减少，长期应用降低血管张力而降低血压	Ⅰ级（轻度）高血压，或与其他降压药合用治疗各型高血压	氢氯噻嗪
肾素－血管紧张素系统抑制药	血管紧张素转化酶抑制剂	通过抑制ACE，使血管紧张素Ⅰ转化为血管紧张素Ⅱ减少，降低循环与血管组织RAS活性	①各型高血压：如原发性高血压及肾性高血压，对血浆肾素活性高者疗效更好；Ⅱ、Ⅲ级高血压需合用利尿药。②充血性心力衰竭：基础治疗药物	卡托普利、依那普利、赖诺普利、喹那普利
	血管紧张素Ⅱ受体拮抗剂	选择性地与AT$_1$受体结合，阻断AngⅡ引起的血管收缩及促进醛固酮分泌	各型高血压，也可用于高血压合并糖尿病肾病患者，能减轻肾损害	氯沙坦、缬沙坦、厄贝沙坦
β受体阻滞药		①减少心输出量：通过阻断心脏β$_1$受体，使心肌收缩力减弱。②抑制肾素分泌：通过阻断肾小球旁器部位的β$_1$受体，抑制肾素－血管紧张素系统	用于高血压，对伴有心输出量偏高或血浆肾素活性增高者以及伴有冠心病者更适宜	美托洛尔
钙通道阻滞药	二氢吡啶类	抑制细胞外Ca^{2+}的内流，使血管平滑肌细胞内缺乏足够的Ca^{2+}，导致血管平滑肌松弛、血管扩张、血压下降	各型高血压，尤以低肾素性高血压疗效好	硝苯地平、尼卡地平、尼莫地平、拉西地平

抗高血压药物的选择

伴随疾病	抗高血压药物选择	不宜选用或禁用
心绞痛	硝苯地平	—
心力衰竭	利尿药、ACEI、哌唑嗪	不宜用β受体阻滞药
肾功能不全	ACEI、硝苯地平、α－甲基多巴	—
消化性溃疡	可乐定	禁用利血平
心动过速	美托洛尔等β受体阻滞药	—
支气管哮喘	—	不宜用β受体阻滞药
糖尿病及痛风	—	不宜用噻嗪类利尿药
精神抑郁	—	不宜用利血平

【例题实战模拟】

A1型题

1.高血压合并窦性心动过速的年轻患者宜首选的抗高血压药是
　A.硝普钠　　B.甲基多巴　　C.普萘洛尔　　D.可乐定　　E.氯沙坦

2.下列有关硝苯地平降压时伴随状况的描述，正确的是
　A.心率不变　　B.心排血量下降　　C.血浆肾素活性增高　　D.尿量增加　　E.肾血流量降低

3.普萘洛尔不适用于
　A.高血压伴心绞痛　　　　B.高血压伴支气管哮喘　　　　C.高血压伴心动过速
　D.高血压伴脑血管病　　　E.高血压伴心输出量下降

4.有关血管紧张素转化酶抑制药（ACEI）的叙述，错误的是
　A.可增强醛固酮的生成　　　B.可抑制缓激肽降解　　　C.可减轻心室扩张
　D.可减少血管紧张素Ⅱ的生成　　E.可降低心脏前、后负荷

5. 长期应用氢氯噻嗪可引起的不良反应是
   A. 升高血脂   B. 升高血糖   C. 升高血尿酸   D. 增加血浆肾素活性   E. 以上均是
6. 长期使用利尿药的降压机制是
   A. 抑制醛固酮的分泌   B. 降低血浆肾素活性   C. 增加血浆肾素活性
   D. 减少血管平滑肌细胞内 Na^+ E. 排 Na^+、利尿、血容量减少

【参考答案】
1. C   2. C   3. B   4. A   5. E   6. D

第十六单元　抗心律失常药

细目　抗心律失常药

【考点突破攻略】

心律失常是严重的心脏疾病，由于心肌自律性异常或冲动传导障碍引起心动频率或节律发生改变，并影响心脏的泵血功能。根据心率的快慢，心律失常分为缓慢性和快速性。临床上常将快速性心律失常简称为心律失常，主要包括室上性和室性早搏及心动过速、心房颤动和心房扑动、心室颤动等。

要点一　抗心律失常药的分类及常用药

依据药物对心肌电生理的影响，抗心律失常药分为四大类：

Ⅰ类　钠通道阻滞药分为 A、B、C 三个亚类。①ⅠA类：适度阻滞钠通道：奎尼丁、普鲁卡因胺等。②ⅠB类：轻度阻滞钠通道：利多卡因、苯妥英钠等。③ⅠC类：重度阻滞钠通道：普罗帕酮等。

Ⅱ类　β肾上腺素受体阻滞药普萘洛尔等。

Ⅲ类　延长动作电位时程药胺碘酮、溴苄铵等。

Ⅳ类　钙通道阻滞药维拉帕米、地尔硫䓬等。

【知识纵横比较】

抗心律失常药分类及作用

分类		作用	药物
Ⅰ类　钠通道阻滞药	ⅠA类	适度阻滞钠通道	奎尼丁、普鲁卡因胺等
	ⅠB类	轻度阻滞钠通道	利多卡因、苯妥英钠等
	ⅠC类	重度阻滞钠通道	普罗帕酮
Ⅱ类　β肾上腺素受体阻滞药		阻断β受体	普萘洛尔
Ⅲ类　延长动作电位时程药		延长 APD 及 ERP	胺碘酮、溴苄铵
Ⅳ类　钙通道阻滞药		阻滞钙通道而抑制 Ca^{2+} 内流	维拉帕米、地尔硫䓬

要点二　奎尼丁的作用、应用

1. 作用　抗心律失常，与心肌细胞膜的钠通道蛋白结合而阻滞钠通道，适度抑制 Na^+ 内流，对 K^+ 外流和 Ca^{2+} 内流也有抑制作用。

（1）降低自律性：抑制 Na^+ 内流，使 4 相舒张期自动除极化速率减慢，坡度减小，使心房肌、心室肌和浦肯野纤维的自律性降低，其中对心房肌的作用更强。在治疗剂量下对正常窦房结的自律性影响较小，但在窦房结功能低下时，则可产生明显的抑制。

（2）减慢传导：抑制 0 相 Na^+ 内流，使 0 相上升的速率和振幅降低，从而使心房肌、心室肌、浦肯野纤维的传导减

慢，对病理状态下部分除极的心肌细胞的传导有更强的抑制作用，使单向阻滞变为双向阻滞，消除折返激动。对 Ca^{2+} 内流也有一定的抑制作用，略减慢房室结的传导。

（3）延长有效不应期：减慢 2 相 Ca^{2+} 内流和 3 相 K^+ 外流，延长 APD 和 ERP。对 ERP 的延长作用更明显，使 ERP/APD 比值加大，因此可使异位冲动或折返冲动落入 ERP 中而被消除。

（4）其他：竞争性地阻滞 M 受体，具有抗胆碱作用，对抗其抑制房室传导的作用；阻滞 α 受体，扩张血管，降低血压；对心房肌、心室肌有负性肌力作用。

2. 应用 心房颤动、心房扑动、室上性及室性早搏和心动过速。在治疗心房颤动、心房扑动时，应先用强心苷抑制房室传导，以控制心室率。

要点三 利多卡因、苯妥英钠的作用、应用

（一）利多卡因

1. 作用 抗心律失常。

（1）降低自律性：抑制 4 相 Na^+ 内流，促进 K^+ 外流，从而降低浦肯野纤维的自律性，提高心室肌的阈电位水平，提高其致颤阈。治疗剂量对心房肌和窦房结无明显影响。

（2）对传导的影响：治疗量对正常心肌的传导性影响小；但在低血钾或心肌受损而部分去极化时，促进 K^+ 外流，使舒张电位负值加大，提高 0 相除极化速率和幅度，从而促进病区的传导，消除单向阻滞而中止折返；在心肌缺血部位，也可因抑制 Na^+ 内流而减慢传导，变单向阻滞为双向阻滞，消除折返。大剂量时，因可明显抑制 0 相除极速率而使传导明显减慢，甚至出现完全性传导阻滞。

（3）相对延长有效不应期：促进 K^+ 外流，缩短心室肌和浦肯野纤维的 APD 和 ERP，但缩短 APD 更为显著，使 ERP/APD 比值加大，相对延长 ERP，有利于消除折返。

2. 应用 室性心律失常，特别适用于危急病例，是治疗急性心肌梗死引起的室性心律失常的首选药，对强心苷中毒所致者也有效。

（二）苯妥英钠

1. 作用 抗心律失常，作用与利多卡因相似。降低浦肯野纤维自律性，相对延长 ERP，与强心苷竞争 Na^+-K^+-ATP 酶，抑制强心苷中毒所致室性心律失常，改善被强心苷抑制的房室传导。

2. 应用 室性心律失常，对强心苷中毒所致室性心律失常疗效显著。

要点四 美托洛尔的作用、应用

1. 作用 抗心律失常，通过阻滞心脏的 $β_1$ 受体而发挥抗心律失常作用。

（1）降低自律性：对窦房结、心房内传导组织及浦肯野纤维，可减慢 4 相自动除极化速率，降低自律性，在运动和情绪激动时作用明显。也能抑制儿茶酚胺引起的滞后除极而防止触发活动。

（2）减慢传导：大剂量时，除 β 受体阻滞作用外，还有膜稳定作用，减慢 0 相 Na^+ 内流，使 0 相除极化速率降低，减慢房室结及浦肯野纤维的传导速度。

（3）延长房室结 ERP：明显延长房室结的 ERP，与减慢房室结传导的作用构成其抗室上性心律失常的作用基础。

2. 应用

（1）室上性心律失常，如心房颤动、心房扑动及阵发性室上性心动过速等。

（2）焦虑、甲状腺功能亢进等引起的窦性心动过速。

（3）室性心律失常，特别是对由于运动和情绪激动引起的疗效显著。

（4）急性心肌梗死，长期使用可减少心律失常的发生及再梗死率，从而降低病死率。

要点五 胺碘酮的作用、应用

1. 作用 抗心律失常。通过阻滞心肌细胞膜钾通道，阻滞钠通道和钙通道，并可轻度非竞争性地阻滞 α 受体和 β 受体。

（1）延长 ERP：明显延长房室结、心房肌、心室肌和浦肯野纤维的 APD 和 ERP。这一作用较其他类抗心律失常药为强，与其阻滞钾通道、抑制 K^+ 外流、明显抑制复极过程有关。

（2）降低自律性：降低窦房结和浦肯野纤维的自律性，与阻滞钠、钙通道和 β 受体有关。

（3）减慢传导：减慢房室结和旁路以及浦肯野纤维的传导速度，与阻滞钠、钙通道有关。

（4）拮抗 T_3、T_4 与受体结合。

（5）扩张血管：扩张冠状动脉，增加冠脉血流量，改善心肌营养；扩张外周血管，降低心脏做功，减少心肌耗氧量。

2. 应用　广谱抗心律失常药，用于各种室上性和室性心律失常，对心房扑动、心房颤动和室上性心动过速疗效好，对合并预激综合征者有效率达 90% 以上。因可减少心肌耗氧量，适用于冠心病并发的心律失常。

要点六　维拉帕米的作用、应用

1. 作用　抗心律失常，通过阻滞心肌细胞膜的钙通道，抑制 Ca^{2+} 内流，对属于慢反应细胞的窦房结和房室结具有以下作用：

（1）降低自律性：因 4 相自动除极化速率减慢而使自律性降低。也减少或取消后除极所引起的触发活动。

（2）减慢传导：因 0 相除极上升速率减慢、振幅减小而使冲动传导减慢，可变单向阻滞为双向阻滞，从而消除折返。终止房室结的折返激动，减慢心房颤动、心房扑动时的心室率。

（3）延长 APD 和 ERP：对房室结的作用明显，高浓度时也延长浦肯野纤维的 APD 和 ERP。

（4）抑制心肌收缩力、扩张冠脉、扩张外周血管。

2. 应用

（1）阵发性室上性心动过速，特别是房室交界区心动过速，常在静脉注射数分钟内停止发作。

（2）强心苷中毒引起的室性早搏。

（3）对冠心病、高血压伴发心律失常者尤其适用。

［常考考点］抗心律失常药的种类及其不同药物的应用。

【知识纵横比较】

抗心律失常药的作用及应用比较

药物	作用	应用
奎尼丁	适度阻塞钠通道，同时也抑制 Ca^{2+} 内流和 K^+ 外流。①降低自律性；②减慢传导速度；③延长有效不应期；④外周抗胆碱作用	广谱的抗心律失常。对房性、室性及房室结性心律失常均有效，也可用于心房纤颤及心房扑动，但需先用强心苷抑制房室传导，控制心室率
利多卡因	轻度阻塞钠通道，并促进 K^+ 外流。①降低心室自律性；②相对延长有效不应期；③减慢传导	用于各种原因致危及生命的室性心律失常，是防治急性心肌梗死并发的室性心律失常的首选药。还可用于强心苷中毒引起的心律失常
苯妥英钠	抗心律失常作用与利多卡因相似，并可与强心苷竞争 Na^+-K^+-ATP 酶	主要用于室性心律失常，尤其适用于洋地黄中毒等所致的室性心律失常
美托洛尔	阻断心脏 β_1 受体，可降低自律性、减慢传导、延长房室结的有效不应期	适用于交感神经过度兴奋所致的各种心律失常，如窦性心动过速、心房纤颤、心房扑动及室性期前收缩
胺碘酮	抑制 K^+ 外流，延长动作电位时程和有效不应期	属广谱抗心律失常药，适用于各种室上性及室性心律失常
维拉帕米	钙通道阻滞药（钙拮抗药），抑制心肌细胞膜 Ca^{2+} 内流	主要用于室上性心律失常，是治疗阵发性室上性心动过速的首选药；强心苷中毒引起的室早；尤其适用于伴有冠心病、高血压伴有心律失常者

【例题实战模拟】

A1 型题

1. 阵发性室上性心动过速并发变异型心绞痛，治疗宜采用
   A. 奎尼丁　　B. 利多卡因　　C. 普鲁卡因胺　　D. 维拉帕米　　E. 普萘洛尔

2. 下列不能用于治疗心律失常的是
   A. 奎尼丁　　B. 氢氯噻嗪　　C. 维拉帕米　　D. 普萘洛尔　　E. 胺碘酮

3. 利多卡因治疗无效的心律失常是
   A. 心肌梗死致室性心律失常　　B. 强心苷中毒致室性心律失常　　C. 心室纤颤

D. 室性早搏　　　　　　　　E. 心房纤颤
4. 治疗强心苷中毒引起的快速型心律失常的最佳药物是
   A. 胺碘酮　　B. 普萘洛尔　　C. 苯妥英钠　　D. 维拉帕米　　E. 奎尼丁
5. 治疗阵发性室上性心动过速的最佳药物是
   A. 奎尼丁　　B. 维拉帕米　　C. 苯妥英钠　　D. 普鲁卡因胺　　E. 利多卡因
6. 某甲亢患者，出现窦性心动过速，用药时首选
   A. 普萘洛尔　　B. 奎尼丁　　C. 苯妥英钠　　D. 胺碘酮　　E. 美西律

【参考答案】
1. D　2. B　3. E　4. C　5. B　6. A

第十七单元　抗慢性心功能不全药

慢性心功能不全又称充血性心力衰竭（congestive heart failure，CHF），是多种病因所致心脏泵血功能降低，不能排出足够的血液以满足全身组织代谢需要的一种临床综合征。CHF治疗目的：①缓解症状。②防止或延缓心肌重构，延缓病理进展。临床常用药物有增强心肌收缩力药（强心苷类及非强心苷类正性肌力药）、减轻心脏负荷药和血管紧张素Ⅰ转化酶抑制药等。

细目一　强心苷类

【考点突破攻略】

强心苷类（cardiac glycosides）是一类主要作用于心脏，能增强心肌收缩力的苷类药物，用于治疗慢性心功能不全及某些心律失常，又称洋地黄类（digitalis）药物。

要点　强心苷类的常用药物、作用、应用、不良反应

强心苷类的常用药物有地高辛、去乙酰毛花苷（西地兰）、毒毛花苷K（毒毛旋花子苷K）等，以地高辛最为常用。

1. 作用

（1）心脏

①正性肌力：治疗剂量的强心苷选择性地直接作用于心脏，加强心肌收缩力，使心肌收缩更加敏捷，加快心肌收缩速度；增加衰竭心脏的心输出量；但因其收缩外周血管、增加心脏射血阻力，故对正常人心输出量增加并不明显。强心苷可使衰竭心脏的心率减慢及心室壁肌张力降低而降低心肌耗氧量，且这一作用的结果超过其正性肌力作用所增加的耗氧量，因而心肌总耗氧量减少；但对正常心脏因可使心肌收缩力增强而使耗氧量增加。

强心苷增强心肌收缩力的机制与增加心肌细胞内 Ca^{2+} 量有关。强心苷可与心肌细胞膜上的 Na^+-K^+-ATP 酶结合，抑制酶的活性使 Na^+-K^+ 交换减少，细胞内 Na^+ 增多，进而通过 Na^+-Ca^{2+} 交换而使细胞内 Ca^{2+} 量增加，从而使心肌收缩力增强。同时，导致心肌细胞内 K^+ 量减少，若剂量过大，则使心肌细胞的自律性提高，此为强心苷中毒时发生心律失常的机制之一。

②负性频率：强心苷减慢窦性频率的作用主要出现在心功能不全而心率加快的病人。心功能不全时，心率加快是心输出量减少，反射性兴奋交感神经而引起的一种代偿性反应。当心率加快超过一定限度，使舒张期过短，心室充盈不足，心输出量将更趋减少。治疗剂量的强心苷增强心肌收缩力，使心输出量增加，反射性兴奋迷走神经，从而减慢心率。

③对心肌电生理特性的影响：主要是负性传导、缩短心房不应期、提高浦肯野纤维的自律性等。治疗量强心苷增加心输出量，反射性兴奋迷走神经，从而延长房室结的有效不应期，减慢房室结的传导速度；中毒量强心苷则直接抑制房室结，减慢房室传导。缩短心房不应期的作用亦与反射性兴奋迷走神经有关。强心苷抑制心肌细胞膜的 Na^+-K^+-ATP 酶，致心肌细胞内缺钾，最大舒张电位（MDP）负值减小，浦肯野纤维自律性升高，并使其有效不应期缩短而易诱发心律失常。

④对心电图的影响：治疗量强心苷影响心肌电生理，引起的心电图改变有：T波幅度变小、低平甚至倒置，此变化

出现得最早；S-T 段降低呈鱼钩状（动作电位复极化 2 相缩短），此为临床上判断是否应用强心苷的依据之一；P-R 间期延长（房室传导减慢）；Q-T 间期缩短（心室 APD 缩短）及 P-P 间期延长（心率减慢）。强心苷中毒时，可出现各种心律失常的心电图变化。

（2）其他

①影响神经系统：主要是兴奋迷走神经、影响交感神经系统的兴奋性、兴奋中枢神经系统等。强心苷兴奋迷走神经，除与上述反射机制有关外，还参与多种作用机制，如兴奋迷走神经中枢、敏化窦弓压力感受器等，这些作用是强心苷治疗室上性心律失常的基础。治疗量强心苷降低交感神经兴奋性，部分是反射机制作用的结果，部分是直接抑制作用的结果；中毒量强心苷则通过对交感神经中枢及外周的作用，增强交感神经的兴奋性，这与中毒时心律失常的发生有关。中毒量强心苷可兴奋延脑催吐化学感受区而引起呕吐，引起中枢神经系统兴奋症状。

②抑制肾素-血管紧张素-醛固酮系统（RAAS）：血管紧张素Ⅱ收缩血管，醛固酮引起水钠潴留，两者都可加重心脏负荷。血管紧张素Ⅱ和醛固酮都有促进心肌细胞肥大、增殖，引起心室重构与肥厚，加剧心衰恶化的作用。强心苷可使血浆肾素活性降低，减少血管紧张素Ⅱ的生成及醛固酮的分泌，从而产生对心脏的保护作用。

③利尿：强心苷对 CHF 患者除能通过正性肌力作用，增加心输出量，使肾血流量、肾小球滤过率增加外，还通过抑制肾小管上皮细胞膜 Na^+-K^+-ATP 酶而抑制肾小管对 Na^+ 的重吸收，产生排 Na^+ 利尿作用。

[常考考点]强心苷类药物（地高辛）的作用特点。

2. 应用

（1）慢性心功能不全（CHF）：用于多种原因引起的 CHF。强心苷可通过增强心肌收缩力、增加心输出量、改善动脉系统供血及缓解静脉系统淤血而取得疗效。对不同原因所致 CHF 的疗效不同，对高血压、心脏瓣膜病、先天性心脏病所致者疗效好，对伴心房颤动且心室率过快者疗效更好；对继发于甲状腺功能亢进、重度贫血等疾病者，由于心肌能量代谢障碍而疗效较差；对肺源性心脏病、活动性心肌炎等有心肌缺氧和损害者，不仅疗效差，且易发生强心苷中毒，引起心律失常；对机械因素所致者，如缩窄性心包炎、严重二尖瓣狭窄等，因心室舒张和充盈受限而疗效很差或无效。

（2）某些心律失常

①心房颤动：由于心房异位节律点多源性快速去极化，引起心房发生大量细弱且不规则的冲动（350～600 次/分）。过多的冲动传入心室，引起过快的心室率，妨碍心室的泵血功能，可导致严重的循环障碍。强心苷的作用不在于中止心房颤动，而是通过抑制房室传导，延长房室结的有效不应期，使过多的冲动不能穿过房室结下传到心室而隐匿在房室结中，减慢心室率，从而改善心室的泵血功能，增加心输出量，缓解和消除心房颤动时的血流动力学障碍。

②心房扑动：虽然其异位节律较心房颤动少且规则（250～350 次/分），但却更容易穿过房室结传入心室，引起难以控制的过快的心室率。强心苷可缩短心房不应期，使心房扑动转为心房颤动，进而通过治疗心房颤动的机制产生疗效。部分病人停用强心苷后，可恢复窦性节律。

③阵发性室上性心动过速：包括房性、房室交界处阵发性心动过速，强心苷兴奋迷走神经而使其终止发作。但由强心苷本身引起的室上性心动过速禁用。

[常考考点]强心苷类药物的应用。

3. 不良反应 安全范围小，一般治疗量已接近中毒量的 60%。病人对强心苷的敏感性和耐受性个体差异大，诱发强心苷中毒的因素多（低血钾、低血镁、高血钙、心肌缺血缺氧、肾功能不全等），中毒发生率高。

（1）胃肠道反应：较常见，亦是中毒时的早期反应，可见厌食、恶心、呕吐、腹泻、腹痛等。应注意与强心苷用量不足、心衰未被控制、仍有胃肠道静脉淤血所引起的症状相区别。

（2）中枢反应：眩晕、头痛、疲倦、失眠、幻觉等，偶见惊厥。

（3）视觉障碍：表现为黄视、绿视及视物模糊，此为强心苷中毒的特征。

（4）心脏反应：是强心苷中毒最严重的反应，临床所见的各种心律失常都有可能出现，如室性早搏、室性或室上性心动过速、房室传导阻滞、窦性心动过缓等。其中室性早搏最多见且早见；室性心动过速最为严重，应及时救治，以免发展为致命的室颤。

[常考考点]强心苷类药物的不良反应。

细目二 减负荷药

【考点突破攻略】

要点一 利尿药的作用特点、常用药物

1. 作用特点 CHF患者多有体内水钠潴留，血容量增加，加重了心脏的前负荷；血管壁平滑肌细胞内Na^+含量增加，通过Na^+-Ca^{2+}交换，增加了细胞内Ca^{2+}含量，使血管平滑肌张力升高，外周阻力加大，加重了心脏的后负荷。利尿药特点是可促进Na^+和水的排出，从而减轻心脏的负荷，改善CHF患者的心脏功能。

2. 常用药物 首选噻嗪类药物，如氢氯噻嗪等，必要时选用强效髓袢利尿药呋塞米等。注意补钾或与保钾利尿药合用。

［常考考点］利尿药治疗心衰的机制是既减轻前负荷，又减轻后负荷。

要点二 血管扩张药的作用特点、常用药物

1. 作用特点 能扩张小静脉或小动脉，减轻心脏前负荷或后负荷，改善心脏功能。各种血管扩张药对血管作用有所不同，根据患者血流动力学变化选用，应用于正性肌力药和利尿药无效的难治病例。

2. 常用药物 硝酸甘油、肼屈嗪、硝普钠、哌唑嗪等。硝酸甘油扩张静脉，适用于前负荷加重为主，肺淤血明显者；肼屈嗪扩张动脉，适用于后负荷加重为主，心输出量明显减少者，长期单独应用难以持续生效；硝普钠扩张静脉、动脉，适用于前后负荷均加重者，常用于急性心肌梗死及高血压时的CHF；哌唑嗪扩张静脉、动脉，适用于前后负荷均加重者，因有快速耐受现象而难以长期有效。

［常考考点］血管扩张药物治疗心衰的机制是降低前、后负荷。

细目三 血管紧张素转化酶抑制药（ACEI）

【考点突破攻略】

要点 ACEI的作用特点

1. 作用特点 ①通过抑制循环及局部组织中的ACE，降低代偿性升高的肾素-血管紧张素系统的活性，扩张血管以减轻心脏负荷。②抑制CHF时的心肌重构，逆转心室肥厚，改善心肌的顺应性和舒张功能。

2. 临床疗效 表现为缓解或消除症状、提高患者运动耐力、改进生活质量、显著降低病死率。目前是治疗CHF的一线药物。常用药物有卡托普利等。

细目四 β受体阻滞药

【考点突破攻略】

要点 常用的β受体阻滞药及其应用意义

1. 常用药物 美托洛尔、卡维地洛等。

2. 应用意义 通过阻断β受体，可以降低心肌耗氧量，抑制RAAS激活，上调β受体，恢复心肌对儿茶酚胺的敏感性，减少心室重构。

【例题实战模拟】

A1型题

1. 下列不属于强心苷类药物药理作用的是
   A. 减慢心率　　　　　　　　　B. 增加衰竭心脏的耗氧量　　　　　　C. 增加衰竭心脏的心输出量

D. 缩短收缩期，相对延长舒张期　　　E. 抑制心肌细胞膜上的 Na^+-K^+-ATP 酶

2. 强心苷治疗慢性心功能不全的最基本作用是
   A. 使已扩大的心室容积缩小　　　B. 增加心肌收缩力　　　C. 增加心室工作效率
   D. 降低心率　　　E. 增加心率

3. 强心苷降低心房纤颤患者的心室率，是因为
   A. 降低心室自律性　　　B. 改善心肌缺血状态　　　C. 降低心房自律性
   D. 兴奋迷走神经和抑制房室传导　　　E. 抑制迷走神经

4. 强心苷主要用于治疗的疾病是
   A. 完全性心脏传导阻滞　　　B. 心室纤维颤动　　　C. 心包炎
   D. 二尖瓣重度狭窄　　　E. 充血性心力衰竭

5. 强心苷最严重的毒性反应是
   A. 失眠　　B. 心脏毒性　　C. 黄视　　D. 惊厥　　E. 腹泻

6. 利尿药抗心衰的作用机制是
   A. 只减轻前负荷　　　B. 只减轻后负荷　　　C. 既减轻前负荷又减轻后负荷
   D. 改善心脏泵血功能　　　E. 正性肌力作用

7. 抗心衰血管扩张药中属于直接扩张血管的是
   A. 硝普钠　　B. 卡托普利　　C. 硝苯地平　　D. 哌唑嗪　　E. 普萘洛尔

8. 强心苷中毒最常见的早期症状是
   A. Q-T 间期缩短　　B. 胃肠道反应　　C. 头痛　　D. 房室传导阻滞　　E. 低血钾

9. 下列有关强心苷药理作用的描述，正确的是
   A. 正性频率作用　　　B. 利尿作用　　　C. 负性肌力作用
   D. 兴奋交感神经中枢　　　E. 正性传导作用

10. 血管扩张药治疗心衰的主要药理依据是
    A. 扩张冠脉，增加心肌供氧　　　B. 减少心肌耗氧　　　C. 降低心输出量
    D. 降低血压，反射性兴奋交感神经　　　E. 减轻心脏的前、后负荷

【参考答案】
1. B　2. B　3. D　4. E　5. B　6. C　7. A　8. B　9. B　10. E

第十八单元　抗心绞痛药

心绞痛是由多种原因引起的暂时性心肌缺血所导致的一种症候群，表现为突发性心前区及胸骨后阵发性绞痛或闷痛。最常见的病因是冠状动脉粥样硬化性心脏病（简称冠心病）。

心绞痛分为三类：①劳累性心绞痛：特点是疼痛由体力劳累、情绪激动等增加心肌耗氧量的情况所诱发，包括稳定型心绞痛、初发型心绞痛、恶化型心绞痛。②自发性心绞痛：特点为疼痛发生与体力或脑力活动引起心肌耗氧量增加无明显关系，与冠状动脉血流贮备量减少有关。疼痛程度较重，时间较长。包括卧位型心绞痛、变异型心绞痛、急性冠状动脉功能不全、梗死后心绞痛。③混合性心绞痛：特点是在心肌耗氧量增加或无明显增加时均可发生，为冠状动脉狭窄使冠状动脉血流贮备量减少所致。

细目一　硝酸酯类

【考点突破攻略】

硝酸酯类代表药硝酸甘油于 1846 年合成，置于舌上可引起严重头痛；1847 年经舌下含服治疗多种疾病；1857 年采用吸入亚硝酸异戊酯（amylnitrite）治疗心绞痛可在 30～60 秒控制症状，但作用短暂、剂量难掌握；1879 年以舌下含服硝酸甘油替代亚硝酸异戊酯防治心绞痛，疗效显著。

要点一　硝酸酯类药物的常用药

硝酸酯类常用药物包括硝酸甘油（nitroglycerin）、硝酸异山梨酯（isosorbide dinitrate）、单硝酸异山梨酯（isosorbide mononitrate）、戊四硝酯（pentaerithrityl tetranitrate，硝酸戊四醇酯）。该类药物作用相似，显效快慢和维持时间有所不同，其中以硝酸甘油最为常用。此类药物舌下含服较口服吸收好，生物利用度高，起效快且用量小。

要点二　硝酸甘油的作用、应用

1. 作用　抗心绞痛。作用机制与舒张血管作用有关，具体如下：

（1）降低心肌耗氧量：①扩张静脉，使回心血量减少（即降低心脏后负荷），降低心室壁张力，减少心肌耗氧量。②扩张动脉，降低心脏射血阻力（即降低心脏前负荷），减少心脏做功而降低心肌耗氧量。扩张血管后血压降低所致的反射性心率加快和心肌收缩力增加，可增加心肌耗氧量，心率加快所致的心脏舒张期冠脉灌流时间缩短不利于心绞痛治疗，合用 β 受体阻滞药可对抗之。

（2）改善缺血区心肌供血：①增加心内膜下的血液供应：心外膜血管垂直穿过心肌延伸成心内膜血管，故心内膜下区域的血液灌注易受心室壁张力及室内压的影响。心绞痛急性发作时，左心室舒张末期压力增高，使心内膜下区域缺血加重。硝酸酯类能扩张静脉使回心血量减少，扩张动脉降低心脏射血阻力而使排血充分，结果使心室容积或心室壁张力下降，减少了对心内膜下血管的压力，因而增加了心内膜下区域的血液供应。②选择性扩张心外膜较大的输送血管：因心肌缺血区小动脉受缺氧代谢产物腺苷等影响而高度扩张，而非缺血区血管阻力相对较高，本类药物能舒张较大的血管，增加对缺血区的血液灌注。③开放侧支循环：可刺激侧支生成或开放侧支循环，以增加缺血区的血液供应。

此外，硝酸酯类本身以及释放出的 NO 还能抑制血小板聚集和黏附，具有抗血栓形成的作用，有利于心绞痛的治疗。

［常考考点］硝酸甘油治疗心绞痛的机制：通过降低心肌耗氧量和改善缺血区心肌供血而缓解心绞痛，并可松弛血管平滑肌，扩张血管。

2. 应用

（1）心绞痛：用于治疗各类型心绞痛，为稳定型心绞痛的首选药。①预防发作，宜选用硝酸异山梨酯或单硝酸异山梨酯口服，也可选用硝酸甘油贴片。②控制急性发作，应舌下含服或气雾吸入，如需多次含服可采用口服剂型，选用硝酸异山梨酯口服、单硝酸异山梨酯缓释片以及透皮制剂。③发作频繁的重症心绞痛患者，首选硝酸甘油静脉滴注，症状减轻后改为口服给药。

（2）急性心肌梗死：急性心肌梗死早期应用可缩小心室容积，降低前壁心肌梗死的病死率，减少心肌梗死并发症的发生。

（3）心功能不全：急性左心衰时采用静脉给药，慢性心功能不全可采用长效制剂，需与强心药物合用。

本类药物与 β 受体阻滞药比较，无加重心衰和诱发哮喘的危险；与钙通道阻滞药比较，无心脏抑制作用。

［常考考点］硝酸甘油的应用。

细目二　β 受体阻滞药

【考点突破攻略】

要点　β 受体阻滞药抗心绞痛的作用、应用、常用药物

1. 作用

（1）降低心肌耗氧量：心绞痛发作时，交感神经活性增强，心肌局部和血液中儿茶酚胺的含量增高，激动 β 受体，增加心肌收缩力、加快心率和收缩血管，使心脏做功增加，其结果增加了心肌耗氧量。应用 β 受体阻滞药后，其 $β_1$ 受体的阻断作用可使心率减慢，心脏舒张期延长而增加冠脉灌流时间；抑制心肌收缩力，减少心脏做功，降低心肌耗氧量而发挥抗心绞痛作用。但心肌收缩力减弱，使射血时间延长，心排血不完全，左室舒张末压升高，心室容积扩大又可增加心肌耗氧量，与硝酸酯类药物合用可提高疗效，减少不良反应。

（2）改善心肌代谢：心肌缺血时，肾上腺素分泌增加，使游离脂肪酸（FFA）增多。FFA 代谢消耗大量的氧而加重心肌缺氧。β 受体的阻断作用可使 FFA 的水平下降，减少心肌对其摄取，通过加强糖代谢，使心肌耗氧量降低。

（3）增加缺血区血液供应：β 受体阻滞药使非缺血区的血管阻力增高，而缺血区的血管则由于缺氧呈现代偿性扩张状态，促使血液更多地流向缺血区；减慢心率而延长心脏的舒张期，增加冠脉的灌注时间，有利于血液向缺血区流动。

（4）促进氧合血红蛋白解离：可增加全身组织包括心脏的供氧。

2. 应用 用于稳定型心绞痛和不稳定型心绞痛，可减少发作次数，对伴有高血压和快速性心律失常者效果更好。对变异型心绞痛，因本类药物阻断 β 受体后，使 α 受体作用占优势，易致冠脉痉挛，从而加重心肌缺血症状，不宜应用。心动过缓、低血压、严重心功能不全、哮喘或慢性阻塞性肺疾病患者禁用。

3. 常用药物 普萘洛尔、美托洛尔、阿替洛尔。

［常考考点］普萘洛尔治疗心绞痛的机制及应用。

细目三 钙通道阻滞药

【考点突破攻略】

要点 钙通道阻滞药抗心绞痛的作用、应用、常用药物

1. 作用 通过阻滞 Ca^{2+} 通道，抑制 Ca^{2+} 内流而舒张血管。

（1）降低心肌耗氧量：①阻滞 Ca^{2+} 流入血管平滑肌细胞，使外周血管扩张，外周阻力降低，减轻心脏后负荷。②阻滞 Ca^{2+} 流入心肌细胞，使心肌收缩力减弱，心率减慢；③阻滞 Ca^{2+} 进入神经末梢，抑制递质释放，从而对抗交感神经活性增高所引起的心肌耗氧量增加。上述三方面综合作用使心肌耗氧量降低。

（2）增加心肌供血：通过阻滞 Ca^{2+} 流入血管平滑肌细胞、直接松弛血管平滑肌和刺激血管内皮细胞合成和释放 NO，使冠脉舒张，以增加心肌血液供应；亦可通过开放侧支循环，增加对缺血区的血液灌注；拮抗心肌缺血时儿茶酚胺诱导的血小板聚集，有利于保持冠脉血流通畅。

（3）保护缺血心肌：心肌缺血或再灌注时细胞内"钙超载"可造成心肌细胞尤其是线粒体功能严重受损。钙通道阻滞药可由于阻滞 Ca^{2+} 内流而减轻"钙超载"，起到保护心肌细胞的作用。此外，有些药物还具有抑制交感神经末梢释放递质，对心绞痛治疗有利。

2. 常用药物与应用 常用钙通道阻滞药有硝苯地平（nifedipine）、维拉帕米（verapamil）、地尔硫䓬（diltiazem）、普尼拉明（prenylamine）及哌克昔林（perhexiline）等。

（1）硝苯地平：对变异型心绞痛最有效，对稳定型心绞痛也有效。对急性心肌梗死，能促进侧支循环，缩小梗死范围，与 β 受体阻滞药合用有协同作用。也用于高血压、心衰等。

（2）维拉帕米：对变异型和稳定型心绞痛都有较好的疗效。与 β 受体阻滞药类同，都能抑制心肌收缩性和传导性，合用时应慎重。也用于心律失常、高血压等。

（3）地尔硫䓬：适用于变异型、不稳定型、稳定型心绞痛，也用于心律失常、高血压、心肌梗死等。

（4）普尼拉明：还有儿茶酚胺递质耗竭作用，适用于各型心绞痛，也用于室性早搏、室性心动过速等。

（5）哌克昔林：还有一定的利尿和扩张支气管作用，适用于伴有心衰或支气管哮喘的心绞痛。

［常考考点］变异型心绞痛的首选药物为硝苯地平。

【例题实战模拟】

A1 型题

1. 心绞痛发作时，首选的速效药物是
   A. 普萘洛尔（心得安）　　　　B. 硝苯地平（心痛定）　　　　C. 硝酸异山梨醇酯（消心痛）
   D. 硝酸甘油　　　　　　　　　E. 阿司匹林

2. 下列关于硝酸甘油的叙述，错误的是
   A. 扩张容量血管　　　　　　　B. 降低左心室舒张末期压力　　C. 舒张冠状血管侧支血管
   D. 改善心内膜供血作用较差　　E. 能降低心肌耗氧量

3. 下列属于硝酸甘油常见不良反应的是
   A. 皮肤湿冷　　B. 搏动性头痛　　C. 心率减慢　　D. 室性期前收缩　　E. 反射性血压增高

4. 关于普萘洛尔抗心绞痛的作用叙述，错误的是
   A. 阻断 β 受体，抑制心脏活动，降低心肌耗氧量

B. 增大心室容积，延长射血时间，能相对增加心肌耗氧量，部分抵消其降低心肌耗氧量的有利作用

C. 促进氧合血红蛋白的解离，增加组织供氧

D. 抑制心肌收缩力，从而减小心室容积，缩短射血时间，降低心肌耗氧量

E. 改善缺血区心肌的供血

5. 变异型心绞痛，不宜使用

　A. 硝酸甘油软膏　　B. 硝酸甘油贴片　　C. 普萘洛尔　　D. 硝苯地平　　E. 硝酸戊四醇酯

6. 变异型心绞痛最适宜选用的治疗药物是

　A. 普萘洛尔　　B. 吲哚洛尔　　C. 硝苯地平　　D. 硝酸异山梨酯　　E. 洛伐他汀

A2型题

7. 患者，女，55岁。由于劳累、过度兴奋而突发心绞痛。其适宜的治疗药物是

　A. 口服硫酸奎尼丁　　　　　　B. 舌下含服硝酸甘油　　　　　　C. 注射盐酸利多卡因

　D. 口服盐酸普鲁卡因胺　　　　E. 注射苯妥英钠

【参考答案】

1. D　2. D　3. B　4. D　5. C　6. C　7. B

第十九单元　血液系统药

细目一　抗贫血药

【考点突破攻略】

贫血是指循环血液中红细胞数量或血红蛋白含量低于参考值。临床常见贫血为缺铁性贫血、巨幼红细胞贫血和再生障碍性贫血，而再生障碍性贫血难以治疗。缺铁性贫血可补充铁剂治疗；巨幼红细胞贫血可用叶酸和维生素 B_{12} 治疗。

要点一　铁制剂的应用

临床用于预防和治疗缺铁性贫血，尤其用于生长发育期需求增加和慢性失血而引起的贫血。常用口服铁剂有硫酸亚铁、琥珀酸亚铁等，注射用铁剂有右旋糖酐铁等。

［常考考点］铁制剂用于预防和治疗缺铁性贫血；口服铁剂有硫酸亚铁、琥珀酸亚铁；注射用铁剂有右旋糖酐铁。

要点二　叶酸、维生素 B_{12} 的作用、应用

（一）叶酸

叶酸（folic acid）属水溶性B族维生素，广泛存在于动、植物性食品中，少量由结肠细菌合成。人体必须从食物中获得叶酸。

1. 作用　促进红细胞的生成。叶酸对细胞的分裂生长及核酸、氨基酸、蛋白质的合成起着重要的作用。叶酸在体内以四氢叶酸的形式起作用，食物中的叶酸进入体内后，在二氢叶酸还原酶作用下形成具有活性的四氢叶酸，四氢叶酸在体内参与嘌呤核酸和嘧啶核苷酸的合成和转化。人体缺少叶酸可导致红细胞的异常，未成熟细胞的增加，贫血以及白细胞减少。叶酸是胎儿生长发育不可缺少的营养素。孕妇缺乏叶酸有可能导致胎儿出生时出现低体重、唇腭裂、心脏缺陷等。

2. 应用　①各种原因所致的巨幼红细胞贫血，尤其对营养性巨幼红细胞贫血、妊娠期和婴儿期巨幼红细胞贫血等疗效好。②对叶酸拮抗剂甲氨蝶呤、肝脏因素等造成二氢叶酸还原酶功能或产生障碍所致的巨幼红细胞贫血，应用一般叶酸制剂无效，需直接选用亚叶酸钙（calcium folinate）治疗。③对恶性贫血、维生素 B_{12} 缺乏所致的巨幼红细胞贫血，应用叶酸治疗可改善血象，但不能减轻甚至可加重神经症状。

（二）维生素 B_{12}

维生素 B_{12}（vitamin B_{12}）富含于动物的肝、肾、心脏等以及蛋、乳类食物。人体所需维素 B_{12} 必须从外界摄取。

1. 作用 ①促进红细胞的发育和成熟，使机体造血机能处于正常状态。②以辅酶的形式存在，促进四氢叶酸的循环利用，增加叶酸的利用率，改善叶酸代谢障碍。③保持神经系统功能健全，可消除 B_{12} 缺乏时合成的异常脂肪酸，维持正常神经鞘磷脂的合成，改善神经症状。

2. 应用 临床主要用于治疗恶性贫血及巨幼红细胞贫血，以及神经炎、神经萎缩等神经系统疾病。

［常考考点］叶酸和维生素 B_{12} 的应用。

细目二 止血药

【考点突破攻略】

止血药主要是用于治疗凝血因子缺乏、纤溶功能过强或血小板减少等原因所致凝血功能障碍的一类药物，按其作用机制可分为促进凝血因子活性的药物、凝血因子制剂和抗纤溶药等。

要点 维生素 K 的作用、应用

维生素 K（vitamin K）是一族具有甲萘醌基本结构的物质，其中 K_1 存在于绿色植物中，K_2 来自肠道细菌或腐败鱼粉，二者均为脂溶性维生素，需胆汁协助吸收；K_3（menadione sodium bisulfite，亚硫酸氢钠甲萘醌）、K_4（menadiol diacetate，醋酸甲萘氢醌）系人工合成品，为水溶性维生素，不需胆汁协助可直接吸收。

1. 作用 止血。凝血因子Ⅱ、Ⅶ、Ⅸ、Ⅹ是在肝脏内合成的，为依赖维生素 K 的凝血因子。维生素 K 是肝脏中羧化酶的辅酶，在肝脏合成的凝血因子Ⅱ、Ⅶ、Ⅸ、Ⅹ的前体物质，在氢醌型维生素 K 存在条件下，羧化酶使这些凝血因子前体物氨基末端谷氨酸残基 γ 羧化，成为凝血因子，与 Ca^{2+} 结合而具有凝血活性。氢醌型维生素 K 转变为环氧型维生素 K，后者又可经环氧还原酶（香豆素类可抑制此酶）的作用还原为氢醌型，继续参与羧化反应。

2. 应用 ①维生素 K 缺乏引起的出血：如口服抗凝血药过量、长期应用广谱抗生素、梗阻性黄疸、胆瘘、慢性腹泻和广泛肠段切除后因吸收不良所致的低凝血酶原血症，以及早产儿、新生儿因维生素 K 产生不足所致出血。可口服、肌内注射和静脉注射给药。但对先天性或严重肝病所致的低凝血酶原血症无效。②其他：维生素 K_1 或 K_3 肌注有解痉止痛作用，可用于胆道蛔虫所致的胆绞痛。大剂量维生素 K_1 可用于抗凝血类灭鼠药中毒的解救。

［常考考点］维生素 K 的应用。

细目三 抗凝血药

【考点突破攻略】

抗凝血药（anticoagulants）是指能通过干扰机体生理性凝血过程的某些环节而阻止血液凝固的药物，临床主要用于防止血栓的形成和阻止血栓的进一步发展。

要点一 肝素的作用、应用

肝素（heparin）因首先源于动物肝脏而得名，现多自猪肠黏膜或牛肺脏中提取。肝素是一种带负电荷的硫酸化糖胺聚糖，因与硫酸和羧酸共价结合而具有酸性。

1. 作用

（1）抗凝：体内、体外均具有抗凝作用，作用迅速，能延长凝血酶原时间。带负电荷的肝素可与带正电荷的 ATⅢ 的赖氨酸残基形成可逆性复合物，使 ATⅢ 发生构型的改变，更充分地暴露出其活性中心，ATⅢ 则以精氨酸残基迅速与丝氨酸蛋白酶活性中心的丝氨酸残基结合，从而加速 ATⅢ 对凝血因子Ⅱa、Ⅸa、Ⅹa、Ⅺa 和Ⅻa 等的灭活。肝素可加速此过程达 1000 倍以上。

（2）抗血栓作用：肝素还具有抗血小板聚集的作用，能抑制由凝血酶诱导的血小板聚集。

2. 应用

（1）血栓栓塞性疾病：尤其适用于快速抗凝治疗，如静脉血栓、无明显血流动力学改变的肺栓塞和外周动脉血栓形成等。

（2）缺血性心脏病：不稳定型心绞痛一般可有冠脉内血栓形成，抗凝血药和抗血小板药有一定疗效。经皮冠状动脉成形术（PTCA）术中给予肝素能防止急性冠脉闭塞的发生。

（3）弥散性血管内凝血（DIC）：早期应用，可防止因纤维蛋白原和其他凝血因子耗竭所致的出血。

（4）体外抗凝：如心血管手术、血液透析和心导管检查时防止血栓形成。

[常考考点] 体外循环抗凝宜选用肝素。肝素抗凝的作用机制：加速 AT Ⅲ 对多种凝血因子特别是凝血酶（凝血因子Ⅱa）的灭活，并可抑制血小板聚集。

要点二　香豆素类药物的作用及代表药

香豆素类是一类含有 4-羟基香豆素基本结构的口服抗凝血药，包括华法林（warfarin）、双香豆素（dicoumarol）和醋硝香豆素（acenocoumarol）等，其药理作用为抗凝，是维生素 K 的拮抗剂。

肝脏合成含谷氨酸残基的凝血因子Ⅱ、Ⅶ、Ⅸ、Ⅹ的前体物质，必须在氢醌型维生素 K 存在的条件下，经羧化酶作用，才能使谷氨酸的残基 γ 羧化而活化上述凝血因子。经过羧化反应，氢醌型维生素 K 转变为环氧型维生素 K，后者可经环氧还原酶作用还原为氢醌型，继续参与羧化反应。本类药物能抑制肝脏的维生素 K 环氧还原酶，阻止维生素 K 的环氧型向氢醌型的转变，从而阻碍维生素 K 的再利用，影响凝血因子Ⅱ、Ⅶ、Ⅸ、Ⅹ的 γ 羧化，阻止其活化，产生抗凝作用。肝脏存在两种维生素 K 的环氧还原酶，而香豆素类只能抑制其中一种，故给予大剂量维生素 K，可使维生素 K 的转化继续进行，逆转香豆素类药物的作用。此外，本类药物还具有抑制凝血酶诱导的血小板聚集作用。

香豆素类无体外抗凝作用，只能抑制凝血因子的合成，对已经形成的凝血因子无抑制作用，需待凝血因子耗竭后才出现疗效，故起效缓慢，用药后 1～3 天作用达高峰；停药后凝血因子恢复正常水平尚需一定时间，故药物作用维持时间长，停药后作用可维持 2～5 天；维生素 K 可逆转其作用。

细目四　纤维蛋白溶解药

【考点突破攻略】

纤维蛋白溶解药（fibrinolytics）可直接或间接激活纤溶酶原成为纤溶酶，促进纤维蛋白溶解，又称为溶栓药。特点是：①对血浆和血栓中纤溶酶原选择性低，溶解血栓同时可呈现全身纤溶状态而易引起出血。②作用时间短：$t_{1/2}$ 多在 25 分钟以下。③临床主要用于血栓栓塞性疾病。④对新形成的血栓疗效好，对陈旧性血栓溶解作用差。

要点　常用纤维蛋白溶解药的作用、应用

常用纤维蛋白溶解药有链激酶、尿激酶、组织型纤溶酶原激活剂、阿尼普酶、葡萄球菌激酶等。

（一）链激酶

链激酶（streptokinase，SK）从 C 组 β-溶血性链球菌培养液分离或基因重组技术制备。与纤溶酶原结合形成 SK-纤溶酶原复合物，促进纤溶酶原转变为纤溶酶。

1. 作用　具有促进体内纤维蛋白溶解系统活性作用。能使纤维蛋白溶酶原激活因子前体物转变为激活因子，后者再使纤维蛋白原转变为有活性的纤维蛋白溶酶，使血栓溶解。

2. 应用　用于治疗血栓栓塞性疾病，如深静脉栓塞、周围动脉栓塞、急性肺栓塞、血管外科手术后的血栓形成、导管给药所致血栓形成等。

（二）尿激酶

尿激酶（urokinase，UK）从胚胎肾细胞培养液分离或基因重组技术制备。使纤溶酶原从 Arg560-Val561 处断裂成纤溶酶。

1. 作用　可直接使纤维蛋白溶酶原转变为纤维蛋白溶酶，因而可溶解血栓。

2. 应用　用于急性心肌梗死、肺栓塞、脑血管栓塞、周围动脉或静脉栓塞等；也可用于眼部炎症、外伤性组织水肿、血肿等。

（三）组织型纤溶酶原激活剂

组织型纤溶酶原激活剂（tissue-type plasminogen activator，t-PA）从人胎盘中提取纯化或基因重组技术制备。使血栓中纤维蛋白发生构型改变，易于与纤溶酶原结合，激活纤溶酶原成为纤溶酶。

1. 作用　使血栓中纤维蛋白发生构型改变，易于与纤溶酶原结合，激活纤溶酶原成为纤溶酶，促使纤维蛋白血块

溶解。

2. 应用 用于心肌梗死、肺栓塞。

[常考考点] 链激酶、尿激酶和组织纤溶酶原激活剂的临床应用。

细目五 抗血小板药

【考点突破攻略】

要点 常用抗血小板药的作用、应用

抗血小板药物能抗血小板黏附性和聚集性，防止血栓形成，有助于防止动脉粥样硬化和心肌梗死。常用药物有阿司匹林、氯吡格雷、双嘧达莫、依前列醇等。

（一）阿司匹林（aspirin）
1. 作用 抑制环氧酶，减少 TXA_2 生成，抑制血小板聚集而防止血栓形成。
2. 应用 小剂量用于防治心脑血栓形成、心绞痛、心肌梗死、一过性脑缺血发作等。

（二）氯吡格雷（clopidogrel）
1. 作用 血小板聚集抑制剂。与血小板膜表面 ADP 受体结合，使纤维蛋白原无法与糖蛋白 GpⅡb/Ⅲa 受体结合，从而抑制血小板相互聚集。
2. 应用 用于防治心肌梗死、缺血性脑血栓、闭塞性脉管炎和动脉粥样硬化及血栓栓塞引起的并发症。

（三）双嘧达莫（dipyridamole，潘生丁）
1. 作用 具有抗血栓形成及扩张冠脉作用。抑制磷酸二酯酶，抑制腺苷摄取而激活腺苷酸环化酶，使血小板内 cAMP 升高，防止血小板黏附于血管壁损伤部位。
2. 应用 与口服抗凝药合用治疗血栓栓塞性疾病，如急性心肌梗死，防止心瓣膜置换术血栓形成。

（四）依前列醇（epoprostenol）
1. 作用 具有抗血小板和舒张血管作用。为 PGI_2 的制剂，激活腺苷酸环化酶，使血小板内 cAMP 升高，防止血小板聚集，舒张血管作用明显。
2. 应用 用于治疗某些心血管疾病以防高凝状态，防止血栓形成；也用于严重外周血管性疾病、缺血性心脏病、原发性肺动脉高压、血小板消耗性疾病等。

【例题实战练习】

A1 型题

1. 治疗慢性失血所致的贫血应选用
　　A. 枸橼酸铁胺　　B. 硫酸亚铁　　C. 叶酸　　D. 维生素 B_{12}　　E. 甲酰四氢叶酸钙

2. 体外循环抗凝血，宜选用
　　A. 肝素　　B. 新抗凝　　C. 华法林　　D. 双香豆素　　E. 新双香豆

3. 与华法林药合用应加大剂量的药物是
　　A. 阿司匹林　　B. 四环素　　C. 苯巴比妥　　D. 吲哚美辛　　E. 双嘧达莫

4. 下列对华法林作用的描述，错误的是
　　A. 防止静脉血栓栓塞　　　　B. 可用于治疗脑出血　　　　C. 防止外周动脉血栓栓塞
　　D. 防止心房纤颤伴有附壁血栓　　E. 心肌梗死辅助用药

5. 链激酶用于治疗血栓性疾病，是由于
　　A. 扩张血管　　　　　　　　B. 抑制凝血因子　　　　　　C. 抑制血小板聚集
　　D. 促进纤溶酶原合成　　　　E. 启动纤溶酶原

6. 阿司匹林的抗血小板作用机制为
　　A. 抑制血小板中 TXA_2 的合成　　　　B. 抑制内皮细胞中 TXA_2 的合成
　　C. 启动环氧酶　　　　　　　　　　　　D. 促进内皮细胞中 PGI_2 的合成
　　E. 促进血小板中 PGI_2 的合成

7. 肝素抗凝作用的主要机制是
　　A. 直接灭活凝血因子　　　　　　B. 与血中 Ca^{2+} 结合　　　　　　C. 抑制肝脏合成凝血因子
　　D. 激活纤溶酶原　　　　　　　　E. 激活血浆中的 AT Ⅲ

【参考答案】
1. B　2. A　3. C　4. B　5. E　6. A　7. E

第二十单元　消化系统药

细目一　抗消化性溃疡药

【考点突破攻略】

消化性溃疡发病是由于损伤胃肠黏膜的攻击因子增强或防御因子减弱所致。攻击因子包括胃酸、胃蛋白酶、幽门螺杆菌（Hp）、溶血卵磷脂、促胃液素、酒精和非类固醇抗炎药等；防御因子包括胃黏液与胃黏膜屏障、黏膜修复和前列腺素等。抗消化性溃疡药可通过减弱攻击因子的影响、增强防御因子的作用而促进溃疡愈合。常用的抗消化性溃疡药有抗酸药、抑制胃酸分泌药、黏膜保护药和抗幽门螺杆菌药。

要点一　抗酸药常用药物

抗酸药（antacids）是一类无机弱碱性药物，口服能中和胃酸，抑制胃蛋白酶活性，降低或消除胃酸、胃蛋白酶对胃、十二指肠黏膜的侵蚀和对溃疡面的刺激，缓解疼痛和促进溃疡面愈合，药物有氢氧化铝、氢氧化镁、三硅酸镁等。

单一抗酸药很难达到满意效果，临床常用胃舒平（氢氧化铝、三硅酸镁、颠茄流浸膏）、胃得乐（次硝酸铋、碳酸镁、碳酸氢钠等）等复方制剂。

要点二　H_2 受体阻断药的作用、应用

H_2 受体阻断药的药理作用、应用相似，常用药物有西咪替丁（cimetidine，甲氰咪胍）、雷尼替丁（ranitidine）、法莫替丁（famotidine）、尼扎替丁（nizatidine）、罗沙替丁（roxatidine）等。

1. 作用

（1）抑制胃酸分泌：H_2 受体阻断药能选择性阻断壁细胞 H_2 受体，拮抗组胺引起的胃酸分泌。不仅能抑制基础胃酸分泌，对促胃液素、咖啡因、进食和刺激迷走神经等引起的胃酸分泌均有抑制作用。

（2）调节免疫：H_2 受体阻断药能拮抗组胺引起的免疫抑制，其机制为：阻断 T 细胞上的 H_2 受体，减少组胺诱生抑制因子（HSF）生成，使淋巴细胞增殖，促进淋巴因子如白细胞介素-2、γ-干扰素和抗体生成。

（3）其他：西咪替丁有抗雄性激素和药酶抑制作用，能延缓华法林、苯妥英钠、茶碱、苯巴比妥、地西泮、卡马西平、普萘洛尔等药物的代谢，合用时应调整合用药的剂量，雷尼替丁有弱的药酶抑制作用，法莫替丁、尼扎替丁不影响药酶活性。

2. 应用　消化性溃疡、胃肠道出血、胃酸分泌过多症（卓-艾综合征，Zolinger-Ellison syndrome）和食管炎等与胃酸分泌相关的疾病。本类药物抑制胃酸分泌作用较 M 胆碱受体阻断药强而持久，治疗溃疡病的疗程短，溃疡愈合率较高，且不良反应发生率低，但突然停药可引起胃酸分泌反跳性的增加。

［常考考点］H_2 受体阻断药的作用及应用。

要点三　常用质子泵抑制药

常用药物有奥美拉唑（omeprazole，洛赛克）、兰索拉唑（lansoprazole）、泮托拉唑（pantoprazole）和雷贝拉唑（rabeprazole）等。本类药物能与质子泵不可逆地结合，产生强大持久的抑制胃酸分泌作用。

要点四 常用黏膜保护药

常用黏膜保护药有前列腺素衍生物、硫糖铝和铋制剂等。前列腺素衍生物代表药物为米索前列醇（misoprostol）。铋制剂常用的药物有枸橼酸铋钾（bismuth potassium citrate）、胶体果胶铋（colloidal bismuth pectin）等。

要点五 抗幽门螺杆菌药常用药

常用的抗幽门螺杆菌药分为以下两类：

1. 抗菌药 阿莫西林、庆大霉素、甲硝唑、四环素、罗红霉素、克拉霉素和呋喃唑酮等在体内有抗 Hp 作用。

2. 抗溃疡病药 质子泵抑制药、铋制剂、硫糖铝等有弱的抗幽门螺杆菌作用，单用疗效较差。

［常考考点］抗幽门螺杆菌的常用药。

细目二 止吐药

【考点突破攻略】

要点 常用止吐药

常用止吐药可分为以下 5 类：

1. 抗胆碱药 东莨菪碱用于防治晕动病和内耳眩晕症。

2. 抗组胺药 常用药物有苯海拉明、茶苯海明、异丙嗪、美克洛嗪、羟嗪和布克利嗪等，主要用于晕动病，或内耳眩晕症、手术、妊娠呕吐。

3. 吩噻嗪类药物 氯丙嗪（chlorpromazine）、硫乙拉嗪（thiethylperazine，吐来抗）能阻断 D_2 受体，对各种原因的呕吐有止吐作用，但对晕动病无效。

4. 胃肠促动力药 常用药物有多潘立酮（domperidone，吗丁啉）、甲氧氯普胺（metoclopramide，胃复安）和西沙必利（cisapride）等，其中甲氧氯普胺能阻断中枢 D_2 受体而止吐，阻断胃肠肌 D_2 受体而加强胃肠蠕动。西沙必利能激动胃肠平滑肌 $5-HT_4$ 受体，促乙酰胆碱释放，促进胃肠蠕动。用于胃食管反流病、慢性功能性、非溃疡性消化不良，胃轻瘫及便秘等。

5. $5-HT_3$ 受体阻断药 如昂丹司琼（ondansetron，枢复宁）、格拉司琼（granisetron，康泉）、托烷司琼（tropisetron，呕必停）等能阻断中枢及迷走神经传入纤维的 $5-HT_3$ 受体，止吐作用强大。对一些强致吐作用的化疗药（如顺铂、环磷酰胺、阿霉素等）引起的呕吐有迅速强大的预防和抑制作用，但对晕动病及阿扑吗啡引起的呕吐无效。

［常考考点］止呕药的种类及应用。

【例题实战模拟】

A1 型题

1. 下列药物中，抑制胃酸分泌作用最强的是
   A. 西咪替丁   B. 法莫替丁   C. 奥美拉唑   D. 碳酸氢钠   E. 丙谷胺

2. 下列药物具有抑制胃酸分泌作用的是
   A. 碳酸钙   B. 三硅酸镁   C. 氢氧化铝   D. 西咪替丁   E. 氢氧化镁

3. 奥美拉唑治疗消化性溃疡的作用机制为
   A. 抑制胃黏膜壁细胞上 Na^+-K^+-ATP 酶   B. 抑制胃黏膜壁细胞上 H^+-K^+-ATP 酶
   C. 阻断胃黏膜壁细胞上胃泌素受体   D. 促进胃黏液的分泌
   E. 杀灭幽门螺杆菌

4. 迅速减轻卓-艾综合征症状，应首选
   A. 尼扎替丁   B. 法莫替丁   C. 奥美拉唑   D. 哌仑西平   E. 硫糖铝

5. 常用的抗幽门螺杆菌的药物是
   A. 阿莫西林   B. 青霉素   C. 氯霉素   D. 红霉素   E. 先锋霉素

【参考答案】
1. C 2. D 3. B 4. C 5. A

第二十一单元 呼吸系统药

咳嗽、咳痰及哮喘是呼吸系统疾病的主要症状，三者往往互为因果，因此通常将祛痰药、镇咳药、平喘药配合使用。但这三类药物均为对症治疗，因此应合用抗感染、抗过敏等对因治疗的药物。

细目一 镇咳药

【考点突破攻略】

要点 镇咳药分类、常用药作用

镇咳药（antitussives）是一类能抑制咳嗽反射，减轻咳嗽频度和强度的药物。按其作用部位可分为中枢性镇咳药和外周性镇咳药，前者直接抑制延髓咳嗽中枢，后者可抑制咳嗽反射弧中的末梢感受器、传入神经或传出神经以及效应器中任一环节而镇咳。

常用镇咳药的特点见下表。

常用镇咳药的特点

	药物	镇咳强度	作用和应用特点	耐受性	成瘾性	呼吸抑制	不良反应
中枢性镇咳药	可待因（甲基吗啡）（codeine）	约为吗啡的1/4	各种原因引起的剧烈干咳，尤其是其他药物无效者、胸膜炎干咳伴胸痛者	+	+	+	偶致恶心、呕吐、便秘；多痰者禁用；久用成瘾
	喷托维林（咳必清）（pentoxyverine）	为可待因的1/3	有镇咳、局麻及轻度阿托品样作用。用于呼吸道炎症引起的干咳、阵咳，尤宜于小儿百日咳	-	-	-	轻度头昏、口干、恶心、腹胀、便秘；青光眼禁用
中枢性镇咳药	氯哌斯汀（咳平）（cloperastine）	仅次于可待因	主要抑制咳嗽中枢，兼具组胺H_1受体阻断作用。用于急性上呼吸道炎症、慢性支气管炎、结核、肺癌所致的频繁无痰干咳				轻度口干、嗜睡
	右美沙芬（dextromethorphan）	与可待因相当	临床应用最广的镇咳药，用于干咳，常与抗组胺药合用	-	-	-	嗜睡、恶心、眩晕等；孕妇、哮喘、肝病及痰多者慎用，青光眼患者、有精神病史者禁用
外周性镇咳药	苯佐那酯（退嗽）（benzonatate）	略低于可待因	有较强的局麻作用，抑制牵张感受器及感觉神经末梢。用于干咳、阵咳、支气管镜检查	-	-	-	轻度嗜睡、头痛；服时勿嚼碎
	那可丁（narcotine）	与可待因相似	解除支气管平滑肌痉挛，用于干咳				偶见恶心、嗜睡、头痛
	苯丙哌林（咳快好）（benproperine）	为可待因的2～4倍	镇咳、祛痰及平滑肌解痉作用，应用同上	-	-	-	口干、嗜睡、头晕、厌食等；服用时勿嚼碎

细目二　祛痰药

【考点突破攻略】

要点　祛痰药分类、常用药作用

祛痰药（expectorants）是指能稀释痰液或溶解黏痰使之液化，或增加呼吸道黏膜纤毛运动，使痰液易于咳出的药物。常用祛痰药按其作用机制可分为两类：

1. 促进黏液分泌药　常用药物有氯化铵、愈创甘油醚、碘化钾、酒石酸锑钾等。本类药物口服后能刺激胃黏膜引起轻度恶心，反射性地促进支气管腺体分泌；另外碘离子还可以由呼吸道腺体排出，直接刺激呼吸道腺体分泌增加，使痰液稀释，易于咳出。由于剂量大可引起呕吐，故宜空腹服用。

2. 溶解黏痰药　常用药物有溴己新、糜蛋白酶、乙酰半胱氨酸、氨溴索、羧甲司坦、泰洛沙泊等。本类药物具有改变痰中黏性成分、降低痰的黏滞度使之易于咳出的作用，主要用于促进黏液分泌药无效者，如急、慢性呼吸系统疾病所致痰液稠厚或手术后咳痰困难等。

[常考考点] 祛痰药的作用机制。

细目三　平喘药

【考点突破攻略】

平喘药（antiasthmatics）是指具有预防、缓解或消除喘息症状的药物。常用药物有：①气道扩张药：如 β_2 受体激动药、茶碱类、M 受体阻断药、钙通道阻滞药等。各类药物通过不同的机制使支气管平滑肌细胞内的 cAMP/cGMP 比值升高，支气管平滑肌扩张，缓解哮喘。②抗炎抗过敏平喘药：如糖皮质激素、抗过敏平喘药和炎症介质拮抗药。

要点一　常用 β_2 受体兴奋药平喘作用特点、应用

1. β_2 受体激动药　分为选择性和非选择性两类，前者常用药物有沙丁胺醇、特布他林、氯丙那林、丙卡特罗、吡布特罗、克仑特罗、非诺特罗、沙美特罗等，能选择性地激动呼吸道 β_2 受体，已取代了非选择性药物用于支气管哮喘、喘息型支气管炎和伴有支气管痉挛的呼吸道疾病。后者有肾上腺素、异丙肾上腺素和麻黄碱，除激动 β_2 受体外还能激动 α、β_1 受体，不良反应较多。

2. 平喘作用特点、应用　β_2 受体广泛分布于呼吸道不同的效应细胞上，调节呼吸道多方面的功能，如呼吸道平滑肌上的 β_2 受体兴奋后能使平滑肌松弛；纤毛上皮细胞的 β_2 受体兴奋可增加纤毛的运动，加速黏液运送速度；肥大细胞上的 β_2 受体兴奋能抑制组胺、SRS-A 等过敏介质的释放。这些作用均有利于缓解或消除哮喘。

沙丁胺醇（salbutamol，舒喘灵）为中效 β_2 受体激动药，对 β_2 受体的选择性高。用药后支气管明显扩张，产生平喘效果。作用强度与异丙肾上腺素相近，持续时间明显延长。

特布他林（terbutaline，博利康尼，间羟舒喘灵）为中效 β_2 受体激动药，对 β_2 受体选择性高。支气管扩张作用弱于沙丁胺醇，吸入后 5 分钟内即能出现明显的支气管扩张作用，迅速缓解喘息，作用持续 4～6 小时。

克仑特罗（clenbuterol，氨哮素，克喘素）亦为中效 β_2 受体激动药。

福莫特罗（formoterol）、沙美特罗（salmeterol）为长效 β_2 受体激动药，作用可维持 8～12 小时，主要用于慢性哮喘与慢性阻塞性肺疾病，能缓解症状。

[常考考点] 常用 β_2 受体兴奋药的平喘作用特点、应用。

要点二　氨茶碱的作用、应用、不良反应

茶碱类为甲基黄嘌呤类的衍生物，代表药物是氨茶碱（aminophylline）。

1. 作用

（1）松弛支气管平滑肌：氨茶碱舒张支气管的作用机制有：①抑制磷酸二酯酶活性，升高气道平滑肌细胞内 cAMP 水平。②促进内源性儿茶酚胺类物质释放，但作用弱。③阻断腺苷受体，可预防腺苷诱发哮喘患者的呼吸道平滑肌收缩。

④干扰呼吸道平滑肌的钙离子转运，抑制细胞外 Ca^{2+} 内流和细胞内质网贮 Ca^{2+} 的释放。

（2）其他：本品还具有利尿、强心、兴奋中枢及促进胃酸分泌等药理作用。

2. 应用 用于各型哮喘以及急性心功能不全、肾性水肿、胆绞痛等。

3. 不良反应 常见有兴奋不安、失眠和消化道刺激反应，剂量过大可致心悸、心律失常等。

[常考考点] 氨茶碱的作用、应用。

要点三 色甘酸二钠平喘药作用、应用

抗过敏平喘药通过稳定肥大细胞膜，抑制过敏介质释放而对速发型过敏反应具有明显保护作用。常用药物有色甘酸钠（sodium cromoglicate）、扎普司特（zaprinast）、酮替芬（ketotifen）等。

1. 作用 本类药物的平喘作用机制与下列因素有关：①与敏感的肥大细胞膜外侧的钙通道结合，阻止钙内流，抑制肥大细胞脱颗粒，减少组胺、慢反应物质、白三烯等多种炎症介质的释放。②降低病人过高的支气管反应性。抑制由二氧化硫、冷空气等刺激引起的支气管痉挛。

2. 应用 色甘酸钠对外源性哮喘疗效好，对内源性哮喘次之，需预防性给药，发作后给药无效。扎普司特较色甘酸钠强 20～50 倍，口服有效，对过敏性哮喘疗效较好，对过敏性鼻炎和皮炎有效。酮替芬既能抑制过敏介质释放，又有抗组胺和抗 5-HT 作用，还能上调 β 受体数量，疗效优于色甘酸钠，对儿童哮喘效果好。

[常考考点] 色甘酸钠的作用特点：通过稳定肥大细胞膜，防止膜裂解和脱颗粒，从而抑制过敏介质的释放，防止哮喘的发作，对外源性哮喘疗效好。

要点四 糖皮质激素的平喘作用、应用

糖皮质激素类药物的药理作用广泛（详见第二十二单元），是目前治疗哮喘最有效的抗炎抗过敏药物。

1. 平喘作用 本类药物通过抑制哮喘时炎症反应多个环节，如：①抑制多种参与哮喘发病炎性细胞因子和黏附分子的生成。②抑制变态反应，减少过敏介质释放。③降低气道血管通透性，加强儿茶酚胺对腺苷酸环化酶的激活作用。④非特异的抗炎作用，能抑制气道高反应性。

2. 应用 由于长期全身使用糖皮质激素类药物能引起许多严重的不良反应。一些新型吸入用的糖皮质激素类药物，如曲安西龙（triamcinolone）、倍他米松（betamethasone）、二丙酸倍氯米松（beclometasone dipropionate）、布地奈德（budesonide）、曲安奈德（triamcinolone acetonide）、氟尼缩松（flunisolide）等用于临床，有强大的局部抗炎作用，主要用于气道扩张药不能有效控制的慢性支气管哮喘、反复发作的顽固性哮喘和哮喘持续状态。

[常考考点] 目前治疗哮喘最有效的药物是糖皮质激素类药物。

【例题实战模拟】

A1 型题

1. 关于喷托维林的描述，正确的是
 A. 中枢性镇咳 B. 久用成瘾 C. 镇咳作用与可待因相当
 D. 具有胆碱能作用 E. 不具有外周镇咳作用

2. 能刺激胃黏膜，反射性引起呼吸道分泌，使痰液变稀，易于咳出的药物是
 A. 溴己新 B. 氯化铵 C. 氨茶碱 D. 乙酰半胱氨酸 E. 可待因

3. 色甘酸钠预防哮喘发作的主要机制是
 A. 直接松弛支气管平滑肌 B. 稳定肥大细胞膜，抑制过敏介质释放 C. 阻断 $β_2$ 受体
 D. 促进儿茶酚胺释放 E. 激动 $β_2$ 受体

4. 对哮喘发作无效的药物是
 A. 沙丁胺醇 B. 地塞米松 C. 色甘酸钠 D. 氨茶碱 E. 异丙托溴铵

5. 对反复发作的顽固性哮喘或哮喘持续状态疗效较好的药物是
 A. 哌替啶 B. 异丙肾上腺素 C. 色甘酸钠 D. 氯化铵 E. 二丙酸倍氯米松

6. 下面关于氨茶碱药理作用的描述，错误的是
 A. 拮抗腺苷的作用 B. 增加膈肌的收缩力 C. 促进肾上腺素释放
 D. 抑制磷酸二酯酶的活性 E. 增加腺苷酸环化酶的活性

7. 对支气管哮喘和心源性哮喘均有效的药物是

　　A. 氨茶碱　　B. 哌替啶　　C. 吗啡　　D. 异丙肾上腺素　　E. 沙丁胺醇

8. 预防过敏性哮喘发作的平喘药是

　　A. 沙丁胺醇　　B. 特布他林　　C. 氨茶碱　　D. 色甘酸钠　　E. 异丙肾上腺素

9. 茶碱类主要用于

　　A. 支气管哮喘　　B. 支气管扩张　　C. 气管炎　　D. 肺不张　　E. 慢性阻塞性肺疾病

A2 型题

10. 患者，男，21岁。呼吸困难、咳嗽、汗出1小时而就诊。查体：端坐呼吸，呼吸急促，口唇微绀，心率114次/分，律齐，双肺满布哮鸣音。为迅速缓解症状，应立即采取的最佳治法是

　　A. 口服氨茶碱　　B. 肌注氨茶碱　　C. 喷吸沙丁胺醇　　D. 口服泼尼松　　E. 口服阿托品

【参考答案】

1. A　2. B　3. B　4. C　5. E　6. E　7. A　8. D　9. A　10. C

第二十二单元　糖皮质激素

细目　糖皮质激素

要点　糖皮质激素的药理作用、应用、不良反应

1. 作用

（1）物质代谢的影响：①升高血糖：能增加肝糖原、肌糖原含量并升高血糖。其机制为促进糖原异生，减慢葡萄糖分解，减少机体组织对葡萄糖的利用。②负氮平衡：能促进多种组织如胸腺、淋巴结、肌肉、皮肤、骨组织等蛋白质分解，大剂量抑制蛋白质合成，使血清氨基酸含量升高及尿氮排出量增加，引起负氮平衡。③促进脂肪分解及重新分布：促进脂肪分解，并抑制其合成，使大量游离脂肪酸进入肝组织氧化分解，对糖尿病患者可诱发酮症酸血症。长期大量应用，还能提高血清胆固醇含量，并能激活四肢皮下的酯酶，使四肢脂肪减少，脂肪重新分布在面、上胸、颈、背、腹部和臀部，形成向心性肥胖。④核酸代谢：通过影响敏感组织中的核酸代谢，实现其对各种代谢的影响。如氢化可的松可诱导某些特殊 mRNA 的合成，并转录出抑制细胞膜转运功能的蛋白质，从而抑制细胞对葡萄糖、氨基酸等物质的摄取，最终使细胞合成代谢受抑，分解代谢增强。同时亦能促进肝细胞中多种 RNA 及酶蛋白的合成，影响糖和脂肪代谢。⑤水钠潴留及低 K^+、Ca^{2+}：其影响与醛固酮相似但极弱，长期大量应用则作用明显。若与噻嗪类合用，易引起低钾血症。糖皮质激素还能促进肾脏对钙的排出，抑制小肠对钙的吸收，长期使用可引起低血钙，导致骨质疏松。

（2）抗炎：有强的非特异性的抗炎作用，对细菌、病毒等病原微生物无影响，但能抑制感染性炎症和非感染性（如物理性、化学性、机械性、过敏性）炎症。在急性炎症早期，可抑制局部血管扩张，降低毛细血管通透性，使血浆渗出减少、白细胞浸润及吞噬作用减弱，改善红、肿、热、痛等症状；对于慢性炎症或急性炎症的后期，能抑制毛细血管和成纤维细胞的增生及肉芽组织的形成，减轻炎症引起的瘢痕和粘连。但须注意，炎症反应是机体的一种防御功能，炎症后期的反应更是机体组织修复的重要过程。因此这种抗炎作用同时也降低了机体的防御功能，会引起感染扩散，伤口愈合迟缓。

糖皮质激素可通过以下机制产生抗炎作用：①抑制磷脂酶 A_2（PLA_2）：糖皮质激素可抑制 PLA_2 活性，使细胞膜上的磷脂不能释放出花生四烯酸及血小板活化因子（PAF），因而减少前列腺素类（PGs）和白三烯类（LTs）等炎症介质的生成。②稳定溶酶体膜：糖皮质激素可增加溶酶体膜的稳定性，使之不易破裂，阻止溶酶体内如组织蛋白酶、多种水解酶的释出，减轻细胞和组织的损伤性反应。③降低毛细血管通透性：糖皮质激素能提高血管对儿茶酚胺的敏感性，收缩血管；也能抑制透明质酸酶的活性，使毛细血管通透性降低，炎症减轻。④抑制吞噬细胞功能：糖皮质激素抑制巨噬细胞的趋化性和巨噬细胞移动抑制因子（MIF），故可抑制免疫反应，减轻炎症。⑤抑制炎症细胞功能：抑制中性粒细胞、单核细胞和巨噬细胞向炎症区域的聚集，减少其在炎症区血管内皮细胞上的黏附和聚集。⑥抑制炎症后期肉芽组织的增生：糖皮质激素可抑制成纤维细胞 DNA 的合成，也能抑制胶原蛋白及人结缔组织中黏多糖的合成，因而能阻碍细胞分裂

和增生，减少胶原的沉积，抑制肉芽组织的形成。⑦抑制某些细胞因子及黏附分子的产生：糖皮质激素与其受体结合，能影响细胞因子如白介素-1（IL-1）、白介素-3（IL-3）、巨噬细胞集落刺激因子（M-CSF）、肿瘤坏死因子（TNF）等的转录，强烈抑制细胞因子介导的炎症反应。糖皮质激素还能在转录水平上直接抑制黏附分子如E-选择素和细胞间黏附分子（ICAM）等的表达，也能通过改变细胞对细胞因子的反应性而间接抑制黏附分子的表达，从而减轻由此介导的炎症反应。

（3）抑制免疫：糖皮质激素对免疫过程的许多环节都有抑制作用。可抑制巨噬细胞对抗原的吞噬和处理，阻碍淋巴母细胞的增殖，加速致敏淋巴细胞的破坏和解体，使血中淋巴细胞迅速降低。不影响淋巴因子的合成，但能抑制淋巴因子引起的炎症反应，故对皮肤迟发型变态反应和异体组织脏器移植的排斥反应具有抑制作用。小剂量主要抑制细胞免疫，大剂量也抑制B细胞转化为浆细胞，使抗体生成减少，抑制体液免疫。糖皮质激素可抑制抗原-抗体反应所致的肥大细胞脱颗粒现象，从而减少组胺、5-羟色胺、慢反应物质（SRS-A）、缓激肽等过敏介质的释放，减轻过敏性症状。

（4）抗内毒素：能提高机体对细菌内毒素的耐受力，缓和机体对内毒素的反应，减轻细胞损伤，缓解败血症症状。但不能破坏内毒素，对细菌外毒素亦无效。

（5）抗休克：超大剂量的糖皮质激素常用于严重休克的抢救，对中毒性休克疗效尤好，对过敏性休克、心源性休克、低血容量性休克也有一定的疗效，但对其评价尚有争论。一般认为抗休克的机制除与它的抗炎、免疫抑制及抗内毒素作用有关外，还与下列因素相关：①降低血管对某些缩血管活性物质（如肾上腺素、去甲肾上腺素、加压素、血管紧张素）的敏感性，解除小血管痉挛，改善微循环。②稳定溶酶体膜，减少形成心肌抑制因子（MDF）的酶进入血液，从而阻止或减少MDF的产生。

（6）影响血液与造血系统：糖皮质激素能刺激骨髓造血功能，使血液中红细胞和血红蛋白含量增加，大剂量亦使血小板和纤维蛋白原增多，缩短凝血时间。刺激骨髓中的中性粒细胞释放入血而使嗜中性粒细胞增多，但降低其游走、吞噬等功能。亦可使淋巴组织退化，抑制淋巴细胞分裂，使血中淋巴细胞减少。此外，也能减少血中单核细胞和嗜酸性粒细胞，这可能是由于细胞转移至肺、脾、肠等组织的缘故。

（7）其他：①解热作用：对严重的中毒性感染如肝炎、伤寒、脑膜炎、急性血吸虫病、败血症及晚期癌症的发热，常具有迅速而良好的退热作用。可能与其能抑制体温中枢对致热原的反应、稳定溶酶体膜、减少内源性致热原的释放有关。但在发热诊断未明确之前，不可滥用糖皮质激素类药物，以免掩盖症状使诊断困难。②兴奋中枢：氢化可的松可减少脑中抑制性递质γ-氨基丁酸的浓度，提高中枢神经系统的兴奋性。用药后患者出现欣快、激动、失眠等，偶可诱发精神失常。大剂量对儿童可致惊厥或癫痫样发作。③促进消化：能使胃酸和胃蛋白酶分泌增多，增加食欲，促进消化。

[常考考点] 糖皮质激素的药理作用。

2. 应用

（1）肾上腺皮质功能不全：小剂量替代疗法适用于腺垂体功能减退症、肾上腺皮质功能减退症（艾迪生病）、肾上腺危象和肾上腺次全切除术后。

（2）严重感染：大剂量突击疗法用于中毒性感染或同时伴有休克者，如中毒性菌痢、中毒性肺炎、严重伤寒、流行性脑脊髓膜炎、结核性脑膜炎及败血症等。可短期应用大剂量糖皮质激素作辅助治疗，利用其抗炎、抗内毒素、抗休克作用，迅速缓解症状，有助于病人度过危险期。但应用时必须合用有效而足量的抗菌药物，以免感染病灶扩散。待急性症状缓解后，先停用糖皮质激素，直至感染完全控制，再停用抗菌药物。严重传染性肝炎、流行性腮腺炎、乙型脑炎及麻疹等病毒性感染，糖皮质激素有缓解症状的作用。但一般病毒性感染不宜使用，因目前缺乏理想有效的抗病毒药物，用后可降低机体的防御功能，反使感染病灶扩散而恶化。

（3）休克：大剂量糖皮质激素对各种休克均有一定的疗效，是抢救休克的重要药物，但必须同时采用综合性治疗措施。对感染性休克，在有效足量的抗菌药物治疗下，及早大量突击使用糖皮质激素，产生效果后即可停药。对过敏性休克，因本药起效较慢，应先采用肾上腺素，随后合用糖皮质激素。对心源性休克，须结合病因治疗。对低血容量性休克，在补液、补电解质或输血后效果不显著者，可合用超大剂量的糖皮质激素。

大剂量突击治疗一般采用静脉滴注给药，疗程不超过3天。

（4）防止某些炎症的后遗症：某些炎症，如结核性脑膜炎、胸膜炎、腹膜炎、心包炎、风湿性心瓣膜炎、睾丸炎及烧伤等，早期使用糖皮质激素可减轻炎症渗出，减轻由于粘连及瘢痕形成而引起的功能障碍。

对于眼科炎症，如虹膜炎、角膜炎、视网膜炎、视神经炎等，有迅速消炎止痛、防止角膜混浊和瘢痕粘连的作用。对眼前部炎症，可局部用药；眼后部炎症需全身用药；急性炎症收效快，复发少，慢性炎症复发较多。有角膜溃疡者禁用。

（5）免疫性疾病、过敏性疾病和器官移植：一般剂量长期疗法用于：①免疫性疾病：如风湿性关节炎、类风湿关节炎、风湿热、风湿性心肌炎、系统性红斑狼疮、结节性动脉周围炎、皮肌炎、硬皮病、肾病综合征、自身免疫性贫血等，应用糖皮质激素可缓解症状，但不能根治。一般采用综合疗法，不宜单用，以免引起不良反应。②过敏性疾病：支气管哮喘、血清病、血管神经性水肿、过敏性鼻炎、严重输血反应、药物性皮炎、过敏性紫癜、顽固性荨麻疹及过敏性休克等用其他药物治疗无效者，加用糖皮质激素可缓解症状，达到治疗效果。③器官移植：异体器官移植手术后也可使用糖皮质激素抑制免疫性排斥反应，与环孢素等免疫抑制剂合用，疗效更好，并可减少两药的剂量。

一般采用起初口服泼尼松10～20mg或相应剂量的其他糖皮质激素制剂，每日3次，获效后逐渐减量至最小维持量，持续数月。

（6）血液病：一般剂量用于治疗急性淋巴细胞白血病、再生障碍性贫血、粒细胞减少症、血小板减少症和过敏性紫癜等，能改善症状，但停药后易复发。

（7）皮肤病：局部应用可治疗接触性皮炎、湿疹、银屑病、肛门瘙痒等，但对天疱疮及剥脱性皮炎等较严重的皮肤病仍需全身用药。

[常考考点] 糖皮质激素的应用。

3. 不良反应

（1）医源性肾上腺皮质功能亢进症（库欣综合征）：长期大剂量应用糖皮质激素时可引起物质代谢和水盐代谢紊乱，表现为满月脸、水牛背、向心性肥胖、皮肤变薄、痤疮、多毛、浮肿、血钾降低、高血压、高血脂、高血糖等。一般不需特殊治疗，停药后可自行消退，必要时可对症治疗，如用降压药、降血糖药，并采用低盐、低糖、高蛋白饮食及加用氯化钾可减轻症状。高血压、动脉硬化、水肿、糖尿病、心及肾功能不全者禁用或慎用。

（2）诱发或加重感染：由于糖皮质激素抗炎不抗菌，且降低机体的防御功能，细菌易乘虚而入，诱发感染或促使体内原有病灶如结核、化脓性病灶等扩散恶化，必要时应合用抗菌药。抵抗力已经低下的白血病、再生障碍性贫血、肾病综合征及肝病患者则更易引起这一不良反应。

（3）消化系统反应：糖皮质激素可刺激胃酸和胃蛋白酶的分泌，抑制胃黏液分泌，降低胃肠黏膜对胃酸的抵抗力，可诱发或加重胃、十二指肠溃疡，甚至引起出血或穿孔。如与水杨酸类药物合用则更易发生。少数病人可诱发胰腺炎或脂肪肝。

（4）骨质疏松、延缓伤口愈合：糖皮质激素减少钙、磷在肠道的吸收并增加其排泄，且长期应用抑制骨细胞活力，造成骨质疏松。儿童、绝经期妇女、老年人较多见，严重者可引起自发性骨折，可补充维生素D和钙剂。大剂量应用糖皮质激素可引起股骨头坏死。由于糖皮质激素能抑制蛋白质合成，故可使伤口愈合迟缓。

（5）肾上腺皮质萎缩和功能不全（停药反应）：长期应用尤其是连日给药的病人，体内糖皮质激素浓度高，通过负反馈抑制下丘脑–垂体–肾上腺皮质轴，使ACTH分泌减少，引起肾上腺皮质萎缩和功能不全。突然停药或减量过快或停药后半年内遇到严重应激情况（如严重感染、创伤、出血），可发生肾上腺危象，表现为肌无力、低血压、低血糖，甚至昏迷或休克等症状。因此长期用药需缓慢减量，停药前加用ACTH或采用隔日给药法。在停药后可连续使用适量ACTH，停药后半年内遇应激情况时，应及时给予足量的糖皮质激素。

由于糖皮质激素的分泌具有昼夜节律性，上午8～10时分泌最多。临床用药可配合这种生理的节律性，即对某些慢性病采用隔日疗法，即将2日的总量隔日上午7～8时一次服完，可减轻此不良反应。

（6）反跳现象：指患者症状基本控制后，突然停药或减量过快，引起原病复发或恶化的现象。其原因可能是患者对糖皮质激素产生依赖性或病情尚未完全控制所致。常需加大剂量再行治疗，待症状缓解后逐渐减量，直至停药。

（7）其他：由于糖皮质激素抑制生长激素分泌和造成负氮平衡，故可影响儿童生长发育。对孕妇偶可引起畸胎。个别患者可诱发精神病或癫痫；儿童大量应用可致惊厥。大剂量长期应用可引起前房角小梁网结构胶原束肿胀，诱发青光眼；还可致晶状体混浊引起白内障。局部及全身用药均可发生，用药期间应定期进行眼科检查。

[常考考点] 糖皮质激素的不良反应。

【例题实战模拟】

A1型题

1. 糖皮质激素抗炎作用的基本机制在于
   A. 诱导血管紧张素转化酶而降解缓激肽　　B. 可减少炎性介质白三烯等的生成
   C. 抑制细胞因子介导的炎症　　D. 抑制巨噬细胞中的一氧化氮合酶（NOS）
   E. 与靶细胞浆内的糖皮质激素受体（GR）结合而影响参与炎症的一些基因转录

2. 下列有皮肤损害的疾病中，禁用糖皮质激素的是
   A. 牛皮癣 B. 接触性皮炎 C. 天疱疮 D. 湿疹 E. 水痘
3. 下列可用糖皮质激素辅助治疗的是
   A. 角膜溃疡   B. 真菌感染   C. 抗菌药不能控制的感染
   D. 中毒性感染或同时伴有休克   E. 二重感染
4. 长期大剂量应用糖皮质激素可引起的不良反应是
   A. 高血钾 B. 高血钙 C. 高血糖 D. 低血压 E. 以上均非
5. 应用糖皮质激素，与脂质代谢无关的不良反应是
   A. 向心性肥胖 B. 四肢纤细 C. 水牛背 D. 满月脸 E. 高血压

A2 型题
6. 患者，女，60 岁。因全身关节疼痛，长期服用某药，昨日出现自发性骨折。导致该不良反应的药物是
   A. 强的松 B. 阿司匹林 C. 消炎痛 D. 保泰松 E. 布洛芬
7. 患者，女，30 岁。患系统性红斑狼疮，长期大量服用糖皮质激素治疗。其不良反应是
   A. 血糖降低 B. 血压降低 C. 红细胞数目减少 D. 淋巴细胞增多 E. 体内脂肪重新分布
8. 患儿，男，5 岁。突发高热、呕吐、惊厥，数小时后出现面色苍白、四肢厥冷、脉搏细速、血压下降至休克水平。经实验室检查诊断为暴发型流脑所致的感染中毒性休克，应采取的抗休克药物为
   A. 肾上腺素 B. 右旋糖酐 C. 阿托品 D. 酚妥拉明 E. 糖皮质激素

B1 型题
   A. 糖皮质激素大剂量冲击疗法   B. 糖皮质激素一般剂量长期疗法   C. 糖皮质激素小剂量替代疗法
   D. 糖皮质激素大剂量长期疗法   E. 维持量疗法
9. 垂体前叶功能减退，治疗应选用
10. 肾病综合征，治疗应选用
11. 中毒型菌痢，治疗应选用

【参考答案】
1. E 2. E 3. D 4. C 5. E 6. A 7. E 8. E 9. C 10. B 11. A

第二十三单元 抗甲状腺药

细目 抗甲状腺药

【考点突破攻略】

抗甲状腺药是指能阻止或减少甲状腺激素的合成和（或）分泌，用于治疗甲状腺功能亢进症的药物。常用的有硫脲类、碘和碘化物、放射性碘、β-肾上腺素受体阻断药等。

要点 常用硫脲类药物作用、应用、不良反应

常用的硫脲类药物有：①硫氧嘧啶类，包括甲硫氧嘧啶（methylthiouracil）、丙硫氧嘧啶（propylthiouracil）。②咪唑类，包括甲巯咪唑（thiamazole，他巴唑）、卡比马唑（carbimazole，甲亢平）。

1. 作用

（1）抗甲状腺：硫脲类具有抗甲状腺的作用，其主要作用机制是抑制过氧化物酶，从而阻止酪氨酸的碘化及耦联，而药物本身则作为过氧化物酶的底物被碘化。硫脲类并不抑制贮存在腺泡内的甲状腺激素的释放，也不能拮抗甲状腺激素的作用，故须待甲状腺内贮存的激素消耗到一定程度才能呈现疗效。丙硫氧嘧啶还能抑制周围组织内 T_4 脱碘生成 T_3 的过程，故作用较其他药物快。

（2）抑制免疫：甲亢的发病与异常免疫反应有关。硫脲类药物还有免疫抑制作用，能轻度抑制免疫球蛋白的生成，

使血中甲状腺刺激性免疫球蛋白（TSI）减少，除能控制甲亢症状外，对病因也有一定的治疗作用。

[常考考点] 丙硫氧嘧啶治疗甲状腺功能亢进症的机制是抑制甲状腺激素的合成。

2. 应用

（1）甲状腺功能亢进症：适用于轻症和不适宜手术或放射性碘治疗者。也可作为放射性碘治疗之辅助用药。若剂量适当，症状可望在1～2个月内得到控制，基础代谢基本恢复，此时可递减至维持量，继续用药1～2年。

（2）甲状腺手术前准备：对需做甲状腺部分切除手术的病人，宜先用硫脲类将甲状腺功能控制到正常或接近正常，以减少发生麻醉意外、手术并发症及甲状腺危象的可能。但由于用硫脲类后甲状腺增生充血，不利于手术进行，需在手术前两周左右加服碘剂。

（3）甲状腺危象的辅助治疗：感染、外伤、手术、情绪激动等应激诱因，可致大量甲状腺激素突然释放入血，使患者发生高热、心衰、肺水肿、水和电解质紊乱等，严重时可导致死亡，称为甲状腺危象。应立即给大量碘剂，阻止甲状腺激素释放，并采取其他综合措施消除诱因、控制症状。应用大量硫脲类（较一般用量增大1倍）作辅助治疗，首选丙硫氧嘧啶，大剂量应用一般不超过1周。

[常考考点] 硫脲类药物的应用。

3. 不良反应 甲硫氧嘧啶不良反应较多，丙硫氧嘧啶和甲巯咪唑较少。

（1）过敏反应：常见的有皮疹、发热、荨麻疹等轻度过敏反应，多数情况下不需停药也可消失，少数发生剥脱性皮炎等严重反应，可用糖皮质激素处理。

（2）消化道反应：可有厌食、呕吐、腹痛、腹泻等消化道反应，曾报道有黄疸和肝炎。

（3）粒细胞减少：严重的不良反应是粒细胞缺乏症，发生率约0.2%，老年人较易发生，应定期检查血象。甲状腺功能亢进症本身也可使白细胞数目偏低，须加鉴别。妊娠及哺乳期妇女禁用。

（4）甲状腺肿及甲状腺功能减退：药物过量可致甲状腺肿及甲状腺功能减退，一般多不严重，及时发现并停药常可自愈。

[常考考点] 硫脲类药物的不良反应。

【例题实战模拟】

A1型题

1. 丙硫氧嘧啶治疗甲状腺功能亢进症的机制是
   A. 抑制食物中碘的吸收　　B. 抑制甲状腺激素的合成　　C. 抑制甲状腺激素的释放
   D. 减少甲状腺激素的贮存　　E. 对抗甲状腺激素的作用

2. 有关硫脲类药物临床应用的叙述，错误的是
   A. 用于轻症和不宜手术的甲亢的治疗　　B. 用于甲状腺次全切除手术病人的术前准备
   C. 甲状腺危象的治疗　　D. 用于甲状腺次全切除手术病人术前准备应与碘剂配合使用
   E. 用于甲状腺危象治疗时不能使用碘剂

3. 下列不属于硫脲类药物临床应用不良反应的是
   A. 过敏反应　　B. 胃肠道反应　　C. 粒细胞减少　　D. 甲状腺危象　　E. 甲状腺肿及甲状腺功能减退

A2型题

4. 患者，女，43岁。患甲状腺功能亢进症3年，经多方治疗病情仍难控制，需行甲状腺部分切除术。正确的术前准备应包括
   A. 术前两周给予丙硫氧嘧啶+普萘洛尔　　B. 术前两周给予丙硫氧嘧啶+小剂量碘剂
   C. 术前两周给予丙硫氧嘧啶+大剂量碘剂　　D. 术前两周给予丙硫氧嘧啶
   E. 术前两周给予卡比马唑

【参考答案】
1. B　2. E　3. D　4. C

第二十四单元 降血糖药

细目一 降血糖药的分类

【考点突破攻略】

要点 降血糖药分类及常用药物

糖尿病是由于胰岛素绝对或相对不足所引起的以高血糖为主要表现的代谢紊乱性疾病。

常用的降血糖药主要有胰岛素和口服降血糖药两类，后者包括磺酰脲类、双胍类、α-葡萄糖苷酶抑制药、胰岛素增敏药等。口服降血糖药使用方便，但作用慢而弱，只适用于轻、中度糖尿病，不能完全代替胰岛素。

细目二 胰岛素

【考点突破攻略】

要点 胰岛素的常用制剂、作用、应用

胰岛素（insulin）是酸性蛋白质，口服易被消化酶破坏而无效，必须注射给药，常用皮下注射。皮下注射吸收快，作用持续数小时。为延长作用时间，常加入碱性蛋白质（如精蛋白、珠蛋白）和锌，制成中、长效制剂。

常用的胰岛素制剂有短效（速效）类，如普通胰岛素（regular insulin）、半慢胰岛素锌混悬液（semilente insulin）；中效类，如低精蛋白锌胰岛素（isophane insulin）、珠蛋白锌胰岛素（globin zinc insulin）、慢胰岛素锌混悬液（lente insulin）；长效（慢效）类，如精蛋白锌胰岛素（protamine zinc insulin）、特慢胰岛素锌混悬液（ultralente insulin）等。

1. 作用

（1）降血糖：胰岛素主要通过两种途径降低血糖：①增加葡萄糖进入细胞，加速葡萄糖的有氧氧化和无氧酵解，促进糖原的合成和贮存，使血糖的去路增加。②抑制糖原分解和异生，使血糖来源减少。

（2）脂肪代谢：胰岛素促进脂肪合成，抑制脂肪分解，能减少游离脂肪酸和酮体的生成，防止酮症酸中毒的发生。

（3）正氮平衡：胰岛素增加氨基酸进入细胞而促进蛋白质合成，并能抑制蛋白质分解，所以对人体生长过程有促进作用。

（4）促钾转运：胰岛素促进 K^+ 进入细胞内，增加细胞内 K^+ 浓度，有利于纠正细胞缺钾症状。

（5）促生长：胰岛素样生长因子（IGF）由生长激素诱导生成，其中 IGF-1 与机体组织生长过程有关。胰岛素的结构与 IGF 相似，可激动 IGF-1 受体而发挥促细胞生长作用。

［常考考点］胰岛素的作用。

2. 应用

（1）糖尿病：胰岛素是治疗糖尿病的最主要药物，对各型糖尿病均有效。临床上主要用于：①1 型糖尿病，需终身用药。②糖尿病发生急性并发症者，如酮症酸中毒及高渗性高血糖状态。③合并有严重感染、高热、甲亢、妊娠、分娩、创伤及手术的各型糖尿病。因这种情况下，机体代谢增强，对胰岛素需要量增加，给药后应随时根据血糖、尿糖的变化，调整用量。④2 型糖尿病经饮食控制、口服降血糖药治疗效果不佳或对口服降糖药有禁忌而不能耐受者，需合用胰岛素治疗。

胰岛素治疗糖尿病时应注意：①治疗剂量因人而异，从小剂量开始逐渐增至血糖、尿糖控制满意。②1 型糖尿病需终身用药，不得自行停用。③熟悉胰岛素的种类、主要给药途径，以便根据病情选择合适的制剂及给药途径。④了解胰岛素主要不良反应的表现及其防治方法，将药物的有害作用降到最低。⑤坚持血糖监测，适时调整治疗方案，使糖尿病得到理想控制。

（2）其他：合用葡萄糖、氯化钾静滴可促进钾内流，纠正细胞内缺钾，同时提供能量，防治心肌梗死后的心律失常降低病死率。胰岛素与ATP、辅酶A组成能量合剂，用于心、肝、肾等疾病的辅助治疗。

[常考考点]胰岛素的应用。

细目三 口服降血糖药

【考点突破攻略】

要点一 常用磺酰脲类药物的作用、应用、不良反应

第一代的磺酰脲类药物有甲苯磺丁脲（tolbutamide）、氯磺丙脲（chlorpropamide），第二代药物有格列本脲（glibenclamide，优降糖）、格列吡嗪（glipizide，美吡达）、格列喹酮（gliquidone，糖适平）、格列齐特（gliclazide，达美康）、格列波脲（glibornuride）等。第二代药物的降血糖作用较第一代增强数十倍至数百倍。

1. 作用

（1）降血糖：直接作用于胰岛β细胞，刺激内源性胰岛素释放。可降低正常人和胰岛功能尚存患者的血糖，但对胰岛功能完全丧失或切除胰腺者无效。作用机制：与胰岛β细胞膜上特异性受体结合，抑制ATP敏感的钾通道，开放电压依赖性钙通道，使胞内钙浓度增加，直接刺激胰岛β细胞释放胰岛素。长期用药其降血糖作用与增加靶细胞膜上胰岛素受体的数目和亲和力，从而增强对胰岛素的敏感性和胰岛素的作用有关。磺酰脲类还能减少胰高血糖素的分泌，也有利于降血糖。

（2）抗利尿：格列本脲、氯磺丙脲能促进抗利尿激素分泌并增强其作用，从而发挥抗利尿作用。

（3）影响凝血功能：格列齐特可抑制血小板的黏附和聚集，刺激纤溶酶原的合成，恢复纤溶酶活力，并降低微血管对活性胺类（如去甲肾上腺素）的敏感性，改善微循环。对预防或减轻糖尿病微血管并发症有一定作用。

[常考考点]格列齐特不仅降血糖，还可抑制血小板的黏附和聚集。格列本脲、氯磺丙脲能促进抗利尿激素分泌并增强其作用，从而发挥抗利尿作用。

2. 应用

（1）糖尿病：用于胰岛功能尚存的2型糖尿病单用饮食控制无效者。产生胰岛素耐受性的患者用后可通过刺激内源性胰岛素分泌而减少胰岛素的用量。

（2）尿崩症：氯磺丙脲可使病人尿量减少，与氢氯噻嗪合用可提高疗效。

[常考考点]氯磺丙脲不仅降血糖，还有抗利尿作用，适用于尿崩症。

3. 不良反应

（1）胃肠道反应：胃肠不适、恶心、腹痛、腹泻等，减量或连续用药可消失。

（2）过敏反应：出现皮疹、粒细胞减少、血小板减少、胆汁淤积性黄疸及肝损害。多在用药后1~2个月内发生，需定期查肝功能和血象。

（3）低血糖：可引起持久性的低血糖，造成不可逆性脑损伤，为较严重的不良反应。常因药物过量所致，尤以格列本脲和氯磺丙脲为甚。老人及肝肾功能不良者较易发生，新型磺酰脲类较少引起低血糖。

[常考考点]常用磺酰脲类药物的不良反应。

要点二 二甲双胍的作用、应用、不良反应

1. 作用 二甲双胍（metformin，降糖片）的降糖作用不依赖于胰岛β细胞的功能，可能机制包括：①增加肌肉组织中的无氧糖酵解。②促进组织对葡萄糖的摄取。③减少肝细胞糖异生。④减慢葡萄糖在肠道的吸收。⑤增加胰岛素与其受体结合。⑥降低血中胰高血糖素水平。此外，还可改善血脂代谢，降低LDL及VLDL、甘油三酯及胆固醇水平。

2. 应用 用于单用饮食控制无效的轻、中度2型糖尿病，尤其肥胖且伴胰岛素抵抗者。常与磺酰脲类或胰岛素合用，如单用磺酰脲类无效者，加用本类药物常可获效。

3. 不良反应 二甲双胍的不良反应较磺酰脲类多见，如厌食、口苦、口腔金属味、胃肠刺激等胃肠道反应。低血糖症、维生素B_{12}和叶酸缺乏、乳酸血症及酮血症。慢性心、肝、肾疾病患者及孕妇禁用。

[常考考点]二甲双胍的药理作用、应用、不良反应。

要点三 常用α-葡萄糖苷酶抑制药

α-葡萄糖苷酶抑制药是一类新型口服降血糖药,可延缓葡萄糖的吸收而降低餐后血糖峰值。药物有阿卡波糖(acarbose,拜糖平)及伏格列波糖(voglibose)。

要点四 常用胰岛素增效药

本类药物主要通过增加肌肉和脂肪组织对胰岛素的敏感性而发挥降低血糖功能。常用药物有罗格列酮(rosiglitazone)、环格列酮(ciglitazone)、吡格列酮(pioglitazone)、恩格列酮(englitazone)等。

【知识纵横比较】

口服降血糖药的作用及应用比较

药品类别	作用机制	应用	代表药物
磺酰脲类	①直接作用于胰岛β细胞,刺激内源性胰岛素释放;②格列本脲、氯磺丙脲能促进抗利尿激素分泌并增强其作用,从而发挥抗利尿作用;③格列齐特可抑制血小板的黏附和聚集,刺激纤溶酶原的合成,恢复纤溶酶活力,并降低微血管对活性胺类的敏感性,改善微循环	①糖尿病:用于胰岛功能尚存的2型糖尿病单用饮食控制无效者;②尿崩症:氯磺丙脲可使病人尿量减少,与氢氯噻嗪合用可提高疗效	第一代:甲苯磺丁脲、氯磺丙脲;第二代:格列本脲(优降糖)、格列吡嗪(美吡达)、格列喹酮(糖适平)、格列齐特(达美康)、格列波脲
双胍类	①增加肌肉组织中的无氧糖酵解;②促进组织对葡萄糖的摄取;③减少肝细胞糖异生;④减慢葡萄糖在肠道的吸收;⑤增加胰岛素与其受体结合;⑥降低血中胰高血糖素水平	用于单用饮食控制无效的轻、中度2型糖尿病,尤其适用于肥胖且伴胰岛素抵抗者	二甲双胍
α-葡萄糖苷酶抑制药	在小肠竞争性抑制α-葡萄糖苷酶,阻止1,4-糖苷键水解,使淀粉等碳水化合物水解产生葡萄糖速度减慢,从而延缓葡萄糖的吸收,降低餐后血糖峰值	用于轻、中度2型糖尿病	阿卡波糖(拜糖平)及伏格列波糖
胰岛素增效药	通过竞争性刺激过氧化物酶增殖活化受体(PPARγ)起作用。PPARγ是转录基因的一部分,被结合后可调节胰岛素反应性基因的转录,从而控制血糖的生成、转运和利用	用于2型糖尿病,特别是有胰岛素抵抗者,可单用,也可与其他治疗糖尿病的药物合用	罗格列酮、环格列酮、吡格列酮、恩格列酮

【例题实战模拟】

A1型题

1.下列哪种情况不首选胰岛素

　　A.2型糖尿病患者经饮食控制治疗无效　　B.1型糖尿病　　C.糖尿病并发严重感染

　　D.妊娠糖尿病　　E.酮症酸中毒

2.罗格列酮的作用是

　　A.促进肝糖原合成　　B.促进脂肪组织摄取葡萄糖　　C.增强靶组织对胰岛素的敏感性

　　D.刺激胰岛β细胞释放胰岛素　　E.促进储存胰岛素释放

3.α-葡萄糖苷酶抑制药的作用机制是

　　A.刺激胰岛β细胞释放胰岛素　　B.促进肝糖原合成　　C.增加肌肉组织中的无氧酵解

　　D.增加肌肉组织中糖的有氧氧化　　E.与碳水化合物竞争水解碳水化合物的酶

A2型题

4.患者,男,68岁。有糖尿病史多年,长期服用磺酰脲类降糖药。近日因血糖明显升高,口服降糖药控制不理想改用胰岛素,本次注射胰岛素后突然出现出汗、心悸、震颤,继而出现昏迷。此时应对该患者采取的抢救措施是

　　A.加用一次胰岛素　　B.口服糖水　　C.静脉注射50%葡萄糖溶液

　　D.静脉注射糖皮质激素　　E.心内注射肾上腺素

B1 型题
　　A. 甲苯磺丁脲　　B. 格列本脲　　C. 格列齐特　　D. 格列吡嗪　　E. 氯磺丙脲
5. 可用于治疗尿崩症的是
6. 可改变血小板功能，改善糖尿病病人血小板并发症的是
【参考答案】
1. A　2. C　3. E　4. C　5. E　6. C

第二十五单元　合成抗菌药

细目一　氟喹诺酮类药物

【考点突破攻略】

要点　常用氟喹诺酮类药物抗菌作用、应用、不良反应

1. 抗菌作用　氟喹诺酮类药物为广谱杀菌药。除对革兰阴性菌有良好的抗菌活性外，对金黄色葡萄球菌、肺炎链球菌、溶血性链球菌等革兰阳性球菌，衣原体，支原体，军团菌及结核菌均有较强活性；特别是提高了对厌氧菌如脆弱类杆菌、梭杆菌属、消化链球菌属和厌氧芽孢梭菌属等的抗菌活性。对于铜绿假单胞菌以环丙沙星的杀灭作用最强。还存在抗菌作用后效应，革兰阳性或阴性菌与药物接触后，未被立即杀灭的也在其后的 2～6 小时内失去繁殖能力。DNA 回旋酶是氟喹诺酮类抗革兰阴性菌的重要靶点。一般认为 DNA 回旋酶 A 亚基是喹诺酮类的作用靶点，通过形成 DNA 回旋酶 -DNA- 喹诺酮三元复合物，抑制酶的切口活性，阻碍细菌 DNA 复制而达到杀菌作用。拓扑异构酶Ⅳ是氟喹诺酮类抗革兰阳性菌的重要靶点。喹诺酮类通过对拓扑异构酶Ⅳ的抑制作用，干扰细菌 DNA 复制。

2. 应用　氟喹诺酮类具有抗菌谱广、抗菌活性强、口服吸收良好、与其他类别的抗菌药之间无交叉耐药等特点。但是临床存在滥用的倾向。

（1）呼吸系统感染：左氧氟沙星、莫西沙星与万古霉素合用，首选用于治疗青霉素高度耐药的肺炎链球菌感染。氟喹诺酮类（除诺氟沙星外）可代替大环内酯类用于肺炎支原体肺炎、肺炎衣原体肺炎、嗜肺军团菌引起的军团病。

（2）泌尿生殖道感染：环丙沙星、氧氟沙星与 β - 内酰胺类同为首选药。环丙沙星是铜绿假单胞菌性尿道炎的首选药。氟喹诺酮类对敏感菌所致的急、慢性前列腺炎以及复杂性前列腺炎，均有较好疗效。

（3）肠道感染与伤寒：首选用于治疗志贺菌引起的急、慢性菌痢和中毒型菌痢，以及鼠伤寒沙门菌、猪霍乱沙门菌、肠炎沙门菌引起的胃肠炎。对沙门菌引起的伤寒或副伤寒，应首选氟喹诺酮或头孢曲松。本类药物也可用于旅行性腹泻。

（4）对脑膜炎奈瑟菌具有强大的杀菌作用，其在鼻咽分泌物中浓度高，可用于鼻咽部带菌者的根除治疗。对其他抗菌药物无效的儿童重症感染可选用氟喹诺酮类；囊性纤维化患儿感染铜绿假单胞菌时，应选用环丙沙星。

3. 不良反应

（1）胃肠道反应：可见胃部不适、恶心、腹痛、腹泻等症状。一般不严重，患者可耐受。

（2）中枢神经系统毒性：轻症者表现失眠、头昏、头痛，重度可出现精神异常、抽搐、惊厥等。

（3）光敏反应（光毒性）：表现为光照部位皮肤出现瘙痒性红斑，严重者出现皮肤溃烂、脱落。

（4）心脏毒性：罕见但后果严重。可见 QT 间期延长、尖端扭转型室性心动过速（TdP）、室颤等。

（5）软骨损害：在软骨组织中，药物分子中 C-3 羧基以及 C-4 羰基与 Mg^{2+} 形成络合物，并沉积于关节软骨，造成局部 Mg^{2+} 缺乏而致软骨损伤。

（6）其他不良反应：包括跟腱炎、肝毒性、替马沙星综合征、过敏等反应。

［常考考点］氟喹诺酮类药物的作用、应用及不良反应。

细目二 磺胺类药物

【考点突破攻略】

要点 磺胺类药物的特点

磺胺类药物是第一类能有效防治全身性细菌感染的人工合成抗菌药物。常用药物有磺胺甲噁唑（SMZ）、磺胺异噁唑（SIZ）、磺胺嘧啶（SD）等。为广谱抑菌药，对多数革兰阳性菌和阴性菌、沙眼衣原体、疟原虫及放线菌有抑制作用。但对病毒、立克次体、支原体、螺旋体无效。细菌对磺胺类易产生耐药。

磺胺类药物的结构与对氨苯甲酸（PABA）相似，可与PABA竞争二氢叶酸合成酶，妨碍二氢叶酸的合成，进而妨碍四氢叶酸的合成，影响核酸的合成，从而抑制细菌的生长繁殖。

主要不良反应：①泌尿系统损害。②过敏反应。③血液系统反应。④肝损害：黄疸，肝功能减退，严重者可见急性肝坏死。⑤其他反应：如恶心、呕吐、头痛、头晕、乏力等，一般反应较轻，无须停药。

［常考考点］治疗流行性脑脊髓膜炎的首选药物之一是磺胺嘧啶。

细目三 甲氧苄啶（TMP）

【考点突破攻略】

要点 甲氧苄啶的抗菌增效作用、复方制剂

甲氧苄啶（trimethoprim，TMP）又称抗菌增效剂，属二氢嘧啶类化合物。$t_{1/2}$为10～12小时，与SMZ相近。抗菌谱与磺胺类相似，抗菌作用较强，但单用易产生抗药性。其抗菌机制是干扰细菌叶酸代谢而影响细菌生长繁殖。TMP主要是抑制细菌二氢叶酸还原酶，阻碍四氢叶酸合成。与磺胺合用可使细菌叶酸代谢受到双重阻断而使抗菌作用增加数倍至数十倍，甚至出现杀菌作用，而且可减少耐药性的产生，对已耐药菌亦有作用。TMP还可以增强四环素、庆大霉素等多种抗生素的抗菌作用。

TMP常与SMZ和（或）SD制成复合片剂，以发挥协同抗菌作用，如复方甲噁唑片（复方新诺明、SMZ+TMP）、双嘧啶片（SD+TMP）、增效联磺片（SD+SMZ+TMP）；还与其他抗菌药合用，治疗呼吸道、泌尿道、软组织感染，败血症，脑膜炎，以及伤寒、副伤寒、菌痢等肠道感染。

［常考考点］甲氧苄啶能增强磺胺类药物的抗菌作用。

细目四 硝咪唑类

【考点突破攻略】

要点 甲硝唑、替硝唑的作用、应用

1. 甲硝唑（metronidazole，灭滴灵） 是目前临床治疗各种厌氧菌感染的重要药物之一。广泛用于敏感厌氧菌所致腹腔、盆腔感染，牙周脓肿，鼻旁窦炎，骨髓炎，脓毒性关节炎，脓胸，肺脓肿等；幽门螺杆菌所致消化性溃疡等；与广谱青霉素或氨基糖苷类合用预防术后厌氧菌感染；还可用于治疗肠内外阿米巴病及阴道滴虫病。

2. 替硝唑 抗厌氧菌和原虫的活性较甲硝唑为强，临床应用与甲硝唑相同。

［常考考点］甲硝唑的应用。

【例题实战模拟】

A1型题

1.氟喹诺酮类药物的抗菌作用机制是

　　A.抑制细菌二氢叶酸合成酶　　B.抑制细菌二氢叶酸还原酶　　C.抑制细菌细胞壁合成

　　D.抑制细菌蛋白质合成　　　　E.抑制细菌DNA螺旋酶

2. 属治疗流行性脑脊髓膜炎首选药物之一的是
   A. 磺胺甲噁唑 B. 磺胺嘧啶 C. 磺胺异噁唑 D. 甲氧苄啶 E. 磺胺米隆
3. 能增强磺胺类药物抗菌作用的药物
   A. 呋喃唑酮 B. 甲氧苄啶 C. 氧氟沙星 D. 磺胺嘧啶 E. 甲硝唑
4. 能够抗阿米巴、抗滴虫的药物是
   A. 青霉素 B. 红霉素 C. 四环素 D. 甲硝唑 E. 先锋霉素

【参考答案】
1. E 2. B 3. B 4. D

第二十六单元 抗生素

细目一 青霉素类

【考点突破攻略】

要点一 青霉素 G 的抗菌作用、应用、不良反应及过敏性休克的防治

1. 抗菌作用 青霉素对繁殖期敏感病菌有强大的杀菌作用，对宿主无明显毒性。抗菌谱为：①革兰阳性球菌：如对溶血性链球菌、肺炎链球菌、草绿色链球菌等作用强，但对肠球菌的作用较差。②革兰阳性杆菌：如白喉杆菌、炭疽杆菌及革兰阳性厌氧杆菌（如产气荚膜杆菌、破伤风梭菌、难辨梭菌、丙酸杆菌、乳酸杆菌等）均对青霉素敏感。③革兰阴性球菌：对脑膜炎球菌和淋球菌敏感，但易耐药。④其他：如对梅毒螺旋体、钩端螺旋体、回归热螺旋体、鼠咬热螺菌、放线杆菌等高度敏感。对真菌、立克次体、病毒和原虫无效。金葡菌、肺炎球菌、脑膜炎球菌和淋球菌对本品易耐药。其抗菌作用机制主要是作用于细菌细胞膜上的青霉素结合蛋白（PBPs），通过抑制菌体细胞壁的合成，使细菌失去渗透屏障而膨胀裂解。

[常考考点] 青霉素抗菌作用机制主要是作用于细菌细胞膜上的青霉素结合蛋白（PBPs），通过抑制菌体细胞壁的合成，使细菌失去渗透屏障而膨胀裂解。

2. 应用 对敏感的革兰阳性球菌、阴性球菌、螺旋体感染，可作为首选治疗药。如溶血性链球菌引起的咽炎、扁桃体炎、猩红热、蜂窝织炎、败血症等；草绿色链球菌引起的心内膜炎；肺炎链球菌所致的大叶性肺炎、中耳炎等；脑膜炎球菌引起的流行性脑脊髓膜炎；还可作为治疗放线菌病、钩端螺旋体病、梅毒、回归热等及预防感染性心内膜炎发生的首选药。亦可与抗毒素合用治疗破伤风、白喉等。

3. 不良反应

（1）变态反应：为青霉素类最常见的不良反应，在各种药物中居首位，各种类型的变态反应均可出现，以皮肤过敏（荨麻疹、药疹等）和血清病样反应多见。最严重的是过敏性休克。

（2）赫氏反应：青霉素在治疗梅毒、钩端螺旋体病、雅司、鼠咬热或炭疽时，可有症状加剧现象，称赫氏反应（Herxheimer reaction）或治疗矛盾。

（3）水电解质紊乱：钾、钠盐大量静脉注射易引起高血钾、高血钠症。

（4）其他：肌注局部可发生周围神经炎，钾盐肌注疼痛较钠盐明显；鞘内注射和全身大剂量应用可引起青霉素脑部疼痛。

4. 过敏性休克的防治

（1）详细询问病史，有过敏史者禁用。

（2）皮试，初次使用、用药间隔 3 天以上、药品批号或厂家改变时均应做皮试，阳性禁用。

（3）不在无急救药物（如肾上腺素）和抢救设备的条件下使用。

（4）避免滥用和局部用药。

（5）避免在饥饿时注射。

（6）注射液应当新鲜配制，立即使用。

（7）注射后观察30分钟；一旦休克发生，立即皮下或肌内注射肾上腺素 0.5～1.0mg，严重者静脉注射或心腔内注射，必要时可加用糖皮质激素和抗组胺药。

[常考考点] 青霉素最重要的不良反应是过敏性休克。青霉素治疗梅毒或钩端螺旋体病时易出现"赫氏反应"。

要点二 常用半合成青霉素抗菌作用、应用

1. 青霉素 V（penicillin V） 耐酸，口服吸收好，但不耐酶，抗菌谱与青霉素 G 相同，抗菌活性较青霉素弱，主要用于革兰阳性球菌引起的轻度感染，如化脓性链球菌引起的咽炎、扁桃体炎等上呼吸道感染，也常用于风湿热的预防。

2. 苯唑西林（oxacillin）、氯唑西林（cloxacillin）、双氯西林 G（dicloxacillin）和氟氯西林（flucloxacillin） 它们对革兰阳性细菌的作用不及青霉素，对革兰阴性肠道杆菌或肠道球菌也没有明显作用，主要用于耐青霉素的金黄色葡萄球菌感染的治疗。

3. 氨苄西林（ampicillin） 耐酸，可口服，对革兰阴性杆菌有较强的抗菌作用。如对伤寒沙门菌、副伤寒沙门菌、百日咳鲍特菌、痢疾志贺菌等均有较强的抗菌作用，对铜绿假单胞菌无效，对球菌、革兰阳性杆菌、螺旋体的抗菌作用不及青霉素 G，但对粪链球菌作用优于青霉素 G。临床用于治疗敏感菌所致的呼吸道感染、伤寒、副伤寒、尿路感染、胃肠道感染、软组织感染、脑膜炎、败血症、心内膜炎等。

4. 阿莫西林（amoxycillin，羟氨苄西林） 口服吸收好，抗菌谱与抗菌活性与氨苄西林相似，但对肺炎链球菌、肠球菌、沙门菌属、幽门螺旋杆菌的杀菌作用比氨苄西林强。主要用于敏感菌所致的呼吸道、尿道、胆道感染以及伤寒的治疗。此外也可用于活动性胃炎和消化性溃疡的治疗。

5. 羧苄西林（carbenicillin） 不耐酸，不能口服，抗菌谱与氨苄西林相似，对 G^- 杆菌作用强，尤其是对铜绿假单胞菌有特效，对耐氨苄西林的大肠埃希菌仍有效。常用于治疗烧伤继发铜绿假单胞菌感染。

[常考考点] 常用半合成青霉素的应用。

【知识纵横比较】

青霉素类药物的应用比较

药品名称	抗菌谱	应用
青霉素 G	G^+ 球菌、杆菌、G^- 球菌，对梅毒螺旋体、钩端螺旋体、回归热螺旋体、鼠咬热螺旋菌、放线杆菌等高度敏感	对敏感的革兰阳性球菌、阴性球菌、螺旋体感染，可作为首选治疗药。还可作为治疗放线菌病、钩端螺旋体病、梅毒、回归热等及预防感染性心内膜炎发生的首选药。亦可与抗毒素合用治疗破伤风、白喉等
青霉素 V	同青霉素，但活性弱	主要用于革兰阳性球菌引起的轻度感染，如化脓性链球菌引起的咽炎、扁桃体炎等上呼吸道感染，也常用于风湿热的预防
苯唑西林、氯唑西林、双氯西林 G 和氟氯西林	对革兰阳性细菌的作用不及青霉素，对革兰阴性肠道杆菌或肠道球菌也没有明显作用	主要用于耐青霉素的金黄色葡萄球菌感染的治疗
氨苄西林	对革兰阴性杆菌有较强的抗菌作用，对粪链球菌作用优于青霉素 G	临床用于治疗敏感菌所致的呼吸道感染、伤寒、副伤寒、尿路感染、胃肠道感染、软组织感染、脑膜炎、败血症、心内膜炎等
阿莫西林	抗菌谱与抗菌活性与氨苄西林相似	主要用于敏感菌所致的呼吸道、尿道、胆道感染以及伤寒的治疗。此外也可用于活动性胃炎和消化性溃疡的治疗
羧苄西林	抗菌谱与氨苄西林相似，对 G^- 杆菌作用强，尤其是对铜绿假单胞菌有特效，对耐氨苄西林的大肠埃希菌仍有效	常用于治疗烧伤继发铜绿假单胞菌感染

细目二 头孢菌素类

【考点突破攻略】

要点 常用头孢菌素类药物抗菌作用、应用、不良反应

1. 抗菌作用 第一代头孢菌素对革兰阳性菌抗菌作用较第二、三代强，但对革兰阴性菌作用弱。可被细菌产生的 β-内酰胺酶所破坏。

第二代头孢菌素对革兰阳性菌作用略逊于第一代，对革兰阴性菌有明显作用，对厌氧菌有一定作用，但对铜绿假单胞菌无效。对多种 β-内酰胺酶比较稳定。

第三代头孢菌素对革兰阳性菌的作用不及第一、二代，对革兰阴性菌包括肠杆菌类、铜绿假单胞菌及厌氧菌有较强的作用。对 β-内酰胺酶有较高的稳定性。

第四代头孢菌素对革兰阳性菌、革兰阴性菌均有高效，对 β-内酰胺酶高度稳定。

2. 应用

（1）第一代头孢菌素：主要用于革兰阳性菌所致呼吸道和尿路感染以及皮肤、软组织感染等。头孢唑啉肌注血药浓度最高，是第一代中应用最为广泛的品种之一。

（2）第二代头孢菌素：主要用于治疗革兰阴性杆菌，如大肠杆菌、克雷伯菌、肠杆菌、吲哚阳性变形杆菌等所致的肺炎、胆道感染、菌血症、尿路感染和其他组织器官感染。应用较多的是头孢呋辛及头孢孟多等。

（3）第三代头孢菌素：主要用于多种革兰阳、阴性菌所致的尿路感染及危及生命的败血症、脑膜炎、骨髓炎、肺炎等，均可获满意疗效；头孢他啶是目前临床上用于抗铜绿假单胞菌最强的抗生素；头孢曲松和头孢噻肟对肠杆菌科细菌的作用相仿；新生儿脑膜炎和肠杆菌科细菌所致的成人脑膜炎也可选用第三代头孢菌素。

（4）第四代头孢菌素：主要用于耐第三代头孢菌素的革兰阴性杆菌所致的严重感染和耐药金黄色葡萄球菌感染。主要有头孢匹罗、头孢吡肟等。

[常考考点] 四代头孢菌素的应用特点。

3. 不良反应 不良反应较少，常见有：

（1）过敏反应：皮疹及荨麻疹、发热等，偶见过敏性休克，5%～10%与青霉素类抗生素有交叉过敏现象。

（2）肾脏毒性：第一代大剂量可出现肾近曲小管坏死，第二代肾脏毒性降低，第三代更低，第四代对肾脏基本无毒。

（3）神经系统：大剂量应用偶可发生头痛、头晕、抽搐、可逆性中毒性精神病反应等。

（4）血液系统：第二代的头孢孟多和第三代的头孢哌酮可有凝血酶原或血小板减少。

（5）二重感染：第三、四代头孢菌素偶见二重感染或肠球菌、铜绿假单胞菌和念珠菌的增殖现象。

（6）其他：静脉给药可发生静脉炎，口服可引起胃肠反应，大量静脉注射还应注意高钠血症的发生。

[常考考点] 四代头孢菌素的不良反应。

【知识纵横比较】

四代头孢菌素的比较

头孢菌素	抗菌谱	应用	代表药物	肾毒性
第一代	革兰阳性菌	呼吸道和尿路感染，以及皮肤、软组织感染	头孢唑啉	肾近曲小管坏死
第二代	革兰阴性杆菌	肺炎、胆道感染、菌血症、尿路感染和其他组织器官感染	头孢呋辛 头孢孟多	肾脏毒性降低
第三代	多种革兰阳、阴性菌	尿路感染及危及生命的败血症、脑膜炎、骨髓炎、肺炎	头孢他啶 头孢曲松 头孢噻肟	基本无毒
第四代	耐第三代头孢菌素的革兰阴性杆菌	严重感染和耐药金黄色葡萄球菌感染	头孢匹罗 头孢吡肟	基本无毒

细目三 大环内酯类

【考点突破攻略】

要点一 大环内酯类药物

大环内酯类抗生素包括红霉素（erythromycin）、竹桃霉素（oleandomycin）、克拉霉素（clarithromycin）、罗红霉素（roxithromycin）、地红霉素（dirithromycin）、阿奇霉素（azithromycin）、麦迪霉素（medecamycin）、螺旋霉素（spiramycin）、交沙霉素（josamycin）等。

要点二 阿奇霉素的抗菌作用、应用、不良反应

阿奇霉素（azithromycin，阿奇红霉素）为第二代半合成大环内酯类抗生素。

1.抗菌作用 抗菌谱较红霉素广，增加了对革兰阴性菌的抗菌作用，对红霉素敏感菌的抗菌活性与其相当，而对革兰阴性菌明显强于红霉素，对某些细菌表现为快速杀菌作用。口服吸收快、组织分布广、半衰期长。

2.应用 临床上主要用于化脓性链球菌引起的急性咽炎、急性扁桃体炎以及敏感菌引起的急性支气管炎、慢性支气管炎急性发作，用于肺炎链球菌、流感杆菌以及肺炎支原体所致的肺炎，用于衣原体引起的泌尿道感染和宫颈炎，也用于敏感菌所致的皮肤软组织感染。

3.不良反应 不良反应发生率较红霉素低，主要有胃肠道反应，偶见肝功能异常与外周白细胞下降等。

[常考考点] 阿奇霉素的作用及不良反应。

细目四 林可霉素类

【考点突破攻略】

要点 林可霉素与克林霉素的抗菌作用、应用、不良反应

1.林可霉素、克林霉素的抗菌作用 两药的抗菌谱与红霉素类似。克林霉素的抗菌活性比林可霉素强4～8倍。主要特点是对各类厌氧菌有强大的抗菌作用。对需氧革兰阳性菌有显著活性，对部分需氧革兰阴性球菌、人型支原体和沙眼衣原体也有抑制作用，但肠球菌、革兰阴性杆菌、MRSA、肺炎支原体对本类药物不敏感。

2.林可霉素、克林霉素的应用 主要用于厌氧菌，包括脆弱类杆菌、产气荚膜梭菌、放线菌等引起的口腔、腹腔和妇科感染。治疗需氧革兰阳性球菌引起的呼吸道、骨及软组织、胆道感染及败血症、心内膜炎等。对金黄色葡萄球菌引起的骨髓炎为首选药。

3.林可霉素、克林霉素的不良反应

（1）胃肠道反应：表现为恶心、呕吐、腹泻。长期给药也可引起二重感染、伪膜性肠炎。

（2）过敏反应：轻度皮疹、瘙痒或药热，也可出现一过性中性粒细胞减少和血小板减少。

（3）其他：偶见黄疸及肝损伤。

[常考考点] 林可霉素与克林霉素的应用及不良反应。

细目五 氨基糖苷类

【考点突破攻略】

要点 常用氨基糖苷类药物的抗菌作用、应用、不良反应

1.抗菌作用 氨基糖苷类对各种需氧革兰阴性杆菌包括大肠埃希菌、铜绿假单胞菌、变形杆菌、克雷伯菌属、肠杆菌属、志贺菌属和枸橼酸杆菌属具有强大的抗菌活性；部分品种对分枝杆菌属等也有一定的抗菌作用；对淋球奈瑟菌、脑膜炎奈瑟菌等革兰阴性球菌作用较差；对革兰阳性球菌中各组链球菌作用微弱，对厌氧菌不敏感。抗菌机制主要是抑制细菌蛋白质合成，并能破坏细菌胞浆膜的完整性，为静止期杀菌剂。

[常考考点]氨基糖苷类对各种需氧革兰阴性杆菌具有强大的抗菌活性；其机制是抑制细菌蛋白质合成，并能破坏细菌胞浆膜的完整性，为静止期杀菌剂。

2. 应用 氨基糖苷类主要用于敏感需氧革兰阴性杆菌所致的全身感染，如脑膜、呼吸道、泌尿道、皮肤软组织、胃肠道、烧伤、创伤及骨关节感染等；但对于败血症、肺炎、脑膜炎等严重感染，需联合应用其他抗革兰阴性杆菌的抗菌药，如广谱半合成青霉素、第三代头孢菌素、氟喹诺酮等；口服可用于治疗消化道感染、肠道术前准备、肝性脑病，如新霉素；制成外用软膏或眼膏或冲洗液可治疗局部感染。此外，链霉素、卡那霉素可作为结核病治疗药物。

3. 不良反应

（1）耳毒性：由于药物在内耳蓄积，对前庭神经功能和耳蜗听神经有损害作用。对前庭神经功能的损害表现为头昏、视力减退、眼球震颤、眩晕、恶心、呕吐、共济失调。对耳蜗神经的损害表现为耳鸣、听力减退和永久性耳聋。氨基糖苷类的耳毒性直接与其在内耳淋巴液中较高药物浓度有关，可损害内耳柯蒂器内、外毛细胞的能量产生及利用，引起细胞膜上 Na^+-K^+-ATP 酶功能障碍，造成毛细胞损伤。

（2）肾毒性：氨基糖苷类可诱发药源性肾衰。通常表现为蛋白尿、管型尿、血尿等，严重者可导致无尿、氮质血症和肾衰。停药后一般可恢复。老年人及肾功能不全者慎用，忌与肾毒性药物合用。

（3）过敏反应：可见皮疹、发热、血管神经性水肿、口周发麻等过敏反应。接触性皮炎是局部应用新霉素最常见的反应。链霉素可引起过敏性休克，其发生率虽较青霉素低，但死亡率高，应引起警惕。

（4）神经肌肉阻断作用：常见于大剂量腹膜内或胸膜内应用后或静脉滴注剂量过大、速度过快，出现急性肌肉麻痹，四肢无力，甚至呼吸停止。可用钙剂或新斯的明等胆碱酯酶抑制剂治疗。临床用药时应避免合用肌肉松弛药、全麻药等。血钙过低、重症肌无力患者禁用或慎用该类药物。

[常考考点]氨基糖苷类的不良反应包括过敏反应、耳毒性、肾毒性、神经肌肉阻断作用。

细目六 四环素类及氯霉素

【考点突破攻略】

要点 四环素、氯霉素的抗菌作用特点及不良反应

1. 抗菌作用

（1）四环素：为广谱抗生素，能抑制敏感细菌的蛋白质合成。对革兰阳性菌的抑制作用强于阴性菌，但作用不如青霉素类和头孢菌素类；对革兰阴性菌的作用不如氨基糖苷类及氯霉素类。极高浓度时具有杀菌作用。对伤寒杆菌、副伤寒杆菌、铜绿假单胞菌、结核分枝杆菌、真菌和病毒无效。

（2）氯霉素：为广谱抗菌药，对革兰阴性菌的抑制作用强于革兰阳性菌，一般为抑菌药，但对流感嗜血杆菌、肺炎链球菌、脑膜炎奈瑟菌具有杀灭作用；氯霉素对伤寒杆菌、流感杆菌、副流感杆菌和百日咳杆菌的作用比其他抗生素强，对立克次体属、支原体、螺旋体和沙眼衣原体等也有抑制作用，但对革兰阳性球菌的作用不及青霉素和四环素，对结核分枝杆菌、真菌、原虫和病毒无效。

[常考考点]四环素和氯霉素对结核杆菌无效。

2. 不良反应

（1）四环素：①局部刺激：口服常引起消化道症状，饭后服用可减轻症状；肌内注射可致剧痛及局部坏死，禁用；易致静脉炎，应稀释后静脉滴注。②二重感染：常见的有白色念珠菌引起的鹅口疮、难辨梭菌引起的伪膜性肠炎等。③影响骨、牙的生长：四环素类能造成恒齿永久性棕色色素沉着，还可抑制婴幼儿的骨骼生长。孕妇、哺乳期妇女及8岁以下儿童禁用本类药物。④其他：长期大量（>4g/d）静脉滴注可造成严重肝损害，亦可加剧原有的肾功能不全。偶见过敏反应。

（2）氯霉素的不良反应：①抑制骨髓造血功能：是氯霉素的主要毒性反应，包括可逆性的血细胞减少、再生障碍性贫血。用药期间应定期检查血象。②灰婴综合征：大剂量使用氯霉素易引起腹胀、呕吐、呼吸抑制乃至皮肤灰白、发绀、最后循环衰竭、休克，称灰婴综合征。③其他：胃肠道反应，长期应用也会引起二重感染。少数病人可出现神经炎、中毒性神经病或皮疹、药物热、血管神经性水肿等过敏反应。

【例题实战模拟】

A1 型题

1. 治疗梅毒、钩端螺旋体病的首选药物是
   A. 红霉素　　B. 四环素　　C. 氯霉素　　D. 青霉素　　E. 诺氟沙星
2. 机体对青霉素最易产生以下何种不良反应
   A. 后遗效应　　B. 停药反应　　C. 特异质反应　　D. 副反应　　E. 变态反应
3. 青霉素治疗何种疾病时可引起赫氏反应
   A. 大叶性肺炎　　B. 梅毒或钩端螺旋体病　　C. 草绿色链球菌心内膜炎　　D. 回归热　　E. 破伤风
4. 抗铜绿假单胞菌作用最强的头孢菌素是
   A. 头孢西丁　　B. 头孢拉定　　C. 头孢孟多　　D. 头孢噻吩　　E. 头孢呋辛
5. 不属于大环内酯类抗生素的是
   A. 阿奇霉素　　B. 林可霉素　　C. 克拉霉素　　D. 罗红霉素　　E. 螺旋霉素
6. 治疗急、慢性金黄色葡萄球菌骨髓炎的首选药物是
   A. 林可霉素　　B. 乙酰螺旋霉素　　C. 四环素　　D. 阿奇霉素　　E. 妥布霉素
7. 氨基糖苷类药物的抗菌作用机制是
   A. 增加胞质膜通透性　　B. 抑制细菌蛋白质合成　　C. 抑制胞壁粘肽合成酶
   D. 抑制二氢叶酸合成酶　　E. 抑制 DNA 螺旋酶
8. 下列不属于氨基糖苷类药物不良反应的是
   A. 变态反应　　B. 神经肌肉阻断作用　　C. 肾毒性　　D. 骨髓抑制　　E. 耳毒性
9. 下列致病菌对链霉素敏感的是
   A. 鼠疫杆菌　　B. 绿脓杆菌　　C. 脑膜炎链球菌　　D. 肺炎链球菌　　E. 溶血性链球菌
10. 庆大霉素对下列哪种感染无效
    A. 大肠埃希菌致尿路感染　　B. 肠球菌心内膜炎　　C. 结核性脑膜炎
    D. 革兰阴性菌感染的败血症　　E. 口服用于肠道感染或肠道术前准备
11. 对四环素不敏感的病原体是
    A. 革兰阳性球菌　　B. 结核杆菌　　C. 革兰阴性菌　　D. 肺炎支原体　　E. 立克次体
12. 治疗伤寒、副伤寒、流感杆菌脑膜炎，应首选
    A. 多西环素　　B. 四环素　　C. 链霉素　　D. 氯霉素　　E. 头孢菌素类

A2 型题

13. 患者，男，18 岁。因寒战、高热经细菌培养确诊为肺炎球菌性肺炎，来诊时青霉素皮试阴性，但静滴青霉素几分钟后即出现头昏、面色苍白、呼吸困难、血压下降等症状。诊断为青霉素过敏性休克，其首选的抢救药物是
    A. 多巴胺　　B. 异丙嗪　　C. 地塞米松　　D. 肾上腺素　　E. 去甲肾上腺素

【参考答案】

1. D　2. E　3. B　4. B　5. B　6. A　7. B　8. D　9. A　10. C　11. B　12. D　13. D

第二十七单元　抗真菌药与抗病毒药

细目一　抗真菌药

【考点突破攻略】

要点　常用抗真菌药作用特点及应用

1. **两性霉素 B**（amphotericin B，二性霉素，庐山霉素）为广谱抗真菌药，对各种深部真菌如念珠菌、新隐球菌、

荚膜组织胞浆菌及皮炎芽生菌等有强大抑制作用。高浓度有杀菌作用。两性霉素 B 可选择性地与真菌细胞膜上固醇类结合，在细胞膜上形成孔道，增加细胞膜通透性，导致细胞内核苷酸、氨基酸等重要物质外漏，使真菌死亡。细菌细胞膜不含类固醇，故对细菌无效。静脉滴注用于深部真菌感染，脑膜炎时还可配合鞘内注射。口服仅用于肠道真菌感染。局部应用可治疗浅部真菌感染。

2. 制霉菌素（nystatin） 对白色念珠菌及隐球菌有抑制作用。毒性大。局部用于防治皮肤、口腔及阴道念珠菌感染；口服用于胃肠道感染；可与广谱抗生素合用防止真菌引起的二重感染。

3. 咪康唑（miconazole，双氯苯咪唑） 为咪唑类广谱抗真菌药。对大多数真菌都有抑制作用，目前临床主要局部应用治疗五官、皮肤、阴道的念珠菌感染。

4. 特比萘芬（terbinafine） 是丙烯类广谱抗真菌药。对皮肤癣菌有杀菌作用，对念珠菌有抑菌作用。临床用于治疗由皮肤癣菌引起的甲癣、体癣、股癣、手癣及足癣。

5. 氟胞嘧啶（flucytosine） 为人工合成抗真菌药，抗菌谱窄，仅对酵母菌（新型隐球菌属）和酵母样菌（念珠菌属）有较强的抑制活性，另对着色霉菌、烟曲菌等也有抗菌作用。主要用于敏感菌引起的深部感染。

[常考考点] 两性霉素 B 的抗菌机制是选择性地与真菌细胞膜上固醇类结合，在细胞膜上形成孔道，增加细胞膜通透性，导致细胞内核苷酸、氨基酸等重要物质外漏，使真菌死亡。

细目二 抗病毒药

【考点突破攻略】

要点 阿昔洛韦、利巴韦林的作用、应用

（一）阿昔洛韦（aciclovir，ACV，无环鸟苷）

1. 作用 为核苷类抗 DNA 病毒药物。属广谱高效抗病毒药，其中对单纯疱疹病毒（HSV）的作用最强，对乙型肝炎病毒也有一定作用。阿昔洛韦在被感染的细胞内，在病毒腺苷激酶和细胞激酶的催化下，转化为三磷酸无环鸟苷，对病毒 DNA 多聚酶呈强大的抑制作用，阻止病毒 DNA 的合成。阿昔洛韦对 RNA 病毒无效。

2. 应用 治疗 HSV 感染的首选药。局部应用治疗 HSV 引起的皮肤和黏膜感染，如角膜炎、皮肤黏膜感染、带状疱疹病毒感染，口服或静注治疗生殖器疱疹、单纯疱疹脑炎等。对乙型肝炎有明显近期效果。

[常考考点] 阿昔洛韦为抗病毒药的代表，属于核苷类抗 DNA 病毒药物。

（二）利巴韦林（ribavirin，病毒唑，三唑核苷）

1. 作用 属广谱抗病毒药，对多种 DNA、RNA 病毒有效，如 A 型流感病毒、B 型流感病毒、呼吸道合胞病毒、沙粒病毒、麻疹病毒、甲型肝炎病毒、流行性出血热病毒等。

2. 应用 临床用于治疗流感病毒引起的呼吸道感染、单纯疱疹性角膜炎、结膜炎、口腔炎、小儿病毒性肺炎等。对甲型肝炎也有一定疗效。

【例题实战模拟】

A1 型题

1. 氟康唑抗真菌的作用机制是

   A. 阻止核酸合成　　B. 抑制细胞膜类固醇合成，使其通透性增加　　C. 抑制二氢叶酸合成酶

   D. 抑制二氢叶酸还原酶　　E. 抑制蛋白质合成

2. 抗病毒药的代表药是

   A. 克霉唑　　B. 阿昔洛韦　　C. 氟康唑　　D. 酮康唑　　E. 咪康唑

A2 型题

3. 患儿，男，6 岁。口腔黏膜、牙龈、舌及口唇周围皮肤黏膜充血，并出现成簇的小水疱。诊断为急性疱疹性口腔炎，治疗应首选的药物是

   A. 阿昔洛韦　　B. 利巴韦林　　C. 金刚烷胺　　D. 酮康唑　　E. 灰黄霉素

【参考答案】

1. B　2. B　3. A

第二十八单元 抗菌药物的耐药性

细目 抗菌药物的耐药性

【考点突破攻略】

要点一 抗菌药耐药性产生的原因

耐药性又称抗药性，是指细菌与抗菌药物反复接触后对药物的敏感性降低甚至消失。由于细菌耐药性的产生，如耐药金黄色葡萄球菌、耐甲氧西林金黄色葡萄球菌（MRSA），耐万古霉素肠球菌（VRE）等，给感染性疾病的治疗造成极大的困难，这加快了临床对新抗菌药物的需求速度。细菌耐药性产生的主要方式有：

1. 产生灭活酶 通过产生灭活酶将药物灭活是微生物产生耐药性的重要机制。如细菌产生的β-内酰胺酶可以水解破坏青霉素类和头孢菌素类的抗菌活性结构β-内酰胺环，使他们失去杀菌活性。革兰阴性菌产生的乙酰转移酶可以使氨基糖苷类的抗菌必需结构——NH_2乙酰化而失去对细菌的作用。

2. 靶位的修饰和变化 抗菌药物影响细菌生化代谢过程的某环节、某部位，从而抑制或杀灭细菌。该环节或部位即为抗菌药作用的靶位。耐药菌可以通过多种途径影响靶位，从而产生耐药性，如：①降低靶蛋白与抗生素的亲和力。②增加靶蛋白的数量，使自身在药物存在的情况下仍有足够量的靶蛋白可以维系生存。③合成新的、敏感菌没有的、功能正常但与抗菌药亲和力低的靶蛋白。④产生靶位酶代谢拮抗物（对药物有拮抗作用的底物），通过这些方式抵御抗菌药的作用。如耐链霉素菌株的核蛋白体30S亚基上的P_{10}蛋白质（链霉素结合位点）发生结构改变后，链霉素与之结合力下降，作用减弱。又如耐喹诺酮类细菌由于基因突变引起自身DNA回旋酶A亚基变异，降低了喹诺酮类与DNA回旋酶的亲和力，使其失去杀菌作用。再如耐磺胺菌株经突变或质粒转移使二氢叶酸合成酶（靶位酶）与磺胺亲和力降低；金黄色葡萄球菌则增加自身产生对氨基苯甲酸（合成四氢叶酸的底物）的量，竞争性地与磺胺药竞争二氢叶酸合成酶，这两种耐药方式均使磺胺的抗菌作用降低甚至消失。

3. 降低外膜的通透性 耐药菌的这种改变使药物不易进入靶部位。如革兰阴性菌外膜孔蛋白的量减少或孔径减小，将减少经这些通道进入的物质的量。又如耐喹诺酮类细菌基因突变，使喹诺酮进入菌体的特异孔道蛋白的表达减少，使喹诺酮类不易进入菌体，在菌体内蓄积量减少。

4. 加强主动流出系统 大肠杆菌、金黄色葡萄球菌、铜绿假单胞菌和空肠弯曲杆菌等均有主动流出系统，流出系统由运输子、附加蛋白和外膜蛋白三个蛋白组成。三种蛋白的联合作用可将药物泵出细菌体外。细菌由于加强主动流出系统外排而致耐药的抗菌药物有四环素类、氯霉素、氟喹诺酮类、大环内酯类及β-内酰胺类，如耐四环素细菌由质粒编码的排出因子（泵蛋白）在细菌细胞膜上表达，介导了Mg^{2+}依赖性药物外排，使四环素不能在菌体内蓄积而产生耐药性。

[常考考点] 抗菌药物耐药性的机制。

要点二 抗菌药的合理应用

由于抗菌药的广泛应用，各种抗菌药物的耐药发生率逐渐增加。为了减少和避免耐药性的产生，应严格控制抗菌药物的使用，合理使用抗菌药物；可用一种抗菌药物控制的感染绝不使用多种抗菌药联合；窄谱抗菌药可控制的感染不用广谱抗菌药物；严格控制抗菌药物预防应用、局部使用的适应证，避免滥用；医院内应对耐药菌感染的患者采取相应的消毒隔离措施，防止细菌的院内交叉感染；对抗菌药物要加强管理，使用或购买抗菌药物必须凭医生处方。

[常考考点] 降低抗菌药耐药性的措施。

【例题实战模拟】

A1型题

1. 下列不属于抗菌药耐药性产生原因的是

A. 产生灭活酶 B. 靶位的修饰和变化 C. 降低外膜的通透性 D. 细菌的变异 E. 加强主动流出系统

2. 下列不属于抗菌药的合理应用措施的是

　A. 可用一种抗菌药物控制的感染绝不使用多种抗菌药联合

　B. 感染性疾病尽早使用广谱抗菌药物，以求迅速控制感染

　C. 严格控制抗菌药物预防应用、局部使用的适应证，避免滥用

　D. 医院内应对耐药菌感染的患者采取相应的消毒隔离措施，防止细菌的院内交叉感染

　E. 对抗菌药物要加强管理，使用或购买抗菌药物必须凭医生处方。

【参考答案】

1. A　2. B

第二十九单元　抗结核病药

细目　抗结核病药

【考点突破攻略】

要点一　抗结核病药物

目前临床上应用抗结核病药（antituberculous drugs）的品种较多，主要分为一线抗结核药和二线抗结核药两大类。前者包括异烟肼、利福平、链霉素、乙胺丁醇、吡嗪酰胺，以及近年开发的喹诺酮类的环丙沙星、氧氟沙星、利福喷汀、利福定和司帕沙星等；后者包括氨基水杨酸、乙硫异烟胺、卡那霉素、卷曲霉素、阿米卡星等药物。一线抗结核药的抗结核疗效高、不良反应较少，在治疗中首选。二线抗结核药毒性较大或疗效较低，主要用于对一线抗结核药产生耐药性时的替换治疗。

要点二　异烟肼的应用、不良反应

异烟肼（isoniazid，INH），又名雷米封，是治疗结核病的主要药物。

1. 应用　异烟肼是治疗各种类型结核病的首选药。除早期轻症肺结核或预防应用可单用外，均需与其他一线抗结核药合用，对急性粟粒型结核和结核性脑膜炎应加大剂量，必要时静脉滴注给药。

2. 不良反应

（1）神经系统反应：常见周围神经炎，表现为手脚震颤、麻木、步态不稳等。剂量过大时可引起中枢神经系统反应，出现头痛、头晕、惊厥、精神异常。同服维生素B_6可以防治。

（2）肝脏毒性：可引起药物性肝损害，可见转氨酶升高、黄疸，严重者可致死亡。

（3）其他：易发生胃肠反应，偶见过敏反应，如药物热、皮疹。

［常考考点］异烟肼是治疗各类结核病的首选药物。

要点三　利福平的抗菌作用、应用

利福平（rifampicin）又名甲哌利福霉素，是人工半合成的利福霉素的衍生物。

1. 抗菌作用　具有广谱抗菌作用，对结核杆菌和麻风杆菌作用强，对繁殖期和静止期的结核杆菌都有效。由于穿透力强，对细胞内、外的结核杆菌均有作用。抗结核效力与异烟肼相当。此外，该药对多种革兰阳性和阴性球菌有强大抗菌作用；对革兰阴性菌如大肠杆菌、变形杆菌、流感杆菌等，以及沙眼衣原体和某些病毒也有抑制作用。利福平的抗菌作用机制是特异性抑制细菌依赖于DNA的RNA多聚酶，阻碍mRNA合成，但对动物细胞的RNA多聚酶无影响。

2. 应用　单用容易产生耐药性，故主要与其他抗结核药合用治疗各种结核病及重症患者。也可用于耐药金黄色葡萄球菌及其他敏感细菌所致的感染。还可用于治疗麻风病。此外利福平局部用药可用于沙眼、急性结膜炎及病毒性角膜炎的治疗。

[常考考点] 利福平的抗菌机制是阻碍了RNA的合成。

要点四 乙胺丁醇的应用、不良反应

乙胺丁醇（ethambutol）为人工合成的一线抗结核药。

1. 应用 选择性对结核杆菌有较强的抑制作用，对异烟肼或链霉素耐药的结核杆菌也有效，对其他细菌无效。本药不单独使用，常与异烟肼或利福平合用治疗各型结核病。

2. 不良反应 治疗剂量不良反应较少。长期大量应用可致球后视神经炎，表现为弱视、视野缩小、红绿色盲或分辨能力减退，偶见胃肠道反应、过敏反应和肝损伤。

[常考考点] 乙胺丁醇的不良反应包括视神经炎、胃肠道反应、过敏反应和肝损伤。

【例题实战模拟】

A1型题

1. 异烟肼与利福平合用治疗结核病，应定期检查
   A. 心电图　　B. 肾功能　　C. 肝功能　　D. 血象　　E. 骨髓象
2. 应用异烟肼抗结核，合用维生素 B_6 的目的是
   A. 增强疗效　　　　　　　　B. 延缓耐药性产生　　　　　　C. 延长异烟肼的作用时间
   D. 减轻神经系统不良反应　　E. 预防过敏反应
3. 利福平的抗菌作用机制是
   A. 抑制细菌分枝菌酸的合成　　　　B. 抑制细菌叶酸的合成　　C. 抑制细菌DNA螺旋酶
   D. 抑制细菌依赖于DNA的RNA多聚酶　　E. 抑制细菌蛋白质的合成
4. 属广谱抗生素，兼有抗结核和抗麻风病作用的药物是
   A. 异烟肼　　B. 利福平　　C. 乙胺丁醇　　D. 吡嗪酰胺　　E. 对氨基水杨酸
5. 下列不属于异烟肼不良反应的是
   A. 过敏反应　　B. 胃肠道反应　　C. 肝损害　　D. 周围神经炎　　E. 流感综合征
6. 乙胺丁醇的主要不良反应是
   A. 结晶尿　　B. 球后视神经炎　　C. 周围神经炎　　D. 肝脏损害　　E. 耳毒性

【参考答案】

1. C　2. D　3. D　4. B　5. E　6. B

第三十单元　抗恶性肿瘤药

细目　抗恶性肿瘤药

【考点突破攻略】

要点一 抗恶性肿瘤药物常用药物

1. 烷化剂 又称烃化剂，是一类化学性质很活泼的化合物。它们具有活泼的烷化基团，能与细胞的多种功能成分起作用，从而影响肿瘤细胞的增殖。该类药属周期非特异性抗肿瘤药，能直接破坏DNA并阻止其复制。如氮芥类、乙烯亚胺类、亚硝脲类等。

2. 抗代谢药 多是模拟正常机体代谢物质的化学结构而合成的类似物。该类药属周期特异性抗肿瘤药，可阻止核酸代谢。如二氢叶酸还原酶抑制剂、嘧啶类核苷酸拮抗药、嘌呤类核苷酸拮抗药。

3. 抗肿瘤抗生素 该类药主要干扰转录过程及阻止RNA合成，属周期非特异性抗肿瘤药。如蒽环类抗生素、普卡霉

素类、放线菌素类。

4. 抗肿瘤植物药 该类药属周期特异性抗肿瘤药，影响蛋白质的合成。如鬼臼毒素类、长春碱类、喜树碱类。

5. 激素 该类药主要调节体内激素的水平。如肾上腺皮质激素、雌激素及其拮抗药、雄激素等激素。

6. 铂类配合物 该类药属周期非特异性抗肿瘤药，能阻止核酸代谢。如顺铂及卡铂等。

要点二 抗恶性肿瘤药物的主要不良反应

1. 骨髓抑制 大多数抗恶性肿瘤药物均有不同程度的骨髓抑制。寿命短的外周血细胞数量容易减少，通常先见白细胞减少，后出现血小板减少。

2. 消化道反应 恶心、呕吐是常见的毒性反应，系药物直接刺激胃肠道、作用于延脑呕吐中枢以及刺激呕吐化学感受区所致。

3. 脱发 正常人头发中的10%～15%生发细胞处于静止期，其他大部分处于活跃生长期，因此多数抗恶性肿瘤药物都能引起不同程度的脱发。

4. 重要器官及神经系统损害 心脏毒性以阿霉素常见；博来霉素长期大量应用可引起肺纤维化；门冬酰胺酶、环磷酰胺等可引起肝损害；大剂量环磷酰胺可引起出血性膀胱炎；铂损害肾小管；长春碱类、顺铂有神经毒性。

5. 过敏反应 凡属于多肽类化合物或蛋白质类的抗恶性肿瘤药物如门冬酰胺酶、博来霉素等静脉注射后容易引起过敏反应。

6. 第二原发恶性肿瘤 烷化剂等抗恶性肿瘤药物具有致癌性、致突变性及免疫抑制作用，产生与化学治疗相关的第二原发恶性肿瘤。

7. 不育和致畸 烷化剂等抗恶性肿瘤药物可影响生殖细胞的产生和内分泌功能，产生不育和致畸作用。男性患者睾丸生殖细胞的数量明显减少，导致男性不育；女性患者可产生永久性卵巢功能障碍和闭经，孕妇则可引起流产或畸胎。

[常考考点] 抗恶性肿瘤药物的不良反应。

【例题实战模拟】

A1 型题

1. 羟基脲的抗肿瘤作用机制是
   A. 抑制二氢叶酸还原酶　　　　B. 阻止嘧啶核苷酸生成　　　　C. 阻止嘌呤核苷酸生成
   D. 抑制核苷酸还原酶　　　　　E. 抑制DNA多聚酶

2. 甲氨蝶呤抗肿瘤的主要机制是
   A. 抑制二氢叶酸合成酶　　　　B. 抑制二氢叶酸还原酶　　　　C. 破坏DNA结构和功能
   D. 嵌入DNA干扰转录RNA　　　E. 干扰蛋白质合成

3. 最容易引起出血性膀胱炎的抗癌药是
   A. 氟尿嘧啶　　B. 环磷酰胺　　C. 争光霉素　　D. 阿霉素　　E. 紫杉醇

【参考答案】
1. D　2. B　3. B

传染病学

全面精讲班
传染病学

【本章通关攻略】

传染病在中西医结合执业助理医师资格考试中占据重要地位，历年出题约10分，各单元均有涉及。然考题浅显，知识点容易理解、记忆，与临床结合紧密，故应在全面复习的基础上注重对传染病学总论、病毒感染、细菌感染所致各种疾病的传染源、传播途径、易感人群、流行病学特征、临床表现、诊断、治疗及预防等知识熟悉掌握。其中病毒性肝炎、流行性感冒、人感染高致病性禽流感、艾滋病、流行性出血热、狂犬病、流行性乙型脑炎、流行性脑脊髓膜炎、伤寒、细菌性痢疾、霍乱等应重点掌握。

第一单元 传染病学总论

细目一 感染与免疫

【考点突破攻略】

要点一 感染的概念

传染病是指由病原微生物，如朊粒、病毒、衣原体、立克次体、支原体、细菌、真菌、螺旋体和寄生虫（如原虫、蠕虫、昆虫）感染人体后产生的有传染性、在一定条件下可造成流行的疾病。感染性疾病是指由病原体感染所致的疾病，包括传染病和非传染性感染性疾病。

艾滋病（1981年）、传染性非典型肺炎（2003年）、中东呼吸综合征（2012年）、人感染H7N9禽流感（2013年）、埃博拉出血热（2014年）、新型冠状病毒肺炎（2019年）等新的传染病相继出现，不断给人类敲响着警钟。与此同时，登革热、结核病、疟疾及性传播疾病等原有传染病再度肆虐，严重影响世界经济发展和社会和谐。随着人们对感染性疾病认识的不断深入，"新发传染病"逐渐演变为"新发感染病"，不仅包括由新种或新型病原微生物引起的新发现的感染病，而且包括近年来导致地区性或国际性公共卫生问题的再发的原有感染病。新传染病的出现，原有传染病的复燃，病原体对抗菌药物耐药性的增加，构成了对人类健康的巨大威胁。世界卫生组织（WHO）及各国政府均高度重视传染病防控工作，不断推出全球性的疾病诊断和指南，并使得传染病研究工作更容易得到跨地区、跨部门、跨领域的合作，研究成果也能更快地分享全球。

传染病学是一门研究各种传染病在人体内外发生、发展、传播、诊断、治疗和预防规律的学科。

（一）概念

感染（infection）是病原体与人体相互作用的过程。病原体主要是病原微生物和寄生虫。病原微生物包括病毒、衣原体、立克次体、支原体、细菌、真菌、螺旋体、朊病毒等，寄生虫包括原虫和蠕虫等。有些微生物和寄生虫与人体宿主之间达到了相互适应、互不损害的共生状态。但当某些因素导致机体免疫功能受损或机械损伤使寄生物异位寄生时，则可引起宿主的损伤，称为机会性感染。

（二）分类

根据病原体感染的次数、时间先后和种数，感染可分为四种。

1. 首发感染（primary infection） 即初次感染某种病原体。

2. 重复感染（re-infection） 在感染某种病原体基础上再次感染同一病原体。

3. 混合感染（co-infection） 人体同时感染两种或两种以上的病原体。

4. 重叠感染（super infection） 在感染某种病原体基础上又被其他病原体感染。原发感染后出现的病原体感染称继发性感染（secondary infection）。

要点二　感染过程的表现

病原体经过不同途径进入人体就开始了感染过程。感染是否导致疾病取决于病原体的致病力和人体的抗病能力。在感染过程中出现的各种不同表现称为感染谱（infection spectrum），有五种表现形式。

1. 病原体被清除 由于正常情况下人体具有强大的防御体系，病原体在入侵部位即被消灭，或从鼻咽部、肠道、尿道及汗腺等通道排出体外，不出现病理损害和疾病的临床表现。主要方式有：①非特异性免疫屏障作用，如胃酸的杀菌作用。②特异性免疫清除，如从母体获得的特异性抗体、人工注射的抗体和通过预防接种或感染后获得的特异性免疫。

2. 隐性感染 又称亚临床感染，病原体只引起特异性免疫应答，不引起或只引起轻微的组织损伤，无临床症状，只能通过免疫学检查发现。

3. 显性感染 又称临床感染，即传染病发病。感染后不但引起机体免疫应答，还导致组织损伤，引起病理改变和临床表现。

4. 病原携带状态 病原体侵入机体后，存在于机体的一定部位，并生长、繁殖，虽可有轻度的病理损害，但不出现疾病的临床症状。携带者所具有的共性是不出现临床症状而能排出病原体。病原携带状态包括带病毒者、带菌者和带虫者。携带病原体超过3个月者为慢性携带者，发生于显性感染之后为恢复期携带者，发生于显性感染临床症状出现之前为潜伏期携带者。

5. 潜伏性感染 是指病原体侵入人体某些部位后，机体免疫系统将病原体局限化，但又不能清除病原体，机体免疫功能下降时潜伏的病原体才引起显性感染。

一般隐性感染者最多见，病原携带者次之，显性感染者比率最低，但一旦出现最易识别。仅少数传染病存在潜伏性感染者。

［常考考点］感染的五种形式及特点。

要点三　感染过程中病原体的作用

病原体侵入人体后能否引起疾病，取决于病原体的致病作用、宿主的免疫功能和外环境三个因素。病原体的致病作用包括以下四个方面：

1. 侵袭力 是指病原体侵入机体并在机体内生长、繁殖的能力。有些病原体可直接侵入人体，如钩端螺旋体、钩虫丝状蚴和血吸虫尾蚴等。有些病原体则需经消化道或呼吸道进入人体，先黏附于肠或支气管黏膜表面，再进一步侵入组织细胞，产生毒素，引起病变，如志贺菌、结核分枝杆菌等。病毒性病原体常通过与细胞表面的受体结合再进入细胞内。有些细菌的表面成分（如伤寒沙门菌的Vi抗原）有抑制吞噬作用的能力而促进病原体的扩散。引起腹泻的大肠埃希菌能表达受体和小肠细胞结合，称为定植因子（colonization factor）。有些病原体的侵袭力较弱，需经伤口进入人体，如破伤风杆菌、狂犬病病毒等。

2. 毒力 毒力是指病原体释放毒素和毒力因子的能力。毒素包括外毒素（exotoxin）和内毒素（endotoxin）。外毒素由革兰阳性菌产生，通过靶细胞上的受体而起作用。内毒素为革兰阴性菌的脂多糖，通过激活单核-吞噬细胞系统释放细胞因子，导致炎症和免疫损伤致病。其他毒力因子中，有些具穿透能力（如钩虫丝状蚴）、侵袭力（如痢疾杆菌）、溶组织能力（如溶组织内阿米巴）。一些细菌还能分泌抑制其他细菌生长的细菌素（bacteriocin），也是一种毒力因子。

3. 数量 相同病原体感染，致病力与病原体数量（quantity）成正比，但不同病原体最低致病量有很大的差别。如引起疾病的最低病原体数量，伤寒是10万个，而细菌性痢疾只需要10个就能致病。

4. 变异性 病原体在与宿主斗争过程中，通过抗原基因的变异、遗传信息的交换、耐药性的形成，逃避免疫系统的攻击，使机体对病原体的清除作用减低或消失，从而使疾病继续或慢性化。在人工培养多次传代的环境下，可使病原体的致病力减弱，如卡介苗；在宿主之间传播可使致病力增强，如肺鼠疫。

［常考考点］与病原体的致病力有关的因素：侵袭力、毒力、数量、变异性。

要点四　感染过程中免疫应答的作用

机体的防御机能和免疫反应在感染的发生与转归过程中起着重要作用。免疫反应分保护性免疫反应和变态反应，前者有利于机体抵抗病原体入侵与破坏，后者能促进病理生理过程和组织损伤。保护性免疫反应又可分为非特异性免疫与特异性免疫。变态反应都属特异性免疫。

（一）保护性免疫

1. 非特异性免疫　是机体对进入人体内的异物的一种清除机制，是生物个体先天遗传而来，对多种病原体均可引起的一种免疫反应，又称先天性免疫或自然免疫。其特点是不牵涉对抗原的识别，不存在二次免疫应答。对机体而言病原体也是一种异物，因而也属于非特异性免疫清除范围。

（1）天然屏障：①外部屏障包括皮肤和黏膜及其分泌物脂肪酸、汗腺分泌的乳酸、唾液中的溶菌酶、附属于气管黏膜的纤毛等。②内部屏障包括血脑屏障和胎盘屏障等。

（2）吞噬作用：主要由单核-吞噬细胞系统和粒细胞（特别是中性粒细胞）完成。当病原体突破皮肤或黏膜屏障进入组织、体液或血流中，被吞噬细胞吞噬，吞噬细胞内含大量溶酶体，可杀灭并消化被吞噬的病原体。

（3）体液因子：存在于体液中的补体、溶菌酶、纤维连接蛋白和各种细胞因子可直接或通过免疫调节作用清除病原体。细胞因子主要是单核-吞噬细胞系统和淋巴细胞激活后释放的一类有生物活性的肽类物质，如白细胞介素、肿瘤坏死因子、干扰素、粒细胞-巨噬细胞集落刺激因子等。细胞因子有利于病原体清除，也可以导致组织器官的炎症损伤。

2. 特异性免疫（specific immunity）　指宿主对抗原具有特异性识别能力并产生免疫应答反应，具有特异性及二次免疫应答，但不能遗传。包括细胞免疫（cell-mediated immunity）和体液免疫（humoral immunity）。

（1）细胞免疫：由T淋巴细胞介导。致敏T细胞与相应抗原再次相遇时，通过细胞毒性淋巴细胞和淋巴因子来杀伤、清除病原体及其所寄生的细胞。细胞内寄生的病原体主要依赖细胞免疫清除。T细胞还具有调节体液免疫功能。

（2）体液免疫：由B淋巴细胞介导。致敏的B淋巴细胞受抗原刺激后，转化为浆细胞，并产生能与相应抗原结合的抗体，即免疫球蛋白（immunoglobulin, Ig）。由于不同抗体产生不同免疫应答，抗体又可分为抗毒素、抗菌性抗体、中和抗体、调理素等。抗体主要作用于细胞外的微生物，在化学结构上抗体可分为IgG、IgA、IgM、IgD和IgE五类，各具不同功能。IgM抗体最先出现，是近期感染的标志，持续时间不长；IgG为恢复期抗体，持续时间长，多用于回顾性诊断和流行病学调查；IgA主要是在呼吸道、消化道局部产生的抗体；IgE主要作用于原虫和蠕虫；IgD的功能尚不十分明确。抗体与相应的抗原在体外结合发生反应，称血清免疫学反应，如凝集试验、沉淀反应和补体结合试验等。

（二）变态反应

病原体在侵入人体过程中，可引起机体出现异常免疫应答，表现出对人体不利的一面，即变态反应，是机体对某些抗原初次应答后，再次接受相同抗原刺激时，发生的一种以机体生理功能紊乱或组织细胞损伤为主的特异性免疫应答。变态反应有Ⅰ型变态反应（速发型）、Ⅱ型变态反应（细胞溶解型）、Ⅲ型变态反应（免疫复合物型）、Ⅳ型变态反应（迟发型）四型。其中Ⅰ型变态反应（速发型）是临床最常见的一种，可见于寄生虫感染时的过敏反应。Ⅳ型变态反应可见于细胞内细菌感染性疾病，如结核病、布鲁菌病等。

[常考考点] 病原体侵入机体后能否引起疾病取决于病原体的致病力与机体的免疫功能。

要点五　感染病的发病机制

（一）传染病的发生与发展

1. 入侵部位　只有入侵部位适当，病原体才能定植、生长、繁殖及引起病变。

2. 机体内定位　不同的病原体在机体内定位不同，各种传染病都有自己的规律性。病原体入侵人体后，或在入侵部位直接引起病变（如菌痢）；或在入侵部位繁殖并分泌毒素，在机体其他部位引起病变（如白喉）；或经血液循环，再定位某一靶器官，引起病变（如流脑）；或经过一系列生长阶段后定居于某一脏器（如蠕虫病）。

3. 排出途径　不同传染病的病原体排出途径不同，有的单一，有的多个。如痢疾杆菌只通过粪便排出，脊髓灰质炎病毒既通过粪便又通过飞沫排出。有些病原体存在于血液中，当有合适媒介时才传播，如当蚊子叮咬时才可传播疟疾、乙脑等。病原体排出体外的持续时间长短不一，不同的传染病有不同的传染期。

（二）组织损伤的发生机制

1. 直接损伤　有些病原体可借助机械运动及分泌的酶（如阿米巴病）直接破坏组织，或通过细胞病变使细胞溶解（如脊髓灰质炎），还可通过诱发炎症过程引起组织坏死（如鼠疫）。

2. 毒素作用　病原体能分泌毒力很强的外毒素，可选择性损伤靶器官或引起功能紊乱。如霍乱弧菌分泌霍乱肠毒素引起剧烈腹泻；肉毒杆菌分泌神经毒素选择性损害神经系统；革兰阴性杆菌裂解后释放内毒素，导致发热、微循环障碍及 DIC 等。

3. 免疫机制（immune mechanism）　病原体侵入机体，通过病原体本身或其代谢产物诱发机体免疫反应，引起组织损伤。有些病原体能抑制细胞免疫（如麻疹）或直接破坏 T 细胞（如 AIDS），更多的病原体通过变态反应导致组织损伤，以Ⅲ型（免疫复合物）反应（如流行性出血热）及Ⅳ型（细胞介导）反应（如结核病、血吸虫病）最为常见。

（三）重要病理生理变化

病原体侵入人体后，在与机体互相斗争过程中，导致多种病理生理变化，常见的主要有发热、代谢、内分泌改变等。

［常考考点］组织损伤的发生机制包括直接损伤、毒素作用和免疫机制。

细目二　传染病的流行过程

【考点突破攻略】

要点一　流行过程的基本条件

传染病的流行过程就是传染病在人群中发生、发展和转归的过程。流行过程的构成需要有三个基本条件，包括传染源、传播途径和易感人群。同时流行过程又受到社会因素和自然因素的影响。

（一）传染源

传染源（source of infection）指体内有病原体生长、繁殖并能排出体外的人和动物。传染源通过分泌物、体液、血液等排出病原体，引起病原体的传播。传染源包括下列 4 个方面。

1. 患者　急性患者通过咳嗽、呕吐、腹泻等传播病原体；轻型患者易被忽视，作为传染源的意义重大；慢性患者长期排出病原体，是重要的传染源。有些传染病，如麻疹、天花、水痘等，患者是唯一的传染源。

2. 隐性感染者　隐性感染者数量多，且不易被发现。对于某些传染病，如肠道病毒（脊髓灰质炎病毒、柯萨奇病毒、埃可病毒等）感染，隐性感染者是主要传染源。

3. 病原携带者　包括慢性病原携带者、恢复期病原携带者、潜伏期携带者等。病原携带者无临床症状而排出病原体，是重要的传染源。

4. 受感染的动物　以啮齿类动物最为常见，其次为家畜、家禽。传播疾病的动物为动物传染源。动物作为传染源传播的疾病，称为动物源性传染病，如狂犬病、布鲁菌病等。野生动物为传染源的传染病，称为自然疫源性传染病，如鼠疫、钩端螺旋体病、流行性出血热等。

［常考考点］常见的传染源。

（二）传播途径

病原体离开传染源到达另一个易感者所经过的途径称传播途径（route of transmission）。有些传染病只有单一传播途径（如伤寒），有些传染病有多种传播途径（如疟疾）。

1. 呼吸道传播　因吸入含有病原体的空气、飞沫或气溶胶引起，如肺结核、麻疹、传染性非典型肺炎、流行性脑脊髓膜炎、白喉等。

2. 消化道传播　被病原体污染的食物、水源或食具，在易感者进食时获得感染，如霍乱、伤寒、细菌性痢疾和一些寄生虫病（钩虫病、蛔虫病等）。食物传播可造成流行，水源传播可形成暴发或流行。

3. 接触传播　包括直接接触传播和间接接触传播。直接接触传播指传染源与易感者接触而未经任何外界因素所造成的传播，如性病、狂犬病、鼠咬热等；间接接触传播也称日常生活接触传播，是指易感者接触了被传染源的排泄物或分泌物污染的日常生活用品而造成的传播。例如，被污染了的手接触食品可传播痢疾、伤寒、霍乱、甲型肝炎；被污染的衣服、被褥可传播疥疮、癣等；儿童玩具可传播白喉、猩红热；用被污染的毛巾洗脸可传播沙眼、急性出血性结膜炎；动物的皮毛可传播炭疽、布鲁菌病等。

4. 虫媒传播　①经节肢动物机械携带传播：苍蝇、蟑螂携带肠道传染病病原体，当它们接触食物、反吐或随其粪便将病原体排出体外时，使食物污染，人们吃了这种被污染的食物或使用这些食具时而感染。②经吸血节肢动物传播：如按蚊、人虱、鼠蚤、白蛉、蜱虫和恙螨等。吸血节肢动物叮咬于菌血症、立克次体血症、病毒血症、原虫症的宿主，使病原体随宿主的血液进入节肢动物肠腔或体腔内，经过发育及（或）繁殖后，才能感染易感者。病原体在节肢动物体内有的经过繁殖，如乙脑病毒在蚊体内；有的经过发育，如丝虫病的微丝蚴在蚊体内数量上不增加，但需经过一定的发育阶段；有的既经发育又经繁殖，如疟原虫在按蚊体内。

5. 血液和体液传播 存在于血液或体液中的病原体通过输血、使用血制品、分娩、性交而传播，如疟疾、乙型病毒性肝炎、丙型病毒性肝炎、艾滋病、梅毒等。

6. 母婴传播 由母亲传给胎儿或婴儿，称母婴传播。母婴传播属于垂直传播（vertical transmission），其他途径称为水平传播（horizontal transmission）。出生前在宫内获得的感染称先天性感染，如梅毒等。母婴传播包括：①经胎盘传播：如风疹、AIDS、乙型肝炎、腮腺炎、麻疹、水痘、巨细胞病毒感染及虫媒病毒感染、梅毒等。②上行性传播：病原体经孕妇阴道通过子宫颈口到达绒毛膜或胎盘引起胎儿感染，称为上行性传播，如葡萄球菌、链球菌、大肠杆菌、肺炎球菌及白色念珠菌等。③分娩引起的传播：胎儿从无菌的羊膜腔穿出而暴露于母亲严重污染的产道内，经胎儿的皮肤、呼吸道、肠道感染，如孕妇产道存在淋球菌、结膜炎包涵体、乙肝病毒及疱疹病毒等，可能导致相应的感染。④哺乳传播：有些传染病的病原体可通过乳汁排出感染婴儿，如AIDS、乙型肝炎等。

7. 土壤传播 土壤被病原体污染（如人粪肥使肠道传染病病原体或寄生虫虫卵污染土壤，如钩虫卵、蛔虫卵等；某些细菌的芽孢可以长期在土壤中生存，如破伤风、炭疽、气性坏疽等若遇皮肤破损，可以引起感染。

8. 医源性感染 指在医疗工作中人为造成的某些传染病的传播。一类是指易感者在接受治疗、预防、检验措施时，由于所用器械受医护人员或其他工作人员的手污染而引起的传播，如乙型肝炎、丙型肝炎、艾滋病；另一类是药品或生物制品受污染而引起的传播，如输注因子Ⅷ引起的艾滋病。

［常考考点］常见的传播途径。

（三）易感人群

对某一传染病缺乏特异性免疫力的人为易感者（susceptible person）。人群易感性（susceptibility of the crowd）指人群对某种传染病病原体的易感程度或免疫水平。

1. 人群易感性增高的因素 ①新生儿初生6个月以上未经人工免疫者、非流行区居民迁入流行区、免疫人群减少等。②许多传染病（包括隐性感染）流行或人工免疫后经一段时间，其免疫力逐渐降低，其患者又成为易感人群，因此传染病的流行常有周期性。③新的传染病出现或传入，如SARS、艾滋病，则人群普遍缺乏免疫力。

2. 降低人群易感性的因素 ①对易感人群按免疫程序实施计划免疫及必要时强化免疫接种，是降低人群易感性最重要的措施。人工自动免疫干预，可以阻止传染病的周期性流行，甚至可以消灭该传染病（如天花）。②传染病流行或隐性感染后免疫人口增加，在传染病流行后的一段时间内，人群对该病易感性降低。

［常考考点］传染病流行过程的基本条件：传染源、传播途径、易感染群。

要点二 影响流行过程的因素

1. 自然因素 自然环境的各种因素，包括地理、气象、生态环境等，对传染病的发生与发展影响极大。传染病的发生与季节性、区域性等自然因素有密切关系。如在夏季流行菌痢等肠道传染病、疟疾、流行性乙型脑炎；冬春季流行流脑等呼吸道感染性疾病；长江中下游地区有血吸虫病流行；我国北方有黑热病地方性流行区；洪涝灾害后由于水源和食物污染，肠道传染病发病率上升；全球气候变暖可带来更多的自然灾害和生物种群的改变，有利于某些病原体扩散和流行区域扩大。在一定自然生态环境下，某些传染病可在动物间传播，如鼠疫、钩端螺旋体病等，人类进入该地区易被感染，这类疾病称自然疫源性传染病或人畜共患病（zoonosis）。寄生虫病和虫媒传染病对自然环境的依赖更为显著。

2. 社会因素 社会制度、经济与生活条件、文化水平、人口密度等对传染病的流行过程有决定性影响。

3. 个人行为因素 人类自身不文明、不科学的行为和生活习惯，也有可能造成传染病的发生与传播，这些行为和习惯往往体现在旅游、打猎、集会、日常生活、豢养宠物等过程中。因此，个人旅游应有的防病准备、公共场合的卫生防范、居家卫生措施、自身健康教育均显示其重要性。

［常考考点］影响传染病流行的重要因素包括自然因素、社会因素和个人行为因素。

细目三 传染病的特征

【考点突破攻略】

要点一 基本特征

1. 病原体 每一种传染病都是由特异性病原体（pathogen）所引起的。病原体包括微生物与寄生虫。许多传染病都是先认识其临床表现和流行规律，而后才认识其病原体的。随着科学技术的发展，一些新的病原体还会不断被发现。病原学检查是传染病的确诊依据。

2. 传染性 传染性（infectivity）是传染病与非传染性疾病的最主要区别。传染性是指病原体能够通过特定途径感染给他人。不同传染病的传染性有很大差别，传染病患者有传染性的时期称为传染期。每一种传染病都有相对固定的传染期，是确定传染病患者隔离期的主要依据。

3. 流行病学特征 主要指传染病的流行性、季节性和地方性，还包括在不同人群（年龄、性别、职业等）中的分布特点。

（1）流行性：传染病在人群中连续发生造成不同程度蔓延的特性。①散发：某种传染病在某一地区的近几年发病率处于常年发病率的一般水平。②流行：某种传染病在某一地区的发病率高于一般水平。③大流行：某传染病流行范围广，甚至超过国界或洲界。④暴发：某种传染病病例的发病在某一地区或单位时间分布高度集中于一个短时间之内，多是同一传染源或传播途径导致的。

（2）季节性：传染病发病率在时间上的分布特点，如流行性乙型脑炎在夏秋季节流行。季节性的发病率变化与气温、湿度、传播媒介、人群流动等因素有关。

（3）地方性：传染病发病率在空间（地区分布）中的分布特点。某些传染病和寄生虫病只限于一定地区和范围内发生，自然疫源性疾病也只限于一定地区内发生，此等传染病因有其地区特征，又称为地方性传染病。

（4）外来性：是指在国内或地区内原来不存在，而从国外或外地通过外来人口或物品传入的传染病，如霍乱。

4. 感染后免疫 人体感染病原体后能产生不同程度的特异性免疫。不同传染病和不同个体，感染后获得的保护性免疫力水平不同，持续的时间长短也有很大差别。一些病毒性传染病（如麻疹、乙型肝炎等），感染后可获得持久的免疫力；一些细菌性传染病（如戊型肝炎、细菌性痢疾等），感染后保护性免疫仅为数月至数年；也有的感染后不产生免疫或仅产生有限的保护性免疫，容易重复感染，如血吸虫病、蛔虫病等。

［常考考点］流行病学特征：传染性、流行性、季节性和地方性。

要点二 临床特征

（一）病程发展的阶段性

急性传染病的发生、发展和转归具有一定的阶段性，通常分为四期。

1. 潜伏期（incubation period） 是指从病原体侵入机体至开始出现临床症状为止的时期。传染病的潜伏期是相对固定的，是检疫工作者和传染病医师诊断、追溯传染源、确定检疫期、选择免疫方式的重要依据。潜伏期的长短与病原体种类、数量、毒力、免疫力有关。

2. 前驱期（prodromal period） 是从起病至症状明显开始为止的时期。前驱期的临床表现通常是非特异性的，如头痛、发热、乏力、肌肉及关节痛等，为很多传染病所共有，持续1～3日，起病急骤者前驱期可很短暂或无。

3. 症状明显期 在此期间患者表现出该传染病所特有的症状和体征，如特征性的皮疹、肝脾大和脑膜刺激征、黄疸、器官功能障碍或衰竭等。有些传染病（如乙型脑炎等）患者经过前驱期后，大多数患者很快进入恢复期，仅有少部分患者进入症状明显期；而有些传染病（如麻疹等）则大部分患者进入症状明显期。

4. 恢复期 机体免疫力增长到一定程度，体内病理生理过程基本终止，患者的症状及体征基本消失，临床上称为恢复期（convalescent period）。此期体内可能有残余病原体，病理改变和生化改变尚未完全恢复。一些患者还有传染性，血清中抗体效价逐渐升高，直至达到最高水平。

5. 复发与再燃 有些传染病患者进入恢复期后，已稳定退热一段时间，由于潜伏于组织内的病原体再度繁殖至一定程度，使发热等初发症状再度出现，称为复发。有些患者在恢复期时，体温未稳定下降至正常，又再度升高，此为再燃。

6. 后遗症 在恢复期结束后机体功能仍长期不能恢复正常。

[常考考点]潜伏期是从病原体进入人体起,至开始出现临床症状为止的时期。最长潜伏期是确定检疫期的重要依据。

(二)常见的症状与体征

1. 发热 传染病的发热过程可分为三个阶段,即体温上升期、极期和体温下降期。以口腔温度为标准,根据发热程度将发热分为低热(37.3～37.9℃)、中度发热(38～38.9℃)、高热(39℃～40.9℃)和超高热(41℃及以上)。热型是传染病的重要特征之一,具有鉴别诊断意义。常见热型有:①稽留热(sustained fever):指体温升高达39℃以上,24小时变化不超过1℃,如伤寒和斑疹伤寒症状明显期。②弛张热(remittent fever):24小时体温相差超过2℃,但最低温度未达正常水平,如败血症、流行性出血热等。③间歇热(intermittent fever):24小时之内体温波动于高热与正常体温之间,如疟疾和败血症。④回归热(relapsing fever):高热骤起,持续数日后自行消退数日,后又再次出现,如回归热螺旋体所致回归热。登革热也可以见到类似发热。⑤波状热(undulant fever):发热逐渐上升,达高峰后逐渐下降至低热或正常,此后又多次重复,可持续数月,如布鲁菌病。⑥不规则热(irregular fever):指发热患者体温曲线没有规律,可见于败血症、流行性感冒等。

2. 发疹 许多传染病在病程中有皮疹出现,称为发疹性传染病。发疹包括皮疹(exanthem,外疹)和黏膜疹(enanthem,内疹)两大类。麻疹的口腔黏膜斑(科氏斑,Koplik spot)为常见的黏膜疹。

(1)皮疹的类型:①斑疹、丘疹、斑丘疹:斑疹(macula)局部皮肤发红,与皮肤表面相平,见于麻疹初起、斑疹伤寒等;丘疹(papule)略高于皮肤,可以孤立存在或相互融合,见于麻疹、猩红热等;斑丘疹(maculopapule)为在丘疹周围合并皮肤发红的皮疹,见于风疹、猩红热等。②出血疹(petechia):亦称瘀点,为散在或相互融合成片(瘀斑)的皮下出血。多见于流行性出血热、登革热、流行性脑脊髓膜炎、流行性斑疹伤寒等。③疱疹(vesicle):指表面隆起,内含浆液或脓液的皮疹。水痘、带状疱疹、单纯疱疹、金黄色葡萄球菌败血症、立克次体痘等在病程中可见疱疹。疱疹并发细菌感染可成为脓疱疹(pustule),已被消灭的天花可见脓疱疹。④荨麻疹(urticaria):为不规则的片块状丘疹,见于血吸虫病、蠕虫移行症、丝虫病和血清病。

黏膜疹指体内黏膜的出疹现象,如麻疹的科氏斑。黏膜疹发生在体腔内,不易被发现。

(2)皮疹的意义:皮疹出现的时间、分布部位和先后顺序有一定的规律性,对诊断和鉴别诊断具有重要意义。如麻疹先见于耳后、面部,然后向躯干、四肢蔓延,直到手足心。水痘集中于躯干,呈向心性分布。伤寒玫瑰疹数量少,主要见于胸腹部。水痘、风疹多在病程的第1日出疹,猩红热于第2日、天花于第3日、麻疹于第4日、斑疹伤寒于第5日、伤寒于第6日出疹。

3. 毒血症状 病原体的代谢产物和毒素可引起全身中毒症状,如寒战、高热、乏力、全身酸痛、厌食、头痛、肌肉痛、关节骨骼疼痛,严重者可出现精神神经症状,有时还可引起肝、肾损害和多器官功能衰竭。

4. 单核-吞噬细胞系统反应 在病原体及其代谢产物的作用下,单核-吞噬细胞系统可出现充血、增生等反应,表现为肝、脾和淋巴结的肿大。

(三)临床类型

根据传染病临床过程的长短,可分为急性、亚急性和慢性传染病;根据病情的轻重,可分为轻型、中型、重型及暴发型传染病;根据临床特征,可分为典型和非典型传染病。典型相当于中型或普通型,是传染病中最常见的一型。

[常考考点]传染病的病程分期及常见临床症状。

细目四 传染病的诊断

【考点突破攻略】

要点一 流行病学资料

流行病学资料在传染病的诊断中占重要地位,包括:①传染病的地区分布:有些传染病局限在一定的地区范围,如黑热病、血吸虫病;有些传染病可由一些特定的动物为传染源或传播媒介,在一定条件下才能传染给人或家畜。②传染病的时间分布:不少传染病的发生有较强的季节性和周期性,如流行性乙型脑炎好发于夏、秋季。③传染病的人群分布:许多传染病的发生与年龄、性别、职业有密切关系,如百日咳和猩红热多发于1～5岁儿童,林业工人易被蚊虫叮咬而感染虫媒传播传染病(如森林脑炎、莱姆病等)。此外,了解传染病的接触史、预防接种史,也有助于建立诊断。

要点二 临床资料

1.病史及症状 要全面准确了解患者病史，特别注意起病方式、特有的症状和体征，如潜伏期长短、起病的缓急与诱发因素、发热与皮疹的特点、中毒症状、特殊症状等，它们具有疾病鉴别意义。其中特殊症状意义重大，如菌痢的里急后重、脓血便，脊髓灰质炎的肢体弛缓性瘫痪，流行性出血热的"三痛"症等。

2.体格检查 应认真检查，不要有遗漏，特殊体征应特别关注，如猩红热的红斑疹、麻疹的科氏斑（Koplik spot）、百日咳的痉咳、白喉的假膜、流行性脑脊髓膜炎的皮肤瘀斑、伤寒的玫瑰疹、狂犬病的"恐水"征等。

要点三 实验室检查及其他检查

（一）实验室检查

实验室检查对传染病的诊断具有特殊的意义，病原体的检出可直接确定诊断，而免疫学检查亦可为诊断提供重要根据。对许多传染病来说，一般实验室检查有助于诊断与判断病情变化及严重程度。

1.常规检查 包括血、尿、粪常规检查和生化检查。血常规检查中白细胞计数与分类应用最广。

白细胞总数增高见于大多数细菌感染，尤其是球菌感染（如流行性脑脊髓膜炎、猩红热、金黄色葡萄球菌感染等）和少数病毒感染性传染病（如流行性乙型脑炎、狂犬病、流行性出血热、传染性单核细胞增多症等）。

外周血白细胞总数正常或减低主要见于：部分革兰阴性杆菌感染，如布鲁菌病、结核病、伤寒与副伤寒；多数病毒感染，如流行性感冒、传染性非典型肺炎、高致病性禽流感病毒感染、登革热等；原虫感染，如疟疾、黑热病等。

嗜酸性粒细胞增多见于蠕虫感染，如血吸虫病、钩虫病、并殖吸虫病等，而嗜酸性粒细胞减少则见于伤寒等。

血液生化检查有助于病毒性肝炎、流行性出血热等的诊断。尿常规检查有助于流行性出血热、钩端螺旋体病的诊断。大便常规检查有助于蠕虫感染和感染性腹泻的诊断。

2.病原学检查

（1）病原体的直接检出或分离培养：病原体的直接检出或分离培养出病原体是传染病病原学诊断的"金指标"。一些病原体可采用患者的体液、组织、分泌物与排泄物直接检出，如血片或骨髓片找疟原虫或微丝蚴，涂片染色法检查各种细菌，大便检测寄生虫卵，直接免疫荧光法检测白喉杆菌和军团杆菌等。一些病原体可采用血液、尿液、粪便、脑脊液、痰、骨髓和皮疹内含物进行人工分离培养检出，如细菌、螺旋体、真菌采用人工培养基培养，立克次体采用动物接种或组织培养，病毒的分离采用细胞培养等。

（2）分子生物学检测：是传染病病原学诊断发展的方向。

①分子杂交技术：可用DNA印迹法（southern blot）、RNA印迹法（northern blot）分别检测样品中病原体的DNA或RNA，用原位杂交法检测组织中病原体核酸。

②聚合酶链反应（PCR）：用于检测病原体的RNA或DNA。本方法有很高的特异性，在体外可大量扩增病原体核酸，增加了检测敏感性，但要防止标本污染。

3.免疫学检测 应用已知的抗原、抗体检测患者血清或体液中相应的抗体或抗原，是最常用的免疫学检测方法。常用的方法有各种凝集试验、补体结合试验、酶联免疫吸附试验（ELISA）、放射免疫法（RIA）、荧光抗体技术（FAT）等。

（1）特异性抗原检测：一般在感染早期（相应抗体出现之前）或慢性感染状态下出现，特异性抗原是病原体存在的证据。如乙型肝炎病毒的表面抗原（HBsAg）、血吸虫循环抗原等。检测特异性抗原比特异性抗体更为可靠，但抗原大多容易被抗体中和；或慢性感染期抗原量少，达不到检测试剂的最低检测量，是抗原检测试剂研究的难点。

（2）特异性抗体检测：是临床常用的诊断方法。特异性IgM型抗体的检出有助于现存或近期感染的诊断。特异性IgG型抗体的检出，尤其是急性期和恢复期双份血清抗体效价增加4倍以上，才有助于诊断。

（二）其他检查

1.内镜检查

（1）纤维胃镜、纤维结肠镜：常用于诊断消化系统传染病，如伤寒、阿米巴痢疾等。

（2）纤维支气管镜：常用于诊断支气管淋巴结核病、艾滋病合并肺孢子菌病。

2.影像学检查 包括B型超声波检查，常用于肝炎、肝硬化、肝脓肿等的诊断或鉴别诊断；计算机断层扫描（CT）、磁共振成像（MRI），常用于诊断脑脓肿、脑囊虫病；肺CT常用于呼吸系统传染病，如传染性非典型肺炎、中东呼吸综合征、人感染H7N9禽流感、新型冠状病毒肺炎、肺结核等。

3.活体组织检查 常用于各型肝炎、肝硬化、肺结核、艾滋病和各种寄生虫病的诊断与鉴别诊断。

[常考考点] 病原体的直接检出或分离培养是传染病病原学诊断的"金指标"。

细目五 传染病的治疗

【考点突破攻略】

要点一 治疗原则

1. 综合治疗的原则 即治疗、护理与隔离、消毒并重，一般治疗、对症治疗与特效治疗结合。

2. 中医中药的治疗原则 积极参与。

要点二 治疗方法

（一）一般治疗

一般治疗（general treatment）包括隔离、护理、饮食及心理治疗等。患者的隔离按其传播途径和病原体排出方式及时间而异。隔离可分为空气隔离（黄色标志）、飞沫隔离（粉色标志）、接触隔离（蓝色标志）等，并应随时做好消毒工作。如保持病房及居室良好的卫生环境，做好口腔、皮肤护理，防止并发症的出现，密切观察患者的血压、呼吸、脉搏及一般情况，确保各项诊疗措施得以正确实施。医务人员良好的服务态度、工作作风可以增强患者战胜疾病的信心，对患者的恢复有着重要作用。

一般治疗还包括支持治疗。如保持足够的热量、足量维生素摄入，维持水、电解质平衡和酸碱平衡，必要时应用各种血液和免疫制品，这些均可增强患者体质和免疫功能。

（二）对症治疗

对症治疗（symptomatic treatment）包括降温、镇静、强心、改善微循环、纠正水电解质失衡及电解质紊乱、应用糖皮质激素以及血液透析和血浆置换等。对症治疗是一些传染病极期的常用治疗方法，能减轻病者的痛苦，减少机体的消耗，减轻重要脏器的负担，改善和稳定内环境，使机体的损伤降为最低，从而安全度过危险期。

（三）病原治疗

1. 抗菌治疗 抗菌药物治疗发展较快，临床应用广泛，且新的药物不断出现。主要用于细菌、立克次体、支原体、真菌、螺旋体等感染的治疗。应用抗菌药物应遵守以下原则：①严格掌握适应证，使用针对性强的药物。②病毒感染性疾病不宜使用抗菌药物。③不明原因发热患者，如果用多种抗菌药物治疗无效，应停用或改用适合的抗菌药物，避免继续使用带来的菌群失调和毒副反应。④应用抗菌药物前最好做病原体培养，按药敏试验结果用药。⑤预防性应用抗菌药物应有明确的目的。⑥对于免疫功能低下的患者和疑似细菌感染的患者，可试用抗菌药物治疗。

2. 抗寄生虫治疗 主要用于蠕虫病和原虫病的治疗。如吡喹酮治疗血吸虫病、并殖吸虫病和华支睾吸虫病，甲硝唑治疗阿米巴病，氯喹、奎宁治疗疟疾，锑剂治疗黑热病等。

3. 抗病毒治疗 目前有效的抗病毒药物尚不多，按病毒类型可分为三类：

（1）广谱抗病毒药物：如利巴韦林，可用于病毒性呼吸道感染、疱疹性角膜炎、肾综合征出血热以及丙型肝炎的治疗。

（2）抗 RNA 病毒药物：如奥司他韦（达菲），对甲型 H5N1 及 H1N1 流感病毒感染均有效。近年推出的直接抗病毒药物（Direct-acting antiviral agent，DAA）具有直接抑制病毒蛋白酶或其他位点的作用，可持续抑制病毒复制，使彻底治愈丙型病毒性肝炎成为可能。

（3）抗 DNA 病毒药物：如阿昔洛韦常用于疱疹病毒感染，更昔洛韦对巨细胞病毒感染有效；核苷（酸）类药物（如恩替卡韦、替诺福韦等）抑制病毒反转录酶活性，是目前常用的抗乙型肝炎病毒药物。

4. 血清免疫制剂治疗 有直接中和毒素和清除病原体的作用。如白喉和破伤风抗毒素、乙型肝炎免疫球蛋白、抗狂犬病血清、人丙种球蛋白等。使用抗毒素前必须做过敏试验，对过敏者应采用脱敏法注射。

（四）康复治疗

某些传染病（如脊髓灰质炎、脑炎和脑膜炎）可有肢体瘫痪和语言障碍等后遗症，需进行针灸治疗、理疗等康复治疗（rehabilitation therapy），以促进机体康复。

（五）中医药治疗

中医药（traditional Chinese medicine）在传染性疾病防治方面，尤其是病毒性疾病防治方面已显示出较好的疗效。中医药在减轻症状、缓解病情进展方面有显著的作用，如治疗传染性非典型肺炎、新冠病毒肺炎等新发感染病的疗效得到了世界卫生组织的承认，其精华为辨证论治。但对细菌感染和寄生虫病的病原体直接清除作用不理想，中医药宝库还有待进一步去探索和发掘，为世界医学的发展做出贡献。

[常考考点]传染病的常用治疗方法。

细目六　传染病的预防

【考点突破攻略】

要点一　管理传染源

1.《中华人民共和国传染病防治法》把传染病分为甲类、乙类和丙类，实行分类管理。甲类为强制管理传染病，包括鼠疫和霍乱两种；乙类为严格管理传染病，包括传染性非典型肺炎、艾滋病、病毒性肝炎、脊髓灰质炎、人感染高致病性禽流感、人感染H7N9禽流感、麻疹、流行性出血热、狂犬病、流行性乙型脑炎、登革热、炭疽、细菌性和阿米巴性痢疾、伤寒和副伤寒、流行性脑脊髓膜炎、百日咳、白喉、猩红热、布鲁菌病、淋病、梅毒、钩端螺旋体病、疟疾、肺结核、新生儿破伤风、血吸虫病，共26种。丙类属监测管理传染病，包括流行性感冒（含甲型H_1N_1流感）、流行性腮腺炎、风疹、急性出血性结膜炎、麻风病、流行性和地方性斑疹伤寒、黑热病、包虫病、丝虫病、除霍乱、细菌性和阿米巴性痢疾、伤寒和副伤寒以外的感染性腹泻病、手足口病等，共11种。

2. 甲类传染病属强制管理传染病，根据国务院卫生行政部门的规定，乙类传染病中传染性非典型肺炎、肺炭疽和脊髓灰质炎等按甲类传染病报告和管理。甲类传染病，要求发现后2小时内通过传染病疫情监测信息系统上报。乙类传染病，诊断后24小时内通过上述系统上报。

3. 传染病报告制度是预防、控制传染病的重要措施，必须严格遵守。疾病预防控制机构、医疗机构和采供血机构及其执行职务的人员发现法定的传染病疫情或者其他传染病暴发、流行以及突发原因不明的传染病时，应当遵循疫情报告属地管理原则，按照国务院规定的或者国务院卫生行政部门规定的内容、程序、方式和时限报告。所有公民均为义务报告人。

4. 对患者做到早发现、早诊断、早报告、早隔离、早治疗；对传染源的密切接触者，进行检疫、医学观察、药物预防和应急接种；对病原携带者应随访、治疗、管理、观察并适当调整工作；对患者或带病原体的动物给予隔离治疗、检疫，对有害动物（如鼠类、病犬等）则坚决捕杀。

[常考考点]甲、乙、丙三类传染病病种；乙类传染病中的传染性非典型肺炎（SARS）、肺炭疽和人感染高致病性禽流感按甲类传染病管理。

要点二　切断传播途径

对于各种传染病，尤其是消化道传染病、虫媒传染病和寄生虫病，切断传播途径通常是起主导作用的预防措施。其主要措施包括隔离和消毒。

（一）隔离

隔离是指将患者或病原携带者妥善地安排在指定的隔离单位，暂时与人群隔离，积极进行治疗、护理，并对具有传染性的分泌物、排泄物、用具等进行必要的消毒处理，防止病原体向外扩散的医疗措施。要特别重视医院内的标准预防。隔离的种类有以下几种：

1. 严密隔离　对传染性强、病死率高的传染病，如霍乱、鼠疫、狂犬病、SARS等甲类或传染性强的乙类传染病，应住单人病房，严密隔离。

2. 呼吸道隔离　对由患者的飞沫和鼻咽分泌物经呼吸道传播的疾病，如流感、流脑、麻疹、白喉、百日咳、肺结核等，应作呼吸道隔离。

3. 消化道隔离　对由患者的排泄物直接或间接污染食物、食具而传播的传染病，如伤寒、菌痢、甲型肝炎、戊型肝炎、阿米巴病等，最好能在一个病房中只收治一个病种，否则应特别注意加强床边隔离。

4. 血液－体液隔离　对于直接或间接接触感染的血液及体液而发生的传染病，如乙型肝炎、丙型肝炎、艾滋病、钩端螺旋体病等，在一个病房中只住由同种病原体感染的患者。

5. 接触隔离　对病原体经体表或感染部位排出，他人直接或间接与破损皮肤或黏膜接触感染引起的传染病，如破伤风、炭疽、梅毒、淋病和皮肤的真菌感染等,应作接触隔离。

6. 昆虫隔离 对以昆虫作为媒介传播的传染病,如乙脑、疟疾、斑疹伤寒、回归热、丝虫病等,应作昆虫隔离。病室应有纱窗、纱门,做到防蚊、防蝇、防螨、防虱和防鼠等。

7. 保护性隔离 对抵抗力特别低的易感者,如长期大量应用免疫抑制剂、严重烧伤患者、早产婴儿和器官移植患者等,应作保护性隔离。在诊断、治疗和护理工作中,尤其应注意避免医源性感染。

(二)消毒

消毒是切断传播途径的重要措施。狭义的消毒是指消灭污染环境的病原体,广义的消毒则包括消灭传播媒介在内。消毒有疫源地消毒(包括随时消毒和终末消毒)及预防性消毒两大类。消毒方法包括物理消毒法和化学消毒法等,可根据不同的传染病选择采用。

[常考考点]隔离的种类和相关疾病。

要点三 保护易感人群

1. 提高非特异性免疫力 改善营养、锻炼身体等。在流行期间应避免同易感人群接触,必要时可进行潜伏期预防性服药。

2. 提高特异性免疫力 接种疫苗、菌苗、类毒素等可提高人群的主动性特异性免疫,接种抗毒素、丙种球蛋白或高效价免疫球蛋白可使机体获得被动特异性免疫。儿童计划免疫对传染病预防起关键性的作用。

[常考考点]主动性特异性免疫包括:接种疫苗、菌苗、类毒素。

【例题实战模拟】

A1 型题

1. 潜伏期是指
   A. 自病原体侵入机体至典型症状出现　　B. 自病原体侵入机体至排出体外
   C. 自病原体侵入机体至临床症状开始出现　　D. 自接触传染源至患者开始出现症状
   E. 自接触传染源至典型症状出现

2. 传染病的基本特征为
   A. 有传染性、免疫性和病原体　　B. 有传染性、流行性、地方性和季节性
   C. 有传染性、病原体、免疫性和流行性　　D. 有传染性、传播途径和免疫性
   E. 有传染性、免疫性和流行性

3. 下列不属于传染源的是
   A. 患者　　B. 病原携带者　　C. 隐性感染者　　D. 易感者　　E. 受感染的动物

4. 传染病流行过程的基本条件是
   A. 散发、流行、暴发流行　　B. 病原体、人体、外环境　　C. 自然因素、社会因素
   D. 传染源、传播途径、易感人群　　E. 患者、病原携带者、受感染的动物

5. 病原体侵入人体后,寄生在机体的某些部位,机体免疫功能使病原体局限化,但不足以将病原体清除,待机体免疫功能下降时,才引起疾病。此种表现属于
   A. 病原携带状态　　B. 潜伏性感染　　C. 隐性感染　　D. 显性感染　　E. 机会性感染

6. 病原体侵入人体后能否引起疾病,主要取决于
   A. 机体的保护性免疫　　B. 机体的天然屏障作用　　C. 病原体的毒力与数量
   D. 病原体的侵入途径与特异性定位　　E. 病原体的致病力与机体的免疫功能

7. 下列感染中,没有传染性的是
   A. 隐性感染　　B. 显性感染潜伏期　　C. 显性感染症状明显期
   D. 病原携带状态　　E. 潜伏性感染

8. 下列制剂不属于主动免疫的是
   A. 接种菌苗　　B. 接种灭活死疫苗　　C. 接种减毒活疫苗　　D. 接种类毒素　　E. 接种抗毒素

9. 对于肠道传染病起主导作用的预防措施是
   A. 隔离患者　　B. 治疗带菌者　　C. 预防性服药　　D. 预防接种　　E. 切断传播途径

10. 检疫期确定是根据该传染病的
   A. 隔离期   B. 传染期   C. 最长潜伏期   D. 最短潜伏期   E. 平均潜伏期
11. 病原体侵入机体后，引起机体发生免疫应答，同时通过病原体本身的作用或机体的变态反应，导致组织损伤，引起病理改变与临床表现。此种表现属于
   A. 隐性感染   B. 显性感染   C. 重复感染   D. 潜伏性感染   E. 机会性感染
12. 病原体侵入人体后，仅引起机体发生特异性的免疫应答，而不引起或只引起轻微的组织损伤，临床上不显出任何症状、体征与生化改变，只能通过免疫学检查才能发现。此种表现属于
   A. 病原体被清除   B. 隐性感染   C. 显性感染   D. 病原携带状态   E. 潜伏性感染

【参考答案】
1.C 2.C 3.D 4.D 5.B 6.E 7.E 8.E 9.E 10.C 11.B 12.B

第二单元　病毒感染

细目一　病毒性肝炎

【考点突破攻略】

病毒性肝炎（viral hepatitis）是由肝炎病毒引起的以肝脏炎性损害为主的一组全身性传染病。肝炎病毒是指侵入机体后主要感染肝脏并以引发肝脏炎性损害为主的病毒。目前已知的肝炎病毒有甲、乙、丙、丁、戊五型。其他如巨细胞病毒、EB病毒、柯萨奇病毒、疱疹病毒等多种病毒有时也可引起肝脏炎性损害，但肝脏受累是其全身表现的一部分，故不属于肝炎病毒。

要点一　病原学

（一）甲型肝炎病毒

甲型肝炎病毒（hepatitis A virus，HAV）简称甲肝病毒，属微小RNA病毒科，人类嗜肝RNA病毒属。为直径27～32nm的正20面体球形颗粒，内含线型单股RNA。HAV基因组大约有7478个核苷酸，开放读码框架（open reading frame，ORF）分为P1、P2及P3 3个区，P1编码衣壳蛋白，即VP1、VP2、VP3和VP4，P2、P3编码非结构蛋白。根据对其基因组的分析，目前认为HAV至少可以分为7个基因型，人类HAV为Ⅰ、Ⅱ、Ⅲ和Ⅶ型。各基因型亚型之间约有7.5%的碱基差异。HAV的抗原性较稳定，仅有一个血清型。感染后早期产生IgM抗体，是近期感染的标志，一般持续8～12周，少数可延续6个月左右。IgG抗体则是既往感染或免疫接种后的标志，可长期存在。

HAV对外环境抵抗力较强，含有HAV的粪便25℃放置1个月后仍有传染性。对有机溶剂如乙醚等有抵抗力，耐酸、耐碱。60℃ 1小时不能完全灭活，100℃ 1分钟可完全灭活，−20～70℃数年后仍有感染力。对紫外线照射、过氧乙酸、甲醛及氯类等消毒剂敏感。

（二）乙型肝炎病毒

乙型肝炎病毒（hepatitis B virus，HBV）简称乙肝病毒，属嗜肝DNA病毒。完整的乙肝病毒又称为Dane颗粒，直径42nm，球形。外壳含有乙肝病毒表面抗原（hepatitis B surface antigen，HBsAg），核心内含有HBV DNA和DNA聚合酶（DNA polymerase，DNAP），核壳含有乙肝病毒核心抗原（hepatitis B core antigen，HBcAg）。HBV感染者血清内除含有Dane颗粒外，电镜下还可见到直径22nm的小球形颗粒及长度不一的线状颗粒，后者经乙醚处理后可分散为小球形颗粒，它们只含有HBsAg成分而无核心成分，是HBV复制过程中产生的过剩病毒外壳。

HBV核酸为双股不完全环状DNA，长链（负链）约含3200个核苷酸。长度固定，缺口处为DNAP，短链（正链）的长度不定。长链含有4个开放读码框架，可编码全部的病毒物质，分别为S、C、P及X区。S区分为前S_1、前S_2和S基因，分别编码产生前S_1、前S_2和S三种抗原；C区分为前C和C基因，编码产生e抗原（hepatitis B e antigen，HBeAg）和HBcAg；P基因编码参与HBV的复制；X基因的产物是x抗原（hepatitis B x antigen，HBxAg）。HBV复制时，HBV DNA被修复为共价闭合环状DNA（covalently closed circular DNA，cccDNA），并以此为模板进行HBV的转录与复制。

HBV 基因组易突变，大部分突变为沉默突变，无生物学意义。S 基因突变可引起 HBsAg 亚型改变或 HBsAg 阴性乙型肝炎。HBsAg "a" 决定簇（aa124-aa147）可出现多种变异，其中出现频率最高的是 aa145R 变异株，对乙型肝炎疫苗的预防效果有一定影响。PreS$_2$ 区 5'端的缺失变异株，使病毒形态发生明显改变，Pre-S 区起始密码子变异株造成 M 蛋白缺失可能与疾病加重有关；前 C 区及 C 区启动子变异可引起 HBeAg 阴性/抗-HBe 阳性乙型肝炎，Pre-C 区 1896 位核苷酸是最常发生变异的位点之一。乙型肝炎病毒基本核心启动子（BCP）变异可使前基因组 RNA 转录增强，病毒复制能力增加。C 区突变可导致抗-HBc 阴性乙型肝炎。P 区突变可导致复制缺陷或复制水平的降低；同时，在核苷类药物治疗患者中，P 区突变株与耐药出现有密切关系。P 基因突变有两类：一类为 YMDD 基因序列中的甲硫氨酸密码子（M）突变为缬氨酸（U），简称 YMDD（rtM204V）变异；另一类为甲硫氨酸密码子（M）突变为异亮氨酸（I），简称 YIDD（rtM204I）变异。HBV 基因组变异除了影响血清学指标的检测外，还可能与疫苗接种失败、肝炎慢性化、抗病毒药物耐药、重型肝炎和肝细胞癌的发生等有关。

在 HBV 复制过程中，病毒 DNA 进入宿主细胞核，在 DNA 聚合酶的作用下，两条链的缺口均被补齐，形成超螺旋的共价、闭合、环状 DNA 分子（covalently closed circular DNA, cccDNA）。cccDNA 是乙肝病毒前基因组复制的原始模板，虽然基因含量较少，每个肝细胞内 5～50 个拷贝，但其存在对病毒复制以及感染状态的建立十分重要，cccDNA 从肝细胞核的清除，意味着 HBV 感染状态的中止。

1. HBsAg 与抗-HBs　成人感染 HBV 后最早 1～2 周，最迟 11～12 周血中首先出现 HBsAg。急性自限性 HBV 感染时血中 HBsAg 大多持续 1～6 周，最长可达 20 周。无症状携带者和慢性患者 HBsAg 可持续存在多年，甚至终身携带。HBsAg 本身只有抗原性，无传染性。抗-HBs 是一种保护性抗体，在急性感染后期，HBsAg 转阴后一段时间开始出现，在 6～12 个月内逐步上升至高峰，可持续多年，但滴度会逐步下降。约半数病例抗-HBs 在 HBsAg 转阴后数月才可检出；少部分病例 HBsAg 转阴后始终不产生抗-HBs。抗-HBs 阳性表示对 HBV 有免疫力，见于乙型肝炎恢复期、既往感染及乙肝疫苗接种后。

2. HBeAg 与抗-HBe　HBeAg 是一种可溶性蛋白，一般仅见于 HBsAg 阳性血清。急性 HBV 感染时 HBeAg 的出现时间略晚于 HBsAg。HBeAg 的存在表示患者处于高感染低应答期。HBeAg 消失而抗-HBe 产生称为 e 抗原血清转换（e antigen seroconversion）。每年约有 10% 的病例发生自发性血清转换。抗-HBe 阳转后，病毒复制多处于静止状态，传染性降低。部分患者仍有病毒复制，肝炎活动。

3. HBcAg 与抗-HBc　血液中 HBcAg 主要存在于 Dane 颗粒的核心，游离的 HBcAg 极少，故较少于临床常规检测。肝组织中 HBcAg 主要存在于受感染的肝细胞核内。HBcAg 有很强的免疫原性，HBV 感染者几乎均可检出抗-HBc，除非 HBV 基因序列出现极少见的变异或感染者有免疫缺陷。抗-HBc IgM 是 HBV 感染后较早出现的抗体，绝大多数出现在发病第 1 周，多数在 6 个月内消失，抗-HBc IgM 阳性提示处于乙型肝炎急性期或慢性肝炎急性发作。抗-HBc IgG 出现较迟，但可保持多年甚至终身存在。

HBV 对外环境抵抗力很强，在干燥或冰冻环境下能生存数月至数年，加热 60℃ 10 小时、100℃ 10 分钟、高压蒸汽消毒等可被灭活，0.2% 新洁尔灭及过氧乙酸等消毒剂敏感，对乙醇、紫外线不敏感。

（三）丙型肝炎病毒

丙型肝炎病毒（hepatitis C virus，HCV）简称丙肝病毒，属 RNA 病毒，黄病毒属，为含有脂质包膜的球形颗粒，直径 30～60nm。HCV 的基因编码区可分为结构区与非结构区两部分，编码区从 5'端依次为核心蛋白区（C 区）、包膜蛋白区（E 区）E1，E2/NS1 和非结构区（NS 区），后者又分为 NS1～5 等区。非结构区易发生变异。基因组 5'端由 241～324 个核苷酸组成，十分稳定，极少变异，临床上常据此区的基因序列设计 PCR 引物，检测 HCV RNA，检出率较高。

HCV 通过与肝细胞表面上的特异性受体结合进入肝细胞。肝细胞是 HCV 复制的主要场所，但也可在外周血单个核细胞内复制及存储。

HCV 基因易变异，可以产生不同的基因型、亚型和准种。核苷酸同源性小于 70% 的归于不同基因型，70%～85% 归于基因亚型，大于 85% 归为统一株，即准种。基因型的命名按发现的先后用阿拉伯数字表示，目前有 6 型。亚型在基因型后用小写英文字母表示，如 1a、1b、1c、3a 等。HCV 基因型分布存在明显的地区差别，我国 1b 及 2a 基因型常见，多为 1b 基因型，个别地区存在 1a、2b 和 3b 基因型。基因型与病情的严重程度及干扰素治疗应答等有一定的相关性，也可用于流行病学调查。

1. HCAg 与抗-HCV　血清中 HCAg 含量很低，检出率不高。抗-HCV 不是保护性抗体，是 HCV 感染的标志。抗-HCV 又分为 IgM 型和 IgG 型。抗-HCV IgM 在发病后即可检测到，一般持续 1～3 月。如果抗-HCV IgM 持续阳性，提示病毒持续复制，易转为慢性。

2. HCV RNA 感染 HCV 后第 1 周即可从血液或肝组织中用 RT-PCR 法检出 HCV RNA。HCV RNA 阳性是病毒感染和复制的直接标志。HCV RNA 定量测定有助于了解病毒复制程度、抗病毒治疗选择及疗效评估等。HCV RNA 基因分型在流行病学和抗病毒治疗方面有很大意义。

3. 基因分型 HCV1b 和 2a 基因型在我国较为常见，其中以 1b 型为主（56.8%），其次为 2 型（24.1%）和 3 型（9.1%），未见基因 4 型和 5 型的报告，6 型相对较少（6.3%）；在西部和南部地区，基因 1 型比例低于全国平均比例，西部基因 2 型和 3 型比例高于全国平均比例，南部（包括中国香港和澳门地区）和西部地区基因 3 型和 6 型比例高于全国平均比例。混合基因型少见（约 21%），多为基因 1 型混合 2 型。

HCV 对氯仿等有机溶剂敏感，100℃ 10 分钟或 60℃ 10 小时或 37℃ 96 小时或 1:1000 甲醛可被灭活。

（四）丁型肝炎病毒

丁型肝炎病毒（hepatitis D virus，HDV）简称丁肝病毒，是一种缺陷的负链 RNA 病毒，其生活周期需要 HBV 等嗜肝 DNA 病毒的帮助，为其提供外壳及在病毒侵入肝细胞、包装、成熟及释放等方面提供帮助。在临床上 HBV 与 HDV 可同时感染机体，即同时感染（co-infection），或在慢性 HBV 感染的基础上感染 HDV，即重叠感染（super-infection）。成熟的 HDV 颗粒为球形，电镜下直径为 35～37nm，外壳由 HBV 外壳蛋白组成，内含 HDV RNA 和丁肝病毒抗原（hepatitis D antigen，HDAg）。目前将 HDV 归类于代尔塔病毒属，该属暂不归属于任何科。

血清或肝组织中检出 HDV RNA 是诊断 HDV 感染的直接依据。

HDV 比较耐热，但对各种灭活剂（如甲醛溶液、脂溶剂氯仿）较敏感。

（五）戊型肝炎病毒

戊型肝炎病毒（hepatitis E virus，HEV）简称戊肝病毒，病毒颗粒呈二十面对称圆球形，直径为 27～34nm，无包膜，类似于杯状病毒，具有突起的表面结构。2005 年国际病毒分类委员会将 HEV 单独归类于肝炎病毒科（Hepaviridae）肝炎病毒属（*Hepavirus*）。

HEV 的基因组为单股正链 RNA，基因组分为结构区和非结构区，含有 3 个部分重叠的开放读码框架（ORF），ORF-1 编码非结构蛋白，ORF-2 编码结构蛋白，ORF-3 位于结构区的 ORF-1 与 ORF-2 之间，与它们均有部分重叠，编码部分核壳蛋白，为具有特异性的抗原蛋白——戊肝病毒抗原（hepatitis E antigen，HEAg）。

根据同源性可将 HEV 分为至少 4 个基因型，基因 1 型和 2 型只感染人。基因 1 型主要来自卫生条件较差的中亚、东南亚、中东等地区，包括我国新疆 HEV 流行株，可引起水源性流行，主要感染男性青壮年，孕妇感染后病死率高达 20%。基因 2 型分布于墨西哥及少数非洲国家。基因 3 型和 4 型既可感染人，也可感染多种动物，可在人和动物之间传播，引起的戊型肝炎，已被认为是一种人兽共患病。其中基因 3 型广泛分布于欧美和日本。基因 4 型流行于亚洲，是我国人群及饲养的猪散发 HEV 感染的优势基因型，容易感染老年及免疫力低下的人群。

HEV 不稳定，在 4℃ 以下保存易被破坏，反复冻融也易使病毒降解，在高浓度盐溶液中不稳定，在碱性环境条件下较稳定，在镁和锰离子存在的情况下易于保持其完整性。HEV 对常用消毒剂如过氧乙酸、氯类等敏感。

[常考考点] Dane 颗粒是乙型肝炎病毒。甲型肝炎病毒的特点是只有一个血清型和一个抗原系统。

要点二 流行病学

（一）传染源

甲、戊型肝炎的传染源主要是急性期患者和亚临床感染者。病毒主要通过粪便排出体外，发病前 2 周至发病后 2～3 周内具有传染性，少数患者可延长至病后 30 天，而以发病前后各 1 周的传染性最强。

乙、丙、丁型肝炎的传染源是相应的急、慢性患者及病毒携带者。病毒存在于患者的血液及各种体液（阴道分泌物、精液、羊水、唾液、乳汁等）中。急性期患者自发病前 2～3 个月即有传染性，并持续于整个急性期。慢性感染者均具有传染性。

（二）传播途径

甲、戊型肝炎主要经粪-口途径传播。粪便中排出的病毒通过污染手、水、食物等经口感染。散发病例以日常生活接触传播为主要方式，如水源或食物（如贝类海产品等）被污染可引起局部暴发或流行。甲、戊型肝炎在潜伏期末及发病早期有短暂的病毒血症期，在极罕见的情况下也可通过输血或血制品等传播。

乙、丙、丁型肝炎病毒可通过传染源的各种体液排出体外，通过皮肤或黏膜的破损口（显性或隐性）进入易感者的体内而传播。传播途径包括：①输血及血制品以及使用污染的注射器或针刺器具等传播。②母婴传播（主要通过分娩时吸入羊水、接触产道血液等传播，也可经哺乳及密切接触传播，或通过胎盘造成宫内感染）。③<u>性接触传播</u>。④其他，如日常生活密切接触传播。

（三）易感人群

<u>人类对各型肝炎普遍易感</u>，各年龄组均可发病。

感染甲肝病毒后机体可产生持久的免疫力。感染 HBV 后如产生抗-HBs，一般不会再次感染，但有部分感染者可演变为慢性。感染年龄越小演变为慢性的概率越高，新生儿感染后 90% 以上演变为慢性，成年人感染后演变为慢性者不足 10%。丙型肝炎的发病以成人多见，常与输血或使用血制品、药瘾注射、血液透析等有关，感染后 75%～85% 演变为慢性。丁型肝炎的易感者为 HBsAg 阳性的急、慢性肝炎或无症状携带者。戊型肝炎发病以成年人为主，感染后可产生一定的免疫力。各型肝炎之间无交叉免疫，可重叠感染或先后感染。

（四）流行特征

病毒性肝炎遍及全世界，但在不同地区各型肝炎的感染率有较大差别。

1. 甲型肝炎　<u>世界各地均有发生</u>。在高发地区常呈周期性流行。全年均可发病，而以<u>冬春季</u>为发病高峰。在托幼机构、小学及部队中发病率较高，且可发生大的流行。如水源被污染或生吃污染水中养殖的贝壳类等食品，可在人群中引起暴发。

2. 乙型肝炎　①<u>有地区性差异</u>：按流行的严重程度分为低、中、高度三种流行地区。低度流行区 HBsAg 携带率 0.2%～0.5%，以北美、西欧、澳大利亚为代表。中度流行区 HBsAg 携带率 2%～7%，以东欧、地中海、日本、俄罗斯为代表。高度流行区 HBsAg 携带率 8%～20%，以热带非洲、东南亚和中国为代表。②有性别差异：男性高于女性，男女比例约为 1.4∶1。③<u>无明显季节性</u>。④<u>以散发为主</u>。⑤有家庭聚集现象，此现象与母婴传播及日常生活接触传播有关。⑥<u>婴幼儿感染多见</u>。

3. 丙型肝炎　见于<u>世界各国，主要为散发</u>，<u>多见于成人，尤以输血与使用血制品者、静脉药瘾者、血液透析者、肾移植者、同性恋者等为多见</u>，发病无季节性，易转为慢性。

4. 丁型肝炎　在世界各地均有发现，但感染率差异较大。主要聚集于意大利南部、南美北部、非洲部分地区、中东阿拉伯国家等。我国属 HDV 低地方性流行区，在 HBsAg 阳性人群中的流行率为 1.2%。

5. 戊型肝炎　存在流行和散发两种形式。病例主要来自流行区的移民或去过流行区的旅游者。在我国成人急性病毒性肝炎中，多数地区戊型肝炎已占首位，尤其是老年人戊型肝炎所占比例更高。戊型肝炎发病与饮水习惯及粪便管理有关。常以水媒流行形式出现，多发生于雨季或洪水泛滥之后。由水源一次污染者流行期较短（约持续数周），如水源长期污染，或通过污染环境或直接接触传播则持续时间较长；散发病例一年四季均可发生。发病者以青壮年为主，儿童多为亚临床型。男性发病多于女性，但孕妇感染后病情较重，病死率较高。

[常考考点] 各型肝炎的流行病学特征。

【知识纵横比较】

各型肝炎的流行病学特征

肝炎类型	传染源	传播途径	易感人群
甲型肝炎	急性期患者和亚临床感染者	粪-口途径传播	儿童感染 HAV 已减少，成人感染 HAV 相对增多
乙型肝炎	急、慢性患者及病毒携带者	①输血及血制品，以及使用污染的注射器或针刺器具等传播；②母婴传播；③性接触传播；④密切接触传播	低发区高峰年龄为 20～40 岁；高发区高峰年龄为 4～8 岁
丙型肝炎	急、慢性患者及病毒携带者	同乙肝	成年人
丁型肝炎	急、慢性患者及病毒携带者	同乙肝	HBsAg 阳性的急、慢性肝炎或无症状携带者
戊型肝炎	急性期患者和亚临床感染者	同甲肝	成年人为主

要点三 发病机制与病理

（一）发病机制

病毒性肝炎的发病机制目前未能充分阐明。

1. 甲型肝炎 HAV经口进入体内后，由肠道进入血流，引起短暂的病毒血症，约1周后进入肝细胞内复制，2周后由胆汁排出体外。HAV引起肝细胞损伤的机制尚未完全明了，目前认为在感染早期，由于HAV大量增殖，使肝细胞轻微破坏。随后细胞免疫起了重要作用，由于HAV抗原性较强，容易激活特异性$CD8^+T$淋巴细胞，通过直接作用和分泌细胞因子（如γ干扰素）使肝细胞变性、坏死。在感染后期体液免疫亦参与其中，抗-HAV产生后可能通过免疫复合物机制使肝细胞破坏。

2. 乙型肝炎 HBV感染自然史：HBV感染的自然病程是复杂和多变的，同时受到很多因素的影响，包括感染的年龄、病毒因素（HBV基因型、病毒变异和病毒复制水平）、宿主因素（性别、年龄和免疫状态）和其他外源性因素（如同时感染其他嗜肝病毒和嗜酒等）。慢性HBV感染的自然病程一般可分为四个阶段。第一阶段为免疫耐受期：其特点是HBV复制活跃，血清HBsAg和HBeAg阳性，HBV DNA滴度水平通常>200000IU/mL，血清丙氨酸氨基转移酶（ALT）水平正常或轻度升高，无或仅有缓慢肝纤维化进展。第二阶段为免疫清除期：表现为HBV DNA载量>2000IU/mL，ALT持续或间接升高和肝组织学有中度或严重坏死炎症等表现，肝纤维化可快速进展，部分可发展为肝硬化或肝衰竭。第三阶段为低（非）复制期：这一阶段表现为HBeAg阴性，抗-HBe阳性，HBV DNA低或检测不到（<2000IU/mL），ALT正常，肝细胞炎症轻微。第四阶段为再活跃期：低（非）复制期可持续终生，但也有部分患者可能随后出现自发的或免疫抑制等导致HBV DNA复制，伴或不伴HBeAg血清转换，HBV DNA载量升高，ALT持续或反复异常。并非所有HBV感染者都经过以上四个阶段，青少年或成年人感染HBV，多无免疫耐受期而直接进入免疫清除期。

乙型肝炎的发病机制目前尚未完全明了。HBV侵入人体后，未被单核-吞噬细胞系统清除的病毒到达肝脏或肝外组织，如胰腺、胆管、脾、肾、淋巴结、骨髓等。HBV通过肝细胞膜上的受体（目前尚未确定，候选受体很多，其中肝脏胆汁酸转运体——Na^+-牛磺胆酸共转运多肽为可能受体之一）进入肝细胞后即开始其复制过程。HBV DNA进入细胞核形成共价闭合环状DNA（covalently closed circular DNA，cccDNA），以cccDNA为模板合成前基因组mRNA，前基因组mRNA进入胞质作为模板合成负链DNA，再以负链DNA为模板合成正链DNA，两者形成完整的HBV DNA。其一是HBV复制过程非常特殊：细胞核内有稳定的cccDNA存在；其二是有一个HBV mRNA反转录为HBV DNA的步骤。肝细胞病变主要取决于机体的免疫应答，尤其是细胞免疫应答。免疫应答既可清除病毒，亦可导致肝细胞损伤，甚至诱导病毒变异。各种原因导致HBV复制增加均可启动机体免疫对HBV的应答反应。机体免疫反应不同，导致临床表现各异。当机体处于免疫耐受状态，不发生免疫应答，多成为无症状携带者；当机体免疫功能正常时，多表现为急性肝炎，成年感染HBV者常属于这种情况，大部分患者可彻底清除病毒。当机体免疫功能低下、不完全免疫耐受、自身免疫反应产生、HBV基因突变逃避免疫清除等情况下，可导致慢性肝炎。重症肝炎（肝衰竭）的发生是基于机体处于超敏反应，大量抗原抗体复合物产生并激活补体系统，以及在肿瘤坏死因子（TNF）、IL-1、IL-6等参与下形成的炎症风暴，使肝细胞遭受强烈免疫损伤打击（第一重打击），导致大片肝细胞坏死，发生重型肝炎。继之由炎症致肝细胞肿胀，血管改变导致肝细胞缺血、缺氧，形成二次打击。大量肝细胞变性、坏死，导致肝脏解毒功能下降，肠道菌异位，形成腹腔、胆道系统及肺部等感染，内毒素释放，引起第三重打击。免疫损伤、缺血、缺氧及内毒素损伤等"三重打击"是导致HBV所致肝衰竭的主要机制。

乙型肝炎的肝外损伤主要由免疫复合物引起。急性乙型肝炎早期偶尔出现的血清病样表现很可能是循环免疫复合物沉积在血管壁和关节腔滑膜并激活补体所致，此时血清补体滴度通常显著下降。慢性乙型肝炎时循环免疫复合物可沉积在血管壁，导致膜性肾小球肾炎伴发肾病综合征，在肾小球基底膜上可检出HBsAg、免疫球蛋白和补体3。免疫复合物也可导致结节性多动脉炎。

3. 丙型肝炎 丙型肝炎的慢性化率为60%～85%。一旦慢性丙型肝炎发生后，HCV RNA滴度开始稳定，自发痊愈的病例很少见。除非进行有效的抗病毒治疗，否则HCV RNA很少发生自发清除。女性HCV感染者慢性化率低，特别是年轻女性。在感染17～20年后，只有2%～4%发展为肝硬化。HCV相关性肝细胞癌发生率在感染30年后平均为1%～3%，主要见于肝硬化和进展性肝纤维化患者。一旦发展成为肝硬化，肝癌的年发生率为1%～7%。

HCV进入体内后，首先引起病毒血症，且病毒血症间断地出现于整个病程。第1周即可从血液或肝组织中用PCR法检出HCV RNA。第2周开始，可检出抗-HCV。少部分病例感染3个月后才检测到抗-HCV。目前认为HCV致肝细胞损伤有下列因素的参与：①HCV直接杀伤作用：HCV在肝细胞内复制干扰细胞内大分子的合成，增加溶酶体膜的通透性，引起细胞病变。另外，HCV 表达产物（蛋白）对肝细胞有毒性作用。②宿主免疫因素：肝组织内存在 HCV 特异性细胞毒性 T 淋巴细胞（CD_8^+T 细胞），可攻击 HCV 感染的肝细胞。另外，CD_4^+ 细胞被致敏后分泌的细胞因子，在协助清除 HCV 的同时，也导致了免疫损伤。③自身免疫：HCV 感染者常伴有自身免疫改变，如胆管病理损伤，与自身免疫性肝炎相似。此外，常合并自身免疫性疾病，血清中可检出多种自身抗体，如抗核抗体、抗平滑肌抗体、抗单链 DNA 抗体、抗线粒体抗体等，均提示自身免疫机制的参与。④细胞凋亡：正常人肝组织无 Fas 分子的表达，HCV 感染肝细胞内有较大量 Fas 表达，同时，HCV 可激活 CTL 表达 FasL。Fas 和 FasL 是一对诱导细胞凋亡的膜蛋白分子，二者结合可导致细胞凋亡。

4. 丁型肝炎 HDV 的复制效率高，感染的肝细胞内含大量 HDV。丁型肝炎的发病机制还未完全阐明，目前认为 HDV 本身及其表达产物对肝细胞有直接作用，但尚缺乏确切证据。

5. 戊型肝炎 发病机制尚不清楚，可能与甲型肝炎相似。细胞免疫是引起肝细胞损伤的主要原因。HEV 经消化道侵入人体后，在肝脏复制，从潜伏期后半段开始，HEV 开始在胆汁中出现，随粪便排出体外，并持续至起病后 1 周左右，同时病毒进入血流导致病毒血症。

各型病毒性肝炎之间无交叉免疫。HDV 与 HBV 同时感染或重叠感染可加重病情，易发展为重型肝炎。HAV 或 HBV 重叠感染也可使病情加重，甚至可发展为重型肝炎。

（二）病理

各型肝炎的肝脏病理改变基本相似，常有以下改变：①肝细胞变性和坏死：肝细胞肿胀、胞质疏松和水样变、气球样变、嗜酸性变、嗜酸小体形成、点状和桥接坏死等。②炎症渗出反应：淋巴细胞、单核细胞等浸润，库普弗细胞（Kupffer cell）增生。③肝细胞再生。④纤维组织增生。各临床类型的病理改变如下。

1. 急性肝炎（acute hepatitis） 肝脏肿大，肝细胞气球样变和嗜酸性变，形成点、灶状坏死，汇管区炎症细胞浸润，坏死区肝细胞增生，网状支架和胆小管结构正常。黄疸型病变较非黄疸型重，有明显的肝细胞内胆汁淤积。急性肝炎如出现碎屑状坏死，提示极可能转为慢性。甲型和戊型肝炎，在汇管区可见较多的浆细胞；乙型肝炎汇管区炎症不明显；丙型肝炎有滤泡样淋巴细胞聚集和较明显的脂肪变性。

2. 慢性肝炎

（1）基本病变：小叶内除有不同程度肝细胞变性和坏死外，汇管区及汇管区周围炎症常较明显，常伴不同程度的纤维化，主要病变为：①炎症坏死：常见点、灶状坏死，融合坏死，碎屑坏死（piecemeal necrosis，PN）及桥接坏死（bridging necrosis，BN）。后两者与预后关系密切，是判断炎症活动度的重要形态学指标。②纤维化：肝内胶原形成与降解失衡而致纤维过多沉积。轻者仅汇管区、汇管区周围纤维化和局限窦周纤维化或小叶内纤维瘢痕，不影响小叶结构的完整性。重者肝实质广泛破坏，弥漫性纤维增生，被分隔的肝细胞团呈不同程度的再生及假小叶形成而出现早期肝硬化。

（2）病变的分级、分期：根据慢性肝炎肝组织炎症程度分为 1～4 级（Grade，G），根据肝纤维化程度分为 1～4 期（Stage，S）（见下表）。

慢性肝炎炎症活动度分级与纤维化程度分期标准

炎症活动度（G）			纤维化程度（S）	
级	汇管区级周围	小叶内	期	纤维化程度
0	无炎症	无炎症	0	无
1	汇管区炎症	变性及少数点、灶状坏死灶	1	汇管区扩大、纤维化，窦周及小叶内纤维化
2	轻度 PN	变性，点、灶状坏死，或嗜酸小体	2	汇管区周围纤维化，纤维间隔形成，小叶结构完整
3	中度 PN	变性、融合坏死重或见 BN	3	纤维间隔形成，小叶结构紊乱，无肝硬化
4	重度 PN	BN 范围广，累及多个小叶（多小叶坏死）	4	早期肝硬化

病理诊断与临床分型的关系：轻度慢性肝炎时，G1～2、S0～2；中度慢性肝炎时，G3、S1～3；重度慢性肝炎时，G4、S2～4。

3. 重型肝炎

（1）急性重型肝炎：肝细胞呈一次性坏死，可呈大块或亚大块状坏死，或桥接坏死，存活肝细胞严重变性，肝窦网状支架塌陷或部分塌陷。

（2）亚急性重型肝炎：肝组织呈新旧不等的亚大块状坏死或桥接坏死；较陈旧的坏死区网状纤维塌陷，或有胶原纤维沉积；残留肝细胞有程度不等的再生，并可见细、小胆管增生和胆汁淤积。

（3）慢加急性（亚急性）重型肝炎：在慢性肝病病理损害的基础上，发生新的程度不等的肝细胞坏死性病变。

（4）慢性重型肝炎：弥漫性肝脏纤维化及异常增生结节形成，可伴有分布不均的肝细胞坏死。

4. 淤胆型肝炎 有轻度急性肝炎的组织学改变，伴以明显的肝内淤胆现象：毛细胆管及小胆管内有胆栓形成，肝细胞浆内亦可见到胆色素淤滞。小胆管周围有明显的炎性细胞浸润。

5. 肝炎肝硬化 ①活动性肝硬化：肝硬化（弥漫性纤维组织增生及假小叶形成）伴明显炎症，包括纤维间隔内炎症，假小叶周围碎屑坏死及再生结节内炎症病变。②静止性肝硬化：假小叶周围边界清楚，间隔内炎性细胞少，结节内炎症轻。

[常考考点] 各型肝炎的常见病理变化。

要点四 临床表现

各型肝炎的潜伏期长短不一，甲型肝炎为 2～6 周（平均 4 周），乙型肝炎为 4～24 周（平均 3 个月），丙型肝炎为 2～26 周（平均 7.4 周），丁型肝炎为 4～20 周，戊型肝炎为 2～9 周（平均 6 周）。

（一）急性肝炎

总病程一般为 2～4 个月，临床上根据有无黄疸分为以下两型。

1. 急性黄疸型肝炎 可分为 3 期。

（1）黄疸前期：多以发热起病，热型多为弛张热，可有恶寒。本期突出的症状是全身乏力及食欲不振、厌油、恶心、呕吐、上腹不适、腹胀、便溏等消化系统症状。本期末尿色逐渐加深，似浓茶色；肝功能检查示 ALT、AST 升高；体征可有右上腹叩击痛。本期持续数日至 2 周，平均 1 周。

（2）黄疸期：继尿色加深之后，巩膜首先出现黄染，继及皮肤，多于数日至 2 周达高峰，随后逐渐下降。黄疸初现时，发热很快消退，但乏力、胃肠道症状等可短时增剧，继而迅速缓解。黄疸多为肝细胞性，部分患者可短时表现为胆汁淤积性黄疸，如皮肤瘙痒、大便色浅等。体征除皮肤及巩膜黄染外，尚有肝大、触痛及肝区叩击痛，脾可轻度增大。本期持续 2～6 周。

（3）恢复期：黄疸消退，症状消失，肝功能正常，肿大的肝脏、脾脏逐渐恢复正常。本期约需数周至 4 个月，平均 1 个月。

2. 急性无黄疸型肝炎 此型较多见，约占全部急性肝炎的 70%～90%。起病缓慢，临床症状较轻，主要表现为乏力、食欲不振、腹胀、肝区疼痛，有的患者可有恶心、呕吐、便溏或低热。体征可有肝大、压痛，脾也可轻度肿大。

甲、戊型肝炎以黄疸型多见；急性丙型肝炎临床表现较轻，以无黄疸型多见。部分患者无症状，仅有肝功能异常，为亚临床型感染。

[常考考点] 急性黄疸型肝炎的临床分期及表现。

（二）慢性肝炎

慢性肝炎是指急性肝炎病程超过半年，或原有慢性乙型、丙型、丁型肝炎或慢性肝炎病毒携带史，本次又因同一病原再次出现肝炎症状、体征及肝功能异常者。发病日期不明或虽无肝炎病史，但肝组织病理学检查符合慢性肝炎改变，或根据症状、体征、实验室检查及影像学检查综合分析，亦可做出相应诊断。

为区分病情严重程度，临床上将慢性肝炎分为：

1. 轻度 临床症状、体征轻微或缺如，肝功能指标仅 1 或 2 项轻度异常。

2. 中度 症状、体征、实验室检查居于轻度和重度之间。

3. 重度 有明显或持续的肝炎症状，如乏力、食欲不振、腹胀、尿黄、便溏等，有肝病面容、肝掌、蜘蛛痣、脾大等体征，且无门脉高压表现者。实验室检查血清丙氨酸氨基转移酶（ALT）和（或）天门冬氨酸氨基转移酶（AST）反复或持续升高、白蛋白降低或 A/G 比值异常，丙种球蛋白明显升高，如发生 ALT 和 AST 大幅升高，胆红素超出正常值，提示重症化反向，可迅速向肝衰竭发展。

[常考考点] 慢性肝炎的病情分度。

（三）重型肝炎

重型肝炎（肝衰竭）病因及诱因复杂，包括重叠感染（如乙型肝炎重叠其他肝炎病毒感染）、机体免疫状况、妊娠、HBV 前 C 区突变、过度疲劳、精神刺激、饮酒、应用肝损伤药物、合并细菌感染、有其他合并症（如甲状腺功能亢进症、糖尿病）等。表现为一系列肝衰竭综合征：极度乏力，严重消化道症状，神经、精神症状（嗜睡、性格改变、烦躁不安、昏迷等），有明显出血现象，凝血酶原时间显著延长（常用国际标准化比值 INR ＞ 1.5）及凝血酶原活动度（PTA）＜ 40%。黄疸进行性加深，胆红素上升大于正常值的 10 倍，可出现中毒性鼓肠、肝臭、肝肾综合征等，可见扑翼样震颤及病理反射，肝浊音界进行性缩小，胆酶分离，血氨升高等。

1. 急性重型肝炎（急性肝衰竭，acute liver failure，ALF） 又称暴发型肝炎（fulminant hepatitis），特征是起病急，发病 2 周内出现以 Ⅱ 度以上肝性脑病为特征的肝衰竭综合征。发病多有诱因。本型病死率高，病程不超过 3 周。

2. 亚急性肝衰竭 起病较急，2～26 周出现以下表现者：①极度乏力，有明显的消化道症状；②黄疸迅速加深，血清 TBil ＞ 10×ULN 或每日上升 ≥ 17.1μmol/L；③伴或不伴肝性脑病；④有出血表现，PTA ≤ 40%（或 INR ≥ 1.5）并排除其他原因者。

3. 慢加急性（亚急性）重型肝炎［慢加急性（亚急性）肝衰竭，acute-on-chronic liver failure，ACLF］ 是在慢性肝病基础上出现的急性或亚急性肝功能失代偿。

4. 慢性重型肝炎（慢性肝衰竭，chronic liver failure，CLF） 是在肝硬化基础上，肝功能进行性减退导致的以腹水或门脉高压、凝血功能障碍和肝性脑病等为主要表现的慢性肝功能失代偿。

根据病情的严重程度，<u>各种类型的重型肝炎（肝衰竭）可分为早、中、晚三期</u>。

（1）早期：患者有重型肝炎的表现，如严重乏力及消化道症状，黄疸迅速加深。血清胆红素大于正常值上限 10 倍或每日上升 ≥ 17.1μmol/L，30% ＜ PTA ≤ 40%，或经病理学证实。但未发生明显的脑病，亦未出现腹水。

（2）中期：有 Ⅱ 度肝性脑病和（或）明显腹水或出血倾向（出血点或瘀斑），20% ＜ PTA ≤ 30%。

（3）晚期：有难治性并发症如肝肾综合征、消化道大出血、严重出血倾向（注射部位瘀斑等）、严重感染、难以纠正的电解质紊乱或 Ⅲ 度以上肝性脑病、脑水肿，PTA ≤ 20%。

［常考考点］重型肝炎的分型及分期。

（四）淤胆型肝炎

以肝内胆汁淤积为主要表现的一种特殊类型。起病类似急性黄疸型肝炎，但自觉症状常较轻，皮肤瘙痒，大便灰白，常有明显肝脏肿大，肝功能检查血清胆红素明显升高，以直接胆红素为主，PTA ＞ 60% 或应用维生素 K 肌内注射后 1 周可升至 60% 以上，血清胆汁酸、γ-谷氨酰转肽酶、碱性磷酸酶、胆固醇可明显升高，黄疸常持续 3 周以上，并除外其他原因引起的肝内外梗阻性黄疸者，可诊断为急性淤胆型肝炎。在慢性肝炎或肝硬化基础上发生前述临床表现者，可诊断为慢性淤胆型肝炎，预后差。

（五）肝炎肝硬化

早期肝硬化临床上常无特异性表现，很难确诊，须依靠病理诊断，B 超、CT 或 MRI 及腹腔镜等检查有辅助诊断意义。

凡慢性肝炎患者具有肯定的门静脉高压证据（如腹壁及食管静脉曲张、腹水），影像学检查肝脏缩小、脾脏增大、门静脉增宽，且除外其他引起门静脉高压原因者，均可诊断为肝炎肝硬化。

1. 肝炎肝纤维化 主要根据组织病理学检查结果诊断，B 超检查结果可供参考。肝纤维化的瞬时弹性扫描及血清学指标如透明质酸（HA）、Ⅲ 型前胶原（PC-Ⅲ）、Ⅳ 型胶原（Ⅳ-C）、层连蛋白（LN）等指标与肝纤维化有一定相关性，但不能代表肝组织纤维沉积的量，更不能代替肝穿刺活组织学检查。

2. 肝炎肝硬化 是慢性肝炎的发展结果，肝组织病理学表现为弥漫性肝纤维化及假小叶形成。

（1）代偿性肝硬化：指早期肝硬化，一般属 Child-Pugh A 级。虽可有轻度乏力、食欲减退或腹胀症状，但无明显肝功能衰竭表现。血清白蛋白降低，但仍 ≥ 35g/L，胆红素 ≤ 35μmol/L，PTA ＞ 60%。血清 ALT 和 AST 轻度升高，AST 可高于 ALT，γ-谷氨酰转肽酶可轻度升高。可有门脉高压症，如轻度食管静脉曲张，但无腹水、肝性脑病或上消化道出血。

（2）失代偿性肝硬化：指中晚期肝硬化，一般属 Child-Pugh B、C 级。有明显肝功能异常及失代偿征象，如血清白蛋白 ＜ 35g/L，A/G ＜ 1.0，黄疸明显，胆红素 ＞ 35μmol/L，ALT 和 AST 升高，凝血酶原活动度 ＜ 60%。患者可出现腹水、肝性脑病及门脉高压引起的食管、胃底静脉明显曲张或破裂出血。

根据肝脏炎症活动情况，可将肝硬化分为：①活动性肝硬化：慢性肝炎的临床表现依然存在，特别是 ALT 明显升高，黄疸，白蛋白水平下降，肝质地变硬，脾进行性增大，并伴有门脉高压症。②静止性肝硬化：无明显肝脏炎症活动的表现，肝质地硬，脾大，伴有门脉高压症，血清白蛋白水平低。

肝硬化的影像学表现：B 超检查可见肝脏缩小，肝表面明显凹凸不平，呈锯齿状或波浪状，肝边缘变钝，肝实质回声不均、增强，呈结节状，门静脉和脾静脉内径增宽，肝静脉变细、扭曲，粗细不均，腹腔内可见液性暗区。

（六）隐匿性慢性乙型肝炎

血清 HBsAg 阴性，但血清和（或）肝组织中 HBV DNA 阳性，并可有慢性肝炎的临床表现。除 HBV DNA 阳性外，患者可有血清抗-HBs、抗-HBe 和（或）抗-HBc 阳性，但约 20% 隐匿性慢性乙型肝炎患者的血清学标志均为阴性。诊断需排除其他病毒及非病毒因素引起的肝损伤。

（七）HBV 携带者

1. 慢性 HBV 携带者 多为处于免疫耐受期的慢性 HBV 感染者。血清 HBsAg 和 HBV DNA 阳性，HBeAg 或抗-HBe 阳性，1 年内连续随访 3 次以上，血清 ALT 和 AST 均在正常范围，肝组织学检查无明显异常。

2. 非活动性 HBsAg 携带者 血清 HBsAg 阳性、HBeAg 阴性、抗-HBe 阳性或阴性，HBV DNA（PCR）低于最低检测限，1 年内连续随访 3 次以上，ALT 均在正常范围，肝组织学检查病变轻微。

要点五　实验室检查与其他检查

（一）血常规

急性肝炎早期血白细胞正常或略高，黄疸期至恢复期白细胞正常或略低。急性重型肝炎白细胞和多个核细胞均可增加。慢性重型肝炎、肝炎肝硬化、脾大及脾功能亢进时可有不同程度的血小板、白细胞及红细胞减少。

（二）尿常规

出现黄疸的患者尿胆素及尿胆原常阳性，且有助于黄疸的鉴别。

（三）肝功能

1. 血清转氨酶 临床用于肝病诊断的转氨酶主要有两种，一是丙氨酸氨基转移酶（ALT），另一种是天门冬氨酸氨基转移酶（AST）。AST 存在于体内多种组织（如肝脏、心肌、骨骼肌、肾脏等）细胞中，心肌细胞含量最高，其次为肝细胞。这些组织受到损伤，大量的转氨酶逸出进入血液，引起血清转氨酶升高。在肝细胞中，ALT 主要存在于肝细胞浆中，易于释出，而 AST 在胞浆中仅占 20%，80% 存在于肝细胞线粒体内，因此在急性肝炎时 ALT 常常高于 AST。

肝病时转氨酶测定实际上是反映肝细胞损伤情况，且较敏感，ALT 为目前诊断肝炎最有价值的酶活力测定。急性肝炎在潜伏期末 ALT 即有升高，出现临床症状后即明显升高，于病程的 4～6 周可降至正常。如病程超过 3 个月转氨酶仍高，常提示有慢性化倾向。慢性肝炎、肝硬化时转氨酶的升高幅度常较急性肝炎低。ALT 升高幅度不能区别急性肝炎与重型肝炎。ALT 半寿期较短，当重型肝炎肝细胞大量坏死时，随着病程的延长，ALT 从高水平逐渐下降，与之相反，血清胆红素却不断上升，因而在病程的某一时期形成特有的"酶胆分离"现象。按病程估计，此现象于肝细胞大量坏死 10 日后较显著。AST/ALT 比值正常为 0.6 左右，急性肝炎时多 < 1，重型肝炎时由于线粒体损害严重，AST 大量逸出，使 AST/ALT > 1，提示病情危重。

[常考考点] 转氨酶（ALT 和 AST）测定能反映肝细胞损伤情况，且较敏感。ALT 为目前诊断肝炎最有价值的酶活力测定。

2. 血清胆红素（Bil） 肝脏可产生和排泌胆汁，肝细胞损伤时，胆汁可进入血液，引起血清胆红素升高。因此，肝脏疾患如血清胆红素明显升高常表示肝脏损伤严重或有胆汁淤积。如急性肝炎患者胆红素长期持续异常则有慢性化可能，如胆红素在短期内剧增则提示病情恶化。

3. 蛋白质 白蛋白由肝脏产生，如肝脏损伤严重（中度、重度慢性肝炎，重型肝炎，肝硬化等）则白蛋白常减少，球蛋白常增加，A/G 比值下降或倒置。

4. 凝血酶原时间（PT）和凝血酶原活动度（PTA） 肝脏为多种凝血因子合成的场所，如果肝实质广泛而严重损伤时，凝血因子缺乏，PT 明显延长，PTA 下降。<u>PTA ≤ 40% 为肝细胞大量坏死的肯定界限，为重型肝炎诊断及判断预后的重要指标</u>，如 PTA < 20% 则预后不良。现有采用国际标准化比值（international normal ratio, INR）表示此指标，INR 升高与 PTA 下降意义相同，INR > 1.2 为异常。

[常考考点] PTA ≤ 40% 为肝细胞大量坏死的肯定界限，为重型肝炎诊断及判断预后的重要指标。

5. 血胆固醇（Ch） 血中的胆固醇 60%～80% 来自肝脏，严重肝损伤时，肝脏合成胆固醇减少，故而血胆固醇明显减少常提示肝病病情严重。淤胆型肝炎、胆道梗阻时胆固醇常有升高。

6. 转肽酶（γ-GT, GGT） 此酶灵敏度高，特异性差。肝炎时常增高，持续增高者提示可能迁延不愈；在慢性肝炎中 γ-GT 上升幅度与病情严重程度有一定关系；淤胆型肝炎时常明显升高；肝癌、阻塞性黄疸、心肌梗死、胰腺炎、酗酒等患者也可增高或明显增高。

7. 碱性磷酸酶（ALP/AKP） 骨骼疾患及肝胆疾患如淤胆型肝炎、肝内胆汁淤积及肝外阻塞性黄疸者可明显升高。肝细胞性黄疸时仅轻度增高。生长发育期儿童亦明显增高。

8. 甲胎蛋白（AFP） 是胚胎期肝细胞和卵黄囊产生的一种蛋白，出生后 1 周即消失，当肝细胞癌变后又可获得合成此蛋白的能力（称返祖现象）。孕妇、新生儿、部分睾丸或卵巢胚胎性癌及部分慢性肝损伤、肝硬化患者可轻度升高。AFP明显升高或进行性升高提示有肝细胞癌（HCC）发生。重型肝炎有大量肝细胞坏死后的肝细胞再生，AFP也常升高，则与预后相关。临床上应注意观察AFP升高的幅度、持续时间、动态变化、与转氨酶的关系，并需结合患者临床表现、影像学检查结果等进行综合分析。

（四）病原学检查

1. HAV

（1）抗-HAV IgM：是新近感染的证据，出现较早，一般在病后1周黄疸出现时即可测出，2周时达高峰，1～2个月滴度开始下降，3～6个月转阴，为甲型肝炎早期诊断最常用而简便的可靠指标。

（2）抗-HAV IgG：在急性肝炎后期和恢复早期出现（IgM开始下降时），于2～3个月达到高峰可在体内长期存在。如恢复期抗体滴度比急性期增高4倍以上有诊断意义，常用于测定人群免疫水平。

（3）其他检测：潜伏末期及急性初期患者粪便标本中的HAV RNA、HAAg、HAV颗粒等，阳性可确诊为HAV感染。一般不用于临床，主要用于研究。

2. HBV

（1）血清HBV标志物检测：HBV的抗原复杂，其外壳中有表面抗原，核心成分中有核心抗原和e抗原，感染后可诱发机体产生相应的抗体。

①HBsAg：是感染HBV后最早出现的血清学标志，感染后2周血清中开始出现，而后出现ALT升高及症状、体征等。HBsAg是HBV现症感染指标之一，可见于急性乙型肝炎潜伏期、急性期患者以及各种慢性HBV感染者（慢性HBV携带者、非活动性慢性HBsAg携带者、慢性乙型肝炎患者和与HBV感染相关的肝硬化及肝癌患者）。

②抗-HBs：是感染HBV后机体产生的唯一保护性抗体，对HBV具有中和作用。一般在HBsAg消失后隔一段时间才出现，这段时间称为空窗期，此时HBsAg及抗-HBs均阴性。抗-HBs阳性一般是HBV感染恢复的标志，见于乙肝恢复期、HBV既往感染者和乙肝疫苗接种后。

③HBcAg：HBcAg为HBV核心蛋白的组成部分，血液中一般无游离的HBcAg。只有用去垢剂处理Dane颗粒后，方可释放出HBcAg，所以临床上一般不检测HBcAg。如血清HBcAg阳性表示血液内含有HBV，患者传染性强，HBV复制活跃。

④抗-HBc：此为HBcAg刺激机体产生的，为感染HBV后最早出现的抗体，属非中和性抗体，可持续存在多年。故抗-HBc是HBV感染的标志，可能为现症感染或既往感染。抗-HBc包括抗-HBc IgM和抗-HBc IgG。感染HBV后先是抗-HBc IgM阳性（6个月内），随后出现抗-HBc IgG。高滴度的抗-HBc IgM阳性或抗-HBc IgM阳性而抗-HBc IgG阴性为HBV急性或近期感染的标志。在部分慢性乙型肝炎、肝硬化、肝癌、慢性HBV携带者中抗-HBc IgM也可出现低滴度阳性，而抗-HBc IgG高滴度阳性，表示体内有HBV复制且传染性强。

⑤HBeAg和抗-HBe：感染HBV后，HBeAg可与HBsAg同时或稍后出现于血清中，其消失则稍早于HBsAg。HBeAg与HBV DNA有着良好的相关性，是病毒复制活跃、传染性强的标志。急性乙型肝炎患者若HBeAg持续阳性10周以上，可能转为慢性感染。抗-HBe的出现预示着病毒复制减少或终止，传染性减弱。HBeAg消失前/后出现抗-HBe，这一时期称为（e抗原）血清转换期，其标志是HBV感染者HBeAg和抗-HBe同时阳性或同时阴性。HBV前C区变异的慢性乙型肝炎患者HBeAg阴性，抗-HBe阳性或阴性，但HBV DNA阳性。

（2）HBV DNA：常采用PCR检测，是HBV存在和复制最可靠的直接证据，反映病毒复制程度及传染性强弱，也常用来监测抗病毒药物的疗效。

3. HCV

（1）抗-HCV：抗-HCV阳性可诊断为HCV感染。一般认为抗-HCV是感染的标志（包括既往感染和现症感染）。抗-HCV IgM阳性更多见于现症感染者。抗-HCV在HCV感染后4～6周或更久出现，慢性患者抗-HCV可持续阳性。

（2）HCV RNA：HCV RNA的出现较抗-HCV早，阳性表示体内有HCV复制，有传染性，可用于HCV感染的早期诊断及疗效评估。HCV的基因分型检测对流行病学研究及指导慢性丙型肝炎治疗有重要意义。

4. HDV

（1）HDAg：感染HDV后HDAg较早在血清中出现，且持续时间短（1～2周）。HDAg阳性是急性HDV感染的直接证据。

（2）抗-HDV：抗-HDV IgM阳性是HDV现症感染的标志。急性HDV感染者抗-HDV IgM一过性升高；慢性HDV感染者抗-HDV IgM升高多为持续性，并有高滴度的抗-HDV IgG阳性。持续性高滴度抗-HDV或抗-HDV IgG是慢性 HDV 感染的证据。

（3）HDV RNA：血清或肝组织中 HDV RNA 是 HDV 现症感染的直接证据，急性 HDV 感染一过性阳性，慢性 HDV 感染则持续阳性。

5. HEV

（1）抗-HEV：发病 1~2 周后抗-HEV 转阳性，3~5 周后达高峰，然后逐渐下降。抗-HEV 转阳性或滴度由低到高，或抗-HEV 滴度 > 1:20，或抗-HEV IgM 阳性对急性戊型肝炎有诊断意义。

（2）其他：血清和（或）粪便 HEAg 或 HEV RNA 阳性或粪便标本中找到 HEV 颗粒可明确诊断。

（五）肝穿刺活组织学检查

肝活检对病毒性肝炎的诊断和分型十分重要，可依据一般的病理形态进行诊断及鉴别诊断，了解炎症活动度及纤维化分期，估计预后，随访其演变及评估疗效。近年来应用电镜、免疫电镜、免疫组化、核酸分子杂交等技术，可进一步研究发病机制、确定病因、确定病毒复制状态及指导治疗。

（六）影像学检查

1. 超声波检查 急性肝炎时行此检查的目的是排除肝脏的其他病变，如肝占位性病变、梗阻性病变等。B 型超声检查对肝硬化、肝大块坏死、肝癌、脂肪肝等有一定的诊断意义。

2. 电子计算机断层扫描（CT）及磁共振成像（MRI）检查 对出血坏死、脂肪变化及鉴别肝占位性病变优于超声检查。

[常考考点] 各型肝炎的病原学检测结果。

要点六　诊断与鉴别诊断

（一）诊断

1. 急性肝炎 起病较急，常有畏寒、发热、乏力、食欲缺乏、恶心、呕吐等急性感染症状。肝大，质偏软，ALT 显著升高。黄疸型肝炎血清胆红素正常或 > 17.1μmol/L，尿胆红素阳性。黄疸型肝炎可有黄疸前期、黄疸期、恢复期三期经过，病程不超过 6 个月。

2. 慢性肝炎 病程超过半年或发病日期不明确而有慢性肝炎症状、体征、实验室检查改变者。常有乏力、厌油、肝区不适等症状，可有肝病面容、肝掌、蜘蛛痣、胸前毛细血管扩张、肝大质偏硬、脾大等体征。根据病情轻重及实验室指标改变等可综合评定为轻、中、重三度。

3. 重型肝炎（肝衰竭） 主要有肝衰竭综合征表现。急性黄疸型肝炎病情迅速恶化，2 周内出现Ⅱ度以上肝性脑病或其他重型肝炎表现者，为急性肝衰竭；15 天至 26 周出现上述表现者为亚急性肝衰竭；在慢性肝病基础上出现的急性肝功能失代偿为慢加急性（亚急性）肝衰竭。在肝硬化基础上出现的重型肝炎为慢性肝衰竭。

4. 淤胆型肝炎 起病类似急性黄疸型肝炎，黄疸持续时间长，症状轻，有肝内梗阻的表现。

5. 肝炎肝硬化 多有慢性肝炎病史。有乏力、腹胀、尿少、肝掌、蜘蛛痣、脾大、腹水、双下肢水肿、胃底-食管下段静脉曲张、白蛋白下降、A/G 倒置等肝功能受损和门脉高压表现。

（二）鉴别诊断

1. 各型病毒性肝炎之间的鉴别 主要根据流行病学、临床表现（甲、戊型肝炎为急性，黄疸型较多见；乙、丙、丁型肝炎可演变为慢性，无黄疸型多见）及实验室检查进行鉴别。确诊有赖于病原学检查结果。

2. 传染性单核细胞增多症 系 EB 病毒感染，可有肝脾大、黄疸、肝功能异常。但消化道症状轻，常有咽炎、淋巴结肿大、血白细胞增多、异常淋巴细胞 10% 以上、嗜异凝集反应阳性、抗 EB 病毒抗体 IgM 早期阳性（4~8 周）等。

3. 药物性或中毒性肝炎 有服用损害肝脏药物或接触有毒物质史，病毒性肝炎病原学检查常阴性。

4. 酒精性肝炎 有长期嗜酒史，病毒性肝炎病原学检查常阴性。

5. 非酒精性脂肪性肝炎（NASH） 患者形体肥胖，体重指数常超标，血生化检查甘油三酯多增高，B 超检查有相应改变，病毒性肝炎病原学检查常阴性。

6. 自身免疫性肝病 主要有自身免疫性肝炎（autoimmune hepatitis, AIH）、原发性胆汁性胆管炎（primary biliary cirrhosis, PBC）、原发性硬化性胆管炎（primary sclerosing cholangitis, PSC）及自身免疫性胆管炎（autoimmune cholangitis, AIC）等。常有肝脏炎性损害或胆汁淤积的表现，血清 IgG 或 γ 球蛋白明显升高，相应的自身抗体阳性，而病毒性肝炎病原学检查常阴性。

要点七 治疗

病毒性肝炎临床类型复杂，表现多样，治疗要根据不同的病原、临床类型及组织学改变区别对待。

（一）急性肝炎

1. 休息 早期应住院卧床休息，症状和黄疸消退后可起床活动，并随着病情的好转逐渐增加活动量，一般以不感到疲劳为度。

2. 饮食 应进食易消化、富含维生素的清淡饮食。如果食欲明显下降且有呕吐者，可静脉注射10%～20%葡萄糖注射液和维生素C等。避免其他对肝脏不利的因素，避免使用肝毒性药物，禁止饮酒。

3. 药物治疗 恶心呕吐者可予以胃动力药；黄疸持续不退者可考虑中医中药治疗，或用门冬氨酸钾镁溶液等。保肝药物种类繁多，可酌情选用1～2种，不可滥用，以防加重肝脏负担。

急性病毒性肝炎多为自限性，一般不需抗病毒治疗。但急性丙型肝炎若发现HCV RNA阳性，尽快开始抗病毒治疗可治愈。

（二）慢性肝炎

慢性病毒性肝炎的治疗应根据患者的具体情况采用综合性治疗方案，主要包括一般及对症治疗、抗病毒、免疫调节、保肝、抗肝纤维化等治疗措施。抗病毒治疗是慢性乙型肝炎和丙型肝炎的关键治疗，只要有适应证，且条件允许，就应进行规范的抗病毒治疗。

1. 休息 应适当休息。病情活动时应卧床休息；病情稳定时应注意锻炼身体，以活动后不感到疲乏为度。

2. 饮食 宜进蛋白质及维生素含量丰富的饮食，以维持平衡为宜，防止发生脂肪肝、糖尿病等。忌酒。

3. 抗病毒治疗 目的是清除或持续抑制体内的肝炎病毒，减轻肝细胞炎症坏死及肝纤维化，延缓和阻止疾病进展，减缓和防止肝脏失代偿、肝硬化、HCC及其并发症的发生，从而改善生活质量和延长存活时间。

（1）慢性乙型肝炎：抗病毒治疗的适应证：血清HBV DNA阳性的慢性HBV感染者，若其ALT持续异常（>ULN）且排除其他原因导致的ALT升高，均应考虑开始抗病毒治疗；存在肝硬化的客观依据，不论ALT和HBeAg状态，只要可检测到HBV DNA，均建议进行积极的抗病毒治疗；对于失代偿期肝硬化者，若HBV DNA检测不到，但HBsAg阳性，建议行抗病毒治疗。

血清HBV DNA阳性、ALT正常的患者，如有以下情形之一，则疾病进展风险较大，建议行抗病毒治疗：①肝组织学存在明显的肝脏炎症（G≥2）或纤维化（S≥2）；②ALT持续正常（每3个月检查1次，持续12个月），但有肝硬化或肝癌家族史且年龄>30岁；③ALT持续正常（每3个月检查1次，持续12个月），无肝硬化或肝癌家族史，但年龄>30岁，建议行肝纤维化无创诊断技术检查或肝组织学检查，发现存在明显肝脏炎症或纤维化；④ALT持续正常（每3个月检查1次，持续12个月），有HBV相关的肝外表现（肾小球肾炎、血管炎、结节性多动脉炎、周围神经病变等）。

目前常用的抗HBV药物有两大类：核苷酸类似物（NAs）、干扰素（IFN）。

HBeAg阳性慢性感染者采用恩替卡韦、TDF或TAF治疗：治疗1年若HBV DNA低于检测下限、ALT复常和HBeAg血清学转换后，再巩固治疗至少3年（每隔6个月复查1次）仍保持不变，可考虑停药，延长疗程可减少复发。

HBeAg阳性CHB患者采用Peg-IFN-α抗病毒治疗：治疗24周时，若HBV DNA下降<2lg IU/mL且HBsAg定量>20000IU/mL，建议停用Peg-IFN-α治疗，改为NAs治疗。有效患者治疗疗程为48周，可以根据病情需要延长疗程，但不宜超过96周。

HBeAg阴性慢性感染者采用恩替卡韦、TDF或TAF治疗：建议HBsAg消失且HBV DNA检测不到后停药随访。

HBeAg阴性CHB患者采用Peg-IFN-α抗病毒治疗：治疗12周时，若HBV DNA下降<2lg IU/mL，或HBsAg定量下降<1lg IU/mL，建议停用Peg-IFN-α治疗，改为NAs治疗。有效患者治疗疗程为48周，可以根据病情需要延长疗程，但不宜超过96周。

对于代偿期乙型肝炎肝硬化患者，推荐采用恩替卡韦、TDF或TAF进行长期抗病毒治疗，或采用Peg-IFN-α治疗，但需密切监测相关不良反应。

对于失代偿期乙型肝炎硬化患者，推荐采用恩替卡韦或TDF长期治疗，禁用IFN治疗，若必要可以应用TAF治疗。

Peg-IFN-α治疗的禁忌证：①绝对禁忌证：妊娠或短期内有妊娠计划、精神病史（具有精神分裂症或严重抑郁症等病史）、未能控制的癫痫、失代偿期肝硬化、未控制的自身免疫病、严重感染、视网膜疾病、心力衰竭、慢性阻塞性肺疾病等基础疾病。②相对禁忌证：甲状腺疾病，既往抑郁症史，未控制的糖尿病、高血压、心脏病。

（2）丙型肝炎：所有慢性丙型肝炎患者即使血清ALT正常或轻度升高，HCV RNA阳性者均应考虑抗病毒治疗，

HCV RNA阳性的急性丙型肝炎一经确诊也应开始抗病毒治疗,以防转为慢性。在临床具体应用时,还应考虑患者肝组织损伤程度、有无肝功能失代偿、产生应答的可能性、有无合并症存在、潜在的严重不良反应等因素的影响。

①<u>干扰素+利巴韦林(PR)</u>:PR治疗的适应证:在DAA上市之前,PR方案是我国HBV感染者接受抗病毒治疗的主要方案,可应用于所有基因型HBV现症感染,同时无治疗禁忌证的患者。

②<u>首选泛基因型DAA方案</u>:自从首个泛基因型直接抗病毒药物(DAA)——索磷布韦/维帕他韦在2018年5月23日上市以来,我国在丙型肝炎治疗领域也紧随国际步伐迈入了泛基因治疗时代。结合国内外的循证医学证据,最新发布的中国指南将泛基因型DAA作为治疗丙肝的首选方案。

临床常用泛基因型直接抗病毒药物

类别	药品	规格	使用剂量
NS5A抑制剂	达拉他韦	30mg或60mg,片剂	1片,每日1次(早上服用)
NS5B聚合酶核苷类似物抑制剂	索磷布韦	400mg,片剂	1片,每日1次(早上服用)
NS5B聚合酶核苷类似物抑制剂/NS5A抑制剂	索磷布韦+维帕他韦	400mg索磷布韦和100mg维帕他韦,片剂	1片,每日1次
NS3/4A蛋白酶抑制剂/NS5A抑制剂	格卡瑞韦+哌仑他韦	100mg格卡瑞韦和40mg哌仑他韦,片剂	3片,每日1次(随食物服用)

4. 调节免疫疗法 对不能耐受或不愿接受IFN或核苷(酸)类药物治疗的慢性乙型肝炎患者,如有条件,可试用胸腺肽α_1。

5. 抗肝纤维化治疗 抗病毒治疗是抗纤维化治疗的基础。γ干扰素及中药冬虫夏草、丹参、桃仁等制剂有一定的抗肝纤维化作用。

(三)重型肝炎

目前的治疗原则是在密切观察病情、早期诊断的基础上,以支持和对症疗法为主,同时进行多环节阻断肝细胞坏死、促进肝细胞再生,积极防治各种并发症,必要时可采用人工肝支持系统,争取进行肝移植。

1. 一般治疗及支持治疗 患者应绝对卧床休息,进行重症监护,密切观察病情变化,控制蛋白质的摄入,减少肠道氨的来源,补足每日必需的热量、液体、维生素等,适当补充新鲜血浆、白蛋白、免疫球蛋白、富含支链氨基酸的多种氨基酸、纠正水、电解质及酸碱平衡紊乱等。酌情应用免疫调节剂胸腺肽α_1等。禁用对肝、肾有害的药物。注意隔离,防止发生医院感染。

2. 病因治疗 由HBV引起的重型肝炎应及早给予核苷类似物抗病毒治疗,以减轻或阻止免疫病理损伤。不宜使用干扰素。

3. 促进肝细胞再生 常用的治疗措施有:①促肝细胞生长因子(HGF)。②前列腺素E_1(PGE_1)。③还原型谷胱甘肽等。

4. 抗内毒素血症 间歇应用广谱抗菌药物,抑制肠道菌内毒素释放;口服乳果糖等,促进肠道内毒素排泄。

5. 防治并发症 积极防治肝性脑病、脑水肿、上消化道出血、继发感染、肝肾综合征、代谢紊乱等并发症。

6. 人工肝支持系统和肝细胞移植 有条件者可采用人工肝支持系统以清除血中有毒物质,补充生物活性物质,降低胆红素,升高PTA。人工肝支持系统对早期重型肝炎有较好的疗效,可为晚期患者争取时间进行肝移植。肝细胞移植既是一种支持疗法,也可起到肝移植的桥梁作用。

7. 肝移植 可显著提高终末期肝病患者生存率。

[常考考点]乙肝和丙肝抗病毒治疗的适应证及常用药物。

要点八 预防

(一)管理传染源

病毒性肝炎属我国法定管理传染病种中的乙类传染病,发现后应及时做好疫情报告并隔离患者。急性甲型及戊型肝炎自发病之日起隔离3周。乙型及丙型肝炎隔离至病情稳定后可以出院。各型肝炎应分室住院治疗,对患者的分泌物、排泄物、血液以及污染的医疗器械、物品等均应进行消毒处理。对急性甲型或戊型肝炎患者的接触者可进行医学观察45

日。肝功能异常或 HBsAg 阳性或抗-HCV 阳性者不得献血、组织或器官。HBsAg 携带者不得献血，可照常工作和学习，但要定期随访，注意个人卫生、经期卫生以及行业卫生，防止血液及其他体液污染并感染他人；不共用食具、刮刀、修面用具、洗漱用品等。

对 HBV 感染育龄期及妊娠期妇女的管理：

1. 有生育要求的 CHB 患者，若有治疗适应证，应尽量在孕前应用 IFN 或 NAs 治疗。如意外怀孕，应用 IFN-α 者应终止妊娠；应用 NAs 者，应选择替诺福韦（TDF）或替比夫定（LdT）抗病毒治疗。

2. 妊娠中、后期如果患者 HBV DNA 载量 > $2×10^6$ IU/mL，在与患者充分沟通、知情同意的基础上，于妊娠 24～28 周开始于 TDF、LdT 抗病毒治疗，产后停药，可母乳喂养。应用 TDF 时，母乳喂养不是禁忌证。

3. 男性育龄期患者应用 IFN-α 治疗应在停药后 6 个月方可生育，应用 NAs 治疗对生育的影响及传播意义尚无证据表明利弊。

（二）切断传播途径

提高个人卫生水平，加强饮食卫生管理、水源保护、环境卫生管理以及粪便无害化处理。加强托幼机构、各服务业卫生管理。

各级医疗卫生单位应加强消毒及防护措施。各种医疗及预防注射应实行一人一针一管，各种医疗器械及用具应实行一人一用一消毒（如针灸针、手术器械、探针、各种内镜以及口腔科钻头等），尤其应严格对带血污染物的消毒处理。对血液透析病房应加强卫生管理。

（三）保护易感人群

1. 甲型肝炎 甲肝减毒活疫苗或灭活疫苗均有较好的预防效果，高危易感人群应接种；人血丙种球蛋白及甲肝疫苗于 HAV 暴露后 2 周内注射均有一定程度的保护作用。

2. 乙型肝炎

（1）乙肝免疫球蛋白（HBIG）：主要用于阻断 HBV 的母婴传播及意外暴露的被动免疫，应在出生后或暴露后的 24 小时内（时间越早越好）注射。

（2）乙型肝炎疫苗：主要用于新生儿和高危人群的乙肝预防。对 HBsAg 阳性产妇所生婴儿，与乙肝免疫球蛋白联合使用可提高保护率。

［常考考点］甲肝减毒活疫苗或灭活疫苗、乙肝免疫球蛋白及乙型肝炎疫苗的适用人群。

【例题实战模拟】

A1 型题

1. Dane 颗粒是

   A. 丁型肝炎病毒 B. 乙型肝炎病毒 C. 甲型肝炎病毒 D. 戊型肝炎病毒 E. 丙型肝炎病毒

2. 下列属于甲型肝炎病毒特点的是

   A. 脱氧核糖核酸（DNA）病毒 B. 黑猩猩和绒猴易感，但不能传代
   C. 甲型肝炎病毒感染后易成慢性携带者 D. 在细胞培养中 HAV 引起细胞病变
   E. 只有一个血清型和一个抗原抗体系统

3. 甲型肝炎病程中，传染性最强的阶段是

   A. 潜伏期 B. 黄疸前期 C. 黄疸期 D. 恢复期 E. 慢性期

4. 下列乙肝病毒标记物中反映 HBV 有活动性复制和传染性的是

   A. 表面抗原（HBsAg） B. 表面抗体（抗-HBs） C. e 抗原（HBeAg）
   D. e 抗体（抗-HBe） E. 核心抗体（抗-HBc）

5. 对乙肝病毒感染具有保护作用的是

   A. 抗-HBe B. 抗-HBs C. DNA 聚合酶 D. 抗核抗体 E. 抗-HBc

6. 血清中常规检查检测不到的 HBV 标志物是

   A. HBsAg B. HBeAg C. HBcAg D. 抗-HBe E. 抗-HBc

7. 下列关于急性甲型肝炎的治疗，最主要的是

   A. 休息 B. 保肝 C. 降酶 D. 抗病毒 E. 调节免疫

8. 下列指标对诊断重型病毒性肝炎最有意义的是

A. 血清胆红素明显升高　　B. 酶胆分离　　C. 凝血酶原活动度明显降低

D. A/G 比值倒置　　E. 血清转肽酶活性明显升高

9. 有明显出血倾向的肝炎是

A. 急性黄疸型肝炎　　B. 急性无黄疸型肝炎　　C. 淤胆型肝炎　　D. 重型肝炎　　E. 慢性肝炎

10. 甲型肝炎最有效的预防措施是

A. 隔离患者　　B. 搞好"三管一灭"　　C. 注射甲肝疫苗　　D. 注射丙种球蛋白　　E. 流行期间服用板蓝根

11. 下列有关重型肝炎的描述，正确的是

A. 重型肝炎的病死率一般不高

B. 急性重型肝炎的病程一般不超过 14 天

C. 急性重型肝炎和亚急性重型肝炎的主要区别是后者肝性脑病出现较早

D. 慢性重型肝炎是指重型肝炎的病程超过 24 周

E. 在我国以 HBV 感染所致重型肝炎最常见

12. 下列有关丙型肝炎的叙述，正确的是

A. 丙型肝炎病毒只能通过输血传播　　B. 抗 -HCV 属于保护性抗体　　C. 丙型肝炎黄疸发生率较高

D. 丙型肝炎极易演变为慢性　　E. 急性丙型肝炎的治疗不应使用干扰素

13. 对病毒性肝炎的临床分型最有意义的依据是

A. 病程的长短　　B. 病情的轻重　　C. 血清转氨酶检查　　D. 病原学检查　　E. 肝穿刺

14. 下列有关肝炎病毒血清学标志物的描述，不正确的是

A. 慢性 HBV 感染抗 -HBc IgM 也可阳性　　B. 抗 -HAV IgM 阳性可诊断为急性 HAV 感染

C. HBsAg 阳性表明患者有传染性　　D. 抗 -HCV 阳性为 HCV 既往感染

E. 抗 -HBs 是保护性抗体

15. 诊断病毒性肝炎最可靠的根据是

A. 发病季节　　B. 起病方式　　C. 症状及体征　　D. 接触史　　E. 病原学及肝功检查

16. 预防 HBeAg 阳性母亲所生的新生儿 HBV 感染最有效的措施是

A. 丙种球蛋白　　B. 高效价乙肝免疫球蛋白　　C. 乙肝疫苗

D. 高效价乙肝免疫球蛋白 + 乙肝疫苗　　E. 乙肝疫苗 + 丙种球蛋白

A2 型题

17. 患者，男，20 岁。一次体检中发现 HBsAg 阳性，当时无症状及体征，肝功正常。次年 5 月，因突然乏力、恶心、厌食、尿黄而入院。化验：ALT 500U/L，血清总胆红素 85μmol/L，抗 -HAV IgM（+）。该患者诊断为

A. 乙型肝炎，慢性迁延型，既往感染过甲型肝炎　　B. 乙型肝炎，慢性活动型，既往感染过甲型肝炎

C. 急性甲型黄疸型肝炎，乙型肝炎病毒携带者　　D. 急性乙型肝炎合并甲型肝炎

E. 急性黄疸型肝炎，甲、乙型肝炎病毒混合感染

【参考答案】

1.B　2.E　3.B　4.E　5.B　6.C　7.A　8.C　9.D　10.C　11.E　12.D　13.E　14.D　15.E　16.D　17.C

细目二　流行性感冒

【考点突破攻略】

流行性感冒（influenza）简称流感，是由流感病毒引起的急性呼吸道传染病，主要通过飞沫传播，潜伏期短，传染性强，传播迅速。主要临床特点为起病急，高热、头痛、乏力、全身酸痛和轻微的呼吸道症状。已多次引起世界范围的大流行，造成数十亿人发病，数千万人死亡。

要点一　病原学

流感病毒属正黏病毒科，直径 80～120nm，呈球形或丝状，由核心和包膜组成。核心由分节段的单股负链 RNA、与其结合的核蛋白（nucleoprotein, NP）和 RNA 多聚酶组成，流感病毒核酸分节段的结构特点使其具有较高的基因重配

频率，因而其抗原性容易发生变异，并导致新亚型病毒的出现。包膜分为两层，包膜内层为基质蛋白1（matrix protein，M1），包膜外层主要来自宿主细胞的脂质双层膜，表面分布着两种刺突——血凝素（hemagglutinin，HA）和神经氨酸酶（neuraminidase，NA），成分为糖蛋白，具有亚型和株的特异性。此外，病毒包膜外层上还分布有基质蛋白2（M2），数量少，属于离子通道蛋白，有助于病毒进入感染细胞。针对HA的抗体为中和抗体，可预防流感的传染，抗NA抗体能在一定程度上限制病毒的复制，但不能中和流感病毒。

根据病毒NP和M1抗原性的不同，流感病毒分为甲（A）、乙（B）和丙（C）三型，甲型流感病毒再根据HA和NA的抗原性不同分为若干亚型，HA可分为H1～H18亚型，NA可分为N1～N11亚型，人类流感主要与H1、H2、H3和N1、N2亚型有关。甲型流感病毒宿主广泛，易发生变异，曾多次引起世界性大流行；乙型流感病毒变异较少，通常只引起局部暴发；丙型流感病毒稳定，多为散发，主要侵犯婴幼儿和免疫力低下的人群；乙型、丙型相对较少，主要感染人类。

流感病毒容易发生变异，最常发生于甲型，主要形式有两种：①抗原漂移（antigen drift），变异幅度小，属于量变，不会引起流感的大规模流行，出现频率较高，且有逐渐积累效应。②抗原转换（antigen shift），变异幅度大，属于质变，形成新的病毒亚型，由于人群对抗原转换后出现的新亚型缺少免疫力，往往会引起流感的全球性大流行，发生频率较低，且缓慢。

流感病毒不耐热，100℃1分钟或56℃30分钟灭活，对常用消毒剂（甲醛、过氧乙酸、含氯消毒剂等）、紫外线敏感，耐低温和干燥，真空干燥或-20℃以下仍可存活。

[常考考点] 流感病毒分为甲、乙、丙三型的依据是NP和M1抗原性的不同。

要点二　流行病学

1. 传染源　主要为流感患者和隐性感染者。潜伏期即有传染性，发病3日内传染性最强。动物可能为重要储存宿主和中间宿主。

2. 传播途径　经呼吸道-空气飞沫传播，也可通过直接接触或病毒污染物品间接接触传播。

3. 易感人群　普遍易感，感染后获得对同亚型病毒免疫力，但维持时间短，各型及亚型之间无交叉免疫。

4. 流行特征　流感病毒具较强的传染性，加之呼吸道飞沫传播，易引起流行和大流行。一般散发，多发于冬春季，我国北方每年流感活动高峰一般发生在当年11月底至次年的2月底，而南方除冬春季外，还有一个活动高峰（5～8月份），大流行可发生于任何季节。根据世界上已发生的4次大流行情况分析，一般10～15年发生一次大流行。流感在流行病学上最显著的特点为：突然暴发，迅速蔓延，波及面广，具有一定的季节性，一般流行6～8周后会自然停止（世界性大流行通常有2～3个流行波），流感后人群获得一定的免疫力，流感于每次流行后，在人群中总要造成不同数量的死亡，死者多为年迈体衰、年幼体弱或合并有慢性疾病的患者。甲型流感常引起暴发流行，乙型流感呈局部流行或散发，亦可大流行，丙型以散发为主。

[常考考点] 流感的传染源、传播途径、易感人群和流行特征。

要点三　发病机制与病理

1. 发病机制　流感病毒经呼吸道吸入后，通过血凝素与呼吸道表面纤毛柱状上皮细胞的唾液酸受体结合而进入细胞，在细胞内进行复制，引起上呼吸道症状，并在上皮细胞变性坏死后排出较多量的病毒，随呼吸道分泌物排出引起传播，上皮细胞变性、坏死、溶解或脱落后，产生炎症反应，从而产生发热、头痛、肌痛等全身症状。单纯流感病变主要损害呼吸道上部和中部黏膜，一般不破坏呼吸道基底膜，不引起病毒血症。若病毒不局限，侵袭全部呼吸道，可致流感病毒性肺炎，易继发细菌性肺炎，老年人、婴幼儿、慢性病患者及免疫力低下者较易发生。

2. 病理　单纯型流感病变主要发生在上、中呼吸道，表现为纤毛柱状上皮细胞的变性、坏死和脱落，黏膜充血、水肿和单核细胞浸润。流感病毒性肺炎的病理特征为肺充血、水肿，支气管黏膜坏死，气道内有血性分泌物，黏膜下层灶性出血，肺泡内含有渗出液，严重时有肺透明膜形成。

要点四　临床表现

潜伏期通常为1～3日，最短数小时。起病多急骤，主要以全身中毒症状为主，呼吸道症状轻微或不明显。发热通常持续3～4日。

1. 单纯型流感　最常见，骤起畏寒、发热，体温可达39～40℃，头痛、全身酸痛、咽干、乏力及食欲减退等全身症状明显；咳嗽、流涕、鼻塞、咽痛等呼吸道症状较轻；少数患者有恶心、呕吐、腹泻、腹痛等消化道症状。

2. 肺炎型流感 较少见，可以由单纯型转为肺炎型，或直接表现为肺炎型，多发生在2岁以下的小儿、老人、孕妇或原有慢性基础疾病者。特点是在发病后24小时内出现高热、烦躁、呼吸困难、咳血痰和明显发绀，可进行性加重，应用抗菌药物无效，可因呼吸循环衰竭在5～10日内死亡。两肺可有呼吸音减低、湿啰音或哮鸣音，但无肺实变体征。X线胸片可见双肺广泛小结节性浸润，近肺门较多，肺周围较少。婴儿流感的临床症状往往不典型，可见高热、惊厥。部分患儿表现为喉、气管、支气管炎症，严重者出现气道梗阻现象。新生儿流感虽少见，但一旦发生常呈败血症表现，如嗜睡、拒奶、呼吸暂停等，常伴有肺炎，病死率高。

3. 其他类型 较少见。中毒型主要表现为高热、循环障碍、血压下降、休克及DIC等；胃肠型主要表现为恶心、呕吐、腹痛、腹泻；脑炎型主要表现为谵妄、惊厥、意识障碍、脑膜刺激征。

4. 并发症 呼吸道并发症：细菌性气管炎、细菌性支气管炎、细菌性肺炎；肺外并发症、瑞氏（Reye）综合征、中毒性休克、骨骼肌溶解、心肌炎、心包炎。

本病预后一般良好，常于短期内自愈。婴幼儿、老年人和合并有慢性基础疾病者，预后较差。

[常考考点]流感的典型临床表现及常见并发症。

要点五 实验室检查与其他检查

1. 血液检查 白细胞计数正常或降低，淋巴细胞相对增加。重症患者多有白细胞总数及淋巴细胞下降。合并细菌感染时白细胞和中性粒细胞可增多，重者可有乳酸脱氢酶（LDH）、肌酸磷酸激酶（CK）等增高。

2. 病毒分离 将起病3日内患者的含漱液或上呼吸道分泌物接种于鸡胚或组织培养，进行病毒分离。灵敏度高，但实验要求高、费时。

3. 血清学检查 急性期（发病后7日内采集）和恢复期（间隔2～3周采集）双份血清进行补体结合试验或血凝抑制试验，后者抗体滴度与前者相比有4倍或以上升高，有助于确诊（回顾性诊断）。灵敏度、特异性均较差。

4. 病毒特异抗原及其核酸检查 取患者呼吸道标本或肺标本，采用免疫荧光或酶联免疫法检测甲、乙型流感病毒型特异的核蛋白（NP）或基质蛋白（M1）及亚型特异的血凝素蛋白。还可用RT-PCR检测编码上述蛋白的特异基因片段。

5. 快速诊断法 取患者鼻黏膜压片染色找到包涵体，免疫荧光检测抗原。

6. 胸部影像学检查 重症患者胸部X线检查可显示单侧或双侧肺炎，少数可伴有胸腔积液等。

[常考考点]流感的血清学检测和病毒特异抗原及其核酸检查的阳性结果。

要点六 诊断与鉴别诊断

（一）诊断

一般冬春季节，在同一地区，短时间之内出现大量流感样病例，应考虑流感。诊断分为两类：

1. 疑似病例 流行病学史、临床表现。

2. 确诊病例 流行病学史、临床表现、实验室病原学检查。

（二）鉴别诊断

1. 普通感冒 多为散发，起病较慢，可由多种呼吸道病毒感染引起。除流行病学资料外，通常流感全身症状比普通感冒重，而普通感冒呼吸道局部症状更突出。

2. 传染性非典型肺炎（SARS） 是由SARS冠状病毒引起的一种具有明显传染性，可累及多个脏器、系统的特殊肺炎。临床上以发热、乏力、头痛、肌肉关节疼痛等全身症状和干咳、胸闷、呼吸困难等呼吸道症状为主要表现，配合SARS病原学检测阳性，可做出SARS的诊断。

3. 其他 钩端螺旋体病、流行性脑膜炎、急性细菌性扁桃体炎、链球菌性咽炎、肺炎支原体肺炎等，确诊需依据实验室检查，如病原体分离、血清学检查和核酸检测。

[常考考点]流感与普通感冒、SARS的鉴别。

要点七 治疗

（一）治疗原则

1. 隔离患者 流行期间对公共场所加强通风和空气消毒。

2. 及早应用抗流感病毒药物治疗 只有早期（起病1～2日内）使用才能取得最佳疗效。

3. 加强支持治疗和防治并发症 卧床休息，多饮水，饮食要易于消化。密切观察和监测并发症，抗菌药物仅在明确或有充分的证据提示有继发细菌感染时才考虑应用。

4. 合理应用对症治疗药物 应用解热药、缓解鼻黏膜充血药物、止咳祛痰药物等对症治疗。儿童忌用阿司匹林或含阿司匹林药物，以免诱发致命的瑞氏（Reye）综合征。

（二）抗流感病毒药物治疗

1. 离子通道 M2 阻滞剂 金刚烷胺和甲基金刚烷胺。可阻断病毒吸附于宿主细胞，抑制病毒复制，早期应用可减少病毒的排毒量，缩短排毒期，但只对甲型流感病毒有效。推荐用量为成人每日 200mg，老年人每日 100mg，小儿每日 4～5mg/kg，分两次口服，疗程 3～4 日。在过去的十几年内流感病毒对此类药物的耐药性已普遍存在。

2. 神经氨酸酶抑制剂 奥司他韦（oseltamivir）是目前最为理想的抗病毒药物，发病初期使用，能特异性抑制甲、乙型流感病毒的神经氨酸酶，从而抑制病毒的释放。推荐口服剂量是，成人每次 75mg，每日 2 次，连用 5 日。儿童体重 15kg 者推荐剂量 30mg，15～23kg 为 45mg，24～40kg 为 60mg，大于 40kg 者可用 75mg，1 岁以下儿童不推荐使用。扎那米韦（zanamivir）通过抑制流感病毒的神经氨酸酶发挥作用，适用于成年患者和 12 岁以上的青少年患者，治疗甲型和乙型流感，对金刚烷胺、金刚乙胺耐药的病毒株也起抑制剂作用。推荐用量为每日 20mg，间隔 12 小时，分两次吸入，连用 5 日。

[常考考点] 抗流感病毒药物治疗常用神经氨酸酶抑制剂——奥司他韦。

要点八 预防

（一）控制传染源

早发现、早报告、早隔离、早治疗，隔离时间为 1 周或热退后 2 日。

（二）切断传播途径

流感流行期间，尽量少去公共场所，注意通风，加强对公共场所进行消毒。医务人员在工作期间戴口罩，勤洗手，防止交叉感染。流感患者的用品要彻底消毒。

（三）保护易感人群

1. 接种流感疫苗 在流感好发季节，给易感的高危人群和医务人员接种疫苗。高危人群包括：年龄超过 65 岁；有慢性肺或心血管系统疾病（包括哮喘）的成人和 6 个月以上的儿童；肾功能障碍者；免疫功能抑制（包括药物性）者；妊娠中期以上孕妇等。接种时间为每年流感流行季节前，每年接种 1 次，约 2 周可产生有效抗体。用法为皮下注射，成人 1mL，学龄前儿童 0.2mL，学龄儿童 0.5mL。主要有以下几种：减毒活疫苗、细胞培养的流感疫苗、DNA 疫苗、通用疫苗。减毒活疫苗主要采用鼻腔喷雾接种，两侧鼻腔各喷 0.25mL。

2. 应用抗流感病毒药物预防 明确或怀疑某部门流感暴发时，对所有非流感者和未进行疫苗接种的医务人员给予金刚烷胺、金刚乙胺或奥司他韦进行预防性治疗。

【例题实战练习】

A1 型题

1. 下列关于流行性感冒的叙述，错误的是
   A. 甲型流感病毒易发生变异   B. 由流行性感冒病毒引起   C. 临床表现以上呼吸道症状较重
   D. 发热及全身中毒症状较重   E. 少数患者有恶心、呕吐、腹痛、腹泻等消化道症状

2. 下列关于流行性感冒的叙述，正确的是
   A. 流行性感冒病毒属副黏病毒   B. 分甲、乙、丙三型   C. 甲型不变异
   D. 乙型及丙型可感染人类及多种动物   E. 丙型主要侵犯婴幼儿和免疫力低下的人群

3. 流行性感冒确诊的主要依据是
   A. 发病季节   B. 呼吸道症状轻微而全身中毒症状重   C. 病毒分离
   D. 血凝抑制试验   E. 发热、咳嗽、流涕、鼻塞等呼吸道症状

4. 下列有关流行性感冒的叙述，错误的是
   A. 全身中毒症状   B. 上呼吸道卡他症状较轻或不明显   C. 肺炎型流感较少见
   D. 年老患者或免疫力低下的患者感染流感，病情可持续发展   E. 肺外合并症多见

5. 下列有关流感的预防措施，错误的是

A. 对流感患者进行隔离及治疗

B. 流感流行前，给所有易感人群使用金刚烷胺进行药物预防

C. 流感流行前接种流感疫苗

D. 减少公众集会活动

E. 流感患者的用品要彻底消毒

6. 下列关于流行性感冒流行病学特征的叙述，错误的是

A. 流感患者及隐性感染者为主要传染源　　B. 动物亦可能为主要的储存宿主和中间宿主

C. 呼吸道经空气飞沫传播　　D. 丙型以散发为主　　E. 乙型流感均为散发

7. 将流行性感冒病毒分为甲、乙、丙三型的依据是

A. 所致疾病的临床特征　　B. 流行特征　　C. 病毒 NP 和 M1 抗原性的不同

D. 表面抗原血凝素　　E. 流感病毒的变异

8. 下列有关流行性感冒治疗的叙述，错误的是

A. 早期应用抗流感病毒药物治疗　　B. 加强支持治疗和防治并发症　　C. 合理应用对症治疗药物

D. 抗菌药物仅在有继发细菌感染时才考虑应用　　E. 儿童及早应用阿司匹林制剂

【参考答案】

1.C　2.B　3.C　4.E　5.B　6.E　7.C　8.E

细目三　人感染高致病性禽流感

【考点突破攻略】

人感染高致病性禽流感（highly pathogenic avian influenza）简称人禽流感，是由甲型禽流感病毒引起的人、禽、畜共患的急性呼吸道传染病。目前有 H5、H7、H9 及 H10 亚型病毒中的一些毒株感染人类的报道。人禽流感的主要表现有高热、咳嗽、呼吸困难，严重者可出现休克、多脏器功能衰竭等表现。

要点一　病原学

禽流感病毒属于正黏病毒科，属甲型流感病毒，包括其全部亚型。根据其致病性，禽流感病毒可分为高致病性、低致病性和非致病性三大类，其中 H5 和 H7 亚型为高致病型，又以 H5N1、H7N9 致病性最强。目前感染人类的禽流感病毒亚型主要有 H5N1、H9N2、H7N9、H7N7、H7N2、H7N3 等。其中感染 H5N1 亚型患者病情重，死亡率高，可感染人、禽和其他哺乳类动物如猪。1997 年 5 月，香港 1 例 3 岁儿童死于不明原因的多器官功能衰竭，经美国疾病控制中心及 WHO 鉴定为禽甲型流感病毒 H5H1 引起的，是世界上首次证实禽甲型流感病毒 H5H1 感染人类。2003 年 3 月，我国首次发现人感染 H7N9 禽流感病例。

禽流感病毒容易被稀酸、乙醚等有机溶剂和碘剂、含氯石灰灭活。禽流感病毒没有超常的稳定性，病毒可在加热、极端的 pH、非等渗和干燥的条件下灭活，对低温抵抗力强，在有甘油保护的情况下可保持活性 1 年以上。在野外条件下，禽流感病毒常从病禽的鼻腔分泌物和粪便中排出，病毒受到这些有机物的保护极大地增加了抗灭活能力。此外，禽流感病毒可以在自然环境中，特别是凉爽和潮湿的条件下存活很长时间。粪便中病毒的传染性在 4℃条件下可以保持 30～50 日，20℃时为 7 日。

[常考考点] 人禽流感属于乙类传染病，按甲类传染病管理。

要点二　流行病学

1. **传染源**　主要为病禽、带毒的禽。野禽在自然传播中发挥了重要作用，特别是感染 H5N1 亚型病毒的鸡、鸭。病毒污染的羽毛和粪便是重要传染物，其病毒含量高且存活时间长。其他禽类和野鸟也有可能成为传染源。

2. **传播途径**　主要经呼吸道传播，通过密切接触感染的禽类及其分泌物、排泄物、受污染的水及直接接触病毒株感染。目前尚无人与人之间直接传播的确切证据。

3. **易感人群**　人类对禽流感病毒普遍不易感，缺乏免疫力。发病与年龄、性别无关，12 岁以下的儿童病情重。

4. **发病季节**　禽流感一年四季均可发生，但冬、春季节多暴发流行。夏季发病较少，多呈散发，症状也较轻。

[常考考点] 人禽流感的传染源、传播途径。

要点三 发病机制与病理

（一）发病机制

1. 禽流感病毒的致病性 ①大多流感暴发与病毒株亚型 H5 和 H7 有关。目前仅发现 H5N1、H9N2 和 H7N7 能直接感染人，H5N1 具有高致病性。②家禽体内一些酶类也可增加流感病毒的毒力。

2. 致病性的分子生物学基础 ①病毒的基因及其产物，如血凝素、神经氨酸酶和多聚酶是决定毒力的关键。②血凝素蛋白重链和轻链连接肽及附近糖基化的位点也影响其毒力。

3. 禽流感病毒可触发免疫"风暴" 人一旦感染了 H5N1、H7N9 流感病毒，其支气管和肺泡上皮的促炎细胞因子和趋化因子水平明显增高，造成"细胞因子风暴"，可引起反应性噬血细胞综合征（reactive hemophagocytic syndrome），导致各器官严重的病理损伤。

（二）病理

病理改变以肺部最明显，可见到肺泡和支气管黏膜损伤严重，肺实质出血和坏死，肺泡内大量淋巴细胞浸润，肺泡内有透明膜形成，有严重的弥漫性损伤，并伴有间隔纤维形成。少数病例发现广泛肝小叶中心坏死、急性肾小管坏死、淋巴细胞功能衰竭。

要点四 临床表现

潜伏期一般为 1～7 日，通常为 2～4 日。

急性起病，早期表现类似流感。主要为发热，体温大多持续在 39℃以上，热程 1～7 日，一般为 3～4 日，可伴有眼结膜炎、流涕、鼻塞、咳嗽、咽痛、头痛和全身不适。部分患者可有恶心、腹痛、腹泻、稀水样便等消化道症状。重症患者病情发展迅速，可出现肺炎、急性呼吸窘迫综合征（ARDS）、肺出血、胸腔积液、全血细胞减少、肾衰竭、败血症、休克及 Reye 综合征等多种并发症，严重者可致死亡，且病死率高达 50%。体征可见眼结膜轻度充血，咽部充血，肺部有干啰音等，半数患者有肺部实变体征。H7N9 患者病情发展迅速，常快速进展为急性呼吸窘迫综合征、感染性休克和多器官功能障碍综合征；仅少数患者表现为轻症。病例早期发病无特异性表现，后期重症病例治疗效果差，病死率高。H7 亚型感染者症状较轻，H9N2 和 H10N7 感染者仅出现一过性流感症状。

[常考考点] 人禽流感的典型临床表现。

要点五 实验室检查与其他检查

（一）血常规检查

多数患者外周血白细胞、淋巴细胞和血小板不同程度减少。

（二）骨髓穿刺检查

骨髓穿刺检查示细胞增生活跃，见反应性组织细胞增生伴出血性吞噬现象。

（三）血生化检查

部分患者肝功能异常，表现为 ALT、AST 升高，亦可出现 BUN 的升高。

（四）病原及血清学检查

1. 病毒抗原及基因检测 取患者呼吸道标本，采用免疫荧光法（或酶联免疫法）检测甲型流感病毒核蛋白抗原（NP）及禽流感病毒 H 亚型抗原。还可用快速核酸模板等温扩增技术（NASBA）或 RT-PCR 检测禽流感病毒亚型特异性 H 抗原基因。

2. 病毒分离 从患者呼吸道标本（如鼻咽分泌物、口腔含漱液、气管吸出物或呼吸道上皮细胞）中分离禽流感病毒。

3. 血清学检查 以微粒中和法或特异的酶联免疫吸附试验（ELISA）检测抗体，发病初期和恢复期双份血清抗禽流感病毒抗体滴度有 4 倍或以上升高，有助于回顾性诊断。

（五）其他检查

重症患者胸部 X 线检查可显示单侧或双侧肺炎，严重者呈"白肺"，少数可伴有胸腔积液等。

[常考考点] 人禽流感的病原及血清学检测。

要点六 诊断与鉴别诊断

（一）诊断

根据流行病学资料、临床症状和病原分离而确诊。

1. 医学观察病例 1周内有流行病学接触史者，出现流感样症状，对其进行7日医学观察。

2. 疑似病例 有流行病学史和临床表现，患者呼吸道分泌物标本采用甲型流感病毒和H5型单克隆抗体抗原检测阳性者。

3. 临床诊断病例 被诊断为疑似病例，且与其有共同暴露史的人被诊断为确诊病例者。

4. 确诊病例 临床诊断病例呼吸道分泌物标本中分离出特定病毒或采用RT-PCR检测到禽流感病毒基因，且发病初期和恢复期双份血清抗禽流感病毒抗体滴度4倍或以上升高。

（二）鉴别诊断

注意与流感、普通感冒、细菌性肺炎、传染性非典型肺炎（SARS）、传染性单核细胞增多症、巨细胞病毒感染、衣原体肺炎、支原体肺炎等疾病进行鉴别诊断。确诊需依据实验室检查，如病原体分离、血清学检查和核酸检测。

要点七 治疗

（一）一般治疗

对疑似和确诊患者应进行隔离治疗。加强支持治疗，预防并发症。注意休息，多饮水，加强营养，饮食易消化。

（二）对症治疗

可应用解热药、缓解鼻黏膜充血药、止咳祛痰药等。儿童忌用阿司匹林或含阿司匹林的药物，避免引起儿童Reye综合征。

（三）抗流感病毒治疗

应在发病48小时内试用抗流感病毒药物。

1. 神经氨酸酶抑制剂 试验研究表明，奥司他韦（oseltamivir）对禽流感病毒H5N1、H7N9和H9N2有抑制作用。成人每日150mg，儿童每日3mg/kg，分2次口服，5日为一疗程。WHO在2006年颁布的《关于人感染禽流感病毒（H5N1）的药物学管理的快速建议指南》中认为，对确诊或高度怀疑的患者给予奥司他韦治疗，具有较高的预防疾病恶化的价值。扎那米韦（zanamivir）是第一个新型抗流感病毒的神经氨酸酶抑制剂，对病毒的各种变异株均有作用，是一种雾化吸入剂，每次10mg，每日2次。现已批准用于治疗无并发症的、年龄满7岁的急性流感患者。

2. 离子通道M2阻滞剂 金刚烷胺（amantadine）和金刚乙胺（rimantadine）可抑制禽流感病毒株的复制，早期应用可阻止病情发展，减轻病情，改善预后。金刚烷胺成人每日100～200mg，儿童每日5mg/kg，分2次口服，5日为一疗程。治疗过程中应注意中枢神经系统和胃肠道副作用。肾功能受损者酌减剂量。有癫痫病史者忌用。

（四）抗生素治疗

在明确或有充分证据提示继发细菌感染时使用，可选用氟喹诺酮类或大环内酯类抗生素。

（五）重症患者的治疗

对出现呼吸障碍者给予吸氧及其他呼吸支持，防治继发细菌感染，必要时进行免疫调节治疗，如糖皮质激素、胸腺肽、干扰素、丙种球蛋白等。

［常考考点］抗流感病毒治疗要求在48小时内使用神经氨酸酶抑制剂（奥司他韦）或离子通道M2阻滞剂（金刚烷胺或金刚乙胺）。

要点八 预防

（一）管理传染源

加强禽类疾病的监测，一旦发现禽流感疫情，动物防疫部门应立即按有关规定进行处理。加强对密切接触禽类人员的监测。当接触禽类人员中出现流感样症状时，应立即进行流行病学调查，采集患者标本并送至指定实验室检测，以进一步明确病原，同时采取相应的防治措施。

（二）切断传播途径

一旦发生疫情，对病禽群进行严格隔离、封锁、捕杀、销毁。接触人禽流感患者应戴口罩、戴手套、穿隔离衣。接触后应洗手。要加强检测标本和实验室禽流感病毒毒株的管理，严格执行操作规范，防止医院感染和实验室的感染及传播。

（三）保护易感人群

注意饮食卫生，不喝生水，不吃未熟的肉类及蛋类等；勤洗手，养成良好的个人卫生习惯。目前尚无人用H5N1疫苗。对密切接触者必要时可试用抗流感病毒药物或按中医理论辨证施防。

【知识纵横比较】

流感和人禽流感的鉴别

	流行性感冒	人感染高致病性禽流感
传染源	流感患者和隐性感染者	患禽流感或携带禽流感病毒的鸡、鸭、鹅等家禽
传播途径	经呼吸道-空气飞沫传播，也可通过直接接触或病毒污染物品间接接触传播	呼吸道传播，也可通过密切接触感染的禽类及其分泌物、排泄物，日常接触受病毒污染的物品和水，以及实验室直接接触病毒毒株被感染
易感人群	普遍易感	人对禽流感病毒不易感。高危人群：12岁以下儿童、与家禽（尤其是病死禽）密切接触人群、与病人密切接触者（包括医务人员）
流行特征	发病率高和流行过程短，无明显季节性，散发于冬春季	四季均可发生，但冬春季节多暴发流行。夏季发病较少，多呈散发
临床表现	潜伏期通常为1~3日，最短数小时。起病多急骤，主要以全身中毒症状为主，呼吸道症状轻微或不明显。可分为单纯型流感和肺炎型流感	潜伏期一般为1~7日，通常在2~4日以内。早期类似普通感冒，可伴消化道症状，重症患者高热不退，病情发展迅速。可出现急性肺损伤、急性呼吸窘迫综合征（ARDS）、肺出血、胸腔积液、全血细胞减少、多脏器功能衰竭、休克及瑞氏（Reye）综合征等多种严重并发症，病死率高达50%。体征可见眼结膜充血、咽部充血、肺部干啰音，半数患者有肺部实变体征
抗病毒治疗	离子通道M2阻滞剂金刚烷胺、甲基金刚烷胺，或神经氨酸酶抑制剂奥司他韦	神经氨酸酶抑制剂奥司他韦，或离子通道M2阻滞剂金刚烷胺、金刚乙胺

【例题实战模拟】

A1型题

1.人感染高致病性禽流感的主要传播途径是
　　A.消化道　　B.呼吸道　　C.皮肤　　D.血液　　E.接触感染的禽类及其分泌物

2.下列有关人感染高致病性禽流感的表述中，正确的是
　　A.属于乙类传染病，按甲类传染病管理　　B.属于乙类传染病，按乙类传染病管理
　　C.属于甲类传染病，按甲类传染病管理　　D.属于丙类传染病，按乙类传染病管理
　　E.属于丙类传染病，按甲类传染病管理

3.不属于人感染高致病性禽流感患者应用抗病毒药物的目的是
　　A.预防再次感染　　B.抑制病毒复制　　C.减轻病情　　D.缩短病程　　E 改善预后

4.人感染高致病性禽流感多暴发流行的季节是
　　A.春夏　　B.夏秋　　C.冬春　　D.秋冬　　E 全年

5.目前感染人类的禽流感病毒亚型中，感染后病情重、死亡率高的亚型是
　　A. H5N1　　B. H9N2　　C. H7N7　　D. H7N3　　E. H7N2

6.下列人感染高致病性禽流感的临床表现中，叙述不正确的是
　　A.早期表现类似流感　　B.可伴有眼结膜炎　　C.可有恶心、腹痛、腹泻等消化道症状
　　D.发热、鼻塞、咳嗽　　E.无肺炎表现

7.禽流感的传染源主要是病禽、健康带毒的禽，特别是
　　A.鸡　　B 鸭　　C.鹅　　D.野禽　　E.其他禽类

【参考答案】
1.B　2.A　3.A　4.C　5.A　6.E　7.A

细目四 艾滋病

【考点突破攻略】

艾滋病是获得性免疫缺陷综合征（acquired immunodeficiency syndrome，AIDS）的简称，是由人免疫缺陷病毒（Human immunodeficiency virus，HIV）引起的以侵犯辅助性 T 淋巴细胞（CD_4^+T lymphocytes，Th）为主，造成细胞免疫功能缺损为基本特征的传染性疾病，最后继发各种严重机会性感染（opportunistic infection）和恶性肿瘤。

要点一　病原学

HIV 分为 HIV-1 型和 HIV-2 型，两者均为 RNA 病毒，属于反转录病毒科（retroviridae）慢病毒属（*Lentivirus*）。HIV 呈球形，直径 100～120nm，由包膜和核心组成。包膜表面有糖蛋白棘突，其中嵌有糖蛋白 gp120 和 gp41，内含多种宿主蛋白。核心包括两条单股正链 RNA、反转录酶、整合酶和蛋白酶等。核心与膜之间由基质蛋白 p17 构成。

根据包膜蛋白基因（env）核酸排列的不同，HIV-1 分为 M、O、N 3 个亚型组 13 个亚型：M 亚型组包括 A、B、C、D、E、F、G、H、I、J 和 K 共 11 个亚型，N 亚型组只有 N 亚型，O 亚型组只有 O 亚型。HIV-2 有 A、B、C、D、E、F、G 共 7 个亚型。HIV-1 是引起艾滋病的主要毒株，中国已发现的有 A、B（欧美 B）、B′（泰国 B）、C、D、E、F 和 G 共 8 个亚型。HIV-2 主要在西非和西欧流行。

HIV 的基因组包括 9 个可识别基因，分为三类：一类为结构基因，包括组特异性抗原基因（gag）、多聚酶基因（pol）和包膜蛋白基因（env）。另一类为调节基因，包括反式激活基因（tat）、病毒蛋白调节因子（rev）。第三类为辅助基因，包括病毒颗粒感染因子（vif）、负调节因子（nrf）、病毒蛋白 R 基因（vpr）。HIV-1 与 HIV-2 两型病毒的核苷酸序列差异超过 40%。HIV 的反转录酶无校正功能导致 HIV 基因频繁变异。

HIV 进入人体后可刺激机体产生抗体，但中和抗体少，作用极弱。血清同时存在抗体和病毒时仍有传染性。HIV 主要感染 CD_4^+T 细胞，也感染单核 - 吞噬细胞、小神经胶质细胞和骨髓干细胞等，有嗜淋巴细胞性和嗜神经性。

HIV 对热敏感，对甲醛、紫外线和 γ 射线不敏感。56℃ 30 分钟能使 HIV 在体外对人的 T 淋巴细胞失去感染性；100℃ 20 分钟能使 HIV 完全灭活；75% 乙醇、0.2% 次氯酸钠、2% 戊二醛及 0.1% 漂白粉 5～10 分钟能使 HIV 灭活。

［常考考点］HIV 为 RNA 病毒。HIV-1 是引起艾滋病的主要毒株。HIV 基因频繁变异。HIV 对热敏感，对甲醛、紫外线和 γ 射线不敏感。

要点二　流行病学

（一）传染源

艾滋病患者和无症状 HIV 感染者是本病的传染源，尤其后者。HIV 主要存在于传染源的血液、精液、阴道分泌物、胸腹水、脑脊液、羊水和乳汁等体液中。

（二）传播途径

1. 性接触传播　是本病主要传播途径。

2. 血源传播　通过输血、器官移植、药瘾者共用针具等方式传播。

3. 母婴传播　感染 HIV 的孕妇可以通过胎盘、产程中及产后血性分泌物、哺乳等传给婴儿。HIV 阳性孕妇中 11%～60% 会发生母婴传播。

4. 其他途径　接受 HIV 感染者的人工授精，医务人员被 HIV 污染的针头刺伤或皮肤破损处受污染等。目前尚无证据证明一般日常生活接触、食物、水、昆虫能够传播本病。

（三）易感人群

人群普遍易感。儿童和妇女感染率逐年上升。静脉注射吸毒者、性工作者、同性恋、性乱者、血友患者、多次接受输血或血制品者是感染的高危人群。

（四）流行特征

1981 年美国首次报道艾滋病。联合国艾滋病规划署估计，截至 2017 年底，全球现存活 HIV/AIDS 患者 3690 万例，当年新发 HIV 感染者 180 万例，有 2170 万例正在接受高效联合抗反转录病毒治疗（highly active antiretroviral therapy，HAART，俗称"鸡尾酒疗法"，又称抗反转录病毒治疗）。在继续推行综合、强化的干预措施基础上，提出"90-90-90 策略",即存活的HIV/AIDS患者90%被检测出,诊断的HIV/AIDS患者90%接受规范的HAART,治疗的HIV/AIDS患者90%达到病毒被抑制。并规划到2020年,将年新发感染人数控制在50万以下。我国2018版指南在ART(抗反转录病毒治疗)启动时机上首次提出:一旦确诊HIV感染,无论CD_4^+T淋巴细胞水平高低,均建议立即开始治疗。HIV的孕妇不论其CD_4^+T淋巴细胞计数多少或临床分期如何,均应终生接受ART;HIV感染母亲所生新生儿应在出生后尽早(6~12小时)服用抗病毒药物。截至2017年底,我国报告的现存活HIV/AIDS患者758610例,当年新发现HIV/AIDS患者134512例(其中95%以上均是通过性途径感染),当年报告死亡30718例。

[常考考点] 艾滋病的传染源、传播途径、易感人群和流行特征。

要点三 发病机制与病理

(一)发病机制

艾滋病的发病机制主要是HIV侵犯和破坏CD_4^+T淋巴细胞,因为此类细胞表面表达HIV的受体CD_4分子及辅助受体CCR5与CXCR4趋化因子,其他免疫细胞也不同程度地受损,最终并发各种机会性感染和恶性肿瘤。

1. HIV在人体细胞内的感染复制过程 HIV进入人体后,在24~28小时到达局部淋巴结,5天左右在外周血中可以检测到病毒成分,继而产生病毒血症,导致急性感染,以CD_4^+T淋巴细胞数量短期内一过性迅速减少为特点。HIV借助gp120与靶细胞的CD_4受体结合,gp120构象改变与gp41分离,与宿主细胞膜融合进入细胞。病毒RNA在反转录酶作用下,形成负链DNA,在DNA聚合酶(DNAP)作用下形成双股DNA,在整合酶的作用下,新形成的非共价结合的双链DNA整合入宿主细胞染色体DNA中。这种整合的病毒双链DNA即前病毒DNA,可被激活,转录和翻译成新HIV RNA和病毒蛋白质,在细胞膜装配成新HIV后芽生释出,再感染并破坏其他细胞。HIV感染宿主免疫细胞后以每日产生10^9~10^{10}个病毒颗粒的速度复制,并直接使CD_4^+T细胞破坏。

2. 机体免疫细胞数量减少和功能障碍 HIV在CD_4^+T淋巴细胞内大量复制,导致CD_4^+T淋巴细胞溶解和破坏。T细胞数量减少和功能丧失,导致免疫功能缺陷,使AIDS患者易发生各种感染。

单核-吞噬细胞表面也有CD_4分子和辅助受体等,单核-吞噬细胞可成为HIV贮存场所,并可携带HIV透过血-脑脊液屏障,进一步感染小神经胶质细胞和脑部巨噬细胞,引起神经细胞损伤,导致痴呆等中枢神经系统症状。B淋巴细胞表面也存在低水平CD_4分子表达,可被HIV感染。另外,HIV感染者早期即有自然杀伤细胞(NK细胞)数量减少,HIV同时能抑制NK细胞的监视功能。

(二)病理

艾滋病累及全身多系统器官,病理变化复杂。淋巴结可出现反应性病变,如滤泡增生性淋巴结肿。胸腺可有萎缩、退行性或炎性病变。中枢神经系统有神经胶质细胞灶性坏死、血管周围炎及脱髓鞘等。

要点四 临床表现

(一)急性HIV感染期

少数急性感染(感染后平均2~4周)者有临床症状,通常持续数日到数周后自然消失,平均为1~2周,以发热最为常见,可伴有头痛、咽痛、恶心、呕吐、腹泻、皮疹、关节痛、淋巴结肿大以及神经系统症状。一般只有在对高危人群,如静脉吸毒或同性恋者的随访中才能发现,随后进入长期无症状感染期。

(二)无症状感染期

无症状感染,可由原发感染或急性感染症状消失后延伸而来,持续时间一般为6~8年,短可数月,长可达15年。临床无明显症状,但血中可检出病毒及抗体,有传染性。

(三)艾滋病期

为感染HIV后的最终阶段。患者CD_4^+T淋巴细胞计数明显下降,多少于200/μL。HIV血浆病毒载量明显升高。此期主要表现为持续1个月以上的发热、盗汗、腹泻、体重减轻10%以上。部分患者可表现为神经精神症状,如记忆力减退、精神淡漠、性格改变、头痛、癫痫及痴呆等,另外还可出现持续性全身淋巴结肿大。

(四)并发症

艾滋病期可并发各系统的各种机会性感染及恶性肿瘤。

1. 呼吸系统 肺孢子菌肺炎(pneumocystis pneumonia,PCP)最为常见。该病起病隐匿或呈亚急性,干咳,气短,活动后加重,可有发热、发绀,严重者出现呼吸窘迫,动脉血氧分压(PaO_2)降低。肺部阳性体征少,或可闻及少量散在的干湿啰音。胸部X线检查显示间质性肺炎。确诊依靠病原学检查。此外,巨细胞病毒、结核杆菌、鸟分枝杆菌、念珠菌及隐球菌等常引起肺部感染。

2. 中枢神经系统 如隐球菌脑膜炎、结核性脑膜炎、弓形体脑病、各种病毒性脑膜脑炎等。

3. 消化系统 念珠菌（假丝酵母菌）食管炎、巨细胞病毒性食管炎、肠炎，沙门菌、痢疾杆菌、空肠弯曲菌及隐孢子虫性肠炎。其中肠道隐孢子虫感染较为常见，表现为慢性持续性腹泻，水样便可达月久；隐孢子虫、巨细胞病毒、鸟分枝杆菌、结核杆菌及药物等可引起肉芽肿性肝炎，急、慢性肝炎，脂肪肝及肝硬化，同性恋患者常见肛周疱疹病毒感染和疱疹性直肠炎，大便检查和内镜检查有助于诊断。

4. 口腔 可见鹅口疮、舌毛状白斑、复发性口腔溃疡、牙龈炎等。

5. 皮肤 可见带状疱疹、传染性软疣、尖锐湿疣、真菌性皮炎和甲癣。

6. 眼部 可见巨细胞病毒性和弓形体性视网膜炎，表现为快速视力下降，眼底絮状白斑。

7. 肿瘤 可见恶性淋巴瘤、卡波西肉瘤等。卡波西肉瘤是艾滋病患者最常见的肿瘤，由人疱疹病毒 8 型感染所致，病变不仅累及皮肤，而且累及内脏，依次为肺、淋巴结、胃肠道、肝、泌尿生殖系统，甚至少累及肾上腺、心和脾。皮肤卡波西肉瘤呈红色或紫红色，早期为平坦的斑点，进而发展为隆起的斑块，最终形成结节，并可发生糜烂、溃疡。

[常考考点] 艾滋病的分期及各期的临床表现和常见并发症。

要点五 实验室检查与其他检查

（一）常规检查

不同程度的贫血和白细胞计数降低。尿蛋白常阳性。血清转氨酶、肌酐、尿素氮可升高。

（二）免疫学检查

T 淋巴细胞绝对计数下降；CD_4^+T 淋巴细胞减少，$CD_4^+/CD_8^+ < 1.0$；链激酶、植物血凝素等迟发型变态反应性皮试常阴性。

（三）病原学检测

1. 抗体检测 抗体检测是感染诊断的"金标准"。包括筛查试验和确认试验。HIV 抗体筛查检测方法包括酶联免疫试验（ELISA）、快速检测（快速检测纸条和明胶颗粒凝集试验）等，其阳性率可达 99%。HIV 抗体确认试验常用的方法是蛋白质印迹法（Western blotting，WB）。

2. 抗原检测 用 ELISA 法测血清 p24 抗原，采用流式细胞技术（flow cytometry，FCM）检测血或体液中 HIV 特异性抗原。

3. 病毒载量测定 病毒载量测定常用方法有 RT-PCR、核酸序列依赖性扩增法（NASBA）、支链 DNA（bDNA）信号放大系统。

4. 蛋白质芯片 能同时检测 HIV、HBV、HCV 联合感染者血中 HIV 和相应的抗体，应用前景较好。

（四）其他检查

X 线检查有助于了解肺部并发肺孢子菌、真菌、结核杆菌感染及卡波西肉瘤等情况。

要点六 诊断与鉴别诊断

（一）诊断标准

1. 急性期 患者近期内有流行病学史和临床表现，结合实验室 HIV 抗体由阴性转为阳性即可诊断，或仅实验室检查 HIV 抗体由阴性转为阳性即可诊断。

2. 无症状期 有流行病学史，HIV 抗体阳性即可诊断，或仅实验室检查 HIV 抗体阳性即可诊断。

3. 艾滋病期 有流行病学史，实验室检查 HIV 抗体阳性，加下述各项中的任何一项即可诊断，淋巴细胞数 $CD_4^+T < 200/\mu L$ 也可诊断。

（1）原因不明的不规则发热，体温高于 38℃持续 1 个月以上。

（2）慢性腹泻（每日＞3 次）持续 1 个月以上。

（3）体重在 6 个月内下降 10% 以上。

（4）反复发作的口腔念珠菌感染。

（5）反复发作的单纯疱疹病毒、带状疱疹病毒感染。

（6）卡氏肺孢子菌肺炎。

（7）反复发生的细菌性肺炎。

（8）活动性结核或非结核分枝杆菌病。

（9）深部真菌感染。

（10）中枢神经系统占位性病变。

（11）中青年人出现痴呆。

（12）活动性巨细胞病毒感染。

（13）弓形体病。

（14）马尔尼菲青霉菌感染。

（15）反复发生的败血症。

（16）皮肤黏膜或内脏的卡波西肉瘤、淋巴瘤。另外，CD_4^+T 淋巴细胞计数 $< 200/\mu L$ 也可帮助诊断。

[常考考点] 艾滋病各期的诊断标准。

（二）鉴别诊断

艾滋病急性期应与传染性单核细胞增多症相鉴别，淋巴结肿大要注意与血液系统疾病相鉴别，还要注意和原发性 CD_4^+T 淋巴细胞减少症、继发性 CD_4^+T 淋巴细胞减少相鉴别。除流行病学史外，病原学检查是主要鉴别方法。

要点七 预防

（一）管理传染源

做好疫情报告工作，积极开展抗艾滋病病毒治疗，对高危人群进行普查，患者的血、排泄物和分泌物应进行消毒，加强国境检疫。

（二）切断传播途径

加强宣传教育，加强血液制品管理。推广使用一次性注射器。严格消毒医疗器械。提倡高危人群使用安全套。注意对 HIV 感染孕妇的产科干预防治。暴露后预防均采用三联药物治疗，推荐的首选方案为替诺福韦（TDF）/恩曲他滨（FTC）+ 整合酶抑制剂（INSTIs），不共用牙具、剃须刀等。

（三）保护易感人群

目前尚无成功应用于易感者的疫苗。

【例题实战模拟】

A1 型题

1. 艾滋病患者肺部机会性感染最常见的病原体是
   A. 白色念珠菌   B. 结核杆菌   C. 疱疹病毒   D. 巨细胞病毒   E. 肺孢子虫

2. 下列有关 HIV 病原学特点的描述，不正确的是
   A. 有 HIV-1、HIV-2 两型   B. 为 RNA 病毒   C. 属反转录病毒科
   D. 主要侵犯 CD_4^+T 淋巴细胞   E. 慢病毒亚科

3. 下列有关 CD_4^+T 淋巴细胞受损方式及表现的描述，不正确的是
   A. HIV 在细胞内复制直接使细胞破裂
   B. 已受感染 CD_4^+T 淋巴细胞与未感染的形成融合细胞引起破坏
   C. 游离的 gp120 与未感染 CD_4^+T 细胞结合成为靶细胞，遭受免疫损伤
   D. HIV 感染骨髓干细胞，使 CD_4^+T 细胞产生减少
   E. CD_4^+T 细胞可被巨噬细胞吞噬

4. 下列不符合艾滋病 4 期叙述的是
   A. 急性感染期   B. 前驱期   C. 无症状感染期   D. 持续性全身淋巴结肿大综合征   E. 艾滋病期

5. 下列有关艾滋病高危人群的描述，错误的是
   A. 体重下降 10% 以上   B. 慢性咳嗽或腹泻 1 个月以上   C. 间歇或持续发热 1 个月以上
   D. 双侧腹股沟淋巴结肿大   E. 反复出现疱疹或慢性播散性单纯疱疹感染

6. 下述不属于艾滋病的主要传播途径的是
   A. 性接触   B. 注射及输血和血制品   C. 母婴传播   D. 器官移植   E. 消化道传播

7. 下列消毒措施对 HIV 不敏感的是

A. 高压蒸气消毒法　　B. 75%乙醇　　C. 0.2%次氯酸钠　　D. 焚烧　　E. 紫外线

A2型题

8. 患者，男，40岁。因反复机会性感染入院，检查发现患者伴发卡波西肉瘤。诊断应首先考虑

　　A. 先天性胸腺发育不全　　B. 腺苷脱氨酶缺乏症　　C. X-连锁低丙种球蛋白血症

　　D. 艾滋病　　E. 选择性IgA缺乏症

【参考答案】

1.E　2.D　3.E　4.B　5.D　6.E　7.E　8.D

细目五　流行性出血热

【考点突破攻略】

流行性出血热（epidemic hemorrhagic fever，EHF）又称肾综合征出血热（hemorrhagic fever with renal syndrome，HFRS），是由汉坦病毒（Hantavirus，HV）引起的一种自然疫源性急性传染病。临床上以发热、低血压休克和肾损害为主要表现。

要点一　病原学

汉坦病毒属于布尼亚病毒科汉坦病毒属（Hantavirus，HV），为单股负链RNA病毒，圆形或卵圆形，直径平均为122nm（70～210nm）。有双层包膜，外膜上有微突。其基因组分为大（L）、中（M）、小（S）三个不同片段。S基因编码核蛋白，M基因编码膜蛋白（G_1、G_2），L基因编码聚合酶。核蛋白是病毒主要结构蛋白之一，G_1和G_2糖蛋白构成病毒的包膜。汉坦病毒的核蛋白有较强的免疫原性和稳定的抗原决定簇。核蛋白中含补体结合抗原，不含中和抗原。膜蛋白中含中和抗原和血凝抗原，膜蛋白具有血凝活性，对病毒颗粒黏附于受染宿主的细胞表面及随后病毒脱衣壳进入胞浆起重要作用。

由于抗原结构的差异，汉坦病毒目前至少有23个以上血清型，WHO认定的有Ⅰ～Ⅳ型。由于病毒型别不同，对人类的致病性亦不同。Ⅰ型汉滩病毒（野鼠型）引起的病情较重；Ⅱ型汉城病毒（家鼠型）病情中等；Ⅲ型普马拉病毒（PUUV）主要宿主是欧洲棕背鼠，病情较轻；Ⅳ型希望山病毒（田鼠型）迄今未见致病；Ⅴ型辛诺柏病毒（鹿鼠型）为汉坦病毒肺综合征（Hantavirus pulmonary syndrome，HPS）的病原，又称为HPS病毒。在我国流行的主要是Ⅰ型、Ⅱ型，近年来发现有Ⅲ型。

汉坦病毒对乙醚、氯仿、丙酮等脂溶剂和去氧胆酸盐敏感，不耐热和不耐酸，高于37℃及pH5.0以下易被灭活，56℃30分钟或100℃1分钟可被灭活。对紫外线、乙醇和碘酒等消毒剂敏感。

要点二　流行病学

（一）传染源

汉坦病毒具有多宿主性和动物源性，其中以鼠类为主要传染源，在我国是黑线姬鼠（野鼠型）、褐家鼠（家鼠型）等。虽然患者早期的血、尿中携带病毒，但人不是主要的传染源。

（二）传播途径

病毒通过鼠等宿主动物的血及唾液、尿、粪便等排出，主要传播途径有：

1. 呼吸道传播　含出血热病毒的鼠排泄物污染尘埃后形成的气溶胶颗粒经呼吸道吸入感染。

2. 消化道传播　进食被染毒鼠排泄物污染的食物后感染。

3. 接触传播　被鼠类咬伤或破损伤口接触带病毒的鼠类排泄物或血液而感染。

4. 垂直传播　孕妇患病后可经胎盘感染胎儿。

5. 虫媒传播　寄生于鼠类身上的革螨或恙螨可通过叮咬人而传播。

（三）易感人群

人群普遍易感。感染后多显性发病，隐性感染率较低，野鼠型为3%～4%，家鼠型隐性感染率稍高，为5%～16%。青壮年发病率高。病后可获持久免疫。

(四)流行特征

1. 地区性 本病流行广泛,主要分布在欧亚两大洲,我国疫情最重,发病人数占全球的90%。本病好发于我国海拔500米以下的地区,主要分布在丰水带、多水带和过渡带的农业区。我国于20世纪30年代初开始流行于黑龙江下游两岸,以后逐渐向南、向西蔓延,近年来几乎遍及全国各地。

2. 季节性和周期性 全年均有散发,但有明显的季节高峰。野鼠型发病以秋冬季为多,高峰在11月份~次年1月份,部分地区5~7月份有小高峰。家鼠型发病以春夏季为多,高峰在3~5月份。本病的发病率有一定的周期性波动,以姬鼠为主要传染源的疫区,一般相隔数年有一次较大流行。

3. 人群分布 各年龄组均可发病,发病的多少与接触传染源的机会多少有关。发病以青壮年为主,儿童极少见,男性多于女性,野外工作人员及农民发病率高。

[常考考点] 流行性出血热的传染源、传播途径、易感人群和流行特征。

要点三 发病机制与病理

(一)发病机制

发病机制尚未完全阐明,一般认为病毒感染是发病的始动环节,一方面导致受感染的细胞功能和结构损害,另一方面诱发机体的异常免疫反应引起组织损伤。

1. 病毒直接作用 在病毒血症期,几乎所有的脏器组织中均可检出汉坦病毒抗原。病毒对人体呈泛嗜性感染,侵入人体后可随血流侵袭全身的小血管、毛细血管内皮细胞及血小板、单核细胞,并在其中繁殖,造成小血管和毛细血管的损伤,导致多器官病理损害和功能障碍。

2. 免疫损伤作用 病毒释放的抗原与机体产生的特异性抗体结合形成大量的免疫复合物,沉积于肾、血管壁等处,在补体的参与下引起相应器官和组织的炎症和损伤;细胞因子和介质(IL-1、TNF、前列腺素、内皮素等)也可引起组织损伤。

病程的3~7日,由于全身小血管和毛细血管广泛受损,通透性增加,血浆大量外渗使血容量下降引起的低血压休克,称原发性休克。以后在肾衰竭期间,因水盐平衡失调,继发感染和内脏大出血等,可引起继发性休克。HFRS患者出血的原因在不同时期有不同因素,发热期出血是由于毛细血管损伤、血小板减少和功能异常所致。低血压休克期至多尿期,主要是弥散性血管内凝血(DIC)导致凝血机制异常。此外,血小板减少和功能障碍、肝素类物质增加和尿毒症等亦能导致出血。本病的肾脏损害与肾血流量不足、免疫复合物沉积、肾间质水肿致使肾小管被压受阻、肾素、血管紧张素Ⅱ的激活等因素有关,致使肾小球滤过率下降,肾小管重吸收功能受损。

(二)病理

流行性出血热的基本病理变化为全身小血管和毛细血管变性、坏死。以肾脏病变最明显,其次是心、肝、脑等脏器。由于广泛性小血管病变和血浆外渗,使周围组织水肿、出血,引起各重要脏器实质损害和功能障碍,其中以肾髓质、右心房内膜、脑垂体和肾上腺皮质最明显。

[常考考点] 流行性出血热早期休克的主要原因是血浆外渗。流行性出血热早期出血的原因主要为血管脆性增加及血小板减少。

要点四 临床表现

本病潜伏期为4~46日,一般为7~14日。

典型患者的临床经过可分为发热期、低血压休克期、少尿期、多尿期及恢复期五期。非典型和轻型病例可出现越期或不典型表现,而重症患者则可出现发热期、休克期和少尿期之间的重叠。

1. 发热期 主要表现为感染中毒症状、毛细血管损伤和肾脏损害。

起病急骤,突然畏寒、发热,体温在1~2日内可达39~40℃,热型多为弛张热或稽留热,一般持续3~7日。同时出现全身中毒症状,高度乏力,周身酸痛,常有典型的"三痛"(头痛、腰痛、眼眶痛),常伴较突出的胃肠道症状。

毛细血管损伤主要表现为"三红"征:颜面、颈部及上胸部呈弥漫性潮红,酒醉貌。颜面和眼睑浮肿,眼结膜充血,球结膜水肿。发病2~3日软腭充血明显,两腋下、上胸部、颈及肩部等处皮肤有散在、簇状或搔抓样、条索状出血点,束臂试验常阳性,少数患者有鼻出血、咯血、黑便等。如皮肤迅速出现大片瘀斑或腔道出血,表示病情严重,可能并发DIC。

发病1~2日即可出现肾脏损害,表现为蛋白尿、血尿和少尿倾向,有时尿中可见膜状物。

2. 低血压休克期 主要为低血容量休克的表现。一般发生于病程第4～6日，迟者可于8～9日出现。热退后病情反而加重是本期的特点。体温开始下降或退热后不久，患者出现低血压，重者发生休克。可引起DIC、心力衰竭、水及电解质平衡失调、脑水肿、呼吸窘迫综合征、急性肾衰竭（多脏衰）等。本期多不超过24小时，时间越长，病情越重。

3. 少尿期 少尿期与低血压休克期常无明显界限，两者经常重叠或接踵而至，也可由发热期直接进入少尿期。少尿期多发生于病程第5～8日，持续时间一般为2～5日。24小时尿量少于400mL为少尿，少于50mL为无尿。可引起尿毒症、酸中毒和水电解质紊乱，重者可出现高血容量综合征和肺水肿。可并发内脏出血或原有出血加重、感染等。患者常有厌食、恶心、呕吐、腹胀、腹泻、头晕、头痛、烦躁不安、嗜睡、抽搐、甚至昏迷等表现。

4. 多尿期 多尿期一般出现在病程第9～14日，持续时间一般为7～14日，短者1日，长者可达数月之久。根据尿量和氮质血症情况可分以下三期：

（1）移行期：每天尿量由400 m L增至2000 m L，此期虽尿量增加，但血尿素氮和肌酐等反而升高，症状加重，不少患者因并发症而死于此期，宜特别注意观察病情。

（2）多尿早期：每天尿量超过2000 m L，氮质血症未见改善，症状仍重。

（3）多尿后期：尿量每天超过3000 m L，并逐日增加，氮质血症逐步下降，精神食欲逐日好转，此期每天尿量可达4000～8000 m L，少数可达15000 m L以上。此期若水和电解质补充不足或继发感染，可发生继发性休克，亦可发生低血钠、低血钾等症状。

5. 恢复期 一般在病程的3～4周开始，随着肾功能的恢复，每日尿量逐渐恢复至2000mL以内。症状逐渐消失，精神及食欲好转，完全康复尚需1～3个月。

临床分型：根据发热高低、中毒症状轻重和出血、休克、肾功能损害严重程度的不同，临床上可分为5型：①轻型：体温39℃以下，中毒症状轻，除出血点外无其他出血现象，肾损害轻，无休克和少尿。②中型：体温39～40℃，中毒症状较重，有明显球结膜水肿，病程中收缩压低于90mmHg或脉压小于30mmHg，有明显出血和少尿期，尿蛋白（+++）。③重型：体温＞40℃，中毒症状及渗出体征严重，可出现中毒性精神症状，并出现休克，有皮肤瘀斑和腔道出血，休克和肾损害严重，少尿持续5天以内或无尿2天以内。④危重型：在重型基础上合并出现以下情况之一者：难治性休克；有重要脏器出血；少尿超过5天或无尿2天以上，BUN超出42.84mmol/L（120mg/dL）；出现心力衰竭、肺水肿；出现脑水肿、脑出血或脑疝等中枢神经系合并症；严重继发感染。⑤非典型：发热38℃以下，皮肤黏膜可有散在出血点，尿蛋白（±），血、尿特异性抗原或抗体阳性者。

[常考考点] 流行性出血的临床分期及各期的特点。

要点五　实验室检查与其他检查

（一）一般检查

1. 血常规

（1）白细胞计数：第3病日后逐渐升高，可达（15～30）×10⁹/L，少数重症患者可达（50～100）×10⁹/L。

（2）白细胞分类：发病早期中性粒细胞增多，核左移，有中毒颗粒。重症患者可见幼稚细胞，呈类白血病反应。第1～2病日后出现异型淋巴细胞，4～6病日达高峰。

（3）血红蛋白和红细胞：发热后期至低血压休克期血红蛋白和红细胞数升高，可达150g/L和5.0×10¹²/L以上。

（4）血小板：从第2病日起开始减少，一般在（50～80）×10⁹/L左右，休克期与少尿期最低，并可见异型血小板。

2. 尿常规

（1）尿蛋白：第2病日即可出现，第4～6病日尿蛋白常达（+++）或（++++），如突然出现大量尿蛋白则有助于诊断。部分病例尿中出现膜状物，这是大量尿蛋白与红细胞和脱落上皮细胞相混合的凝聚物。

（2）显微镜检：可见红细胞、白细胞和管型。此外尿沉渣中可发现巨大的融合细胞，其中可检出流行性出血热病毒抗原。

3. 血液生化检查

（1）血尿素氮及肌酐：多数患者在低血压休克期，少数患者在发热后期，尿素氮和肌酐开始升高，多尿移行期末达高峰，多尿后期开始下降。

（2）血酸碱度：发热期血气分析以呼吸性碱中毒多见，休克期和少尿期以代谢性酸中毒为主。

（3）电解质：血钠、氯、钙在本病各期中多数降低；血磷、镁等则增高；血钾在少尿期多升高，其他期多降低。

（4）肝功能：约50%的患者血清转氨酶升高，少数患者血清胆红素升高。

4. 凝血功能检查 发热期开始血小板减少及功能异常。若出现DIC，血小板常减少至$50×10^9$/L以下。DIC的高凝期出现凝血时间缩短，消耗性低凝血期则纤维蛋白原降低、凝血酶原时间延长和凝血酶时间延长，进入纤溶亢进期则出现纤维蛋白降解物（FDP）升高。

5. 其他检查

（1）心电图：可出现窦性心动过缓或过速、传导阻滞等心律失常和心肌受损表现。高血钾时出现T波高尖，低血钾时出现U波等。

（2）眼压和眼底：部分患者眼压增高，眼压明显增高者常预示为重症。脑水肿患者可见视乳头水肿。

（3）胸部X线：约30%的患者有肺水肿、淤血表现，约20%的患者出现胸腔积液和胸膜反应。

（二）血清学检查

特异性抗体检测：发病第2日即能检出特异性IgM抗体1：20为阳性，为临床常用的早期诊断依据。IgG抗体1：40为阳性或1周后两次抗体滴度上升4倍或以上有诊断意义。发病早期血清、白细胞内可检出病毒抗原，有诊断意义。

（三）病原学检查

应用RT-PCR检测汉坦病毒RNA，敏感性高，有早期诊断价值。

要点六 诊断与鉴别诊断

（一）诊断

1. 流行病学资料 在流行地区、流行季节，最长潜伏期内有疫区逗留史或直接、间接与鼠类或其粪便有接触史。

2. 临床表现 包括发热、出血、肾损害三大主症，"三红"，"三痛"，热退病情反而加重，有临床五期经过等。

3. 实验室检查 外周血WBC增多，早期出现异型淋巴细胞（>7%）与血小板减少；尿蛋白于短期内急剧增加，如见膜状物及包涵体更有助于诊断。血清特异性IgM抗体阳性，血或尿标本病毒抗原或病毒RNA阳性可确定诊断。

（二）鉴别诊断

发热期应与上呼吸道感染、流感、流行性脑脊髓膜炎、钩端螺旋体病、败血症等疾病相鉴别；低血压休克期应与中毒性菌痢、休克型肺炎等相鉴别；少尿期应与急性肾小球肾炎及其他原因引起的急性肾衰竭相鉴别；出血明显者需与消化性溃疡出血、血小板减少性紫癜及其他原因所致DIC等鉴别；腹痛为主要表现者应与外科急腹症相鉴别。

要点七 治疗

早发现，早休息，早治疗和少搬动（"三早一少"）是关键。治疗以综合疗法为主，早期可应用抗病毒治疗。治疗中要注意防治休克、出血、肾衰竭和继发感染。

（一）发热期

1. 抗病毒 发病3日内可给予利巴韦林，每日1g，静脉滴注，疗程3～5日，可抑制病毒，减轻病情和缩短病程。

2. 减轻外渗 应早期卧床休息。为降低血管通透性，可给予芦丁、维生素C、输注平衡盐液等。发热后期给予20%甘露醇125～250mL，以提高血浆渗透压，减轻外渗和组织水肿。

3. 改善中毒症状 高热以物理降温为主，慎用发汗退热药，以防大汗进一步丧失血容量；中毒症状重者可给予地塞米松5～10mg，静脉注射；呕吐频繁者给予甲氧氯普胺10mg，肌内注射。

4. 预防DIC 给予低分子右旋糖酐或丹参注射液静脉滴注，以降低血液黏滞度。

（二）低血压休克期

主要是抗休克，力争稳定血压，预防重要脏器衰竭。

1. 补充血容量 宜早期、快速和适量。争取4小时内稳定血压，但要适量，以防引起肺水肿、心衰。液体应晶胶结合，以平衡盐液为主。对休克较重者，可用双渗平衡盐液（即每升各种电解质含量加一倍）以达到快速补充血容量的目的。常用的胶体溶液有低分子右旋糖酐、甘露醇、血浆和白蛋白等。

2. 纠正酸中毒 休克引起组织器官血液灌注不足，无氧酵解增加，乳酸生成增多，导致代谢性酸中毒，且易诱发DIC，降低心肌收缩力和血管对血管活性物质的反应性，不利于休克的纠正。常用5%碳酸氢钠，可根据血气分析或CO_2CP结果分次给予，或根据病情，每次60～80mL，每日1～4次。由于5%碳酸氢钠注射液渗透压为血浆的4倍，故既能纠酸，亦有扩容作用。

3. 使用血管活性药 经补液、纠酸后，升高的血红蛋白已恢复正常，但血压仍不升高或不稳定者，可应用血管活性药物如多巴胺、间羟胺等，多巴胺100～200mg/L静脉滴注，具有扩张内脏血管和增强心肌收缩作用。山莨菪碱具有扩张微血管,解除血管痉挛作用,可应用 0.3~0.5mg/kg,静脉滴注。

4. 应用糖皮质激素 糖皮质激素具有降低毛细血管通透性、减少外渗、降低外周血管阻力、改善微循环作用,还可稳定细胞膜及溶酶体膜,减轻休克时器官实质细胞损害,常用地塞米松 10~20mg 静脉滴注。

5. 强心 有心衰者可给予强心剂。

(三)少尿期

治疗以稳定机体内环境,促进利尿,导泻和透析治疗为主。

1. 稳定机体内环境

(1)维持水、电解质、酸碱平衡:由于部分患者少尿期与休克期重叠,因此少尿早期需与休克所致的肾前性少尿相鉴别。肾性少尿应严格控制输入量,每日补液量为前 1 日的出量加 500~700mL。此期极易出现高血钾,应注意监测血钾和心电图。

(2)减少蛋白分解,控制氮质血症:给予高糖、高维生素和低蛋白饮食。不能进食者,每日静脉输入高渗葡萄糖 200~300g,并加入适量胰岛素。

(3)维持酸碱平衡:患者常有代谢性酸中毒,可根据血气分析结果或 CO_2CP 检测结果,用 5% 碳酸氢钠溶液纠正。

2. 促进利尿 少尿的原因之一是肾间质水肿压迫肾小管,少尿初期可应用 20% 甘露醇 125mL 静脉注射,以减轻肾间质水肿。用后若利尿效果明显可重复应用 1 次,但不宜大量应用。常用利尿剂为呋塞米,从小量开始,可逐步加大每次 100~300mg,4~6 小时重复静脉滴注。亦可试用血管扩张剂如酚妥拉明或山莨菪碱等。

3. 导泻和放血疗法 为预防高血容量综合征和高血钾,无消化道出血者可进行导泻,以通过肠道排出体内多余的水分和钾离子等。常用甘露醇 25g,2~3 次/日,口服。亦可用 50% 硫酸镁溶液 40mL 或中药口服。患者如出现高血容量综合征可紧急放血。

4. 透析疗法 目前常用腹膜透析和血液透析,以血液透析效果更佳。透析指征为少尿持续 4 日以上或无尿 24 小时以上,并存在以下情况之一者:①尿素氮>28.56mmol/L。②高分解状态,尿素氮每日升高>7.14mmol/L。③血钾>6mmol/L,心电图有 T 波高耸等高血钾表现。④高血容量综合征或伴肺水肿者。⑤极度烦躁不安或伴脑水肿者。根据血尿素氮情况,每 2~3 日透析一次,每次 5~6 小时。如尿量达每日 2000mL 以上,尿素氮下降,高血容量综合征或脑水肿好转后,可以停止透析。

(四)多尿期

移行期和多尿早期的治疗同少尿期。多尿后期主要是维持水和电解质平衡,防治继发感染。

1. 维持水与电解质平衡 给予半流质和富含钾的食物。补充水分以口服为主,不能进食者可以静脉补液。

2. 防治继发感染 由于免疫功能下降,本期极易发生呼吸道和尿路感染,因此需注意口腔卫生,必要时对室内空气进行消毒。应及时发现和治疗继发感染,禁用肾毒性药物。

(五)恢复期

应注意补充营养,适当休息,逐步恢复活动量。出院后仍应休息 1~2 个月。定期复查肾功能、血压和垂体功能。

(六)积极防治并发症

病程中应积极防治腔道大出血、心衰、肺水肿、急性呼吸窘迫综合征及各种继发感染等。

[常考考点] 流行性出血热各期的治疗原则和措施。

要点八 预防

1. 控制传染源 防鼠、灭鼠是预防本病的关键措施。

2. 切断传播途径 注意食品卫生,防止食品被鼠类污染;注意个人防护,不用手接触鼠及其排泄物;注意灭螨。

3. 保护易感人群 疫区内高危人群可接种疫苗。

【例题实战模拟】

A1 型题

1. 肾综合征出血热的"三大"主症是
   A. 发热、休克、少尿　　B. 出血、休克、肾损害　　C. 发热、出血、肾损害
   D. 发热、出血、"三痛"　　E. 休克、少尿、"三痛"

2. 肾综合征出血热早期休克的主要原因是

A. 病毒血症　　B. 血浆外渗　　C. 心肌损害　　D. 微血管痉挛　　E. 电解质紊乱

3. 肾综合征出血热早期出血的原因主要是
   A. 弥散性血管内凝血　　B. 尿毒症所致的凝血障碍　　C. 肝素类物质增加
   D. 血管脆性增加及血小板减少　　E. 凝血因子不足

4. 下列不属于肾综合征出血热早期外周血象改变的是
   A. 白细胞计数增高　　B. 类白血病样反应　　C. 嗜酸性粒细胞减少以至消失
   D. 异型淋巴细胞增多　　E. 血小板减少

5. 肾综合征出血热休克期，不宜首先使用的药物是
   A. 平衡盐　　B. 碳酸氢钠　　C. 低分子右旋糖酐　　D. 血管活性药物　　E. 高渗葡萄糖

6. 有关肾综合征出血热少尿期的治疗原则，描述错误的是
   A. 稳定内环境　　B. 高蛋白饮食　　C. 促进利尿　　D. 导泻和放血　　E. 透析

A2 型题

7. 患者，男，29 岁，农民。突起发热，伴头痛，眼眶痛，腰痛。病程第 4 日就诊时热已退，血压偏低，球结膜水肿、出血，胸背部见条索点状瘀点，前日 24 小时尿量 300mL。该病例最可能的诊断是
   A. 败血症　　B. 血小板减少性紫癜　　C. 肾综合征出血热　　D. 钩端螺旋体病　　E. 流行性感冒

8. 患者，女，27 岁。突起寒战，高热，恶心，呕吐，腰痛已 6 天。体检：重病容，眼睑浮肿，球结膜及胸部皮肤充血，腋下见少许点状出血点，血压 75/55mmHg，怀疑肾综合征出血热。本例必须首先考虑的治疗措施是
   A. 慎用升压药　　B. 补充血容量　　C. 纠正酸中毒　　D. 小剂量肝素抗 DIC　　E. 选用抗病毒治疗

【参考答案】
1.C　2.B　3.D　4.C　5.D　6.B　7.C　8.B

细目六　狂犬病

【考点突破攻略】

狂犬病（rabies）又称恐水病（hydrophobia），是由狂犬病毒（Rabies virus）引起的以侵犯中枢神经系统为主的人畜共患急性传染病。人多因被病兽咬伤而感染。临床表现为恐水、怕风、狂躁、恐惧不安、流涎和咽肌痉挛，最终发生瘫痪而危及生命。病死率几乎 100%。

要点一　病原学

狂犬病毒属弹状病毒科拉沙病毒属。病毒形似子弹，由核衣壳和包膜组成。核衣壳是由单股负链 RNA 及其外面包裹的 N 蛋白构成。狂犬病毒有两种主要抗原。一种为病毒外膜上的糖蛋白，能与乙酰胆碱受体结合，使病毒具有神经毒性，并使体内产生中和抗体及血凝抑制抗体。另一种为内层的核蛋白，可使体内产生补体结合抗体和沉淀素，无保护作用。从患者和病兽体内所分离的病毒称野毒株或街毒株（street virus），其特点是毒力强，经多次兔脑连续代后成为固定株（fixed virus）。固定株毒力降低，对人和犬失去致病力，但仍然保持其免疫原性，可供制作疫苗。

狂犬病毒易被紫外线、甲醛、70%乙醇、汞和季胺类化合物（如苯扎溴铵）等灭活。不耐热，100℃加热 2 分钟可灭活。在冰冻干燥条件下可保存数年。

要点二　流行病学

（一）传染源

带狂犬病毒的动物是本病的传染源。我国由病犬传播的狂犬病占 80%～90%，其次为猫、猪、牛、马等家畜和狼。发达国家野生动物（如狐狸、蝙蝠、臭鼬和浣熊等）逐渐成为重要传染源。患病动物唾液中含有大量的病毒，于发病前数日即具有传染性。隐性感染的犬、猫等兽类亦有传染性。一般来说狂犬病的患者不是传染源，因其唾液所含病毒量较少。

（二）传播途径

本病主要通过被患病动物咬伤传播。黏膜和发肤也是病毒的重要侵入门户，少数可在宰杀病犬过程中被传染。此外，

亦有经呼吸道及角膜移植传播的报道。

（三）易感人群

人群普遍易感。人被病犬咬后发病率为15%~20%，被病兽咬伤后是否发病与下列因素有关：①咬伤部位：头、面、颈、手指处被咬伤后发病机会多。②咬伤的严重性：创口深而大者发病率高。③局部处理情况：咬伤后迅速彻底清洗者发病机会少。④及时、全程、足量注射狂犬疫苗和免疫球蛋白者发病率低。⑤被咬伤者免疫功能低下或免疫缺陷者发病机会多。

[常考考点] 狂犬病的主要传染源是病犬，主要传播途径是被患病动物咬伤。

要点三 发病机制与病理

1. 发病机制 狂犬病病毒经皮肤或黏膜破损处进入机体后，对神经组织有很强的亲和力，沿末梢神经和神经周围间隙的体液进入与咬伤部位相当的背根节和脊髓段，然后沿脊髓上行至脑，并在脑组织中繁殖。发病机制分为三个阶段：①局部组织内小量繁殖期。病毒自咬伤部位入侵后，在伤口附近肌细胞内缓慢繁殖，在4~6日内侵入周围神经，此时患者可无任何自觉症状。②侵入中枢神经期。病毒沿周围传入神经迅速上行，到达背根神经节后大量繁殖，然后侵入脊髓和中枢神经系统，主要侵犯脑干及小脑等处的神经元，亦可在扩散过程中终止于某部位，形成特殊的临床表现。③从中枢神经向各器官扩散期。病毒自中枢神经再沿传出神经侵入各组织与器官，如唾液腺和舌浆液腺等。由于迷走神经核、舌咽神经核和舌下神经核受损，可以发生呼吸肌、吞咽肌痉挛，出现恐水、呼吸困难、吞咽困难等症状。交感神经受刺激，使唾液分泌和出汗增多。迷走神经节、交感神经节和心脏神经节受损时，可发生心血管系统功能紊乱或猝死。

2. 病理 病理变化主要为急性播散性脑脊髓炎，脑膜多正常，脑实质和脊髓充血、水肿及微小出血灶。病毒从受伤部位传入神经，经背根神经节、脊髓入脑，故咬伤部位相应的背根神经节、脊髓段病变一般比较严重，延髓、海马、脑桥、小脑等处受损也较显著。镜下：在肿胀或变性的神经细胞浆中可见到一至数个圆形或卵圆形直径3~10nm的嗜酸性包涵体，即内氏小体（Negri body），HE染色后呈樱桃红色，常见于海马及小脑浦肯野等细胞中。内氏小体为病毒集落，是本病特异且具有诊断价值的病变。

[常考考点] 内氏小体是狂犬病特异且具有诊断价值的病变。

要点四 临床表现

潜伏期长短不一，短的5日，最长可达10年以上，一般1~3个月。儿童、头面部咬伤、伤口深者潜伏期短。此外，与入侵病毒的数量、毒力及宿主的免疫力也有关。典型病例临床表现分为三期。

（一）前驱期

常有发热、头痛、乏力、纳差、恶心、周身不适等症状。对痛、声、风、光等刺激开始敏感，并有咽喉紧缩感。50%~80%患者伤口部位及其附近有麻木、发痒、刺痛或虫爬、蚁走感，由于病毒刺激周围神经元引起。本期持续2~4日。

（二）兴奋期

患者高度兴奋，表现为极度恐惧、恐水、恐风。恐水是本病的特殊症状，但不一定每例都出现，典型表现在饮水、见水、听流水声或谈及饮水时，可引起严重咽喉肌痉挛。患者渴极而怕饮水，饮而不能下咽，常伴有声嘶和脱水。因声带痉挛，吐字不清，声音嘶哑，甚至失音。怕风亦是本病常见的症状，微风、吹风、穿堂风等可引起咽肌痉挛。

由于自主神经功能亢进，患者出现大汗流涎，体温可达40℃以上，心率快，血压升高，瞳孔扩大，但患者神志大多清醒，部分患者可出现精神失常、定向力障碍、幻觉、谵妄等。病程进展很快，多在发作中死于呼吸或循环衰竭。本期持续1~3日。

（三）麻痹期

痉挛减少或停止，患者逐渐安静，出现弛缓性瘫痪，尤以肢体软瘫为多见。呼吸变慢及不整，心搏微弱，神志不清，最终因呼吸麻痹和循环衰竭而死亡。本期持续6~18小时。

本病全程一般不超过6日。除上述狂躁型外，尚有以脊髓或延髓病变为主的麻痹型（静型），但较为少见，临床上无兴奋期、无恐水。常见高热、头痛、呕吐、肢体软瘫、腱反射消失、共济失调和大小便失禁，呈横断性脊髓炎或上行性麻痹等症状，最终因瘫痪死亡。

[常考考点] 狂犬病的临床分期及各期典型的临床表现。

要点五 实验室检查

（一）血、尿常规和脑脊液检查

白细胞总数（10～20）×10⁹/L不等，中性粒细胞多在80%以上。尿常规可发现轻度蛋白尿，偶见透明管型。脑脊液压力正常或轻度升高，蛋白稍升高，细胞数低于200×10⁶/L，以淋巴细胞为主，糖和氯化物正常。

（二）病原学检查

抗原检查，可取患者的脑脊液或唾液直接涂片、角膜印片，或咬伤部位皮肤组织或脑组织通过免疫荧光法检测抗原，阳性率可达98%。此外，还可使用快速狂犬病酶联免疫吸附法检测抗原。

用患者唾液、脑脊液或死后脑组织混悬液接种动物，分离病毒；用死者脑组织印压涂片或做病理切片，用染色镜检及直接免疫荧光法检查内氏小体，阳性率为70%～80%；用RT-PCR检测狂犬病毒核酸；取角膜印片或有神经元纤维的皮肤切片，用免疫荧光抗体染色检查狂犬病毒抗原。以上任何一项阳性时可确诊。

（三）病毒抗体检测

可采用间接免疫荧光法进行检测，缺少早期诊断价值，主要用于流行病学调查或证实狂犬病诊断。

要点六 诊断与鉴别诊断

（一）诊断

根据患者过去被病兽或可疑病兽咬伤、抓伤史及典型的临床症状，如恐水、恐风、咽喉肌痉挛等，即可做出临床诊断。但在疾病早期，儿童及咬伤不明确者易误诊。确诊有赖于病原学检测或尸检发现脑组织内氏小体。

（二）鉴别诊断

本病应与病毒性脑炎、破伤风、吉兰-巴雷综合征、脊髓灰质炎等疾病相鉴别，流行病学资料和特殊症状是鉴别要点。

要点七 治疗

狂犬病是所有传染病中最凶险的疾病，一旦发病，预后极差。目前无特效治疗方法，强调在咬伤后及时预防性治疗，对发病后患者以对症综合治疗为主。包括：严格隔离患者，防止唾液等污染；病室要避光、安静，没有噪音和流水声；注意营养、水及电解质的平衡；对狂躁者可用镇静剂，如苯巴比妥或地西泮；有心动过速、高血压时，可用β受体阻滞剂；有脑水肿时给予脱水治疗；采取一切措施维护患者心血管系统和呼吸系统功能。呼吸衰竭是死亡的主要原因，必要时采用气管切开、人工呼吸机等措施维持呼吸，纠正呼吸衰竭。

[常考考点] 强调在咬伤后及时预防性治疗。对发病后患者以对症综合治疗为主。

要点八 预防

目前狂犬病尚无有效的治疗方法，病死率接近100%，必须加强预防工作。

1.控制传染源 家养的犬，应进行登记，定期进行预防接种。发现野犬、狂犬立即捕杀，尸体应深埋，不准食用。对疑似狂犬者，应设法捕获，并隔离观察10日。如死亡或出现症状，应取脑组织检查，深埋或焚毁。

2.伤口的处理 对刚被咬伤者，要及时治疗。在咬伤的当时，先局部挤压、针刺使其尽量出血，再用20%肥皂水充分冲洗创口，后用5%碘酊反复涂拭。除非伤及大血管需紧急止血外，伤口一般不予缝合或包扎，以便排血引流。如有抗狂犬病免疫球蛋白或免疫血清，则在伤口底部和周围行局部浸润注射。此外，要注意预防破伤风及细菌感染。

[常考考点] 狂犬咬伤的伤口处理方法。

3.预防接种

（1）疫苗接种：可用于暴露后预防，也可用于暴露前预防。我国是狂犬病流行地区，凡是被犬咬伤或被其他动物咬伤、抓伤者或医务人员的皮肤破损处被狂犬病患者唾液沾染时，均需作暴露后预防接种。暴露前预防主要用于高危人群，即兽医、山洞探险者、从事狂犬病毒的研究人员和动物管理人员。国内主要采用VERO细胞疫苗和地鼠肾细胞疫苗，暴露后预防：共接种5次，每次2mL肌注，在0、3、7、14、28日各注射1次。严重咬伤者，可于0～6日，每日注射疫苗1针，以后分别于10、14、30、90日各注射1次，常可得防治效果。暴露前预防：共接种3次，每次2mL肌注，于0、7、28日进行，1～3年加强注射一次。

（2）免疫球蛋白注射：常用马或人源性抗狂犬病毒免疫球蛋白和免疫血清，以人狂犬免疫球蛋白（HRIG）为佳，按照20U/kg计算，特别严重的可加倍计算，总量的一半在创伤处作浸润性注射，剩余剂量在臀部作肌内注射。过敏者可以脱敏注射。

[常考考点] 狂犬病的疫苗预防接种方法。

【例题实战模拟】

A1型题

1. 狂犬病的主要传染源是
   A. 病犬　　B. 猫　　C. 狼　　D. 狐狸　　E. 蝙蝠

2. 狂犬病的主要传播途径是
   A. 黏膜侵入　　B. 呼吸道吸入　　C. 角膜移植　　D. 被患病动物咬伤　　E. 眼结膜接触病兽唾液

3. 裸露的皮肤被轻咬，出现无出血的轻微抓伤，正确的处置方法是
   A. 无须处理伤口，立即接种狂犬病疫苗　　B. 无须进行处置　　C. 立即消毒被抓伤的部位即可
   D. 处理伤口，立即接种狂犬病疫苗　　E. 注射消炎药物

4. 狂犬病病理变化中特异的且具有诊断价值的病变为
   A. 急性播散性脑脊髓炎　　　　B. 脑膜多正常　　　　C. 脑实质和脊髓充血水肿
   D. 内氏小体　　　　E. 脊髓段病变一般比较严重

5. 右耳被咬破，且致伤动物不能确定健康时，正确的处置方法是
   A. 消毒后，立即接种狂犬病疫苗即可
   B. 立即注射消炎药物，不处理伤口
   C. 立即处理伤口，注射狂犬病被动免疫制剂，并接种狂犬病疫苗
   D. 立即处理伤口，并注射狂犬病被动免疫制剂即可
   E. 处理伤口，并立即注射消炎药物

6. 左小腿部被咬破，且致伤动物不能确定健康时，下列处置错误的是
   A. 用20%的肥皂水和一定压力的流动清水交替彻底清洗、冲洗伤处至少15分钟
   B. 彻底冲洗后用2%～3%碘酒、碘伏或者75%酒精涂擦伤口
   C. 彻底冲洗后用75%酒精涂擦伤口
   D. 就诊时如伤口已结痂也应对伤口进行处理
   E. 在伤口局部行浸润注射抗狂犬病免疫球蛋白即可

7. 下列关于狂犬病疫苗接种的描述，错误的是
   A. 上臂三角肌肌内注射或臀部注射　　　　B. 2岁以下婴幼儿可在大腿前外侧肌内注射
   C. 首次暴露后的狂犬病疫苗接种应当越早越好　　D. 可用于暴露后预防
   E. 也可用于暴露前预防

8. 关于狂犬病疫苗接种程序的描述，正确的是
   A. 一般咬伤者于0、3、7、14和28日各注射狂犬病疫苗1个剂量
   B. 注射当天剂量加倍，第3、7、14和28日各注射狂犬病疫苗1个剂量
   C. 于0、4、8、16和28日各注射狂犬病疫苗1个剂量
   D. 2岁以下的儿童每针次均接种0.5个剂量
   E. 暴露前预防适用于所有人群

9. 狂犬病典型病例临床表现分为三期，下列正确的是
   A. 前驱期、兴奋期、麻痹期　　B. 潜伏期、前驱期、兴奋期　　C. 前驱期、兴奋期、恢复期
   D. 兴奋期、麻痹期、恢复期　　E. 潜伏期、前驱期、麻痹期

10. 狂犬病最具特征性的临床表现是
    A. 发热、头痛、乏力、周身不适　　　　B. 咽喉紧缩感
    C. 伤口部位及周围有麻木、发痒、刺痛感　　D. 恐水、恐风
    E. 弛缓性瘫痪

【参考答案】
1.A 2.D 3.D 4.D 5.C 6.D 7.A 8.A 9.A 10.D

细目七 流行性乙型脑炎

【考点突破攻略】

流行性乙型脑炎（epidemic encephalitis B）亦称日本脑炎（Japanese encephalitis），简称乙脑，是经蚊虫传播乙型脑炎病毒而引起的以脑实质炎症为主要病变的中枢神经系统急性传染病。临床上以高热、意识障碍、抽搐、病理反射及脑膜刺激征为特征。重症患者常出现呼吸衰竭，病死率高，部分可留有严重后遗症。

要点一 病原学

乙型脑炎病毒（encephalitis B virus）属虫媒病毒乙组的黄病毒科，直径40～50nm，球形，核心为单股正链RNA，包被有单股多肽的核衣壳蛋白，外层为脂质包膜，镶嵌有糖基化蛋白（E蛋白）和非糖基化蛋白（M蛋白）。E蛋白是病毒的主要抗原成分，可诱导机体产生中和抗体和血凝抑制抗体，有助于临床诊断和流行病学调查。

乙脑病毒对热、乙醚和酸等常用消毒剂敏感，100℃ 2分钟、56℃ 30分钟即可灭活，但耐低温和干燥，用冰冻干燥法在4℃冰箱中可保存数年。在蚊虫体内繁殖的适宜温度为25～30℃。

要点二 流行病学

（一）传染源

乙脑是人畜共患的自然疫源性疾病，人和动物感染乙脑病毒后可发生病毒血症，成为传染源。人感染后病毒血症期短暂，血中病毒含量少，不是主要的传染源。家畜、家禽和鸟类均可感染乙脑病毒。猪的感染率高，感染后血中病毒含量多，病毒血症期长，且猪的饲养范围广，更新快，是本病主要的传染源。蝙蝠可作为本病的长期储存宿主和传染源。一般在人类乙脑流行前1～2个月，先在家禽、家畜中流行，故检测猪的乙脑病毒感染率可预测当年在人群中的流行趋势。

（二）传播途径

乙脑主要通过蚊虫叮咬而传播。在国内传播乙脑病毒的蚊种有26种，三带喙库蚊是主要的传播媒介，其次是东方伊蚊和中华按蚊。蚊虫叮咬感染乙脑病毒的动物后，乙脑病毒先在蚊虫肠内增殖，然后移行至唾液腺，在唾液中保持较高浓度，并通过叮咬将病毒传给人或其他动物，再由动物感染更多蚊虫，形成蚊-动物（猪）-蚊循环。蚊虫亦是乙脑病毒的长期储存宿主，可带病毒越冬，并通过蚊卵传代。被感染的候鸟、蝙蝠等也可作为乙脑病毒的越冬宿主。

（三）易感人群

人群对乙脑病毒普遍易感。感染乙脑病毒后多为隐性感染，显性或隐性感染之比为1:（300～2000）。感染后可获得持久的免疫力。母亲传递的抗体对婴儿具有保护作用。

四、流行特征

东南亚和西太平洋地区是乙脑的主要流行区，我国除东北北部、青海、新疆、西藏外均有乙脑流行。热带地区全年均可发病，温带和亚热带地区主要集中在7～9月份，这主要与蚊虫繁殖、气温、雨量及人口流动（如大学新生入学、新兵入伍）、交通状况、卫生措施（防蚊灭蚊）等因素有关。发病人群以10岁以下儿童为主，尤以2～6岁儿童发病率为高。近年由于儿童和青少年广泛接种疫苗，发病率已明显下降，成人和老年人的发病率相对增加。由于感染病毒后绝大多数为隐性感染或亚临床型，乙脑呈高度散发性，家庭成员中多人同时发病少见。

［常考考点］乙脑的病原体、传染源、传播途径和易感人群。

要点三 发病机制与病理

（一）发病机制

人被带有乙脑病毒的蚊虫叮咬后，乙脑病毒进入体内，经淋巴管或毛细血管侵入单核-吞噬细胞内繁殖，达一定量后进入血流，引起病毒血症。病毒可通过血-脑屏障进入中枢神经系统，引起脑实质病变。乙脑病毒进入机体后是否发病以及病情的严重程度，一方面与感染病毒的数量与毒力有关，另一方面则取决于机体的免疫力。如机体免疫功能强时，感染后只发生短暂的病毒血症，病毒迅速被清除，不侵入中枢神经系统，仅表现为隐性感染或轻型病例，并可获得持久免疫力。若机体免疫功能低下，侵入机体的病毒数量多且毒力强时，则乙脑病毒可侵入中枢神经系统引起脑实质损害。脑寄生虫感染（如脑囊虫病）、癫痫、高血压、脑外伤及脑血管病等可使乙脑病毒较易侵入中枢神经系统。

乙脑患者脑组织损伤主要与乙脑病毒对神经组织的直接侵袭有关，可致神经细胞坏死、胶质细胞增生及炎性细胞浸润。此外，乙脑病毒可诱发机体产生免疫攻击，导致小血管和毛细血管损伤，可引起脑组织循环障碍及坏死。

（二）病理

本病为全身性感染，但主要病变在中枢神经系统。乙脑患者的脑组织病变范围较广，以大脑皮质、间脑和中脑病变最为严重，可累及脊髓。部位越低，损伤越轻。主要病理变化包括神经细胞肿胀、变性及坏死，可液化形成镂空筛网状软化灶；脑实质淋巴细胞和单核细胞浸润，胶质细胞弥漫性增生；脑实质及脑膜血管充血扩张，大量浆液渗出，形成脑水肿。

[常考考点] 乙脑病变最严重的部位是大脑皮质、脑干及基底核。

要点四 临床表现

乙脑潜伏期为4～21日，一般为10～14日。人感染乙脑病毒后，大多数患者不产生任何临床症状，部分患者仅出现发热、头痛，少数患者表现出高热、头痛、呕吐、颈项强直、惊厥、意识障碍、呼吸衰竭等典型乙型脑炎表现。典型患者可分为4期。

（一）初期

病程的1～3日。起病急骤，发热，体温在1～2日内达到39～40℃，伴头痛、食欲不振、呕吐，多有嗜睡和精神倦怠。少数患者可有颈项强直。头痛是乙脑最常见和最早出现的症状，疼痛部位不定。

（二）极期

病程的4～10日，具有诊断意义的症候多在此期出现，多为脑实质损害的表现。

1. 高热 此期发热达顶点，可达40℃以上，一般持续7～10日，重者可达3周。病情与体温成正比，发热越高，持续时间越长，病情越重。

2. 意识障碍 表现可轻可重，可见嗜睡、谵妄、昏迷或定向力障碍等。意识障碍最早可见于病程的1～2日，以3～8日多见，一般持续1周左右，重者可长达1个月以上。昏迷的深浅、持续时间的长短与病情的严重性和预后有关。

3. 惊厥或抽搐 多于病程第2～5日出现，发生率40%～60%，是病情严重的表现。可由脑实质炎症、脑缺氧、脑水肿及高热等原因引起。可见局部或全身性、阵发性或强直性抽搐，历时数分钟或数十分钟不等，可反复发生，并伴有意识障碍，重者伴有呼吸暂停、发绀、痰鸣声。

4. 呼吸衰竭 为本病最严重的表现之一，也是最主要的死亡原因（占70%～80%），多见于深度昏迷的患者。主要为中枢性呼吸衰竭。由于脑实质炎症、缺氧、脑水肿、颅内高压、脑疝和低血钠脑病等所致，其中以脑实质病变，尤其延脑呼吸中枢病变为主要原因。表现为呼吸浅表、节律不整、双吸气、叹息样呼吸、潮式呼吸、下颌呼吸，甚至呼吸停止。脑疝引起的呼衰多发生于第5～6病日内，发展很快，可迅速出现呼吸停止，同时伴有瞳孔变化、血压升高、肌张力增强。有时可出现周围性呼吸衰竭，多由脊髓病变导致膈肌或肋间肌麻痹或呼吸道痰阻、肺部感染等所致，表现为呼吸困难、呼吸先快后慢、胸式或腹式呼吸减弱、发绀，但呼吸节律基本整齐。一般以中枢性呼吸衰竭为主，或两者皆有之。

5. 颅内高压及脑膜刺激征 患者多有不同程度的颅内压增高，表现为剧烈的头痛、喷射性呕吐、血压增高、脉搏变慢。同时可伴有脑膜刺激征，如颈项强直、凯尔尼格征和布鲁津斯基征阳性。婴幼儿囟门未闭常表现为前囟隆起而脑膜刺激征缺如。重者可出现脑疝，以颞叶疝（小脑幕切迹疝）较多见，表现为昏迷突然加深，呼吸节律异常，疝侧瞳孔散大和上睑下垂，对侧肢体瘫痪和锥体束征阳性。双侧瞳孔不等大是脑水肿所致钩回疝的早期表现。由于脑水肿和钩回疝使脑干错位，进一步可发生小脑扁桃体疝（枕骨大孔疝），表现为极度躁动、面色苍白、眼球固定、瞳孔散大或对光反射消失、呼吸节律异常，或血压下降、呼吸骤停而死亡。

6. 其他神经系统症状和体征 乙脑的神经系统表现多在病程10天内出现，第2周后较少出现新的神经症状和体征。常有浅反射先减弱后消失，膝、跟腱反射等深反射先亢进后消失，锥体束征阳性。昏迷时，除浅反射消失外，可有肢体强直性瘫痪、偏瘫或全瘫，伴张力增高，还可伴膀胱和直肠麻痹（大、小便失禁或尿潴留）。此外，根据病变部位不同，可出现颅神经损伤或自主神经功能紊乱的表现。

高热、抽搐和呼吸衰竭是乙脑极期的严重表现，三者相互影响，互为因果。

（三）恢复期

病程的 8～12 日，患者体温逐渐下降，于 2～5 日内降至正常，神经系统症状和体征逐日好转，一般于 2 周左右可完全恢复。重症患者可留有神志迟钝、痴呆、失语、多汗、吞咽困难、颜面瘫痪、四肢强直性瘫痪或扭转痉挛等。经积极治疗后大多数患者可于 6 个月内恢复。

（四）后遗症期

发病半年后，5%～20% 重症患者仍有意识障碍、痴呆、失语、肢体瘫痪、扭转痉挛和精神失常等，称为后遗症。经积极治疗及耐心的护理可有不同程度的恢复。癫痫后遗症可持续终生。

（五）并发症

以支气管肺炎最常见，多因昏迷患者呼吸道分泌物不易咳出，或应用人工呼吸器后引起。其次为肺不张、败血症、尿路感染、褥疮等。重型患者可因应激性溃疡致上消化道大出血。

（六）临床分型

1. 轻型　体温 39℃以下，神志始终清楚，有轻度头痛、恶心呕吐、嗜睡等，无抽搐，脑膜刺激征不明显。病程 5～7 日。

2. 普通型　体温 39～40℃，嗜睡或浅昏迷，偶有抽搐及病理反射阳性，脑膜刺激征明显。病程 7～14 日，多无后遗症。

3. 重型　体温 40℃以上，昏迷，反复或持性续抽搐，病理反射阳性，浅反射先消失，深反射先亢进后消失。可有肢体瘫痪或呼吸衰竭。病程多在 2 周以上，恢复期常有精神异常、瘫痪、失语等，部分患者留有不同程度后遗症。

4. 极重型（暴发型）　起病急骤，体温于 1～2 日内升至 40℃以上，常反复或持续性抽搐，深度昏迷，迅速出现脑疝及中枢性呼吸衰竭等。多于 3～5 日内死亡，幸存者多有严重后遗症。

流行期间以轻型和普通型多见。

[常考考点] 乙脑的临床分期及极期的临床表现。

要点五　实验室检查

（一）血象

白细胞总数增高，多为（10～20）×10^9/L，中性粒细胞 80% 以上，嗜酸性粒细胞常减少。部分患者血象始终正常。

（二）脑脊液

脑脊液压力增高，外观清或微混，白细胞计数多为（50～500）×10^9/L，个别可达 1000×10^9/L 以上，分类早期以中性粒细胞稍多，以后以单核细胞为主，糖及氯化物正常，蛋白质轻度升高。部分病例于病初脑脊液检查正常。

（三）血清学检查

1. 特异性 IgM 抗体测定　目前多用此法进行早期诊断。一般在病后 3～4 天即可出现，脑脊液中最早在病程第 2 天测到，两周达高峰。检测方法有酶联免疫吸附试验（ELISA）、间接免疫荧光法、2-巯基乙醇（2-ME）耐性试验。

2. 血凝抑制试验　血凝抑制抗体出现较早，一般在病后 4～5 天出现，2 周达高峰，抗体水平维持数年，可用于临床诊断及流行病学调查。

3. 补体结合试验　为 IgG 抗体，多在发病后 2 周出现，5～6 周达高峰，1 年后消失。主要用于回顾性诊断或流行病学调查。

[常考考点] 特异性 IgM 抗体对乙脑有早期诊断价值。

（四）病原学检查

1. 病毒分离　病程第 1 周内死亡病例的脑组织中可分离到病毒（一般采用小白鼠脑内接种法），但脑脊液和血中不易分离到病毒。

2. 病毒抗原或核酸检测　在组织、血液或其他体液中采用直接免疫荧光或 RT-PCR 法检测。

要点六　诊断与鉴别诊断

（一）诊断

1. 流行病学资料　严格的季节性（7～9 月），10 岁以下儿童多见。但近年来成人病例有增加趋势。

2. 临床特征　起病急、高热、头痛、呕吐、意识障碍、抽搐、病理征及脑膜刺激征阳性等。

3. 实验室检查　外周血白细胞及中性粒细胞均增高；脑脊液压力高，细胞数轻度增高，蛋白稍高，糖及氯化物正常；

血清特异性 IgM 抗体或脑脊液抗原检测阳性可作出早期诊断；根据血凝抑制试验或补体结合试验可作出回顾性诊断。

[常考考点] 乙脑的诊断依据。

（二）鉴别诊断

1. 中毒性菌痢 本病与乙脑均多发生于夏秋季，10岁以下儿童多见，但起病较乙脑更急，常在发病24小时内迅速出现高热、抽搐、意识障碍和循环衰竭。脑膜刺激征常阴性，脑脊液多正常。肛拭子取便或生理盐水灌肠镜检，可见大量白细胞或脓细胞。

2. 结核性脑膜炎 发病无季节性，多有结核病史或接触史。起病缓慢，病程长，脑膜刺激征明显。脑脊液检查呈毛玻璃样，氯化物与糖降低，蛋白增高明显，放置后可见网状及薄膜产生，其薄膜涂片或培养可见抗酸杆菌。胸部 X 片、眼底及结核菌素试验等有助于诊断。

3. 化脓性脑膜炎 患者脑膜刺激征显著，脑脊液外观混浊，细胞数常在 $1000 \times 10^9/L$ 以上，中性粒细胞占 90% 以上，蛋白明显升高，糖明显降低，脑脊液及血液细菌学检查可找到相应的病原菌。脑膜炎球菌所致者，多发生于冬春季，皮肤黏膜常有瘀点、瘀斑。其他化脓菌所致者多可找到原发病灶。

4. 其他病毒性脑炎 如单纯疱疹病毒、腮腺炎病毒、肠道病毒等均可引起脑炎，临床表现与乙脑相似，鉴别困难。确诊有赖于血清学检查或病毒分离。

[常考考点] 乙脑与中毒性菌痢、结核性脑膜炎、化脓性脑膜炎的鉴别。

要点七 治疗

目前在病原学治疗方面尚无特效的抗病毒药物，早期可试用利巴韦林、干扰素等。主要是采取积极对症治疗、支持治疗和护理。重点处理好高热、抽搐和呼吸衰竭等危重症候，降低病死率和防止后遗症的发生。

（一）一般治疗

患者应住院隔离于有防蚊和降温设备的病室，控制室温在30℃以下。昏迷患者要注意口腔及皮肤清洁，定时翻身、拍背、吸痰，防止继发肺部感染和褥疮发生。注意保护角膜。昏迷及抽搐患者应设床栏以防坠床，并防止舌被咬伤。注意水及电解质平衡，重症患者应输液，成人每日 1500～2000mL，小儿每日 50～80mL/kg，并酌情补充钾盐，纠正酸中毒，但输液量不宜过多，以防脑水肿。昏迷者可予鼻饲。

（二）对症治疗

高热、抽搐及呼吸衰竭是危及患者生命的三大症候，且可互为因果，形成恶性循环，必须及时处理。

1. 降温 以物理降温为主，药物降温为辅，同时降低室温，使肛温控制在38℃左右。

（1）物理降温：可用冰敷额、枕部和体表大血管部位（腋下、颈部及腹股沟等），酒精擦浴，冷盐水灌肠等。

（2）药物降温：适当应用退热药，防止过量退热药物致大量出汗而引起虚脱。

（3）亚冬眠疗法：适于高热伴抽搐者，以氯丙嗪和异丙嗪每次各 0.5～1mg/kg 肌内注射，每4～6小时1次，并配合物理降温。疗程3～5天。用药过程要密切观察患者生命体征变化，注意保持呼吸道通畅。

2. 止痉 包括去除病因及镇静解痉。①高热所致者以降温为主。②脑水肿所致者以脱水降低颅内压为主，可用 20% 甘露醇快速静脉滴注或推注（20～30分钟内），每次 1～2g/kg，根据病情每4～6小时重复应用一次，同时可合用糖皮质激素、呋塞米、50% 高渗葡萄糖注射液等。③因脑实质病变引起的抽搐，可使用镇静剂，首选地西泮，成人每次 10～20mg，小儿每次 0.1～0.3mg/kg（每次不超过10mg），肌内注射或缓慢静脉注射；水合氯醛鼻饲或灌肠，成人每次 1～2g，小儿每次 60～80mg/kg（每次不超过1g）。巴比妥钠可用于预防抽搐，成人每次 0.1～0.2g，小儿每次 5～8mg/kg，肌内注射。

3. 防治呼吸衰竭 积极降温、控制颅内压以防止呼吸衰竭的发生。根据引起呼吸衰竭的原因给予相应的治疗：①氧疗。可选用鼻导管或面罩给氧，纠正患者缺氧状态。②由脑水肿所致者应用脱水剂。③中枢性呼吸衰竭有呼吸表浅、节律不整或发绀时，可用呼吸兴奋剂，首选山梗菜碱，成人每次 3～9mg，小儿每次 0.5～0.2mg/kg，静脉注射或静脉滴注，亦可用尼可刹米、山梗菜碱、二甲弗林等交替使用。若缺氧明显时，可经鼻导管使用高频呼吸器治疗（送氧压力 0.4～0.8kg/cm²，频率 80～120次/分）。④呼吸道分泌物梗阻所致者，吸痰和加强翻身引流。若痰液黏稠，可雾化吸入 α 糜蛋白酶 5mg，伴支气管痉挛可用 0.25%～0.5% 异丙肾上腺素雾化吸入，并适当用抗菌药物防治细菌感染。为保持呼吸道通畅，必要时可行气管插管或气管切开。⑤改善微循环，减轻脑水肿，可用血管扩张剂，如东莨菪碱，成人每次 0.3～0.5mg，小儿每次 0.02～0.03mg/kg，稀释于葡萄糖注射液中静注或静滴，15～30分钟重复使用一次，时间 1～5天。此外，尚可用酚妥拉明、山莨菪碱等。

[常考考点] 乙脑的对症治疗措施。

（三）糖皮质激素的应用

目前对糖皮质激素应用意见不一。有学者认为其有抗炎、退热、降低毛细血管通透性和渗出、减轻脑水肿等作用。也有学者认为其有抑制免疫功能，增加继发感染机会，且疗效不明显，不主张使用。对于重症患者，可早期、短程应用。

（四）恢复期及后遗症处理

细心护理，防止褥疮和感染的发生；进行功能训练，包括吞咽、语言和肢体功能锻炼；理疗、针灸、按摩、体疗、高压氧、中药治疗等对智力、语言和运动功能的恢复有一定疗效。

要点八 预防

以防蚊、灭蚊及预防接种为预防乙脑的关键。

1. 控制传染源 隔离患者和疑似患者至体温正常。本病主要传染源是家畜，尤其是未经流行季节的幼猪，故应加强对家畜的管理，搞好饲养场所的环境卫生，人畜居地分开。流行季节前可对幼猪进行疫苗接种，减少猪群的病毒血症，能有效控制人群乙脑的流行。

2. 切断传播途径 防蚊、灭蚊为主要措施，包括灭越冬蚊和早春蚊，消灭蚊虫孳生地。可用蚊帐、驱蚊剂等防蚊。

3. 保护易感人群 预防接种是保护易感人群的关键措施。目前我国使用的是地鼠肾细胞灭活疫苗和减毒活疫苗，接种后抗体阳转率达85%～98%。接种对象以6～12个月的婴幼儿为主，初种两次，每次0.5mL，两次间隔1～2周，接种后2年和6～10周岁时分别加强注射一次。对于初次进入流行区的人员，可按初种方法，接种两次。疫苗接种应在乙脑开始流行前一个月完成。应注意不能与伤寒三联菌苗同时注射，有中枢神经系统疾患和慢性酒精中毒者禁用。

[常考考点] 以防蚊、灭蚊及预防接种为预防乙脑的关键。

【例题实战模拟】

A1型题

1. 乙脑与流脑的临床鉴别，最重要的是
   A. 意识障碍的出现与程度　　　　B. 生理反射异常及出现病理反射　　C. 抽搐发作的程度
   D. 皮肤瘀点及瘀斑　　　　　　　E. 颅内压升高程度，呼吸衰竭的出现

2. 乙脑病程中最早出现的抗体是
   A. 中和抗体　　B. 血凝抑制抗体　　C. 补体结合抗体　　D. 特异性IgM抗体　　E. Vi抗体

3. 乙型脑炎三大严重症状是
   A. 高热、抽搐和昏迷　　　　　　B. 高热、昏迷和呼吸衰竭　　　　　C. 高热、脑膜刺激征和呼吸衰竭
   D. 高热、抽搐和呼吸衰竭　　　　E. 高热、失语和呼吸衰竭

4. 鉴别中毒性菌痢与乙型脑炎的重要依据是
   A. 高热、昏迷、惊厥　　B. 季节性　　C. 肠道症状　　D. 脑脊液常规　　E. 传染性

5. 下列不是乙脑的常见后遗症的是
   A. 失语　　B. 强直性瘫痪　　C. 弛缓性瘫痪　　D. 扭转痉挛　　E. 精神失常

6. 下列不属于乙脑极期的临床表现特点的是
   A. 高热惊厥　　　　　　　　　　B. 意识障碍如嗜睡、昏睡、昏迷
   C. 颅高压表现及呼吸衰竭　　　　D. 瘫痪多不对称，肢体松弛，肌张力减退，腱反射消失
   E. 脑膜刺激征及病理征阳性

7. 下列不是乙脑病理特征的是
   A. 中枢神经系统小血管内皮细胞肿胀、坏死、脱落　　B. 神经细胞变性与坏死
   C. 胶质细胞增生和炎症细胞浸润　　　　　　　　　　D. 神经组织出现局灶性坏死，形成软化灶
   E. 大脑两半球表面及颅底的软脑膜充血，浆液性及纤维蛋白性渗出

8. 下列不属于流行性乙型脑炎的流行特征的是
   A. 乙脑主要分布于亚洲
   B. 温、热带地区流行高峰常在7～9月，与本地区蚊虫密度高峰相一致
   C. 气温在35℃以上，雨量多便可出现流行

D. 呈高度散发，家庭成员中很少多人同时发病

E. 发病以 10 岁以下儿童居多，以 2～6 岁最常见

9. 下列不属于乙脑中枢性呼吸衰竭的原因的是

A. 延髓呼吸中枢损害　　　　B. 脑水肿　　　　C. 低血钠性脑病

D. 脑疝形成　　　　E. 脊髓前角细胞病变致呼吸肌麻痹

10. 乙脑病变最严重的部分是

A. 大脑皮质　　B. 脊髓　　C. 间脑　　D. 中脑　　E. 大脑皮质、间脑和中脑

A2 型题

11. 患者，男，8岁。确诊为乙脑，住院第3日血压明显升高，瞳孔大小不等，颈强直，有呼吸暂停。应首先采取的急救措施是

A. 糖皮质激素　　B. 镇静，镇痉　　C. 呋塞米　　D. 吸氧　　E. 20% 甘露醇降颅压

12. 某地区近年来每逢夏季就有一种传染病流行，且多发生于儿童，主要表现为发热、头痛、呕吐，第3～4天出现意识障碍，严重者伴抽搐及呼吸异常，经治疗后多数人于病程2周后痊愈，5%～20%的重症病人留有神经系统后遗症，病死率为3%～10%。为预防该病再度流行，在其综合性预防措施中，应以下列哪项为主

A. 控制和管理好病人　　　　B. 控制和管理好病猪　　　　C. 防蚊和灭蚊

D. 注射丙种球蛋白　　　　E. 防蚊灭蚊和预防接种

【参考答案】

1.D　2.D　3.D　4.D　5.C　6.D　7.E　8.C　9.E　10.E　11.E　12.E

第三单元　细菌感染

细目一　流行性脑脊髓膜炎

【考点突破攻略】

流行性脑脊髓膜炎（epidemic cerebrospinal meningitis）简称流脑，是由脑膜炎奈瑟菌（Neisseria meningitidis）引起的一种急性化脓性脑膜炎，以突发高热、头痛、呕吐、皮肤黏膜瘀点和脑膜刺激征为主要临床表现。本病经呼吸道传播，冬春季多见，全球分布，呈散发或流行，儿童易患。部分患者暴发起病，可迅速致死。

要点一　病原学

脑膜炎奈瑟菌属奈瑟菌属，革兰染色阴性双球菌，呈肾形或卵圆形，有荚膜，无芽孢。依据表面特异性荚膜多糖抗原的不同，目前将本菌分为 A、B、C、D、X、Y、Z、29E、W135、H、I、K、L 共 13 个菌群，其中以 A、B、C 三群最常见。在我国长期流行的菌群 90% 以上为 A 群，B 群和 C 群散发，但随着 A 群菌苗的广泛预防接种，近年 B 群在有些地区有上升趋势，C 群流行也增多，毒力较强，可致暴发型流脑。该菌仅存在于人体，可从带菌者鼻咽部及患者的血液、脑脊液、皮肤瘀点中检出，专性需氧，对营养要求较高。细菌裂解后可释放内毒素，具有强烈致病性，是重要的致病因子。

该菌在体外能形成自溶酶，易死亡，对寒冷、干燥、阳光、紫外线及一般消毒剂均敏感。

要点二　流行病学

1. 传染源　患者和带菌者是本病的传染源，流行期间人群带菌率高达 50%，感染后细菌寄生于正常人鼻咽部，人是唯一宿主，患者易于被发现和隔离，而带菌者不易被发现，因此带菌者作为传染源的意义更重要。流行期间以 A 群为主，B 和 C 群以散发为主。

2. 传播途径　病原菌主要通过咳嗽、喷嚏、说话等由飞沫借空气经呼吸道传播。因病原菌在体外的生活能力极弱，间接传播机会很少，但密切接触，如同睡、怀抱、喂乳、亲吻等对 2 岁以下婴幼儿造成传播。

3. 人群易感性　人群普遍易感。但新生儿有来自母体的特异性抗体，成人则从多次流行过程中隐性感染获得免疫，

故发病以15岁以下少年儿童多见，尤以6个月至2岁的婴幼儿高发。人群感染后60%～70%呈无症状带菌者，绝大多数不治而愈，发病者仅占1%。感染后对同种菌群可获持久免疫力，非同种菌群间有一定交叉免疫，但不持久。

4. 流行特征 本病遍及全世界，我国各地区均有病例发生。本病全年散发，但以冬春季高发，一般发病集中在11月至来年5月，3、4月份为高峰。我国曾先后发生多次全国性大流行，流行菌株以A群为主，带菌率达50%以上。自1985年开展A群疫苗接种以来，发病率持续下降，未再出现全国性大流行。近几年有上升趋势，尤其是B群和C群有增多的趋势，在个别省份先后发生了C群的局部流行。

［常考考点］流脑的传染源、传播途径、易感人群。

要点三 发病机制与病理

（一）发病机制

病原菌自鼻咽部侵入人体。脑膜炎奈瑟菌不同菌株的侵袭力不同，最终是否发病以及病情的轻重取决于细菌和宿主间的相互作用。

内毒素是重要的致病因素，内毒素通过刺激内皮细胞、吞噬细胞等释放大量细胞因子，导致血管痉挛、内皮细胞损伤，引起局部出血、坏死、细胞浸润及栓塞，还可致微循环障碍，有效循环血量减少，引起感染性休克。脑膜炎奈瑟菌内毒素较其他内毒素更易激活凝血系统，在休克早期便出现弥散性血管内凝血（DIC）及继发性纤溶亢进，进一步加重微循环障碍、出血和休克，最终造成多器官功能衰竭。

一旦病原菌随血流突破血脑屏障，进入脑脊液，即引起脑膜和脊髓膜化脓性炎症，严重者还可延及脑实质，引起颅内压增高。严重脑水肿时脑疝形成，患者可因呼吸衰竭而迅速死亡。

（二）病理

败血症期，主要病变为血管内皮损害，血管壁炎症、坏死和血栓形成及血管周围出血。皮肤、皮下组织、黏膜和浆膜等可出现局灶性出血，肺、心、胃肠道和肾上腺亦可有广泛出血。

脑膜炎期的病变在软脑膜和蛛网膜。早期主要以血管充血、少量浆液性渗出及局灶性小出血多见，进一步发展则见大量纤维蛋白、中性粒细胞及血浆外渗，脑脊液混浊，呈化脓性改变。颅底由于化脓性炎症的直接侵袭和炎症后粘连，可引起视神经、展神经、动眼神经、面神经、听神经等颅神经损害。暴发型脑膜脑炎型的病变主要在脑实质，脑细胞有明显充血和水肿。颅内压明显增高者易形成枕骨大孔疝和天幕裂孔疝。少数慢性患者由于脑室孔阻塞和脑脊液循环障碍而发生脑积水。

要点四 临床表现

潜伏期1～7日，一般为2～3日。

（一）普通型

约占全部病例的90%。可分为以下各期：

1. 前驱期（上呼吸道感染期） 多数患者无症状，少数患者有低热、咽痛、轻咳、鼻咽分泌物增多等上呼吸道感染症状，持续1～2天。此期传染性最强。

2. 败血症期 多数患者起病后迅速出现寒战、高热、头痛、呕吐、全身乏力、肌肉酸痛及精神萎靡等症状。幼儿则见哭闹拒乳、烦躁不安、皮肤感觉过敏及惊厥等。此期重要的体征是皮疹，约70%的患者可有皮肤黏膜的瘀点、瘀斑。病情严重者瘀点、瘀斑可迅速扩大，甚至可因血栓形成而发生皮肤大片坏死。此外，约10%的患者可出现唇周及其他部位单纯疱疹，少数患者伴脾脏肿大，关节疼痛。多数患者于1～2日内发展为脑膜炎期。

3. 脑膜炎期 此期患者高热及毒血症持续，中枢神经系统症状加重。患者头痛欲裂，喷射性呕吐，血压增高，脉搏减慢，烦躁或谵妄，脑膜刺激征阳性；严重者可出现呼吸或循环衰竭。婴儿脑膜刺激征可缺如，前囟隆起有助诊断。此期持续2～5日。

4. 恢复期 此期患者体温渐降至正常，症状好转，瘀斑、瘀点消失，神经系统检查正常，一般1～3周痊愈。

［常考考点］流脑普通型的分期及各期的临床表现。

（二）暴发型

此型病势凶险，病死率高，如不及时抢救，常于24小时内危及生命，儿童高发。

1. 休克型 急骤起病，寒战高热。严重者体温上升，头痛呕吐，精神萎靡，常于短期（12小时）内出现遍及全身的瘀点、瘀斑，且迅速扩大融合成片，伴中央坏死。继而出现面色苍灰，唇指发绀，皮肤花斑，肢端厥冷，呼吸急促，尿少，脉搏细速，血压下降等急性循环衰竭的症状，易发生DIC。脑膜刺激征大多缺如，脑脊液大多澄清，细胞数正常或轻度增加，血培养多为阳性。

2. 脑膜脑炎型 主要以中枢神经系统症状为主。患者除高热、剧烈头痛、喷射样呕吐外，意识障碍加深，且迅速陷入昏迷，频繁惊厥，锥体束征阳性，血压可持续升高，视盘可见水肿，严重者可发生脑疝而致呼吸衰竭。

3. 混合型 兼有上述两型的临床表现，是本病最严重的一型，病死率最高。

[常考考点]流脑暴发型的分型。

（三）轻型

多发生于本病流行后期。病变轻微，热势不高，可有轻度头痛、咽痛等，皮肤黏膜可见少数出血点。

（四）慢性型

极少见，多为成人，以间歇发热、皮疹及关节疼痛为特征，诊断主要依据发热期反复多次的血培养阳性。

要点五 实验室检查

（一）血象

白细胞明显增加，一般在$20×10^9/L$左右，中性粒细胞比例为80%～90%。

（二）脑脊液检查

明确诊断的重要方法，初起或休克型患者脑脊液多无改变。其他型可见脑脊液压力升高，外观混浊，白细胞明显增高，蛋白质增高，而糖及氯化物明显降低。但流脑初期或经抗菌药物治疗后，脑脊液改变可以不典型。

（三）细菌学检查

1. 涂片 刺破皮肤瘀点，挤出少量组织液，或脑脊液沉淀涂片，革兰染色后查找病原体，阳性率可达60%～80%，因此为早期诊断本病的重要方法。

2. 细菌培养 取患者血液、瘀斑组织液、脑脊液、骨髓等做病原菌培养，阳性者可确诊，但阳性率低。应在使用抗菌药物前采集标本。

（四）血清学检查

1. 特异性抗原检测 应用对流免疫电泳法、乳胶凝集试验、酶联免疫吸附试验、放射免疫法等，检测血、脑脊液中的脑膜炎奈瑟菌抗原，具有灵敏度高、特异性强、快捷等优点。主要用于早期诊断，阳性率90%以上。

2. 特异性抗体检测 应用间接血凝法、杀菌抗体测定等，如恢复期血清效价大于急性期4倍以上，则有诊断价值，阳性率可达70%。但因抗体多在发病1周后才开始升高，故无早期诊断价值。

（五）分子生物学检查

应用PCR技术检测血清和脑脊液中的脑膜炎奈瑟菌DNA，敏感性、特异性高。

[常考考点]流脑的实验室（脑脊液、血清学、细菌学）阳性检查结果。

要点六 诊断与鉴别诊断

（一）诊断

1. 流行病学资料 冬春季发病，当地有本病发生或流行，或与患者密切接触。

2. 临床表现 突起高热、头痛、呕吐，皮肤黏膜瘀点、瘀斑，脑膜刺激征。

3. 实验室检查 白细胞及中性粒细胞明显升高，脑脊液呈化脓性改变，尤其是细菌学培养阳性及流脑特异性血清免疫检测阳性为确诊的主要依据。

[常考考点]流脑的诊断依据。

（二）鉴别诊断

1. 其他化脓性脑膜炎 常继发于其他感染、颅脑外伤、手术等，例如肺炎、中耳炎、皮肤疖肿、颅脑手术、腰穿、麻醉、手术造影等。无季节性，确诊有赖于细菌学检测。

2. 流行性乙型脑炎 有严格季节性，在7～9月间流行。无皮肤黏膜瘀点，脑脊液澄清，白细胞数很少超过$1.0×10^9/L$，以淋巴细胞为主，糖和氯化物正常。血清或脑脊液特异性IgM抗体检测有诊断价值。

3. 结核性脑膜炎 起病缓，病程长，有结核病史或密切接触史，有低热、盗汗、消瘦等结核常见症状，无皮肤瘀点，无季节性。脑脊液呈毛玻璃。，白细胞在$0.5×10^9/L$以下，以淋巴细胞为主。脑脊液涂片可检出抗酸杆菌。

4. 虚性脑膜炎 败血症、伤寒、肺炎等全身性感染常因有高毒血症而发生脑膜刺激征。脑脊液除压力增高外，其余一般正常。

5. 中毒型细菌性痢疾 夏秋季高发，脑脊液检查阴性，粪便常规检查及细菌培养有助于鉴别。

[常考考点] 流脑与乙脑和结脑的鉴别。

要点七 治疗

（一）普通型流脑的治疗

1. 一般治疗 早诊断、早隔离，保证液体量、热量及电解质供应。密切观察病情变化，加强护理，防止褥疮、呼吸道感染及其他并发症。

2. 病原治疗 一旦高度怀疑流脑，应在30分钟内给予抗菌治疗。

（1）青霉素：<u>为首选药，较大剂量青霉素能使脑脊液内药物达到有效浓度，从而获得满意疗效。</u>成人剂量为800万U，每8小时一次。儿童剂量为20万～40万U/kg，分3次加入5%葡萄糖液内静脉滴注，疗程5～7天。对青霉素过敏者禁用。

（2）头孢菌素类：<u>第三代头孢菌素对脑膜炎奈瑟菌抗菌活性高，易通过血脑屏障。</u>C群菌株可作为首选。头孢噻肟，成人2g，儿童50mg/kg，每6小时1次。头孢曲松，成人2g，儿童50～100mg/kg，每12小时静脉滴注1次，疗程7天。

（3）氯霉素：对脑膜炎奈瑟菌敏感，脑脊液中药物浓度高。因其有骨髓抑制作用，故不作首选。每日剂量：成人2～3g，儿童50～75mg/kg，根据病情分次加入葡萄糖溶液内静脉滴注。

（4）磺胺类药：磺胺嘧啶或复方磺胺甲噁唑脑脊液中药物浓度高，但因其副作用多、耐药菌株增多，故已较少选用。以上各种抗菌药物的疗程均为5～7日。用药1～2日病情不见缓解或加重者，应调整抗菌治疗方案。

3. 对症治疗 高热时可用物理及药物降温；惊厥时可用地西泮；颅内高压时应予脱水剂。

[常考考点] 流脑的病原治疗首选青霉素，其次为第三代头孢菌素。

（二）暴发型流脑的治疗

1. 休克型

（1）病原治疗：<u>首选第三代头孢菌素或青霉素</u>，用法同前。还可联合用药。

（2）抗休克治疗：<u>①扩充血容量及纠正酸中毒治疗</u>：最初1小时内成年人1000mL，儿童10～20mL/kg，快速静脉滴注。输注液体为5%碳酸氢钠液5mL/kg和低分子右旋糖酐液。此后酌情使用晶体液和胶体液，24小时输入液量为2000～3000mL，儿童为50～80mL/kg，其中含钠液体应占1/2左右，补液量应视具体情况而定，原则为"先盐后糖、先快后慢"。用5%碳酸氢钠液纠正酸中毒。<u>②血管活性药物应用</u>：在扩充血容量和纠正酸中毒基础上，使用血管活性药物。常用药物为莨菪类，首选不良反应较小的山莨菪碱（654-2），每次0.3～0.5mg/kg，重者可用1mg/kg，隔10～15分钟静脉注射1次，见面色转红、四肢温暖、血压上升后，减少剂量，延长给药时间，一般需维持6小时，待病情稳定后逐渐停药。阿托品可替代山莨菪碱。

（3）DIC的治疗：<u>高度怀疑有DIC宜尽早应用肝素</u>，剂量为0.5～1.0mg/kg，以后可4～6小时重复给药一次。应用肝素时，用凝血时间监测，要求凝血时间维持在正常值的2.5～3倍为宜。多数患者应用1～2次即可见效而停用。高凝状态纠正后，<u>应输入新鲜血液、血浆及应用维生素K</u>，以补充血容量。

（4）肾上腺皮质激素的使用：<u>适应证为毒血症症状明显的患者</u>。<u>地塞米松</u>，成人每天10～20mg，儿童0.2～0.5mg/(kg·d)，分1～2次静脉滴注；或用<u>氢化可的松</u>，成人每天300～500mg，儿童8～10mg/(kg·d)静脉滴注，一般不超过3天。

（5）保护重要脏器功能：注意心、肾功能，根据情况对症治疗。

2. 脑膜炎型

（1）病原治疗：同休克型。

（2）脑水肿治疗：<u>用20%甘露醇及时脱水可以减轻脑水肿</u>，剂量每次1～2g/kg，静脉推注或快速滴注，每4～6小时一次；重症患者可用高渗葡萄糖与甘露醇交替应用，直至颅内高压症状好转为止。亦可同时应用糖皮质激素。

（3）呼吸衰竭的处理：<u>及时吸氧、吸痰，保持呼吸道通畅</u>。<u>给予呼吸兴奋剂洛贝林、尼可刹米交替静脉注射</u>，并视病情做气管插管，并进行心肺监护。

（4）对症治疗：高热及惊厥者应予物理及药物降温，必要时行亚冬眠疗法。

[常考考点] 休克型流脑的抗休克治疗。脑膜炎型脑水肿和呼吸衰竭的处理。

(三)慢性型的治疗

本型主要以病原治疗为主。

要点八 预防

(一)控制传染源

早发现、早隔离、早治疗。患者一般隔离至症状消失后 3 日,密切接触者应医学观察 7 日。

(二)切断传播途径

搞好环境卫生,注意室内通风,流行期间避免到拥挤的公共场所,外出应戴口罩。

(三)保护易感人群

1.菌苗注射 最佳免疫方案是在预测区域流行到来之前,对易感人群进行一次普种,要求覆盖率达 85% 以上,对 6 个月~2 岁的婴幼儿隔年再加强免疫一次,共两次。我国多年来应用 A 群多糖菌苗,接种后保护率达 90% 左右。但近年 C 群流行增多,我国已开始接种 A+C 结合菌苗,也有较好的免疫效果。

2.药物预防 对密切接触者可用复方磺胺甲噁唑预防,成人每日 2g,儿童每日 50~100mg/kg,分 2 次口服,连服 3 日。另外,头孢曲松、氧氟沙星等也能起到良好的预防作用。

[常考考点] 流脑预防的主要措施是菌苗的普种。

【例题实战模拟】

A1 型题

1.确诊流行性脑脊髓膜炎最可靠的根据是
　A.高热、头痛、呕吐　　　B.皮肤有瘀点及瘀斑　　　C.脑膜刺激征阳性
　D.脑脊液符合化脓性脑膜炎改变　　E.血或脑脊液中的脑膜炎奈瑟菌抗原阳性

2.下列有关暴发型流脑休克型的治疗,错误的是
　A.控制感染　B.控制 DIC　C.纠正休克　D.冬眠疗法　E.禁用肾上腺皮质激素

3.下列有关流脑休克型的治疗中,不妥当的是
　A.积极扩容治疗　　　　　　B.纠正酸中毒　　　　　　C.及时治疗 DIC
　D.大剂量抗生素控制感染　　E.积极用脱水剂预防脑疝

4.下列不属于暴发型流脑(休克型)的典型表现的是
　A.高热,中毒症状重　　B.迅速扩大的全身瘀点、瘀斑　　C.脑脊液"米汤样",糖、氯减少
　D.脑膜刺激征　　　　　E.血培养脑膜炎双球菌阳性

A2 型题

5.男性,8 岁。发热、头痛 3 天,伴神志不清 6 小时,入院。既往体健。体检:体温 39.9℃,血压 110/70mmHg,浅昏迷,双侧瞳孔等大正圆,球结膜水肿,四肢可见散在的瘀点,颈抵抗(+),克氏征(+)。血 WBC 20×10^9/L,中性粒细胞 92%,淋巴细胞 8%,Hb 157g/L。腰穿脑脊液检查:压力 250mmH$_2$O,WBC 2600×10^6/L,多核细胞 88%,单核细胞 12%,蛋白 3.3g/L,糖 0.8mmol/L,氯化物 91mmol/L。最可能的诊断是
　A.败血症　B.中毒性菌痢　C.肾综合征出血热　D.流行性乙型脑炎　E.流行性脑脊髓膜炎

【参考答案】
1.E　2.E　3.E　4.C　5.E

细目二 伤寒

【考点突破攻略】

伤寒(typhoid fever)是由伤寒沙门菌(Salmonella typhi)经消化道传播引起的急性肠道传染病。临床特征为持续发热、表情淡漠、相对缓脉、玫瑰皮疹、肝脾肿大和白细胞少等,有时可出现肠出血、肠穿孔等严重并发症。

要点一 病原学

伤寒沙门菌属沙门菌属D群，革兰染色阴性，大小（2～3.0）μm×（0.6～1.0）μm，短杆状，有鞭毛，能活动，不产生芽孢和荚膜。含有菌体O、鞭毛H、表面Vi抗原。O抗原和H抗原的抗原性较强，可刺激机体产生相应的特异性、非保护性IgM和IgG抗体，临床可用于血清凝集试验（肥达反应）。Vi抗原的抗原性较弱，随伤寒沙门菌的清除其抗体也随之消失，可用于慢性带菌者的调查及疗效评价。伤寒沙门菌产生内毒素，对伤寒的发病起着重要作用。伤寒沙门菌能在普通培养基上生长，在含有胆汁的培养基上生长更好。

伤寒沙门菌在自然界中的生存力较强，在自然水中可存活2～3周，在粪便中能存活1～2个月，在肉、蛋、牛奶中如温度适宜还可繁殖。耐低温，在冰冻环境中可存活数月。对光、热、干燥的抵抗力较弱。加热60℃15分钟或煮沸后即刻死亡。对常用化学消毒剂敏感。

要点二 流行病学

（一）传染源

患者和带菌者是本病唯一传染源。患者自潜伏期开始即从粪便中排菌，发病后2～4周排菌量最多，传染性最强。少数患者病后可成为长期带菌者，持续带菌超过3个月者称为慢性带菌者。

（二）传播途径

主要经粪-口途径传播。病菌常随被粪便污染的食物和水进入体内，可引起暴发性流行，在发展中国家的地方性流行中，水源污染常起关键性作用，卫生条件差的地区还可通过污染的手、苍蝇或其他昆虫（如蟑螂等）等媒介可机械性携带伤寒杆菌引起传播。散发流行多经日常生活接触传播。

（三）易感人群

人对伤寒普遍易感，病后可获得持久免疫力。预防接种可获得一定的免疫力，使发病机会减少，病情减轻。

（四）流行特征

世界各地均有发病，亚热带、热带地区及卫生条件较差的地区多见，我国发病率已明显下降。但在2004—2014年平均每年报告10起暴发疫情。全年均可有散发，夏秋季高发。发病以学龄儿童和青年多见。

[常考考点] 伤寒的传染源、传播途径和易感人群。

要点三 发病机制与病理

（一）发病机制

人体摄入伤寒沙门菌后是否发病取决于所摄入细菌的数量、致病性以及宿主的防御能力。例如，当胃酸的pH值小于2时伤寒沙门菌很快被杀灭。伤寒沙门菌摄入量达10^5以上才能引起发病，超过10^7或更多时将引起伤寒的典型疾病。而非特异性防御机制异常，如胃内胃酸减少和原先有幽门螺杆菌感染等有利于伤寒沙门菌的定位和繁殖，此时引起发病的伤寒沙门菌数量也相应降低。

未被胃酸杀灭的部分伤寒沙门菌将到达回肠下段，穿过黏膜上皮屏障，侵入回肠集合淋巴结（Peyer's Patches）的单核-吞噬细胞内繁殖形成初发病灶，进一步侵犯肠系膜淋巴结经胸导管进入血液循环，形成第一次菌血症。此时，临床上处于潜伏期。伤寒沙门菌被单核-巨噬细胞系统吞噬、繁殖后再次进入血液循环，形成第二次菌血症。伤寒沙门菌向肝、脾、胆、骨髓、肾和皮肤等器官组织播散，肠壁淋巴结出现髓样肿胀、增生、坏死，临床上处于初期和极期（相当于病程的第1～3周）。在胆道系统内大量繁殖的伤寒沙门菌随胆汁排到肠道，一部分随粪便排出体外；另一部分经肠道黏膜再次侵入肠壁淋巴结，使原先致敏的淋巴组织发生更严重的炎症反应，可引起溃疡形成，临床上处于缓解期（相当于病程的第3～4周）。在极期和缓解期，当坏死或溃疡病变累及血管时，可引起肠出血（intestinal bleeding）；当溃疡侵犯小肠的肌层和浆膜层时，可引起肠穿孔（enteric perforation）。随着机体免疫力的增强，伤寒沙门菌在血液和各个脏器中被清除，肠壁溃疡愈合，临床上处于恢复期。伤寒沙门菌释放多糖内毒素可激活单核-吞噬细胞释放白细胞介素-1和肿瘤坏死因子等细胞因子，引起持续发热、表情淡漠、相对缓脉、休克和白细胞减少等表现。

（二）病理

伤寒的病理改变主要为全身单核-吞噬细胞系统的炎性增生反应，镜下见以巨噬细胞为主的细胞浸润，吞噬细胞内可见被吞噬的淋巴细胞、红细胞、伤寒沙门菌及坏死组织碎屑，称为"伤寒细胞"，是本病的特征性病变。若伤寒细胞聚积成团，则称为"伤寒结节"。主要病变部位在回肠末段肠壁的集合淋巴结和孤立淋巴滤泡。病程第一周，淋巴组织增生、肿胀，呈纽扣样突起，第二周淋巴组织坏死，第三周坏死组织开始脱落，形成溃疡，第四周以后溃疡组织逐渐愈合，一般不留瘢痕。若病灶波及血管，可引起肠出血，若溃疡深达浆膜层，可导致肠穿孔。

肠系膜淋巴结也有类似病变，脾脏充血肿大，镜下可见红髓明显充血，也可见到灶性坏死。肝脏肿大，肝细胞局灶性坏死，镜下可见肝细胞混浊肿胀、变性，吞噬细胞聚集，形成伤寒结节。部分重症可引起肾脏、心肌、支气管、肺、胆囊等组织器官病变。

[常考考点]"伤寒细胞"，是本病的特征性病变。主要病变部位在回肠末段肠壁的集合淋巴结和孤立淋巴滤泡。

要点四 临床表现

潜伏期3～60日，通常1～2周。

（一）典型伤寒

1. 初期（侵袭期） 病程第1周。缓慢起病，发热是最早出现的症状，体温呈弛张热，逐渐上升，于3～7日内达39℃或以上。常伴有头痛、全身不适、乏力、食欲减退、腹部不适等症。部分患者出现便秘或腹泻。病程第一周末肝脾可及。

2. 极期 病程第2～3周。

（1）高热：持续性高热达39～40℃，多为稽留热，少数为弛张热或不规则热型，一般持续10～14日，免疫功能低下者可持续2～3个月之久。

（2）消化系统表现：食欲不振，腹部隐痛、便秘或腹泻，可有便血，腹部压痛，以右下腹明显。

（3）神经系统表现：神经系统表现的轻重与病情轻重成正比。呈特殊的中毒面容，表情淡漠、反应迟钝、听力减退，重者可有谵妄、抓空、昏迷或出现脑膜刺激征（虚性脑膜炎），儿童可出现抽搐。

（4）循环系统表现：可有相对缓脉、重脉，并发中毒性心肌炎时，相对缓脉不明显。病情严重者可有脉搏细速、血压下降、循环衰竭等表现。

（5）肝脾大：多数患者于起病1周左右可有脾大，质软或有轻压痛。部分患者肝脏亦大，重者可出现黄疸、肝功能异常，提示有中毒性肝炎存在。

（6）皮疹：部分患者于病程第7～14日皮肤出现暗红色小斑丘疹，称为玫瑰疹，散在分布于前胸和上腹部，2～4mm大小，压之褪色，数目不多，6～10个，分批出现，多在2～4日内消失。

此期极易出现肠出血和肠穿孔等并发症。

3. 缓解期 相当于病程第4周。人体对伤寒沙门菌的抵抗力逐渐增强，病情开始好转，体温波动性下降，食欲逐渐好转，腹胀逐渐消失。本期仍有肠出血或肠穿孔的危险。

4. 恢复期 病程第5周。体温已恢复正常，症状和体征消失，食欲好转，常有饥饿感。约需1个月左右康复。

[常考考点]典型伤寒的分期以及极期的表现和常见并发症（肠出血和肠穿孔）。

（二）不典型伤寒

近年来由于预防注射和抗菌药物的广泛应用，典型的伤寒病例逐渐减少，不典型或轻型患者增多。

1. 轻型 症状较轻，体温多在38℃左右，病程短，1～2周即可痊愈。多见于儿童，或早期接受抗菌药物治疗，或已接受过伤寒菌苗注射者。目前临床上较多见，易漏诊或误诊。

2. 暴发型 起病急，进展迅速，病情重。表现为突发超高热或体温不升，中毒症状重，血压下降，常并发中毒性脑病、中毒性心肌炎、中毒性肝炎、休克、DIC、肠麻痹等，皮疹多显著。预后凶险。

3. 迁延型 起病与典型伤寒相同，由于机体免疫功能低下，发热持续时间长，热程可达5周以上。常见于合并有慢性血吸虫病和慢性肝炎等患者，患者热程可达数月之久。

4. 逍遥型 发热及毒血症症状轻微，可照常工作。部分患者以肠出血或肠穿孔就医始被发现。

5. 小儿伤寒 不同的年龄阶段发病特点不同，年龄越小，临床表现越不典型。学龄儿童多为轻型，表现与成人相近。婴幼儿的临床表现不典型，起病急，中毒症状重，发热多呈不规则热型，腹痛、腹泻、呕吐等胃肠道症状明显，肝脾大常见，玫瑰疹和相对缓脉少见，白细胞计数常增多。儿童患者病情较轻，病程短，易并发支气管肺炎，较少并发肠出血、肠穿孔，病死率低。

6. 老年人伤寒 临床表现常不典型。发热不很高，但持续时间长，虚弱明显，常并发支气管肺炎、中毒性心肌炎或心力衰竭、持续性胃肠功能紊乱，病程长，恢复慢，病死率高。

（三）再燃与复发

伤寒缓解期患者，体温开始下降，但尚未达到正常时，又再度升高，持续5～7日后退热，称再燃。患者进入恢复期，体温正常1～3周后，发热等临床症状再度出现，称为复发。不论是再燃还是复发，都是病灶内伤寒沙门菌未被完全消灭，当机体免疫力不足时再度繁殖并侵入血流，此时血培养也可阳性。多见于抗菌疗程过短的患者。

（四）慢性带菌者

常在伤寒患者随访时发现，但也有无伤寒病史者，可能当时症状较轻，未引起注意。成年女性多见，儿童少见。多为胆囊带菌，胆囊造影可发现胆石或胆囊功能障碍，有时可发展为急性胆囊炎。慢性泌尿道带菌者少见。

（五）并发症

由于抗菌药物的应用，病变可得到及时控制，所以伤寒并发症已明显减少，但由于临床表现不典型，延误诊断，致肠出血、肠穿孔才确诊者也不少见。常见的并发症有肠出血、肠穿孔、中毒性肝炎、中毒性心肌炎、肺炎、胆囊炎、骨髓炎、肾盂肾炎等。

[常考考点] 伤寒的常见并发症。

要点五　实验室检查

（一）常规检查

1. 血液　白细胞计数减少或正常，中性粒细胞减少；嗜酸粒细胞计数减少或消失，此有助于诊断和判断病情；血小板也可减少。

2. 尿液　可有少量蛋白尿或管型。

3. 粪便　可有便血或粪便隐血试验阳性。当病变侵及结肠黏膜时，患者可有黏液便，甚或脓血便。

（二）血清学检查

伤寒血清凝集试验又称为肥达反应（Widal reaction）。对可疑伤寒或副伤寒患者用已知的菌体抗原及鞭毛抗原检测患者血清中相应抗体的凝集效价。菌体抗原"O"为伤寒沙门菌、副伤寒甲、乙杆菌的共同抗原，可刺激机体产生抗体IgM，出现早，但维持时间短。鞭毛抗原刺激机体产生的抗体为IgG，出现晚，但维持时间长。检测时所用的抗原有伤寒沙门菌菌体"O"抗原，鞭毛"H"抗原、副伤寒甲、乙、丙鞭毛抗原5种。对伤寒有辅助诊断价值，常在病程第1周末出现阳性，第3～4周阳性率可达90%，其效价随病程的演变而递增，第4～5周达高峰，至恢复期应有4倍以上升高。

肥达反应的临床意义：

（1）正常人血清中可能有低效价凝集抗体存在，通常"O"效价≥1∶80，"H"效价≥1∶160，或者"O"抗体效价有4倍以上升高，才有诊断价值。

（2）每周检查1次，如凝集效价逐次递增，则更具诊断意义。

（3）只有"O"抗体效价的升高，可能是疾病的早期。

（4）仅有"H"抗体效价增高，而"O"抗体效价不高，可能是患过伤寒，或接种过伤寒、副伤寒菌苗的回忆反应。

（5）"O"抗体效价增高只能推断为伤寒类感染，不能区别伤寒或副伤寒，诊断时需依鞭毛抗体凝集效价而定。

（6）若肥达反应阴性，不能排除伤寒。有少数伤寒患者肥达反应始终呈阴性，其原因可能有：①感染轻，特异性抗体产生少。②早期应用有效抗菌药物或接受糖皮质激素治疗者，特异性抗体的形成受到影响。③患者过于衰弱，免疫反应低下，或患丙种球蛋白缺乏症，不能产生特异性抗体。

[常考考点] 肥达反应的临床意义。

（三）病原学检查

细菌培养是确诊伤寒的主要手段。

1. 血培养　病程第1周阳性率最高，可达80%～90%，以后阳性率逐渐下降，至第4周常转为阴性，复发或再燃时可又呈阳性。

2. 骨髓培养　阳性率较血培养为高，可达90%。阳性率受病程及应用抗菌药的影响小，已开始抗菌治疗者仍可获阳性结果。

3. 粪便培养　整个病程中均可阳性，第3～4周阳性率最高，可达75%。粪便培养阳性表示大便排菌，有传染性，除外慢性胆囊带菌者，对伤寒有诊断意义。

4. 尿培养　早期常为阴性，病程3～4周阳性率约25%。

[常考考点] 细菌培养（血、骨髓、尿、粪便）是确诊伤寒的主要手段。

要点六　诊断与鉴别诊断

（一）诊断

1. 流行病学资料　流行季节，当地有伤寒流行，与伤寒患者有密切接触史等。

2. 临床表现　持续性发热1周以上、特殊中毒面容、相对缓脉、玫瑰疹、肝脾大等典型表现，出现肠出血和肠穿孔等并发症，均高度提示伤寒的可能。

3. 实验室检查　外周血白细胞减少、嗜酸粒细胞减少或消失，肥达反应阳性。确诊有赖于血或骨髓培养检出伤寒沙门菌。

［常考考点］伤寒的诊断要点。

（二）鉴别诊断

1. 病毒感染　上呼吸道和消化道病毒感染均可出现较长时间的发热、腹部不适、白细胞减少等类似于伤寒的表现。但病毒感染起病较急，常伴有明显上呼吸道症状或肠道症状，多无特殊中毒面容、玫瑰疹、相对缓脉等伤寒特征性表现，肥达反应及细菌培养均阴性。

2. 斑疹伤寒　流行性斑疹伤寒多见于冬春季，地方性斑疹伤寒多见于夏秋季。一般起病较急，脉搏快，多有明显头痛。第5~6病日出现皮疹，数量多，且可有出血性皮疹。外斐反应阳性。治疗后退热快。

3. 败血症　部分革兰阴性杆菌败血症白细胞计数不高，可与伤寒混淆。败血症患者常有胆道、泌尿道、肠道等处原发感染病灶，热型多不规则或为弛张热，中性粒细胞常增高及核左移，血培养可分离出相应致病菌。

4. 急性血行播散性肺结核　患者多有结核病史，常伴盗汗、脉搏快，胸部X线检查可见两肺分布均匀的粟粒样病灶。

5. 钩端螺旋体病　钩端螺旋体病的流感伤寒型在夏秋季流行期间常见，发热与伤寒相似，但有疫水接触史，起病急，伴畏寒，眼结膜充血，全身酸痛，尤以腓肠肌疼痛与压痛为著，见腹股沟淋巴结肿大等。外周血白细胞增高。病原学、血清学检查可确诊。

6. 恶性组织细胞增生病　有不规则发热、进行性贫血和出血、肝脾大明显、淋巴结肿大，病情进展迅速，抗菌治疗无效。全血细胞减少，骨髓穿刺可发现恶性组织细胞。

［常考考点］伤寒与病毒感染和斑疹伤寒的鉴别。

要点七　治疗

（一）一般治疗

1. 隔离与休息　给予消化道隔离，临床症状消失后每周1次，连续2次粪便培养阴性方可解除隔离。发热期患者必须卧床休息。

2. 护理　注意皮肤及口腔的护理，密切观察体温、脉搏、血压、腹部、大便等变化。

3. 饮食　给予高热量、高维生素、易消化、低糖、低脂肪的无渣饮食。退热后，食欲增强时，仍应继续进食一段时间无渣饮食，以防诱发肠出血和肠穿孔。注意维持水、电解质平衡。

（二）对症治疗

1. 高热　适当应用物理降温，慎用解热镇痛类药，以免虚脱。

2. 便秘　可用开塞露或用生理盐水低压灌肠，禁用泻剂和高压灌肠。

3. 腹泻　可用收敛药，忌用鸦片制剂。

4. 腹胀　可用松节油腹部热敷及肛管排气，禁用新斯的明类药物。

5. 激素的应用　对毒血症症状明显和高热患者，如无禁忌，可在足量有效抗菌治疗下短期使用糖皮质激素，疗程1~3日。

（三）病原治疗

1. 氟喹诺酮类　是治疗伤寒的首选药物。抗菌谱广，杀菌作用强，能抑制细菌DNA旋转酶，阻碍DNA复制，口服吸收完全，体内分布广，胆囊浓度高，副作用少，不易产生耐药。目前常用的药物有氧氟沙星、左氧氟沙星、环丙沙星等。疗程14日。孕妇、儿童、哺乳期妇女慎用。

2. 头孢菌素类　第三代头孢菌素在体外对伤寒沙门菌有强大抗菌活性，体内分布广，胆汁浓度高，不良反应少，尤其适用于孕妇、儿童、哺乳期妇女等患者。常用的有头孢曲松、头孢噻肟、头孢哌酮等，疗程14日。

3. 氯霉素　耐药率及复发率高，且毒副作用大，现已很少使用。

4. 其他抗菌药 有氨苄西林或阿莫西林、复方磺胺甲噁唑等也可酌情选用。

［常考考点］氟喹诺酮类是治疗伤寒的首选药物。

（四）带菌者的治疗

成人带菌者可用氨苄西林、阿莫西林、氧氟沙星、环丙沙星等治疗，疗程4～6周。伴有胆囊炎或胆石症者，可行胆囊切除术，术前术后均需抗菌治疗。

（五）并发症的治疗

1. 肠出血 绝对卧床休息，禁食，密切观察血压、脉搏、神志变化及粪便情况；如患者烦躁不安，可给予镇静剂；禁用泻剂及灌肠。注意水电解质的补充，应用止血药，必要时酌情输血。经积极内科治疗仍出血不止者，应考虑手术治疗。

2. 肠穿孔 禁食，胃肠减压，静脉补充液体，保证热量供给和水电解质平衡。加强抗菌特别是抗革兰阴性菌及厌氧菌的抗菌药。必要时可考虑外科手术治疗。

3. 中毒性心肌炎 卧床休息，注意输液量和速度，营养心肌治疗。必要时应用糖皮质激素。有心衰者，可酌情使用小剂量毛花苷C等强心剂。

［常考考点］肠出血和肠穿孔的处理措施。

要点八 预防

1. 控制传染源 患者应及早隔离治疗，体温正常15日后，大便培养每周1次，连续2次阴性方可解除隔离。患者及带菌者的排泄物、用具等应严格消毒。

2. 切断传播途径 是预防伤寒的关键措施。搞好"三管一灭"（管理饮食、水源、粪便，消灭苍蝇），养成良好的个人卫生习惯。

3. 保护易感人群 对高危人群可进行预防接种。常用伤寒、副伤寒甲、乙三联疫苗，也可口服伤寒沙门菌Ty21a活菌苗。以上疫苗仅有部分免疫作用。

［常考考点］切断传播途径是预防伤寒的关键措施。搞好"三管一灭"（管理饮食、水源、粪便，消灭苍蝇）。

【例题实战模拟】

A1型题

1. 能使伤寒不断传播或流行的传染源是
   A. 伤寒的极期病人 B. 潜伏期末的病人 C. 恢复期带菌者 D. 缓解期带菌者 E. 慢性带菌者

2. 伤寒病理学的主要特点是
   A. 小血管内皮细胞肿胀 B. 心肌坏死 C. 骨髓受抑制
   D. 全身单核-巨噬细胞系统的增生性反应 E. 肝细胞广泛坏死

3. 伤寒最具特征性的病变部位在
   A. 肝、胆囊 B. 肠系膜淋巴结 C. 结肠
   D. 回肠下段集合淋巴结与孤立淋巴滤泡 E. 乙状结肠

4. 伤寒患者肥达反应阳性常开始于病程的
   A. 第1周 B. 第2周 C. 第3周 D. 第4周 E. 第5周

5. 确诊伤寒最可靠的依据是
   A. 发热、中毒症状、白细胞减少 B. 血培养阳性 C. 粪便培养阳性
   D. 胆汁培养阳性 E. 肥达反应阳性

6. 伤寒最严重的并发症是
   A. 肠出血 B. 肠穿孔 C. 中毒性心肌炎 D. 血栓性静脉炎 E. 肺炎

7. 下列关于伤寒的描述，不正确的是
   A. 起病急，开始以高热为表现 B. 病程第2～4周传染性大 C. 复发时症状轻，并发症少
   D. 肥达反应在病程第4～5周阳性率最高 E. 再燃时症状加重

A2型题

8. 患者，男，29岁。发热7天，食欲减退，乏力，腹泻，腹胀。起病后曾先后自服氨苄西林及氟喹诺酮类药，发热

仍不退。体检：腹部胀气，脾肋下 1cm。血白细胞 2.6×10^9/L。高度怀疑伤寒，为进一步确诊应检查

    A. 血培养   B. 骨髓培养   C. 粪便培养   D. 尿培养   E. 肥达反应

【参考答案】

1.E 2.D 3.D 4.B 5.B 6.B 7.A 8.B

细目三　细菌性痢疾

【考点突破攻略】

细菌性痢疾（bacillary dysentery）简称菌痢，是由志贺菌感染引起的肠道传染病。菌痢主要通过消化道传播，终年散发，夏秋季可引起流行。其主要病理变化为直肠、乙状结肠的炎症与溃疡。主要表现为腹痛、腹泻、排黏液脓血便以及里急后重等，可伴有发热及全身毒血症状，严重者可出现感染性休克和（或）中毒性脑病。由于志贺菌各组及各血清型之间无交叉免疫，且病后免疫力差，故可反复感染。一般为急性，少数迁延成慢性。

要点一　病原学

志贺菌属于肠杆菌科，为革兰阴性杆菌，菌体短小，无荚膜和芽孢，有菌毛，为兼性厌氧菌，在有氧和无氧条件下均能生长。最适生长温度为 37℃，最适 pH 为 7.2～7.4。在普通培养基上生长良好。根据生化反应和菌体 O 抗原不同，可将志贺菌分为 A、B、C、D 四群，分别相当于痢疾志贺菌、福氏志贺菌、鲍氏志贺菌、宋内志贺菌，共有 40 个血清型（其中 A 群 15 个，B 群 6 个，C 群 18 个，D 群 1 个）及多个亚型。痢疾志贺菌感染病情较重，福氏志贺菌感染易转为慢性，宋内志贺菌感染病情轻，多不典型。我国的优势血清型为福氏 2a、宋内、痢疾 Ⅰ 型，其他血清型相对比较少见。宋内志贺菌抵抗力最强，福氏志贺菌次之，痢疾志贺菌最弱。

志贺菌可产生内毒素及外毒素。内毒素可引起全身反应，如发热、毒血症及休克等。外毒素，即志贺毒素（shiga toxin），有肠毒性、神经毒性和细胞毒性，甚至可使部分患者发生溶血性尿毒综合征等严重表现。痢疾志贺菌产生外毒素的能力最强。

志贺菌存在于患者和带菌者的粪便中，抵抗力弱，加热 60℃ 10 分钟可被杀死，对酸和一般消毒剂敏感。在粪便中数小时内死亡，在污染物品及瓜果、蔬菜上可存活 10～20 日。

要点二　流行病学

（一）传染源

主要是急、慢性菌痢患者和带菌者。非典型患者、慢性患者及带菌者容易误诊或漏诊，且难于管理，在流行病学中具有重要意义。

（二）传播途径

主要经粪-口途径传播。志贺菌随感染者粪便排出后，通过污染食物、水、手及生活用品等经口感染，也可经苍蝇或其他昆虫（如蟑螂等）媒介传播。食物或饮用水被污染可引起暴发或流行。

（三）人群易感性

人群普遍易感。病后可获得一定的免疫力，但持续时间短，且不同菌群及血清型间无交叉免疫，故易反复或重复感染。

（四）流行特征

菌痢主要集中发生在发展中国家，尤其是医疗条件差且水源不安全的地区。全球每年志贺菌感染人次估计为 1.67 亿，其中绝大部分在发展中国家。2015 年的数据表明，志贺菌感染是全世界腹泻死亡的第二大原因，是 5 岁以下儿童腹泻死亡的第三大原因。我国目前菌痢的发病率仍显著高于发达国家，但总体看发病率有逐年下降的趋势。各地菌痢发生率差异不大，终年散发，有明显的季节性。本病夏秋季发病率高可能和降雨量多、苍蝇密度高以及进食生冷瓜果食品机会有关。

［常考考点］菌痢的传染源、传播途径、易感人群。

要点三 发病机制与病理

(一) 发病机制

志贺菌进入机体后是否发病，取决于三个要素：细菌数量、致病力和人体抵抗力。志贺菌进入消化道后，大部分被胃酸杀死，少数进入下消化道的细菌也可因正常菌群的拮抗作用、肠道分泌型IgA的阻断作用而不能致病。致病力强的志贺菌即使10～100个细菌进入人体也可引起发病。当人体抵抗力下降时，少量细菌也可致病。

志贺菌经口进入体内，在结肠黏膜上皮细胞和固有层中繁殖、释放毒素，引起炎症反应和小血管循环障碍，致肠黏膜炎症、坏死及溃疡，出现腹痛、腹泻、黏液脓血便等。

志贺菌的主要致病物质是内毒素。内毒素吸收入血后，不但可以引起发热和毒血症，还可直接作用于肾上腺髓质、交感神经系统和单核-吞噬细胞系统，释放各种血管活性物质，引起微循环障碍，进而引起感染性休克、DIC及重要脏器功能衰竭，临床上表现为中毒性菌痢。

志贺菌的外毒素具有细胞毒性，可导致肠黏膜上皮细胞损伤，神经毒性可引起神经系统症状，肠毒素类似霍乱肠毒素，可导致水样泻，甚至可引起出血性结肠炎和溶血性尿毒综合征。

[常考考点] 志贺菌进入机体后是否发病，取决于三个要素：细菌数量、致病力和人体抵抗力。

(二) 病理

菌痢的主要病变部位是乙状结肠和直肠，严重者可以波及整个结肠甚至回肠末端。急性期肠黏膜的基本病理变化是弥漫性纤维蛋白渗出性炎症，典型病变过程为初期的急性卡他性炎症，随后出现特征性假膜性炎症和浅溃疡形成，经1周病变逐渐愈合，不留瘢痕。

急性中毒性菌痢肠道病变轻微，多数仅见充血水肿，个别病例结肠有浅表溃疡，突出的病理改变为大脑及脑干水肿，神经细胞可有变性。部分病例肾上腺充血，皮质萎缩。

慢性菌痢肠黏膜水肿和肠壁增厚，肠黏膜溃疡不断形成和修复，可有瘢痕和息肉形成，少数病例甚至发生肠腔狭窄。

[常考考点] 细菌性痢疾的主要病变部位是乙状结肠和直肠。

要点四 临床表现

潜伏期一般为1～4日，短者可为数小时，长者可达7日。

临床表现因志贺菌的型别、感染的轻重、机体的状态、病变的范围及程度而各异。根据病程长短和病情严重程度可以分为2期6型。

(一) 急性菌痢

根据毒血症及肠道症状轻重，可分为3型。

1. 典型菌痢 起病急，有发热（体温可达39℃或更高）、腹痛、腹泻、里急后重、黏液或脓血便，并有头痛、乏力、食欲减退等全身中毒症状。腹泻多先为稀水样便，1～2日转为黏液样脓血便，每日十余次至数十次，粪便量少，伴有里急后重。体征有肠鸣音亢进，左下腹压痛等。自然病程为10～14日，少数转为慢性。

2. 轻型菌痢 全身中毒症状轻微，可无发热或有低热。腹泻水样或稀糊便，每日10次以内，可有黏液，但无脓血，腹痛较轻，可有左下腹压痛，里急后重较轻或缺如，易被误诊为肠炎。病程3～7日，少数也可转为慢性。

3. 重型菌痢 多见于老年、体弱和营养不良的患者。急起发热，腹泻每天30次以上，为稀水脓血便，偶尔排出片状假膜，甚至大便失禁，腹痛、里急后重明显。后期可出现严重腹胀及中毒性肠麻痹，常伴呕吐，严重失水可引起外周循环衰竭。部分病例以中毒性休克为突出表现者，则体温不升，常有酸中毒和水、电解质平衡紊乱。少数患者可出现心、肾功能不全。

4. 中毒性菌痢 多见于2～7岁儿童，成人偶有发生。起病急骤、发展快、病势凶险。突起畏寒、高热，全身中毒症状重，可有烦躁、嗜睡、昏迷或抽搐等，数小时内可迅速发生循环衰竭和呼吸衰竭。肠道症状不明显或缺如。按临床表现不同可分为下列3型。

（1）休克型（周围循环衰竭型）：较为常见，以感染性休克为主要表现。面色苍白、四肢厥冷、皮肤出现花斑、发绀、脉搏细速等，血压下降，救治不及时可出现心、肾功能不全和意识障碍。重型病例不易逆转，可致多脏器功能损伤与衰竭，危及生命。

（2）脑型（呼吸衰竭型）：以中枢神经系统表现为主。由于脑血管痉挛，脑缺血、缺氧，出现脑水肿、颅内压增高甚至脑疝。患者表现为剧烈头痛、频繁呕吐、烦躁、惊厥、昏迷、瞳孔不等大、对光反射减弱或消失等，严重者可出现中枢性呼吸衰竭。此型病情严重，病死率高。

（3）混合型：兼有上述两型的表现，病情最为凶险，病死率最高（90%以上）。该型实质上包括循环系统、呼吸系统及中枢神经系统等多脏器功能损害与衰竭。

[常考考点]典型菌痢的临床表现以及中毒性菌痢的特点。

（二）慢性菌痢

急性菌痢反复发作或迁延不愈达2个月以上者即为慢性菌痢。菌痢慢性化的原因有：原有营养不良、胃肠道慢性疾病、肠道分泌型IgA减少等机体抵抗力低下，或急性期治疗不当；福氏志贺菌感染；耐药菌株感染等。根据临床表现不同，慢性菌痢可分为3型。

1. 慢性迁延型 急性菌痢病情迁延不愈，时轻时重，反复出现腹痛、腹泻，大便常有黏液及脓血。长期腹泻可致营养不良、贫血等。

2. 急性发作型 有慢性菌痢史，常因进食生冷食物或受凉、劳累等因素诱发，出现急性发作，表现类似急性菌痢，但发热等中毒症状较轻。

3. 慢性隐匿型 有急性菌痢史，无明显症状，但粪便培养可检出志贺菌，结肠镜检可发现黏膜有炎症或溃疡等病变。慢性菌痢中以慢性迁延型最为多见，慢性隐匿型最少。

[常考考点]慢性菌痢中以慢性迁延型最为多见。

要点五 实验室检查与其他检查

1. 大便常规 粪便外观为黏液、脓血便，镜检可见白细胞（≥15个/高倍视野）、脓细胞和少数红细胞，如见到吞噬细胞则更有助于诊断。

2. 血常规 急性菌痢白细胞总数增多，可达$(10\sim20)\times10^9/L$，以中性粒细胞为主。慢性患者可有贫血。

3. 细菌培养 粪便培养出志贺菌是确诊的主要依据。应在使用抗菌药物前采集新鲜标本，取脓血部分及时送检，早期多次送检有助于提高阳性率。

4. 特异性核酸检测 采用核酸杂交或PCR可直接检查粪便中的志贺菌核酸，具有灵敏度高、特异性强、对标本要求低等优点。

5. X线钡灌肠 慢性期可见肠道痉挛，动力改变，结肠袋消失，肠腔狭窄，肠黏膜增厚等。

6. 结肠镜检查 慢性患者可发现肠壁病变，病变部位刮取分泌物培养可提高志贺菌检出率，且有助于鉴别诊断。

[常考考点]粪便培养出志贺菌是确诊的主要依据。

要点六 诊断与鉴别诊断

（一）诊断

细菌性痢疾应依据流行病学资料、临床表现及实验室检查等进行综合诊断，确诊需依据病原学检查结果。

1. 流行病学资料 夏秋季有不洁饮食或与菌痢患者有接触史。

2. 临床表现 急性期表现有发热、腹痛、腹泻、黏液或脓血便、里急后重。慢性菌痢患者常有急性菌痢史，病程超过2个月。中毒性菌痢以儿童多见，有高热、惊厥、意识障碍，以及呼吸、循环衰竭，起病时肠道症状轻微或无，常需盐水灌肠或肛拭子取便行粪便检查方可诊断。

3. 实验室检查 粪便镜检有大量白细胞或脓细胞（≥15个/高倍视野），可见红细胞。确诊需粪便培养志贺菌阳性。

[常考考点]菌痢的诊断要点。

（二）鉴别诊断

菌痢应与各种腹泻类疾病相鉴别。

1. 急性菌痢的鉴别诊断

（1）急性阿米巴痢疾：鉴别要点见下表。

细菌性痢疾与阿米巴痢疾的鉴别

鉴别要点	急性细菌性痢疾	阿米巴痢疾
病原	志贺菌	溶组织内阿米巴原虫
流行方式	散发或流行或暴发	散发

续表

鉴别要点	急性细菌性痢疾	阿米巴痢疾
潜伏期	1～7日	数周至数月
全身症状	起病急，全身中毒症状重，多有发热	起病缓，全身中毒症状轻或无，多无发热
腹部表现	腹痛、腹泻明显，便次频繁，左下腹压痛	腹痛轻，便次少，右下腹轻度压痛
里急后重	明显	不明显
粪便检查	量少，黏液或脓血便，镜检可见大量白细胞、少量红细胞及吞噬细胞，粪培养志贺菌阳性	量多，呈暗红色果酱样，有腥臭味，红细胞多于白细胞，可见夏科-雷登结晶，可找到溶组织内阿米巴滋养体或包囊
结肠镜检查	病变以乙状结肠及直肠为主，肠黏膜弥漫性充血、水肿、浅表溃疡	病变主要在结肠回盲部及升结肠，见散发潜行溃疡，周围红晕，溃疡间肠黏膜正常

（2）其他细菌性肠道感染：大肠埃希菌、空肠弯曲菌、气单胞菌等细菌引起的肠道感染也可出现痢疾样表现，鉴别有赖于粪便病原菌的培养检出。

（3）细菌性食物中毒：因进食被沙门菌、金黄色葡萄球菌、副溶血弧菌、大肠埃希菌等病菌或毒素污染的食物引起。有共同进食者集体发病，大便镜检白细胞常不超过5个/高倍视野。确诊有赖于从可疑食物及患者呕吐物或粪便中检出同一致病菌或毒素。

（4）其他：还需与急性肠套叠、急性坏死出血性小肠炎等相鉴别。

[常考考点] 细菌性痢疾与阿米巴痢疾的鉴别。

2. 中毒性菌痢的鉴别诊断 流行性乙型脑炎（乙脑）多发生于夏秋季，常有高热、惊厥、昏迷等表现，需与中毒性菌痢相鉴别。乙脑起病与进展相对缓慢，循环衰竭少见，意识障碍及脑膜刺激征明显，脑脊液可有蛋白及白细胞增高，粪便检查多无异常，乙脑病毒特异性抗体IgM阳性可资鉴别。

3. 慢性菌痢的鉴别诊断 慢性菌痢需与直结肠癌、慢性血吸虫病及非特异性溃疡性结肠炎等疾病相鉴别，特异性病原学检查、病理和结肠镜检可资鉴别。

[常考考点] 中毒性菌痢与乙脑的鉴别。

要点七 治疗

急性期以抗菌治疗为主，慢性期除抗菌治疗外还应改善肠道功能，中毒性菌痢应及时针对病情采取综合性措施救治。

（一）急性菌痢

1. 一般治疗及对症治疗 隔离至消化道症状消失，大便培养连续两次阴性。中毒症状重者应卧床休息。饮食以流质易消化饮食为主，忌食多渣、生冷、油腻及刺激性食物。腹泻明显可予口服补液盐（ORS），必要时可同时静脉补液，以维持水、电解质及酸碱平衡。高热者以物理降温为主，必要时适当使用退热药；腹痛剧烈者可予颠茄片或阿托品解痉止痛。

2. 病因治疗 抗菌治疗可缩短病程、减轻病情和缩短排菌期，防止转为慢性或带菌者。志贺菌对抗菌药物的耐药率逐年增长，并呈多重耐药，因此，应根据当地志贺菌耐药情况、个体差异、大便培养及药敏试验结果选择敏感抗菌药物，避免滥用。疗程为3～5日。

（1）氟喹诺酮类药物：为首选，但儿童、孕妇及哺乳期患者应慎用。常用的有环丙沙星、左氧氟沙星、加替沙星等，不能口服者也可静脉滴注。

（2）二线药物：主要为第三代头孢菌素。可选用匹美西林（pivmecillinam）、头孢曲松（ceftriaxone）及头孢哌酮等，也可用阿奇霉素（azithromycin）。二线药物只有在志贺菌株对环丙沙星等耐药时才考虑应用。给予有效抗菌治疗48小时内症状会有改善，否则提示有耐药可能。

（3）小檗碱（黄连素）：有减少肠道分泌的作用，在使用抗菌药物的同时使用，每次0.1～0.3g，每日3次，7日为一疗程。

[常考考点] 急性菌痢病因治疗首选氟喹诺酮类药物。

（二）中毒性菌痢

中毒性菌痢病情凶险，应及时采取以对症治疗为主的综合救治措施。

1. 对症治疗

（1）降温止惊：高热可致惊厥，加重脑缺氧及脑水肿，应积极给予物理降温，必要时给予退热药，将体温降至38.5℃以下；高热伴烦躁、惊厥者，可采用亚冬眠疗法，予氯丙嗪和异丙嗪各1～2mg/kg肌注；反复惊厥者，可用地西泮、苯巴比妥钠等肌注后，再用水合氯醛灌肠。

（2）休克型：①迅速扩充血容量及纠正酸中毒。快速给予低分子右旋糖酐、葡萄糖生理盐水及5%碳酸氢钠等液体，补液量及成分视脱水情况而定，休克好转后则应继续静脉输液维持。②由于属低排高阻型休克，可予抗胆碱类药物改善微循环障碍，如山莨菪碱，成人每次10～20mg，儿童0.3～0.5mg/kg，根据病情每10～30分钟静脉注射1次，直至面色红润、皮肤转暖、尿量增多及血压回升可减量渐停。疗效不佳者，可改用酚妥拉明、多巴胺或间羟胺等，以改善重要脏器血流灌注。③短期使用糖皮质激素。④保护心、脑、肾等重要脏器功能。⑤有早期DIC者可予肝素抗凝治疗。

（3）脑型：①减轻脑水肿，可给予20%甘露醇，每次1～2g/kg，快速静脉滴注，每4～6小时一次。应用血管活性药物以改善脑组织微循环，给予糖皮质激素有助于改善病情。②防治呼吸衰竭，保持呼吸道通畅，及时吸痰、吸氧。如出现呼吸衰竭可使用呼吸兴奋剂，必要时应用人工辅助呼吸。

2. 抗菌治疗 药物选择基本与急性菌痢相同，但宜采用静脉给药，成人可用环丙沙星、左旋氧氟沙星等氟喹诺酮类或第三代头孢菌素。儿童首选头孢曲松等第三代头孢菌素。

[常考考点] 中毒性菌痢的治疗措施。

（三）慢性菌痢

由于慢性菌痢病情复杂，应采取以抗菌治疗为主的综合性措施。

1. 一般治疗 注意生活规律，进食易消化的食物，忌食生冷、油腻及刺激性食物，积极治疗肠道寄生虫病及其他慢性消化道疾患。

2. 病原治疗 根据病原菌药敏试验结果选用有效抗菌药物，通常联合或交替使用两种不同类型的抗菌药物，延长疗程，必要时可多疗程治疗。也可用0.3%小檗碱液、5%大蒜素液、2%磺胺嘧啶银悬液等灌肠液保留灌肠，每次100～200mL，每晚一次，10～14日为一疗程。灌肠液中可添加小剂量糖皮质激素以提高疗效。

3. 对症治疗 有肠道功能紊乱者可采用镇静或解痉药物。有菌群失调者可予微生态制剂。

要点八 预防

菌痢的预防应采用以切断传播途径为主的综合预防措施。

1. 管理传染源 急、慢性患者和带菌者应隔离或定期进行随访，并给予彻底治疗，直至大便培养阴性。对餐饮人员、水源管理人员、托幼人员等应定期粪检，发现患者或带菌者应立即调离原工作岗位，并给予彻底治疗。

2. 切断传播途径 养成良好的个人卫生习惯，特别注意饮食及饮水卫生。

3. 保护易感人群 目前尚无获准生产的可有效预防志贺菌感染的疫苗。我国采用口服活菌苗，如F2a型"依链"株可刺激肠道产生分泌型IgA等，有一定的保护作用，而对其他类型菌痢的流行可能无保护作用，免疫期可维持6～12个月。

【例题实战模拟】

A1型题

1. 痢疾杆菌的致病性主要取决于
   A. 内毒素　　　　B. 外毒素　　　C. 能对抗肠黏膜局部免疫力，分泌性IgA
   D. 对肠黏膜上皮细胞具有侵袭力　　E. 有对抗肠黏膜正常菌群的能力

2. 中毒性菌痢的发病原理可能是
   A. 细菌侵入量多　　B. 细菌毒力强　　C. 细菌侵入数量多且毒力强
   D. 特异性体质对细菌毒素呈强烈过敏反应　　E. 特异性体质对细菌的强烈过敏反应

3. 细菌性痢疾的病变部位主要是
   A. 乙状结肠、直肠　　B. 空肠　　C. 回肠　　D. 十二指肠　　E. 盲肠

A2型题

4. 患者，女，33岁。昨晚吃街边烧烤后，于今晨3时突然畏寒、高热、呕吐、腹痛、腹泻，腹泻共4次，开始为稀水样便，继之便中带有黏液和脓血。在未做实验室检查的情况下，该患者可能的诊断是

A. 轻型菌痢　　B. 典型菌痢　　C. 中毒性菌痢　　D. 慢性菌痢急性发作　　E. 慢性迁延型菌痢急性发作

5. 患者，男性，10岁。因发热，伴惊厥1天，于8月1日入院。发病当天曾到小摊买饮料。既往体健。体检：T 35℃，BP 110/75mmHg，神志清楚，球结膜水肿，四肢抽搐，心肺（-），腹软，脐周压痛（+），反跳痛（-），颈无抵抗，布氏征（-）。化验：血WBC $27×10^9$/L，中性粒细胞90%，淋巴细胞10%。其最可能的诊断是

　　A. 败血症　　B. 中毒性菌痢脑型　　C. 中毒性菌痢休克型　　D. 流行性乙型脑炎　　E. 流行性脑脊髓膜炎

【参考答案】

1.D　2.D　3.A　4.B　5.B

细目四　霍乱

【考点突破攻略】

霍乱（cholera）是由霍乱弧菌（vibrio cholerae）引起的烈性肠道传染病，为我国甲类传染病，也是国际检疫传染病。通过污染的水或食物传染。在亚洲、非洲、拉丁美洲等地为高发的感染性腹泻病因之一。霍乱患者典型的临床表现为：起病急，腹泻剧，多伴呕吐，并可由此导致脱水、肌肉痉挛，严重者可发生循环衰竭和急性肾衰竭。

要点一　病原学

（一）分类

根据霍乱弧菌O抗原的特异性和致病性不同将其分为三群：

1. O_1 群霍乱弧菌　为霍乱的主要致病菌。依其生物学性状可分为古典生物型（classical biotype）和埃尔托生物型（El-Tor biotype）。据O抗原的A、B、C抗原成分不同，O_1 群霍乱弧菌又可分为3个血清型，即稻叶型（原型，含A、C抗原）、小川型（异型，含A、B抗原）和彦岛型（中间型，含A、B、C三种抗原）。目前我国流行的霍乱弧菌以埃尔托生物型、异型为主。

2. 不典型 O_1 群霍乱弧菌　可被多价 O_1 群血清凝集，但不产生肠毒素，无致病性。

3. 非 O_1 群霍乱弧菌　不能被 O_1 群霍乱弧菌多价血清凝集，统称为不凝集弧菌。血清型从 O_2 编排至 O_{220} 以上，一般无致病性。但其中的 O_{139} 群霍乱弧菌可产生霍乱肠毒素，能引起流行性腹泻，与 O_1 群无交叉免疫。WHO要求将 O_{139} 群霍乱弧菌引起的腹泻与 O_1 群霍乱同等对待。

（二）形态

霍乱弧菌属弧菌科弧菌属，菌体短小稍弯曲，呈弧形或逗点状，革兰染色阴性，无芽孢和荚膜（O_{139} 群霍乱弧菌有荚膜），长1.5～3.0μm，宽0.3～0.4μm。菌体的一端有一较长的鞭毛，运动极活泼。粪便涂片普通显微镜下呈鱼群样排列，暗视野显微镜下悬滴检查宛如夜空中的流星一闪而过。

（三）抗原结构

霍乱弧菌具有耐热的菌体O抗原和不耐热的鞭毛H抗原。各群霍乱弧菌H抗原相同，而O抗原不同。O抗原有群特异性和型特异性两种抗原，是霍乱弧菌分群和分型的基础。

（四）毒素

霍乱弧菌可产生内毒素和外毒素。内毒素为多糖体，可诱发机体免疫反应，是制作菌苗产生抗菌免疫的主要成分。霍乱外毒素即霍乱肠毒素（cholera toxin，CT），是霍乱的主要致病物质。霍乱肠毒素有抗原性，可刺激机体产生中和抗体。

（五）培养特性

霍乱弧菌属兼性厌氧菌，在普通培养基中生长良好，耐碱不耐酸，在pH 8.4～8.6碱性蛋白胨水或碱性琼脂平板上生长良好。

（六）抵抗力

古典生物型对外环境抵抗力较弱，埃尔托生物型抵抗力较强，在水体中可存活1～3周，在藻类、贝壳类食物上存活1年以上。霍乱弧菌对热、干燥、日光、化学消毒剂和酸等均很敏感，耐低温，耐碱。湿热55℃ 15分钟，100℃即刻，水中加0.5ppm氯15分钟可被杀死。在正常胃酸中能存活4分钟。

要点二 流行病学

自 1817 年以来，全球共发生了七次世界性霍乱大流行。一般认为前六次是由古典生物型霍乱弧菌引起的。第七次大流行始于 1961 年，是由埃尔托生物型所致，至今已流行 50 余年。

1992 年印度和孟加拉国等地先后发生了 O_{139} 群霍乱的暴发流行，专家预测，如果其成为今后霍乱流行的主要病原菌，则预示第八次世界霍乱大流行已经开始，但目前尚难下此结论。

1820 年霍乱传入我国，历次世界大流行我国均被波及。新中国成立后，古典生物型霍乱得到了有效控制。1961 年第七次世界霍乱大流行开始时埃尔托生物型便传入我国沿海地区，目前除西藏无病例报告外，其余各省（市、区）均有疫情发生。1993 年开始，O_{139} 群霍乱在我国部分地区也相继发生了局部暴发与流行。目前霍乱在我国呈多菌群（型）混合流行的局面。

（一）传染源

患者和带菌者是传染源。典型患者频繁泻吐，发病期一般可连续排菌 5 天，也有 2 周以上者，是重要传染源。轻型患者及带菌者不易被发现，作为传染源的意义更大。

（二）传播途径

主要通过粪－口途径传播。患者吐泻物和带菌者粪便污染水源及食物，特别是水源被污染后易引起局部暴发。日常生活接触和苍蝇等媒介传播也是重要的传播途径。

（三）易感人群

人群普遍易感。感染后肠道局部免疫和体液免疫的联合作用可产生一定的免疫力，但持续时间短（至少 3 年），可再次感染。

（四）流行季节与地区

在我国霍乱流行季节为夏秋季，以 7～10 月为多。流行地区主要是沿海一带，如广东、广西、浙江、江苏、上海等省市为多。

（五）O_{139} 群霍乱的流行特征

病例无家庭聚集性，发病以成人为主，男性多于女性，主要经水和食物传播。O_{139} 群是首次发现的新流行株，人群普遍易感。在霍乱地方性流行区，人群对 O_1 群霍乱弧菌有免疫力，但不能保护免受 O_{139} 群霍乱弧菌的感染。现有的霍乱菌苗对 O_{139} 群霍乱无保护作用。

［常考考点］霍乱的病原体、传染源、传播途径和易感人群。O_{139} 群霍乱的流行特征。

要点三 发病机制与病理

（一）发病机制

霍乱弧菌经口进入体内，是否发病取决于机体的免疫力及弧菌的致病性。正常胃酸可杀灭霍乱弧菌。只有在一次食入大量霍乱弧菌（如超过 $10^{8\sim9}$ 个）时才会发病。但胃大部切除后、胃酸缺乏或被稀释均降低对霍乱弧菌的抵抗力。肠道的分泌型 IgA 以及血清中特异性凝集抗体、杀弧菌抗体及抗毒素抗体等也有一定的免疫保护作用。

霍乱弧菌到达肠道后，穿过肠黏膜表面的黏液层，黏附于小肠上段黏膜上皮细胞刷状缘并大量繁殖，在局部产生大量霍乱肠毒素导致发病。

霍乱肠毒素有 A、B 两个亚单位。A 亚单位具有毒素活性。B 亚单位可与肠黏膜上皮细胞刷状缘细胞膜的受体（神经节苷脂，GM_1）结合，介导 A 亚单位进入细胞内，激活腺苷酸环化酶，促使三磷酸腺苷（ATP）变成环磷酸腺苷（cAMP）。大量的环磷酸腺苷聚集在肠黏膜上皮细胞内，刺激隐窝细胞过度分泌水、氯化物和碳酸盐等，同时抑制绒毛细胞对氯和钠等离子的吸收。由于肠黏膜分泌增强，吸收减少，大量肠液聚集在肠腔内，形成霍乱特征性的剧烈水样腹泻。

霍乱肠毒素还能促使肠黏膜杯状细胞分泌黏液增加，使腹泻的水样便中含有大量黏液。腹泻导致的失水使胆汁分泌减少，所以腹泻物呈"米泔水"样。

（二）病理

剧烈腹泻和呕吐，导致体内水和电解质大量丢失，迅速出现脱水、电解质紊乱、代谢性酸中毒，严重者可出现循环衰竭。若不及时纠正，由循环衰竭造成的肾缺血，以及低钾和毒素对肾脏的直接作用，可引起急性肾衰竭。

本病病理特点主要是严重脱水导致的一系列改变，而组织器官质性损害轻微。

［常考考点］霍乱患者吐泻的原因是霍乱肠毒素。

要点四 临床表现

潜伏期1～3日，短者数小时，长者7日。突然起病，少数在发病前1～2日有头昏、疲乏、腹胀、轻度腹泻等前驱症状。古典生物型与O_{139}群霍乱弧菌引起者症状较重，埃尔托型所致者多为轻型或无症状者。

（一）典型表现

典型病例病程分为3期：

1. 泻吐期 多以剧烈腹泻开始，病初大便尚有粪质，迅速成为黄色水样便或米泔水样便或洗肉水样血便，无粪臭，每日可达数十次，甚至失禁。一般无发热和腹痛（O_{139}群除外），无里急后重。呕吐多在腹泻数次后出现，常呈喷射状。呕吐物初为胃内容物，后为水样，严重者亦可为米泔水样，轻者可无呕吐。本期持续数小时至2～3日。

O_{139}型霍乱的特征为发热、腹痛较常见（达40%～50%），且可并发菌血症等肠道外感染。

2. 脱水期 由于频繁的腹泻和呕吐，大量水和电解质丧失，患者迅速出现脱水和循环衰竭。表情淡漠，或烦躁不安，甚至昏迷。声音嘶哑、眼窝凹陷、口唇干燥、皮肤弹性差或消失、手指皱瘪，脉搏细速或不能触及，血压低甚至休克，少尿或无尿。酸中毒者呼吸增快，甚至呈深大呼吸（Kussmaul呼吸）。低钠可引起肌肉痉挛，多见于腓肠肌和腹直肌。低血钾可致肌张力减弱，腱反射减弱或消失，肠胀气，心律失常等。此期一般为数小时至1～2日。

3. 恢复期或反应期 患者脱水如能得到及时纠正，多数症状迅速消失。少数患者有反应性发热，可能为循环改善后毒素吸收增加所致，一般持续1～3日后可自行消退。

［常考考点］霍乱的临床分期和各期的临床表现。

（二）临床分型

根据脱水程度，临床上可分为轻、中、重3型。具体见下表。

霍乱临床分型

临床表现	轻型	中型	重型
脱水程度（体重%）	小于5%	5%～10%	10%以上
每日腹泻次数	小于10次	10～20次	大于20次
精神状态	正常	呆滞或不安	轻度烦躁或静卧不动，甚至昏迷
音哑	无	轻度	音哑失声
皮肤	正常或略干，弹性略差	干燥，缺乏弹性	弹性消失
发绀	无	可有	明显
口唇	正常或稍干	干燥	极度干裂
眼窝、囟门凹陷	无或略陷	明显下陷	深凹，闭目不紧
指腹	正常	皱瘪	干瘪
腓肠肌痉挛	无	有	严重
脉搏	正常	细速	微弱而速或无
收缩压	正常	70～90mmHg	70mmHg以下或测不出
每日尿量	正常或略减少	小于500mL	小于50mL
血浆比重	1.025～1.030	1.030～1.040	大于1.040

另外，还有一型称为暴发型，亦称中毒型或干性霍乱，非常罕见。此型起病急骤，进展迅速，不待出现泻吐症状即可因循环衰竭而亡。

［常考考点］霍乱的临床分型及各型的临床表现。

（三）并发症

1. 肾衰竭 是霍乱最常见的严重并发症，也是常见的死因。表现为尿量减少和氮质血症，严重者可因尿毒症而死亡。多发生于病后7～9天。

2. 急性肺水肿 代谢性酸中毒可导致肺循环高压，后者又因补充大量不含碱的盐水而加重。

3. 其他 如低钾综合征、心律失常等。

[常考考点]肾衰竭是霍乱最常见的严重并发症，也是常见的死因。

要点五　实验室检查与其他检查

（一）一般检查

1. 血液检查　脱水致血液浓缩，外周血红细胞、白细胞和血红蛋白均增高；血清尿素氮、肌酐升高；钠、氯化物和碳酸氢盐降低，血pH下降；当酸中毒纠正后，钾离子移入细胞内，可出现血清钾明显降低。

2. 尿液检查　部分患者尿中可有少量蛋白、红白细胞及管型。

3. 粪便常规　可见黏液或少许红、白细胞。

（二）血清学检查

抗菌抗体中的抗凝集素抗体在病后第5日出现，1~3周达高峰。若双份血清抗凝集素抗体滴度增长4倍以上，有诊断意义。主要用于流行病学调查、回顾性诊断或粪便培养阴性可疑患者的诊断。

（三）病原学检查

1. 粪便涂片染色　取粪便或早期培养物涂片做革兰染色镜检，可见革兰阴性、稍弯曲的弧菌。

2. 悬滴检查　将新鲜粪便做悬滴暗视野显微镜检查，可见运动活泼呈穿梭状的弧菌，此为动力试验阳性。加入O_1群抗血清后，若运动停止，或凝集成块，为制动试验阳性，表示标本中含有O_1群霍乱弧菌；如细菌仍活动，还应加O_{139}群血清做制动试验。此检查可用于快速诊断。

3. 增菌培养　所有疑为霍乱的患者，除做粪便显微镜检外，均应进行增菌培养。一般用pH 8.4的碱性蛋白胨水，36~37℃增菌培养6~8小时后表面可形成菌膜。此时应进一步用庆大霉素（对大肠杆菌有明显的抑菌作用）琼脂平皿或碱性琼脂平板分离培养18~24小时，对可疑菌落进行悬滴检查，可提高检出率和早期诊断。

4. PCR　可快速诊断及进行群与型的鉴别。

5. 快速辅助检测　目前使用较多的是霍乱弧菌胶体金快速检测法。该方法主要用于检测O_1群和O_{139}群霍乱弧菌的抗原成分，操作简单。应用纯化的弧菌外膜蛋白抗血清，采用ELISA方法，可快速检测粪便中的弧菌抗原，用于快速诊断。

[常考考点]霍乱的检测方法。

要点六　诊断与鉴别诊断

（一）诊断

1. 疑似霍乱诊断标准　具有下列两项之一者诊断为疑似霍乱。

（1）凡有典型临床症状，如剧烈腹泻，水样便（黄水样、清水样、米泔样或血水样），伴有呕吐，迅速出现脱水，循环衰竭及肌肉痉挛（特别是腓肠肌）的首发病例，在病原学检查尚未肯定前，应诊断为疑似霍乱。

（2）霍乱流行期间有明确接触史（如同餐、同住或护理者等），并发生泻吐症状，而无其他原因可查者。

疑似病例未确诊之前按霍乱处理，大便培养每日1次，连续2次阴性可否定诊断。

2. 临床诊断　霍乱流行期间的疫区内，凡有霍乱典型症状，粪便培养O_1群及O_{139}群霍乱弧菌阴性，但无其他原因可查者。

3. 确定诊断　具有下列三项之一者可诊断为霍乱。

（1）凡有腹泻症状，粪便培养O_1群或O_{139}群霍乱弧菌阳性。

（2）在流行期间的疫区内有腹泻症状，做双份血清抗体效价测定，如血清凝集试验呈4倍以上或杀弧菌抗体呈8倍以上增长者。

（3）在疫源检查中，首次粪便培养检出O_1群或O_{139}群霍乱弧菌，前5日内有腹泻症状者。

4. 带菌者　指无腹泻或呕吐等临床症状，但粪便中检出O_1群或（和）O_{139}群霍乱弧菌。

[常考考点]霍乱的诊断依据。

（二）鉴别诊断

本病应与其他病原体所引起的腹泻相鉴别，如其他弧菌（非O_1群及非O_{139}群）感染性腹泻、急性细菌性痢疾、大肠埃希菌性肠炎、空肠弯曲菌肠炎、细菌性食物中毒和病毒性胃肠炎等，确诊有赖于病原学检查结果。

要点七　治疗

本病的处理原则是严格隔离，迅速补充水及电解质，以纠正脱水、电解质平衡紊乱和酸中毒，辅以抗菌治疗及对症治疗。

(一) 一般治疗

可给予流质饮食，但剧烈呕吐者应禁食，恢复期逐渐增加饮食，重症患者应注意保暖、给氧、监测生命体征。

(二) 补液治疗

及时足量补液是治疗本病的关键。补液的原则是早期、快速、足量，先盐后糖，先快后慢，纠酸补钙，见尿补钾。

1. 静脉补液 多采用与患者丧失液体电解质浓度相似的 5:4:1 溶液，即每升液体含氯化钠 5g、碳酸氢钠 4g、氯化钾 1g，另加 50% 葡萄糖注射液 20mL 以防止低血糖。小儿由于肾脏排钠功能较差，其比例调整为每升液体含氯化钠 2.65g，碳酸氢钠 3.75g，氯化钾 1g，葡萄糖 10g。

补液量与速度应根据患者的失水程度、血压、脉搏、尿量和血浆比重等决定，最初 24 小时总入量按临床分型的轻、中、重分别给 3000~4000mL、4000~8000mL、8000~12000mL。儿童补液量按年龄或体重计算，一般轻度脱水 120~150mL/kg，中度脱水 150~200mL/kg，重度脱水 200~250mL/kg。24 小时后的补液量及速度依据病情调整。快速补液过程中应注意防止发生心功能不全和肺水肿，还应给液体适当加温，并监测血钾的变化。

2. 口服补液 轻、中型脱水的患者可予口服补液。口服补液可减少静脉补液量，预防静脉补液的副作用及医源性电解质紊乱，故也可用于重型患者。WHO 推荐使用口服补液盐（Oral Rehydration Salts，ORS），其配方为葡萄糖 20g（可用蔗糖 40g 或米粉 40~60g 代替）、氯化钠 3.5g，枸橼酸钠 2.9g（或碳酸氢钠 2.5g）和氯化钾 1.5g，溶于 1000mL 可饮用水内，配方中各电解质浓度均与患者排泄液的浓度相似。新的低渗口服补液盐（口服补液盐Ⅲ）尤适用于儿童，其组成成分为：每包含氯化钠为 0.65g，枸橼酸钠 0.725g，氯化钾 0.375g，无水葡萄糖 3.375g，溶于 250mL 温开水中口服。

成人轻、中型脱水在最初 6 小时内每小时服 750mL，体重不足 20kg 的儿童每小时服 250mL，然后依泻吐量调整，一般按排出量的 1.5 倍计算补液量。呕吐不一定是口服补液的禁忌，只是速度要慢一些，呕吐量也要计入补液量。

(三) 抗菌治疗

早期应用抗菌药物有助于缩短腹泻和排菌时间，减少腹泻次数及排泄量，降低病后带菌率等，但不能代替补液。目前常用药物为氟喹诺酮类，如环丙沙星，成人每次 250~500mg，每日 2 次口服，或每日 400mg 静脉滴注；或多西环素，成人每次 100mg，每日 2 次口服。疗程均为 3 日。也可采用四环素、氨苄西林、红霉素或阿奇霉素、复方磺胺甲噁唑等。

(四) 对症治疗

重症患者在补足液体后，若血压仍较低，提示可能存在中毒性休克，可给予糖皮质激素和血管活性药物。出现心衰、肺水肿者应调整输液速度，酌情使用利尿剂及强心剂。在补液过程中如出现低钾综合征，可口服氯化钾或静脉滴注氯化钾。急性肾衰竭患者应及时纠正酸中毒，维持水、电解质平衡，必要时实施血液透析。小檗碱有抗肠毒等作用，临床应用可减轻腹泻。

[常考考点] 霍乱的补液治疗和抗菌治疗。

要点八 预防

1. 控制传染源 建立健全腹泻病门诊，及时检出患者，按甲类传染病予以隔离治疗，直至症状消失。停用抗菌药物后大便培养每日一次，连续 3 次阴性方可解除隔离。对密切接触者应严密检疫 5 日，并进行粪便悬滴检查及培养和服药预防。做好国境卫生检疫和国内交通检疫。

2. 切断传播途径 改善环境卫生，加强饮水和食品管理。养成良好的个人卫生习惯。对患者和带菌者的排泄物进行彻底消毒。消灭苍蝇、蟑螂等传播媒介。

3. 保护易感人群 国内、外学者对霍乱疫苗的研究工作已经开展 100 多年了。随着对其致病机制以及对人群免疫反应的研究深入，现已认识到肠道黏膜免疫在霍乱免疫保护中起主要作用，霍乱疫苗的研制已转向口服疫苗方向。口服菌苗可使肠道产生特异性 IgM、IgG 和 IgA 抗体，亦能阻止弧菌黏附于肠壁而免于发病。目前，此类疫苗主要用于保护地方性流行区的高危人群。2017 年 10 月，由 50 多个联合国机构、学术和非政府组织等组成的多元化的技术合作网络——全球霍乱控制任务小组（Global Task Force on Cholera Control）发布《结束霍乱：2030 年全球路线图》（Ending Cholera-A Global Roadmap to 2030），制定了在未来 10 年让霍乱致死人数减少 90% 的目标，将帮助多达 20 个国家在相同的时间框架内根除霍乱传播。

【例题实战模拟】

A1 型题
1. 引起霍乱泻吐的原因是
   A. 内毒素   B. 肠毒素   C. 细菌的侵袭力   D. 菌群失调   E. 细菌的直接作用
2. 霍乱的典型临床表现是
   A. 先泻后吐   B. 先吐后泻   C. 只泻不吐   D. 腹泻伴腹痛   E. 吐泻同时发生
3. 下列临床检查对判断霍乱脱水程度最有意义的是
   A. 皮肤黏膜弹性   B. 血压   C. 血细胞比容   D. 血钠   E. 血浆比重
4. 霍乱大流行最重要的传播形式是
   A. 食物污染   B. 苍蝇传播   C. 接触患者   D. 水源污染   E. 接触带菌者
5. 治疗霍乱首选的抗菌药物是
   A. 青霉素   B. 黄连素   C. 诺氟沙星   D. 复方磺胺甲噁唑   E. 庆大霉素
6. 重型霍乱患者治疗的关键是
   A. 大量口服补液   B. 有效抗菌治疗   C. 短期应用糖皮质激素   D. 禁食   E. 快速静脉补液
7. 下列关于霍乱弧菌的描述，正确的是
   A. 革兰染色阳性，有芽孢、荚膜和鞭毛   B. 革兰染色阴性，有鞭毛，运动极为活跃
   C. 需氧，耐酸，不耐碱   D. 古典生物型比埃尔托生物型的抵抗力强
   E. 产生的内毒素是重要的致病因子
8. 霍乱最主要的病理生理改变是
   A. 急性肾功能衰竭   B. 微循环障碍   C. 急性心功能不全
   D. 脑功能障碍   E. 大量水分及电解质丧失
9. 霍乱患者静脉补液，不适宜的是
   A. 早期、快速、足量   B. 先盐后糖   C. 先快后慢   D. 积极补钾   E. 及时补碱

【参考答案】
1.B 2.A 3.E 4.D 5.C 6.E 7.B 8.E 9.D

细目五　结核病

【考点突破攻略】

结核病（tuberculosis）是结核分枝杆菌（Mycobacterium tuberculosis）引起的慢性感染性疾病，可累及全身多个脏器，以肺结核（pulmonary tuberculosis）最为常见，占各器官结核病总数的 80%～90%，是最主要的结核病类型。痰中排菌者称为传染性肺结核病，除少数可急起发病外，临床上多呈慢性过程。

要点一　病原学

结核分枝杆菌在分类学上属于放线菌目（*Actinomycete*）、分枝杆菌科、分枝杆菌属（*Mycobacterium*）。分枝杆菌属包含结核分枝杆菌、非结核分枝杆菌和麻风分枝杆菌。分枝杆菌所致感染中，结核分枝杆菌感染的占 90%。结核分枝杆菌再分为人结核分枝杆菌、牛结核分枝杆菌、非洲分枝杆菌和田鼠分枝杆菌等类型。其中人结核分枝杆菌为人类结核病的病原体，而免疫接种常用的卡介苗（bacillus Calmette-Guérin vaccine, BCG vaccine）则来源于牛结核分枝杆菌，利用人结核分枝杆菌与牛结核分枝杆菌的抗原交叉免疫原性提供免疫保护。

结核分枝杆菌细长而稍弯，约 0.4μm×40μm，两端微钝，不能运动，无鞭毛或芽孢。不易染色，但经品红加热染色后不能被酸性乙醇脱色，故称抗酸杆菌。

结核分枝杆菌是专性需氧菌，最适宜生长的温度为 37℃。结核分枝杆菌对营养要求较高，在特殊的培养基中才能生长，常用的培养基为罗氏培养基。结核分枝杆菌培养生长缓慢，增殖周期为 15～20 小时，至少需要 2～4 周才有可见菌落。培养是确诊结核病的重要手段，但往往耗时过长，给临床工作带来了较大影响。

结核分枝杆菌细胞的结构十分复杂，它含有许多结合成大分子复合物的不同蛋白质、糖类和脂类。结核分枝杆菌的脂质成分中磷脂、索状因子、蜡质D和硫酸脑苷脂与感染疾病特点密切相关。除脂质外，荚膜和蛋白质亦是致病性物质。

要点二　流行病学

（一）传染源
开放性肺结核患者的排菌是结核传播的主要来源。

（二）传播途径
1. 呼吸道传播　主要为患者与健康人之间经空气传播。患者咳嗽排出结核分枝杆菌悬浮在飞沫中，当被人吸入后即可引起感染。

2. 消化道传播　饮用带菌生奶经消化道感染。

3. 垂直传播　患病孕妇经胎盘引起母婴间传播。

4. 其他途径传播　经皮肤伤口感染和上呼吸道直接接种。

2、3、4传播途径均极罕见。

（三）易感人群
生活贫困、居住拥挤、营养不良等因素是社会经济落后地区人群结核病高发的原因。免疫抑制状态患者尤其好发结核病。

（四）流行特征
世界卫生组织《2017年全球结核病报告》指出：目前罹患结核病的人数不断下降，但全球的结核病负担仍然很重，2016年全年新发病例1040万，167万人死于结核病，估计仍有40%的患病者未获得诊断和治疗。艾滋病与结核病共感染以及耐药结核病是目前威胁全球结核病防控的两大主要问题。

据世界卫生组织估计，目前我国结核病的年发患者约为90万，占全球年发患者病例数的8.6%，仅次于印度和印度尼西亚，居世界第三位。我国每年新发生的耐药结核病患者数仅次于印度，高耐药率是我国结核病难以控制的原因之一。我国虽不属于艾滋病高发地区，但耐多药结核（MDR-TB）问题日益严重。2016年我国新发肺结核患者中MDR-TB比例为7.1%，而复治肺结核患者中MDR-TB比例高达24%。

[常考考点] 结核病的传染源、传播途径、易感人群。

要点三　发病机制与病理

（一）发病机制
吸入肺泡的结核分枝杆菌可被吞噬细胞吞噬和杀灭。巨噬细胞与树突状细胞吞噬结核分枝杆菌后可以提呈结核抗原，并且释放细胞因子，引起局部免疫反应。结核分枝杆菌可以继续感染新的吞噬细胞并逐渐深入肺泡上皮。此后炎症细胞被募集至病灶处，巨噬细胞逐渐分化并最终形成分层结构的结核结节或结核肉芽肿（tuberculous granuloma）。随着肉芽肿外周的纤维致密化，进入肉芽肿的血管消失，加剧了巨噬细胞的泡沫化，形成干酪样坏死（caseous necrosis），大部分感染者体内的结核分枝杆菌可以处于静止状态持续存活，处于结核潜伏感染状态。

结核感染的发病机制中，由T细胞介导的细胞免疫（cell mediated immunity，CMI）对结核病发病、演变及转归产生决定性影响。迟发性变态反应（delay type hypersensitivity，DTH）则是宿主对结核分枝杆菌形成免疫应答的标志。DTH是德国微生物学家Robot Koch在1830年观察到的重要现象，故而称为Koch现象。

（二）病理
结核病是一种慢性病变，其基本病变包括：

1. 渗出型病变　常常是病变组织内菌量多、致敏淋巴细胞活力高和变态反应强的反映。

2. 增生型病变　当病灶内菌量少而致敏淋巴细胞数量多，则形成结核病的特征性病变——结核结节。中央为巨噬细胞衍生而来的朗汉斯巨细胞，周围由巨噬细胞转化来的类上皮细胞成层排列包绕。增生型病变的另一种表现是结核性肉芽肿，是一种弥漫性增生型病变。

3. 干酪样坏死　为病变进展的表现。坏死区域逐渐出现肉芽组织增生，最后成为纤维包裹的纤维干酪性病灶。

上述三种基本病理改变可以相互转化、交错存在，很少有单一病变独立存在，而以某一种病理改变为主。

[常考考点] 结核病的基本病理变化是渗出、增生和干酪样坏死。

要点四 临床表现

原发性结核感染后结核分枝杆菌可向全身传播，可累及肺脏、胸膜以及肺外器官。免疫功能正常的宿主往往将病灶局限在肺脏或其他单一的脏器，而免疫功能较弱的宿主往往造成播散性结核病或者多脏器受累。除结核病患者外，一般人群中的结核病约80%的病例表现为肺结核，15%表现为肺外结核，而5%则两者均可累及。

（一）肺结核的症状和体征

1. 全身症状 发热为肺结核最常见的全身中毒性症状，多数为长期低热，每于午后或傍晚开始，次晨降至正常，可伴有倦怠、乏力、夜间盗汗，或无明显自觉不适。有的患者表现为体温不稳定，于轻微劳动后体温略见升高，虽经休息半小时以上仍难平复。妇女于月经期前体温增高，月经后亦不能迅速恢复正常。当病灶急剧进展扩散时则出现高热，呈稽留热或弛张热，可有恶寒，但很少有寒战。

2. 呼吸系统症状 浸润性病灶患者咳嗽轻微，干咳或仅有少量黏液痰。有空洞形成时痰量增加，若伴继发感染，则痰呈脓性。合并支气管结核则咳嗽加剧，可出现刺激性呛咳，伴局限性哮鸣或喘鸣。1/3～1/2患者在不同病期内有咯血。此外，重度毒血症状和高热可引起气急，广泛肺组织破坏、胸膜增厚和肺气肿时也常发生气急，严重者可并发肺心病和心肺功能不全。少数患者可伴有结核性超敏感症候群，包括结节性红斑、疱疹性结膜炎、角膜炎等。儿童肺结核还可表现为发育迟缓。儿童原发性肺结核可因气管或支气管旁淋巴结肿大压迫气管或支气管，或发生淋巴结气管瘘，而出现喘息症状。当合并有肺外结核时，可出现相应累及脏器的症状。

3. 体征 取决于病变性质、部位、范围或程度。粟粒性肺结核偶可并发急性呼吸窘迫综合征，表现为严重呼吸困难和顽固性低氧血症。病灶以渗出型病变为主的肺实变，且范围较广或为干酪性肺炎时，叩诊呈浊音，听诊闻及支气管呼吸音和细湿啰音。继发性肺结核好发于上叶尖后段，故听诊于肩胛间区闻及细湿啰音，有较大提示性诊断价值。空洞性肺结核病变位置浅表而引流支气管通畅时有支气管呼吸音或伴湿啰音；巨大空洞可闻及带金属调的空瓮音。慢性纤维空洞性肺结核的体征有患侧胸廓塌陷、气管和纵隔移位、叩诊音浊、听诊呼吸音降低或闻及湿啰音，以及肺气肿征象。支气管结核患者可闻及局限性哮鸣音，于呼气或咳嗽末较为明显。

（二）肺外结核的临床类型和表现

肺结核是结核病的主要类型，其他如淋巴结结核、骨关节结核、消化系统结核、泌尿系统结核病、生殖系统结核以及中枢神经系统结核构成整个结核病的疾病谱。腹腔内结核病变，包括肠结核、肠系膜淋巴结结核及输卵管结核等，在发展过程中往往涉及其邻近腹膜而导致局限性腹膜炎。肾结核（Renal tuberculosis）占肺外结核的15%，系结核分枝杆菌由肺部等原发病处经血行播散至肾脏所引起，起病较为隐匿，多在原发性结核感染后5～20年才发病，多见于成年人，儿童少见。女性生殖系统结核则可在出现不明原因的月经异常、不孕等情况下发现。结核性脑膜炎则可表现为头痛、喷射性呕吐、意识障碍等中枢神经系统感染症状。总之，结核病是一个全身性的疾病，肺结核仍是结核病的主要类型，但其他系统的结核病亦不能忽视。

[常考考点] 肺结核的典型临床表现。

要点五 实验室检查与其他检查

（一）细菌学检查

痰结核分枝杆菌检查是确诊肺结核最特异性的方法。

1. 涂片抗酸染色镜检 快速简便。在我国非结核分枝杆菌尚属少数，因此抗酸杆菌阳性则肺结核诊断基本成立。

2. 细菌培养 在未治疗的胸结核患者痰菌培养的敏感性和特异性均高于涂片检查，涂片阴性或诊断有疑时培养尤其重要。

3. 分子生物学检测 聚合酶链反应（PCR）技术可以将标本中微量的结核菌DNA加以扩增。结核病近年来出现了突破，其标志就是以Xpert MTB/RIF为代表的盒式诊断技术。该技术可直接从患者新鲜痰液或冻存痰液中检测结核分枝杆菌并判定其对利福平的耐药性，全程约2小时即科获得结果。由于95%以上的利福平耐药菌株有基因rpoB突变，而大部分利福平耐药菌株同时对异烟肼耐药，因此Xpert MTB/RIF不仅可鉴定是否为利福平耐药菌株，又可在一定程度上判断是否为MDR-TB菌株。Xpert MTB/RIF的灵敏度为92.2%，特异度为99.2%。

（二）影像学检查

X线影像表现取决于病变类型和性质。原发性肺结核的典型表现为肺内原发灶、淋巴管炎和肿大的肺门或纵隔淋巴结组成的哑铃状病灶。急性血行播散型肺结核在X线胸片上表现为散布于两肺野、分布较均匀、密度和大小相近的粟粒状阴影。继发性肺结核的X线表现复杂多变，成云絮片状，或斑点（片）结节状。干酪样病变密度偏高而不均匀，常有透亮区或空洞形成。胸部CT有助于发现隐蔽区病灶和孤性结节的鉴别诊断。X线影像学检查对于诊断肠道结核、泌尿系统结核、生殖系统结核以及骨关节结核亦具重要价值。

（三）免疫学检查

1. 结核菌素试验（TST） 目前我国推广的方法系国际通用的结核菌素纯蛋白衍化物（purified protein derivative, PPD）皮内注射法。将PPD 5IU（0.1mL）注入左前臂内侧上、中1/3交界处皮内，使局部形成皮丘。48～96小时（一般为72小时）观察反应，结果判断以局部硬结直径为依据：＜5mm阴性反应，5～9mm一般阳性反应，10～19mm中度阳性反应，≥22mm或不足20mm，但有水疱或坏死为强阳性反应。然而，即使PPD与卡介苗（BCG）存在交叉反应，在接种卡介苗的人群中无结核感染亦可出现PPD皮试阳性，因此特异性低。

2. 特异性结核抗原 近年来，在临床上应用更多的是以T细胞为基础的γ干扰素释放试验（interferon-γ release assays），比结核菌素试验有更高的敏感性与特异性，可以反映机体是否存在结核感染。试验阳性反应患者体内存在结核分枝杆菌特异的效应T细胞，结合临床上是否存在结核感染的症状和病灶，可辅助诊断潜伏性结核感染或活动性结核感染。

[常考考点] 痰结核分枝杆菌检查是确诊肺结核最特异的方法。

要点六 诊断与鉴别诊断

（一）诊断

1. 病史和临床表现 凡遇下列情况者应高度警惕结核病的可能性：①反复发作或迁延不愈的咳嗽咳痰，或呼吸道感染经抗感染治疗3～4周仍无改善。②痰中带血或咯血。③长期低热或所谓"发热待查"。④体检肩胛间区有湿啰音或局限性哮鸣音。⑤有结核病诱因或好发因素，尤其是糖尿病、免疫功能低下疾病或接受胰岛素和免疫抑制剂治疗者。⑥关节疼痛和皮肤结节性红斑等变态反应性表现。⑦有渗出性胸膜炎、肛瘘、长期淋巴结肿大、既往史以及有家庭开放性肺结核密切接触史者。

2. 潜伏性结核感染（LTBI）的诊断 潜伏性结核感染是宿主感染结核分枝杆菌后尚未发病的一种特殊状态，以皮肤结核菌素试验或γ干扰素释放试验阳性而无活动性结核的临床表现和影像学改变为特征。

3. 活动性结核的诊断 肺结核分确诊病例、临床诊断病例和疑似病例。

（1）确诊病例：包括干酪样坏死、仅培养阳性肺结核和仅病理学提示为结核病变者三类。其中涂阳肺结核病例需符合下列三项之一：①2份痰标本直接涂片抗酸杆菌镜检阳性。②1份痰标本直接涂片抗酸杆菌镜检阳性加肺部影像学检查符合活动性肺结核影像学表现。③1份痰标本直接涂片抗酸杆菌镜检阳性加1份痰标本结核分枝杆菌培养阳性。培养阳性肺结核需同时符合下列两项：①痰涂片阴性。②肺部影像学检查符合活动性肺结核影像学表现加1份痰标本结核分枝杆菌培养阳性。

（2）临床诊断病例：亦称为涂阴肺结核，即三次痰涂片阴性，同时需符合下列条件之一者：①胸部影像学检查显示与活动性肺结核相符的病变且伴有咳嗽、咳痰、咯血等肺可疑症状。②肺部影像学检查显示与活动性肺结核相符的病变且结核菌素试验强阳性或γ干扰素释放试验阳性。③胸部影像学检查显示与活动性肺结核相符，且肺外病灶的组织病理学检查提示为结核病变者。④三次痰涂片阴性的疑似肺结核病例经诊断性治疗或随访观察可排除其他肺部疾病者。

（3）疑似病例：以下两种情况属于疑似病例：①5岁以下儿童，有肺结核可疑症状同时有与涂阳肺结核患者密切接触史。②仅胸部影像学检查显示与活动性肺结核相符的病变。

4. 肺外结核的诊断 肺外结核累及的系统、脏器、部位及病变类型多样，确诊需要病变部位的浆膜腔积液及活检标本中获得细菌学证据，因上述标本获取过程困难，同时结核分枝杆菌阳性率较痰标本低，因此肺外结核较难实现病原学确诊。为提高早期诊断率，通常需结合病史、临床表现、实验室及其他检查、诊断性抗结核治疗效果综合诊断。

5. 结核病的诊断分类 在诊断中应同时确定类型和按记录程序正确书写。目前我国肺结核分类法（按病变部位）见下表。

中国肺结核分类法（按病变部位）分类

分类	分类标准
原发性肺结核（代号：Ⅰ型）	为原发结核感染所致的临床病症，包括原发复合征及胸内淋巴结结核
血行播散型肺结核（代号：Ⅱ型）	包括急性血行播散型肺结核（急性粟粒型肺结核）及亚急性、慢性血行播散型肺结核

续表

分类	分类标准
继发性肺结核（代号：Ⅲ型）	肺结核中的一个主要类型，包括浸润性、纤维空洞性及干酪性肺炎等
气管、支气管结核（代号：Ⅳ型）	包括气管、支气管黏膜及黏膜下层的结核病
结核性胸膜炎（代号：Ⅴ型）	临床上已排除其他原因引起的胸膜炎，包括结核性干性胸膜炎、结核性渗出性胸膜炎、结核性脓胸

（二）鉴别诊断

1. 肺癌 中央型肺癌常有痰中带血，肺门附近有阴影，与肺门淋巴结结核相似。周围型肺癌可呈球状、分叶状阴影，需与结核球鉴别。肺癌多见于40岁以上男性，多有刺激性咳嗽、胸痛和进行性消瘦。胸片上结核球周围可有卫星灶、钙化，而肺癌病灶边缘常有切迹、毛刺。胸部CT对鉴别有帮助。结合痰结核菌、脱落细胞检查及纤维支气管镜检查和活检等能及时鉴别。肺癌和肺结核可有并存，需注意发现。

2. 肺炎 肺门淋巴结结核不明显或原发灶周围存在大片渗出，病变波及整个肺叶并将肺门掩盖时，以及继发性肺结核主要表现为渗出性病变或干酪性肺炎时，需与细菌性肺炎鉴别。细菌性肺炎起病急，伴高热、寒战、胸痛、气急，X线片上病变常局限于一个肺叶或肺段，血白细胞总数、中性粒细胞增多，抗生素治疗有效可协助鉴别。肺结核还须与其他病原体肺炎鉴别，如肺炎支原体肺炎，关键是病原学检测是重要的鉴别证据。

3. 肺脓肿 空洞多见于肺下叶，脓肿周围的炎症浸润较严重，空洞内常有液平面。肺结核空洞则多发生在肺上叶，空洞壁较薄，洞内很少有液平面或仅见浅液平。此外，肺脓肿起病急，高热，大量痰，痰中无结核杆菌，但有多种其他细菌，血白细胞总数和中性粒细胞数增高，抗菌药物治疗有效。慢性纤维空洞合并感染时易与慢性肺脓肿混淆，后者痰结核菌试验阴性，鉴别不难。

4. 支气管扩张 有慢性咳嗽、咳脓痰及反复咯血史，需与继发性肺结核鉴别。X线胸片多无异常发现或仅见局部肺纹理增粗或卷发状阴影，CT有助于确诊。应当警惕化脓性支气管扩张症可引发结核感染，细菌学检测时应考虑到结核感染的可能。

5. 非结核分枝杆菌肺病 非结核分枝杆菌（nontuberculous mycobacteria，NTM）指结核和麻风分枝杆菌以外的所有分枝杆菌，其中NTM肺病临床和X线表现类似肺结核。鉴别诊断依据菌种鉴定。

6. 其他疾病 伤寒、白血病、纵隔淋巴瘤等与结核病有诸多相似之处，具体需要结合患者临床表现、体征及辅助检查加以鉴别。

［常考考点］肺结核与肺癌和肺炎的鉴别。

要点七 预防

1. 建立防治系统 根据我国结核病疫情，为搞好防治工作，仍须强调建立、健全和稳定各级防痨机构，负责组织施治、管、防、查的系统和全程管理，按本地区疫情和流行病学特点，制订防治规划，并开展防痨宣传，教育群众养成良好的文明卫生习惯，培训防痨业务技术人员，推动社会力量参与和支持防痨事业。

2. 早期发现和彻底治疗患者 从当地疫情实际出发，对服务性行业、学校、托幼机构及儿童玩具工作人员等定期健康检查1～2年1次。在疫情已经控制的地区可开展重点线索调查，而主要应该是门诊因症就诊病例的发现和诊断，避免漏诊和误诊。查出必治，治必彻底，只有彻底治疗患者，大幅度降低传染源密度，才能有效降低感染率和减少发病。

3. 疫苗 结核是慢性感染性疾病，化学治疗很难治愈而不复发，因此采用疫苗预防是最好的策略。但目前尚无理想的结核病疫苗。广泛使用的疫苗是卡介苗，是一种无毒牛结核分枝杆菌活菌疫苗，自1921年用于预防结核病以来，虽被积极推荐和推广，但迄今对它的作用和价值仍有争论。目前比较普遍的看法是BCG尚不足以预防感染，但可以显著降低儿童发病及其严重性，特别是结核性脑膜炎等严重结核病减少，并可减少此后内源性恶化的可能性。WHO已将BCG列入儿童扩大免疫计划。我国结核病感染率和发病率仍高，推行BCG接种仍有现实意义。由于疫苗的预防价值有限，根据我国结核病疫情，建立完善的防治系统至关重要。各级防治系统着眼于早期发现和彻底治疗患者，查出必治，治必彻底，及时正确治疗，防止耐药慢性病例的形成和积累，不仅是临床治疗的目标，亦是预防工作的中心环节。

【例题实战模拟】

A1型题

1. 继发性肺结核常见临床表现不包括
   A. 咳嗽、咳痰   B. 咯血   C. 胸痛   D. 高热   E. 呼吸困难

2. 继发性肺结核的好发部位是
   A. 右中叶   B. 右下叶   C. 上叶尖后段   D. 左舌叶   E. 上叶

3. 判断肺结核有传染性最主要的依据是
   A. 结核菌素试验阳性   B. 痰结核分枝杆菌检查阳性   C. 血沉增快
   D. 胸部X线检查发现空洞   E. 反复咯血

4. 结核菌的主要传播途径为
   A. 呼吸道   B. 消化道   C. 泌尿道   D. 生殖道   E. 破损的皮肤、黏膜

5. 为预防肺结核的发生和流行，下列措施中最为关键的一环是
   A. 自出生后开始定期接种卡介苗   B. 隔离排菌结核患者   C. 合理化疗治愈排菌患者
   D. 加强营养，锻炼身体，增强抵抗力   E. 为易感者及密切接触者预防性投药

A2型题

6. 患者，男，25岁。乏力、咳嗽、低热月余，胸片示右上肺后段炎性阴影，其中可见透光区，血沉35mm/h。其最可能的诊断是
   A. 肺脓肿   B. 浸润型肺结核   C. 慢性纤维空洞型肺结核   D. 葡萄球菌肺炎   E. 肺癌

【参考答案】

1.C 2.C 3.B 4.A 5.A 6.B

细目六 布鲁菌病

【考点突破攻略】

布鲁菌病（brucellosis）又称波状热，是布鲁菌（Brucella）感染引起的自然疫源性疾病。临床上以长期发热、多汗、乏力、肌肉和关节疼痛，肝、脾及淋巴结肿大为主要特点。

要点一 病原学

布鲁菌属是一组革兰阴性短小杆菌，兼性细胞内寄生，没有鞭毛，不形成芽孢或荚膜。根据储存宿主、生化、代谢和免疫学的差异分类，布鲁菌属至少包括6个种19个生物型：牛种（流产布鲁菌，B.abortus）、猪种（B.suis）、羊种（马耳他布鲁菌，B.melitensis）、犬种（B.canis）、绵羊附睾种（B.ovis）及沙林鼠种（B.neotomae）。其中前四种对人类致病，其致病力有所差异，近年来不断发现新的生物种。

布鲁菌含20余种蛋白抗原和脂多糖，其中脂多糖在致病中起重要作用。该菌在自然环境中生存力较强，在乳及乳制品、皮毛中能生存数月，在病畜的分泌物、排泄物及死畜的脏器中能生存4个月左右。对常用的物理消毒方法和化学消毒剂敏感，湿热60℃或紫外线照射20分钟即死亡。

要点二 流行病学

（一）传染源

目前已知有60多种家畜、家禽、野生动物是布鲁菌的宿主。与人类有关的传染源主要是羊、牛及猪，其次是犬、鹿、马、骆驼等。布鲁菌病首先在染菌动物间传播，造成带菌或发病，然后波及人类。

（二）传播途径

1. **经皮肤及黏膜接触传染**　直接接触病畜或其排泄物、阴道分泌物、娩出物。在饲养、挤奶、剪毛、屠宰以及加工皮、毛、肉等过程中没有注意防护，可经受损的皮肤或眼结膜感染；也可间接接触病畜污染的环境及物品而感染。

2. **经消化道传染**　食用含菌的乳类、水和食物而受到感染。

3. 经呼吸道传染 病菌污染环境后形成气溶胶，可经呼吸道感染。
4. 其他 如苍蝇携带、蜱虫叮咬也可传播本病。人与人之间罕有传播。

（三）易感人群

人群普遍易感，病后可获较强免疫力，因此再次感染者很少。疫区居民可因隐性感染而获免疫。

（四）流行特征

该病为全球性疾病，来自100多个国家每年上报WHO的布鲁菌病超过50万例，实际发病数远高于上报数。我国于20世纪60年代至70年代曾进行了大规模的动物布鲁菌感染的防治，使发病率显著降低，但自20世纪90年代中期起疫情持续快速上升，布鲁菌病成为报告发病率上升速度最快的传染病之一。2016年报告47139例，主要流行于西北、东北、青藏高原及内蒙古等牧区。变化趋势体现为由牧区向半牧半农区甚至农区转变，聚集暴发向散在发病转变。每年该病发病高峰位于春夏之间，与动物产仔季节有关。我国以牛种菌和羊种菌为主要的病原体。

[常考考点] 布鲁菌病的传染源、传播途径和易感人群。

要点三 发病机制与病理

本病的发病机制较为复杂，细菌、毒素以及变态反应均不同程度地参与疾病的发生和发展过程。

布鲁菌自皮肤或黏膜侵入人体，随淋巴液到达淋巴结，细菌在胞内生长繁殖，形成局部原发病灶。细菌在吞噬细胞内大量繁殖导致吞噬细胞破裂，随之大量细菌进入淋巴液和血液循环形成菌血症。在血液里细菌又被血流中的单核细胞吞噬，并随血流带至全身，在肝、脾、淋巴结、骨髓等处的单核－吞噬细胞系统内繁殖，形成多发性病灶。在机体各因素的作用下，病原菌释放出内毒素及菌体其他成分，可造成临床上的菌血症、毒血症和败血症。内毒素在病理损伤、临床症状方面起着重要作用。机体免疫功能正常，通过细胞免疫及体液免疫清除病菌而获痊愈。如果免疫功能不健全，或感染的菌量大、毒力强，则部分细菌被吞噬细胞吞噬带入各组织器官形成新感染灶，感染灶的细菌生长繁殖再次入血，导致疾病复发，如此反复成为慢性感染。此外，变态反应可引起病理损伤。

本病的病理变化极为广泛，几乎所有组织器官均可被侵犯，其中以单核－吞噬细胞系统最为常见。在急性期常有弥漫性细胞增生；慢性期则可出现由上皮细胞、巨噬细胞、浆细胞及淋巴细胞组成的肉芽肿。其他如心血管系统、运动系统、生殖系统、神经系统等均常有轻重不等的病变。

要点四 临床表现

潜伏期一般为1～3周，平均2周，也可长至数月甚至1年以上。临床上可分为急性感染和慢性感染，病程6个月以内为急性感染，超过6个月则为慢性感染。

（一）急性感染

多缓慢起病，主要症状为发热、多汗、乏力、肌肉和关节疼痛、睾丸肿痛等。发热多为不规则热，仅有5%～20%的患者出现典型波状热。波状热的热型特点为：发热2～3周后，间歇数天至2周，发热再起，反复多次，故本病又被称为"波状热"。多汗亦为本病突出的症状之一，常于夜间或凌晨热退时大汗淋漓。几乎全部病例都有乏力症状。肌肉和关节痛常较剧烈，为全身肌肉和多发性、游走性大关节疼痛，也可表现为滑膜炎、腱鞘炎、关节周围炎。部分患者脊柱受累，以腰椎为主，主要表现为腰痛。另外，布鲁菌病可累及泌尿生殖系统，男性表现为睾丸炎及附睾炎。女性可为卵巢炎。睾丸肿痛具特征性，占男性患者的20%～40%，多为单侧。肝、脾、淋巴结肿大常见。其他尚可有头痛、神经痛、皮疹等。

（二）慢性感染

可由急性期发展而来，也可无急性期病史而直接表现为慢性。本期表现更是多种多样，基本上可分两类：一类是全身性非特异性症状，类似神经症和慢性疲劳综合征；另一类是器质性损害，其中以骨骼－肌肉系统最为常见，如大关节损害、肌腱挛缩等。神经系统病变也较常见，如周围神经炎、脑膜炎等。泌尿生殖系统病变也可见到，如睾丸炎、附睾炎、卵巢炎等。此外，布鲁菌病可以局限在几乎所有的器官，最常局限在骨、关节、中枢神经系统，表现为相应的临床症状和体征，如脊柱炎、肝脓肿、脾脓肿、肺炎、肾小球肾炎、胸膜炎等，胸腔积液的改变类似结核性胸膜炎。

（三）并发症和后遗症

1. 血液系统 可见贫血、白细胞和血小板减少、血小板减少性紫癜、再生障碍性贫血以及噬血细胞综合征。
2. 眼睛 可见葡萄膜炎、视神经炎、视神经盘水肿及角膜损害，多见于慢性布鲁菌病。
3. 神经及精神系统 3%～5%的患者可出现脑膜炎、脑膜脑炎、脊髓炎、多发性神经根神经病等神经系统并发症。

部分患者还可出现精神症状。

4. 心血管系统 主要为心内膜炎，病死率较高。此外，偶可见心肌炎、心包炎、主动脉炎等。

5. 运动系统 部分患者表现为关节疼痛、畸形和功能障碍等，骨骼肌肉持续不定的钝痛，反反复复，迁延不愈，有的发展成为关节强直、肌肉挛缩、畸形和瘫痪等。

6. 其他 妊娠妇女罹患布鲁菌病如不进行抗菌治疗，流产、早产、死产均可发生。

[常考考点] 布鲁菌病的典型临床表现及并发症。

要点五 实验室检查及其他检查

（一）外周血象
白细胞计数正常或偏低。淋巴细胞相对或绝对增加，可出现少数异型淋巴细胞。红细胞沉降率在急性期加快，慢性期则正常或偏高，持续增高提示有活动性。

（二）病原学检查
取血液、骨髓、组织、脑脊液等做细菌培养，急性期培养阳性率高。

（三）免疫学检查
1. 平板凝集试验 虎红平板凝集试验（RBPT）或平板凝集试验（PAT）结果为阳性，用于初筛。

2. 试管凝集试验（SAT） 滴度为1:100（++）及以上；或病程1年以上，滴度1:50（++）及以上；或半年内有布鲁菌疫苗接种史，滴度达1:100（++）及以上者为阳性。

3. 补体结合试验（CFT） 滴度1:10（++）及以上为阳性。

4. 抗人球蛋白试验 滴度1:400（++）及以上为阳性。

5. 酶联免疫吸附试验（ELISA） 1:320为阳性，可分别定量检测特异性IgG、IgM和IgA型抗体水平，灵敏性和特异性均较好。

（四）特殊检查
并发骨关节损害者可行X线、CT、MRI等影像学检查。有心脏损害可查心电图和心肌酶。有肝损伤可做肝功能检查。对于肿大的淋巴结必要时可做淋巴结活检。有脑膜或脑实质病变者可做脑脊液及脑电图检查。脑膜炎时脑脊液的变化类似结核性脑膜炎：脑脊液中淋巴细胞增多，蛋白质增多，葡萄糖轻度减少，细菌培养及抗体检测均可出现阳性。

要点六 诊断与鉴别诊断

（一）诊断
急性感染可通过流行病学史、临床表现和实验室检查诊断：

①流行病学接触史：有传染源密切接触史或疫区生活接触史。

②具有该病临床症状和体征并排除其他疑似疾病。

③实验室检查：病原分离、试管凝集试验、ELISA等检查阳性。

凡具备①、②项和第③项中的任何一项检查阳性即可确诊为布鲁菌病。慢性感染者和局灶性感染者诊断有时相当困难，获得细菌培养结果最为可靠。

[常考考点] 布鲁菌病的诊断标准。

（二）鉴别诊断
本病急性感染应与长期发热性疾病进行鉴别，特别是同时有多汗、关节疼痛、肝脾肿大者，如伤寒、结核、类风湿关节炎、淋巴瘤、胶原病等。慢性感染则需与慢性骨关节病、神经症、慢性疲劳综合征等进行鉴别。

要点七 治疗

（一）急性感染
1. 对症和一般治疗 注意休息，在补充营养的基础上，给予对症治疗。高热者可用物理方法降温，持续不退者可用退热剂；合并睾丸炎者，可短期加用小剂量糖皮质激素；合并脑膜炎者需给予脱水治疗。

2. 病原治疗 应选择能进入细胞内的抗菌药物，并且治疗原则为早期、联合、规律、适量、全程，必要时延长疗程，防止复发和慢性化，减少并发症的发生。

（1）成人及8岁以上儿童：WHO推荐首选多西环素（又称强力霉素）（每次100mg，每天2次，口服6周）联合利福平（每次600~900mg，每天1次，口服6周）；或多西环素（每次100mg，每天2次，口服6周）联合链霉素（每次1000mg，每天1次，肌内注射2~3周）。如果不能使用上述的药物或效果不佳，可采用多西环素联合复方新诺明治疗，也可采用利福平联合氟喹诺酮类药物。

（2）8岁以下儿童：可采用利福平联合复方新诺明治疗，也可采用利福平联合氨基糖苷类药物治疗。

（3）孕妇：可采用利福平联合复方新诺明治疗。如果在妊娠2周内发生布鲁菌病，选用三代头孢菌素类药物联合复方新诺明治疗，可减少妊娠中断的发生。药物治疗对孕妇存在潜在危险性，应权衡利弊使用。

（4）并发症：存在并发症者一般可考虑应用三联或三联以上药物治疗，并需适当延长疗程。合并中枢神经系统并发症者，需采用易于透过血-脑屏障的药物，可应用多西环素、利福平联合复方新诺明或头孢曲松治疗；合并心内膜炎，也可采用上述治疗方案，但常需同时采取瓣膜置换术，疗程也应适当延长；合并脊柱炎，可采用多西环素、利福平联合链霉素（2~3周）或庆大霉素（1周），总疗程至少3个月或以上，必要时需外科手术治疗。

（二）慢性感染

治疗较为复杂，包括病原治疗、脱敏治疗及对症治疗。

1. 病原治疗 与急性感染的治疗相同，必要时需要重复治疗几个疗程。

2. 脱敏治疗 采用少量多次注射布鲁菌抗原的方式，避免引起剧烈的组织损伤，又可起到一定的脱敏作用。

3. 对症治疗 根据患者的具体情况采取相应的治疗方法。

[常考考点] 布鲁菌病的治疗原则。

要点八 预防

对疫区的传染源进行检疫，治疗或捕杀病畜，加强畜产品的消毒和卫生监督，做好高危职业人群的劳动防护和菌苗接种。对流行区家畜普遍进行菌苗接种可防止本病流行。必要时可用药物预防。

【例题实战模拟】

A1型题

1. 对于布鲁菌病人群易感性的描述，正确的是
   A. 老人和儿童   B. 青壮年   C. 男性   D. 女性   E. 人群普遍易感

2. 对于布鲁菌病的传播途径描述，错误的是
   A. 可通过呼吸道吸入传播   B. 可通过消化道食入传播   C. 可以通过体表皮肤黏膜接触传播
   D. 人与人之间传播   E. 蚊虫叮咬传播

3. 布鲁菌病诊断的"金标准"是
   A. 试管凝集试验   B. 平板凝集试验   C. 荧光定量PCR   D. 分离培养布鲁菌   E. 补体结合试验

4. 关于布鲁菌病临床特征的描述，正确的是
   A. 发热并伴有寒战   B. 血压升高   C. 关节、肌肉疼痛   D. 乏力，多汗，疲劳不堪   E. 咳嗽

5. 关于布鲁菌病治疗原则的描述，正确的是
   A. 中药对布鲁菌病几乎没有作用   B. 早期用药，彻底治疗   C. 合理选用药物及用药途径
   D. 采用综合疗法   E. 对症治疗

【参考答案】

1.E 2.D 3.D 4.C 5.B

第四单元 消毒与隔离

细目一 消毒

【考点突破攻略】

要点一 消毒的概念

消毒（disinfection）是指用物理、化学、生物学的方法清除或杀灭体外环境中的病原微生物，使其达到无害化程度的过程。传染病消毒是用物理或化学方法消灭停留在不同传播媒介物上的病原体，借以切断传播途径，阻止和控制传染的发生。如患者使用过的各种检查或治疗器械及各种被污染的物品，用物理和化学方法进行处理，杀死或灭活病原体，避免再感染和交叉感染。用于消毒的药物称为消毒剂。灭菌是一个绝对的概念，是指用物理或化学方法除去或杀灭全部微生物的过程，包括致病微生物和非致病微生物，也包括细菌芽孢和真菌孢子，灭菌后的物品必须是完全无菌的。达到灭菌效果的消毒方法是最彻底的消毒法。

要点二 消毒的目的

在医疗过程中常可遇到各种类型传染病患者，包括未明确诊断的传染病患者。传染病病原体大多极易从患者体内排出而传播，如肺结核患者的痰液，伤寒和菌痢患者的粪便等。一些病原体（如性病、狂犬病等）可通过与传染源直接接触而传播。被病原体污染的用品、食物等也是传播病原体的媒介。为了防止传染病的传播，避免患者被其他病原体感染，防止并发症，发生交叉感染，保护医护等人员免受感染，必须严格执行消毒制度。杀灭由传染源排到外界环境中的病原体，可防止传染病的发生和蔓延。

仅靠消毒措施还不足以达到以上目的。须同时进行必要的隔离措施和工作中的无菌操作，才能达到控制传染的目的。

不同的传播机制引起的传染病，消毒的效果有所不同。消化道传染病，病原体随排泄物或呕吐物排出体外，污染范围较为局限，如能及时正确地进行消毒，切断传播途径，中断传播的效果较好。呼吸道传染病，病原体随呼吸、咳嗽、喷嚏等排出，再通过飞沫和尘埃播散，污染范围不确切，消毒效果难以掌控。须同时采取空间隔离，才能中断传染。虫媒传染病则需采取杀虫灭鼠等方法。

要点三 消毒的种类

（一）预防性消毒

预防性消毒指未发现传染源的情况下，对可能受病原体污染的场所、物品和人体进行的消毒措施。如日常卫生消毒、饮水消毒、餐具消毒、粪便垃圾无害化处理、饭前便后的洗手、公共场所消毒、运输工具消毒等。医院中手术室消毒，免疫缺陷患者（如骨髓移植患者）层流病房属预防性消毒。预防性消毒能控制或减少未被发现或未被管理的传染源污染所引起的传染病传播。

（二）疫源地消毒

疫源地消毒指对目前或曾经存在的传染源地区进行消毒。可分为终末消毒与随时消毒。

1. 随时消毒 指在传染源仍然存在的疫源地内，对传染源的排泄物、分泌物及其污染过的物品进行的及时性消毒处理。如患者住院时的卫生处理（沐浴、更衣等）；对患者呕吐物、痰液、尿液、粪便及卫生敷料的消毒处理；对病室空气、地面、家具的消毒和接触患者或其污染物品脱手套后的洗手等。不同的传染病，由于病原体的排出途径不同，随时消毒的范围、对象与采用的方法也不同。如肠道传染病应及时对排出的粪便消毒，还要定时对可能被粪便或被手污染的衣服、床单、日用品、门把手、家具等消毒。随时消毒是防止交叉感染的重要措施之一。

2. 终末消毒 指传染源离开疫源地（如转送、痊愈出院或死亡后），对其曾经产生的含有病原体的排泄物、分泌物以及排泄物、分泌物所污染的物品及场所进行的最后一次彻底消毒。终末消毒包括患者的终末处理和原居住地或病室单位的终末处理。

(1) 患者的终末处理：患者转科或出院前个人用品须消毒后方能带离隔离区。死亡患者应用消毒液浸湿的棉球塞住口、鼻、肛门及阴道，尸体用消毒液浸湿的尸单包裹，放入有"传染"标记字样的不透水袋子内送火葬。

(2) 病室单位的终末处理：被服放入污物袋，消毒后再清洗；将棉被展开，床垫、枕芯竖放，打开抽屉、柜门，紧闭门窗，然后用紫外线灯或消毒剂熏蒸消毒。消毒后打开门窗通风，用消毒液擦拭家具、墙面及地面。

终末消毒的目的是完全杀灭和清除患者所播散遗留的病原体。终末消毒应在患者离开后立即进行。

要点四　消毒方法

（一）消毒方法的分类

根据消毒杀灭微生物的种类和强弱，将各种物理和化学消毒方法分为灭菌法和高、中、低效消毒法四大类。

1. 灭菌法　可以杀灭包括细菌芽孢的一切微生物。该类消毒方法有热力、电离辐射、微波等物理方法和甲醛、戊二醛、过氧乙酸、环氧乙烷等化学灭菌剂。

2. 高效消毒法　能杀灭一切细菌繁殖体（包括分枝杆菌）、病毒、真菌及其孢子，并对细菌芽孢有显著杀灭作用。主要有紫外线消毒法和臭氧、含氯消毒剂、过氧化氢等。

3. 中效消毒法　能杀灭除细菌芽孢以外的各种微生物。主要有超声波消毒法和中效消毒剂如醇类、碘类、酚类消毒剂等。

4. 低效消毒法　只能消灭细菌繁殖体、部分真菌和亲脂性病毒。物理低效消毒方法有通风换气、冲洗和洗手等；化学低效消毒剂有氯己定（洗必泰）、苯扎溴铵（新洁尔灭）等。

（二）物理消毒法

物理消毒法是利用物理因素作用于病原微生物，将之清除或杀灭。常用的有热力、光照、微波、辐射、过滤除菌等方法。

1. 热力消毒法　利用热力破坏微生物的蛋白质、核酸、细胞壁和细胞膜，从而导致其死亡，是应用最早、效果可靠、使用最广泛的方法。

(1) 煮沸消毒：本方法主要适用于食物、器皿、衣物及金属器械等。在100℃水中煮沸10分钟左右即可杀死细菌繁殖体，但不能杀灭细菌芽孢。煮沸法杀死芽孢需要数十分钟甚至数小时。对于被乙肝病毒等病毒污染的物品，煮沸的时间也应该延至15～20分钟。

(2) 高压蒸汽灭菌：效果可靠，既可杀灭细菌的繁殖体，也可杀灭细菌的芽孢。本方法适用于一切耐热、耐潮物品的消毒。通常压力为98kPa，温度为121～126℃，时间15～20分钟。

(3) 真空压力蒸汽灭菌：即先机械抽为真空使灭菌器内形成负压，再导入蒸汽，蒸汽压力达205.8kPa（2.1kg/cm^2），温度达132℃，2分钟内能杀灭芽孢。

(4) 火烧消毒：对被细菌芽孢污染的器具，先用95%乙醇火烧后再行高压蒸汽灭菌消毒，以防止细菌芽孢污染的扩散。

(5) 巴氏消毒法：即利用热力灭菌与蒸汽消毒，温度65～75℃，10～15分钟，能杀灭细菌繁殖体，但不能杀死芽孢。

2. 光照消毒法　又称辐射消毒法，主要利用紫外线的杀菌作用，使菌体蛋白质发生光解、变性而致细菌死亡。此法穿透力差，对真菌孢子、细菌芽孢效果差，对HIV等无效，可以造成对人体的损伤，如皮肤红斑、紫外线眼炎和臭氧中毒等。包括：①日光暴晒法。②紫外线灯管消毒法。③臭氧灭菌灯消毒法。

3. 电离辐射灭菌法　利用放射性核素 ^{60}Co 发射高能γ射线或电子加速器产生的高能电子束进行辐射灭菌。适用于不耐热的物品灭菌，多用于精密医疗器械、生物医学制品（人工器官、移植器官等）和一次性医用品等灭菌。其设备昂贵，对人及物品有一定的损害。

4. 微波消毒灭菌法　靠微波产热灭菌。常用于食物及餐具的消毒、医疗药品及耐热非金属材料器械的消毒灭菌。

5. 过滤除菌　医院内常用过滤除菌来清除空气及液体中的微生物。如空气过滤是通过三级空气过滤器，选用合理的气流方式，除掉空气中0.5～5μm的尘埃，达到洁净空气的目的。

（三）化学消毒法

化学消毒法是采用各种化学消毒剂清除或杀灭微生物的方法。化学消毒剂种类繁多，分为灭菌剂和高、中、低效消毒剂（参见前述消毒方法的分类）。

(1) 含氯消毒剂：常用的有漂白粉、次氯酸钠、氯胺及二氯异氰尿酸钠等。这类消毒剂在水中产生次氯酸，有杀菌作用强、杀菌谱广、作用快、余氯毒性低及价廉等特点，但对金属制品有腐蚀作用。适用于餐（茶）具、环境、水、疫源地等的消毒。

（2）氧化消毒剂：如过氧乙酸、过氧化氢、臭氧、高锰酸钾等。主要靠其强大的氧化能力灭菌，其杀菌谱广、速效，但对金属、织物等有较强腐蚀性与刺激性。

（3）醛类消毒剂：常用的有甲醛和戊二醛等，有广谱、高效、快速杀菌作用。戊二醛对橡胶、塑料、金属器械等物品无腐蚀性，适用于精密仪器、内镜的消毒，但对皮肤黏膜有刺激性。

（4）杂环类气体消毒剂：主要有环氧乙烷、环氧丙烷等，为广谱高效消毒剂，杀灭芽孢能力强，但对一般物品无损害。常用于电子设备、医疗器械、精密仪器及皮毛类等的消毒。有时可将惰性气体和二氧化碳加入环氧乙烷中混合使用，以减少其燃爆危险。

（5）碘类消毒剂：常用2%碘酊及0.5%碘伏，有广谱、快速杀菌作用。碘伏是碘与表面活性剂、灭菌增效剂经独特工艺络合而成的一种高效、广谱、无毒、稳定性好的新型消毒剂。该产品对有害细菌及繁殖体等具有较强的杀灭作用，并对创伤具有消炎、止血、加快黏膜再生的功能，对皮肤及黏膜无刺激性、易脱碘。碘伏适用于手术前手消毒，手术及注射部位的清洗，皮肤烧伤、烫伤、划伤等伤口的清洗消毒，还包括妇产科黏膜冲洗、感染部位消毒、器皿消毒等。

（6）醇类消毒剂：主要有75%乙醇及异丙醇。乙醇可迅速杀灭细菌繁殖体，但对HBV及细菌芽孢作用较差。异丙醇杀菌作用大于乙醇，但毒性较大。

（7）其他消毒剂：①酚类：如来苏、苯酚等。②季铵盐类：为阳离子表面活性剂，如新洁尔灭、消毒净等。③氯己定：可用于手、皮肤、医疗器械等的消毒。这些消毒剂均不能杀灭细菌芽孢，属低效消毒剂。

[常考考点] 消毒的分类和常用的消毒方法。

要点五 消毒方法的监测

消毒效果是评价消毒方法是否合理、可靠的最重要指标。常用的消毒效果监测方法有：

1. 物理测试法 通过仪表来测试消毒时的温度、压力及强度等。
2. 化学指示剂测试法 利用其颜色变化指示灭菌时所达到的温度。
3. 生物指示剂测试法 利用非致病菌芽孢作为指示菌以测定灭菌效果。
4. 自然菌采样测定法 用于表面消毒效果检测。
5. 无菌检查法 检测样品中的需氧菌、厌氧菌和真菌，除阳性对照外，其他均不得有菌生长。

细目二 隔离

【考点突破攻略】

要点一 隔离的概念

隔离（isolation）是将传染期内的传染病患者或病原携带者置于不能传染给他人的条件之下，暂时避免与周围人群接触，防止病原体扩散，便于管理和消毒，同时也使患者得到及时的治疗。对于不明原因的突发传染病，有效的隔离措施对控制其播散往往起决定性作用。根据不同的传染病病原学和流行病学特点，采取的隔离措施和隔离检疫期限也有所不同。一般应将传染源隔离至不再排出病原体为止。

患者在隔离期间，应严格遵守传染病医院或隔离病房的消毒隔离制度，自觉地接受医护人员的管理。患者应在规定的场所内活动，不能随意离开隔离范围；不能随意会客；不能将使用的物品或剩余食品到处乱丢；应在指定的厕所大小便或消毒处理排泄物等。

要点二 隔离的种类

根据传播途径不同，隔离分为以下几种：

（一）严密隔离（strict isolation）

适用于经飞沫、分泌物、排泄物直接或间接传播的烈性传染病及传播途径不明的传染病，如鼠疫（肺鼠疫）、肺炭疽、传染性非典型肺炎、霍乱等的隔离。凡传染性强、病死率高的传染病均需采取严密隔离。

（1）患者住单间病室，同类患者可同住一室，关闭门窗，禁止陪伴和探视患者。

(2)进入病室的医务人员戴口罩、帽子,穿隔离衣,换鞋,注意手清洗与消毒,必要时戴手套。

(3)患者分泌物、排泄物、污染物品、敷料等严格消毒。

(4)室内采用单向正压通气,室内的空气及地面定期喷洒消毒液或用紫外线照射。

(二)呼吸道隔离(respiratory isolation)

适用于以空气中的飞沫传播为主的传染病,如肺结核、流脑、百日咳、麻疹、腮腺炎等的隔离。

(1)同类患者可同住一室,关闭门窗。

(2)室内喷洒消毒液或用紫外线照射进行定期消毒。

(3)患者口鼻、呼吸道分泌物应消毒。

(4)进入病室的医务人员戴口罩、帽子,穿隔离衣。

(三)肠道隔离(enteric precaution)

适用于以粪-口途径传播为主的传染病,如伤寒、细菌性痢疾、甲型和戊型肝炎、肠道病毒感染(如脑炎、脑膜炎、心肌炎、脊髓灰质炎等)、感染性腹泻或胃肠炎(大肠杆菌、沙门菌、空肠弯曲菌、阿米巴原虫、耶尔森菌、轮状病毒等)等的隔离。通过隔离可切断粪-口传播途径。

(四)接触隔离(contact isolation)

适用于经体表或伤口直接或间接接触而感染的疾病,如破伤风、气性坏疽、金黄色葡萄球菌感染、A群链球菌肺炎、狂犬病等的隔离。

(五)血液-体液隔离(blood body fluid precaution)

主要用于预防直接或间接接触传染性血液或体液的传染性疾病,如乙型肝炎、丙型肝炎、艾滋病、弓形体感染、梅毒、疟疾、钩端螺旋体病、回归热、登革热、黑热病等的预防。

(六)虫媒隔离(arthropods isolation)

适用于以昆虫为媒介而传播的疾病,如乙型脑炎、流行性出血热、疟疾、斑疹伤寒、回归热等的隔离。

(七)保护性隔离(protection isolation)

适用于抵抗力低或极易感染的患者,如严重烧伤、早产儿、白血病、脏器移植及免疫缺陷患者等的隔离。

[常考考点]隔离的种类和适用病种。

要点三 隔离的期限

隔离期是根据传染病的最长传染期而确定的,同时应根据临床表现和微生物检验结果来决定是否可以解除隔离。某些传染病患者出院后尚应追踪观察。

[常考考点]根据传染病的最长传染期确定隔离期。

细目三 医院感染

【考点突破攻略】

要点一 医院感染的概念

(一)定义

WHO 2002年对医院感染的定义为:是患者在医院获得的不同于入院病因的感染,这种感染在入院时不存在,也不处于潜伏期,而是发生在医院或其他医疗保健机构内,入院48小时后发生的感染。在医院获得而出院后才发病的感染及医疗保健机构工作人员的职业性感染也属于医院感染。

医院感染(healthcare associated infection)有广义和狭义之分。广义医院感染是指任何人员在医院活动期间遭受病原体侵袭而引起的感染。广义医院感染的内涵:①明确了医院感染必须发生在医院范围内,包括在医院内感染出院后发病的,但不包括在入院时处于感染潜伏期者。②感染与发病是在不同阶段产生的,其顺序是感染→潜伏期→发病。因此潜伏期是判断感染发生时间与地点的重要依据。③感染对象包括一切在医院内活动的人群,即患者(住院、门诊)、医院工作人员、访客、陪客和探视者等。

由于就诊患者、访客、陪客和探视者在医院的时间短暂,获得感染的因素多而复杂,常难以确定感染是否来自医院,故实际上医院感染的对象主要是住院患者和医院工作人员,即狭义的医院感染,也就是我们通常所指的医院感染。

医院感染是指住院患者在医院内获得的感染，包括在住院期间发生的感染和在医院内获得出院后发生的感染，但不包括入院前已开始或者入院时已处于潜伏期的感染。医院工作人员在医院内获得的感染也属医院感染。

（二）诊断标准

依据2001年卫生部《医院感染诊断标准（试行）》，下列情况属于医院感染：

1. 无明确潜伏期的感染，规定入院48小时后发生的感染为医院感染；有明确潜伏期的感染，自入院起超过平均潜伏期后发生的感染为医院感染。
2. 本次感染直接与上次住院有关。
3. 在原有感染基础上出现其他部位新的感染（除外脓毒血症迁徙灶），或在原感染已知病原体基础上又分离出新的病原体（排除污染和原来的混合感染）的感染。
4. 新生儿在分娩过程中和产后获得的感染。
5. 由于诊疗措施激活的潜在性感染，如疱疹病毒、结核杆菌等的感染。
6. 医务人员在医院工作期间获得的感染。

下列情况不属于医院感染：

1. 皮肤黏膜开放性伤口只有细菌定殖而无炎症表现。
2. 由于创伤或非生物性因子刺激而产生的炎症表现。
3. 新生儿经胎盘获得（出生后48小时内发病）的感染，如单纯疱疹、弓形体、水痘等。
4. 患者原有的慢性感染在医院内急性发作。
5. 潜在感染激活（如带状疱疹、梅毒、结核）。

[常考考点] 医院感染的诊断标准。

（三）临床常见的医院感染

虽然医院感染发生的部位不同，病原体亦有多种，但严重影响患者医疗安全、有措施可以控制的常见医院感染主要包括四种：①中心导管相关血流感染（central line associated blood stream infection，CLABSI）；②呼吸机相关肺炎（ventilator associated pneumonia，VAP）；③尿管相关尿路感染（catheter associated urinary tract infection，CAUTI）；④手术部位感染（surgical site infection，SSI）。此处主要介绍CLABSI、VAP、CAUTL、SSI四个重点部位医院感染的诊断标准。

1. 中心导管相关血流 感染血流感染包括原发血流感染和继发血流感染。原发血流感染指有细菌学证据的血流感染，而没有明确的其他部位感染。CLABSI特指留置中心导管大于2天，留置期间或拔除导管48小时内发生的原发血流感染。

原发血流感染的诊断标准：

标准1：患者有1个或多个血培养检出致病菌，且与其他部位感染无关。

标准2：患者具备以下症状或体征之一：发热（>38℃）、寒战、低血压，且上述症状、体征以及实验室阳性结果与其他部位感染无关，并具备以下标准之一：不同时间（48小时内）采集的2次或以上血培养发现常见皮肤污染菌，如类白喉杆菌、芽孢杆菌、丙酸杆菌属、凝固酶阴性葡萄球菌（包括表皮葡萄球菌）、草绿色链球菌、气球菌属、微球菌属。

2. 呼吸机相关肺炎 呼吸道感染一直占我国医院感染的首位，但呼吸机相关肺炎（VAP）的具体发病率尚不清楚。由于机械通气显著增加了患者发生肺炎的机会，因此欧美等国家对VAP进行了主动监测。美国国家医疗安全网络（National Health care Safety Network，NHSN）报告，2012年共监测到VAP 3957例，感染率为0.0～4.4/千置管日，且多数病原菌为耐药细菌。因此，临床对VAP应高度重视。

肺炎的诊断依赖于影像学、临床和实验室检查结果。VAP特指气管插管患者机械通气超过2天，患者插管期间或拔除插管48小时内发生的肺炎。呼吸机相关肺炎的诊断标准：

（1）症状、体征、实验室证据：至少符合下列之一：①发热（>38℃），无其他已知的原因；②白细胞增多（>$12×10^9$/L）或白细胞减少（<$4×10^9$/L）；③年龄≥70岁者，精神状态改变，无其他已知的原因。且至少具备以下2项：①新出现的脓痰，或痰的性质改变，呼吸道分泌物增加，或吸痰增加；②新发或加重的咳嗽、呼吸困难、呼吸急促；③啰音或支气管呼吸音；④换气恶化（如氧饱和度降低、需氧量增加或通气需求增加）。

（2）影像学证据：2套或多套胸片，至少符合下列之一：①新发或进行性或持续性浸润、实变、空洞形成；②若患者无心肺基础疾病（如呼吸窘迫综合征、肺水肿、慢性阻塞性肺疾病），一次确定的胸片即可。

3. 尿管相关尿路感染 尿管相关尿路感染是常见的医院感染之一，尿路感染处理不及时，常导致膀胱炎、肾盂肾炎、革兰阴性菌血症、前列腺炎、附睾炎、睾丸炎等并发症。因此，我们必须充分重视尿管相关尿路感染，特别是有尿路操作时，应采取有效措施，预防感染发生。CAUTI特指留置导尿管>2天，留置期间或拔出导尿管48小时内发生的尿路感染。

4. 手术部位感染 手术部位感染是指发生在切口或手术深部器官或腔隙的感染，如切口感染、器官脓肿、腹膜炎等，不包括术后与手术操作无关的感染，如术后肺炎、尿路感染等。手术部位感染分为表浅切口感染、深部切口感染和器官/腔隙感染。手术部位感染是外科常见的并发症，美国 NHSN2014 年监测数据显示，SSI 总体感染率为 0.743%，我国学者报道的感染率因手术部位不同而呈现显著不同。虽然手术室空气层流技术、灭菌技术、保护屏障、手术技巧、围术期抗菌药物使用等控制措施不断改善，但 SSI 依然是重要的医院感染，造成的发病率、病死率仍是外科面临的难题。

[常考考点] 临床常见医院感染的诊断标准。

要点二 医院感染的防护原则

为保障医疗安全，做好医院感染的防控，要求所有医务人员在工作中必须采取标准预防（Standard Precautions），即医院所有的患者均被视为具有潜在传染的患者，即认定患者的血液、体液、分泌物（不包括汗液）、排泄物等均具有传染性，须进行隔离。不论是否有明显的血迹污染或是否接触非完整的皮肤与黏膜，接触上述物质者，必须采取防护措施。根据传播途径采取空气、飞沫、接触隔离。这是预防医院感染的有效措施。标准预防是针对医院所有患者和医务人员采取的一组预防医院感染措施，包括手卫生，根据预期可能的暴露选用手套、隔离衣、口罩、护目镜或防护面屏，以及安全注射，也包括穿戴合适的防护用品处理患者环境中污染的物品与医疗器械等。

（一）标准预防基本特点

1. 强调双向防护，既要防止疾病从患者传至医护人员，又要防止疾病从医护人员传至患者。
2. 既要防止血源性疾病的传播，也要防止非血源性疾病的传播。
3. 根据疾病的主要传播途径，采取相应的隔离措施，包括接触隔离、空气隔离和飞沫隔离。

（二）标准预防操作原则

1. 标准预防针对所有为患者实施诊断、治疗、护理等操作的全过程。不论患者是否为传染病患者，都要采取标准预防。
2. 标准预防技术包括洗手、戴手套、穿隔离衣、戴防护眼镜和面罩等基本措施。
3. 医务人员进行有可能接触患者体液、血液的诊疗和护理操作时必须戴手套。操作完毕，脱去手套后应立即洗手，必要时进行手消毒。
4. 在诊疗、护理操作过程中，有可能发生血液、体液飞溅到医务人员面部时，医务人员应当戴具有防渗透性能的口罩、防护眼镜；有可能发生血液、体液大面积飞溅或者有可能污染医务人员身体时，还应当穿戴具有防渗透性能的隔离衣或者围裙。
5. 医务人员手部皮肤发生破损，在进行有可能接触患者血液、体液的诊疗和护理操作时必须戴双层手套。戴手套操作过程中，要避免已经污染的手套触摸清洁区域或物品。
6. 医务人员在进行侵袭性诊疗、护理操作过程中，要保证充足的光线，并特别注意防止被针头、缝合针、刀片等锐器刺伤或划伤。
7. 使用后的锐器应当直接放入耐刺、防渗漏的锐器盒，或者利用针头处理设备进行安全处置，也可以使用具有安全性能的注射器、输液器等医用锐器，以防刺伤。
8. 立即清洁污染的环境。
9. 禁止将使用后的一次性针头重新套上针头套。禁止用手直接接触使用后的针头、刀片等锐器。
10. 保证废弃物的正确处理。要求运输废弃物的人必须戴厚质乳胶清洁手套，处理体液废弃物必须戴防护眼镜。

（三）隔离措施

由于标准预防的基本措施中不能有效预防经由空气、飞沫、接触途径传播的感染性疾病。因此，还需要根据疾病的传播途径采取相应的接触隔离、空气隔离和飞沫隔离措施。

1. 接触隔离 接触传播指病原微生物通过手、媒介物直接或间接接触导致的传播，是医院感染主要而常见的传播途径，包括直接接触传播和间接接触传播。

已诊断或怀疑是接触传播的疾病或因患者环境中有接触传播的严重疾病，除实施标准预防之外，还要实施接触隔离。接触隔离技术主要有：

（1）设置隔离单元。
（2）洗手和手套。

（3）隔离衣。
（4）对患者和探视者进行隔离规定宣教，使之配合遵守。
（5）必须转运患者时，患者及运送人员都要防护。
（6）可重复使用的物品，应彻底清洁和适当地消毒灭菌。
（7）正确处置医疗废物。
（8）使用隔离标识等。

2. 空气隔离 空气传播是指病原微生物（如 SARS-CoV）经由悬浮在空气中的微粒–气溶胶（微粒直径 ≤ 5μm）携带通过空气流动导致的传播。这种微粒能在空气中悬浮时间长，并可随气流漂浮到远处，可造成多人感染，甚至导致医院感染暴发。

已诊断或怀疑由空气传播的疾病除实施标准预防的基本措施之外，还要实施空气隔离。空气隔离技术主要有：
（1）单人房间、专门的空气处理系统和通风设备以防止空气传播。
（2）医务人员和进入该环境的人员应使用呼吸道保护装置、帽子、防护服。
（3）如病情容许，患者应戴外科口罩并定期更换。

3. 飞沫隔离 飞沫传播又称微粒传播，是指经由带有病原微生物的较大飞沫微粒（微粒直径 > 5μm）在空气中短距离移动而发生的传播。飞沫微粒在空气中悬浮的时间不长，喷射的距离一般不超过 1 米。

已诊断或怀疑是由飞沫传播的疾病除实施标准预防之外，还应实施飞沫隔离。飞沫隔离技术主要有：
（1）最好将患者安置在单独隔离室。
（2）相同病原体感染的患者同用一隔离室时，每床间距应不少于 1 米，不需要专用的空气处理设备，房间门可以保持开放。
（3）在近距离（1 米之内）接触患者时应戴口罩。
（4）限制患者的活动和外出；如果必须外出，患者必须戴口罩。

【例题实战模拟】

A1 型题

1. 下列有关标准预防，叙述错误的是
    A. 既要防止血源性疾病的传播，也要防止非血源性疾病的传播
    B. 强调双向防护
    C. 所有的患者均被视为潜在感染者
    D. 要根据疾病的主要传播途径采取相应的隔离措施
    E. 脱去手套后可以不洗手

2. 下列有关隔离的描述，错误的是
    A. 是控制传染病流行的重要措施　　B. 便于管理传染源　　C. 可防止病原体向外扩散给他人
    D. 根据传染病的平均传染期来确定隔离期限　　E. 某些传染病患者解除隔离后尚应进行追踪观察

3. 下列有关消毒的叙述，正确的是
    A. 消毒是针对有确定传染源存在的场所进行的
    B. 对传染病死亡患者的尸体按规定处理也属消毒
    C. 对传染病住院患者污染过的物品可待其出院后集中消毒
    D. 对有病原体携带者（没有发病）存在的场所可以不消毒
    E. 饭前便后的洗手不属消毒的范畴

4. 下列有关消毒的描述，错误的是
    A. 是切断传播途径，防止传染发生的重要措施　　B. 可保护医护人员免受感染
    C. 可防止患者再被其他病原体感染　　D. 即使有了强有力的消毒措施，医护人员也必须采取防护措施
    E. 对不同的传染病消毒效果相似

5. 下列哪项不属于医院感染
    A. 无明显潜伏期的感染，在入院 48 小时后发生的感染　　B. 本次感染直接与上次住院有关
    C. 有明确潜伏期的感染，自入院时算起没有超过其平均潜伏期的感染　　D. 新生儿经产道时获得的感染

E. 肿瘤患者住院化疗期间出现带状疱疹
6. 下列有关医院感染的概念，错误的是
　　A. 指在医院内获得的感染
　　B. 出院之后的感染有可能是医院感染
　　C. 与上次住院有关的感染是医院感染
　　D. 入院时处于潜伏期的感染一定不是医院感染
　　E. 婴幼儿经胎盘获得的感染属医院感染

【参考答案】

1.E　2.D　3.B　4.E　5.C　6.E

医学人文

医学伦理学

全面精讲班
医学伦理学

【本章通关攻略】

医学伦理学在中西医结合执业助理医师资格考试中权重较小，平均每年出题 5～7 道。其题型多样，要点分散，涵盖面广，但试题较简单，与实际工作生活联系密切。常识性知识可在应试中发挥重要作用。

学习本科目应在全面复习的基础上重点掌握医学伦理学的基本观念、医学道德的基本原则和规范体系、医患关系道德、临床科研道德要求及医学道德评价等重点内容。学习中力求联系实际，重在理解；观其大略，不需精确；运用多样记忆，重视解题技巧。

第一单元 医学伦理学与医学目的、医学模式

细目一 医学伦理学

【考点突破攻略】

要点一 伦理学、医学伦理学、医学道德

1. 伦理学 亦称道德哲学，是关于道德现象及其理论的学科。道德是人们在社会生活实践中形成，由经济基础决定，用善恶标准评价，以社会舆论、内心信念和传统习俗来调节的人与人、人与社会、人与自然之间关系的原则和规范的总和。

2. 医学伦理学 是伦理学与医学相互交融的一门学科，是应用伦理学的理论、方法研究医学活动中的道德的科学。医学伦理学的主要目的，是为医疗实践及其相关领域的活动，提供价值标准和行为规范。

3. 医学道德 是医务人员的职业道德，简称医德，是医务人员处理与患者、与社会关系的原则和规范。医务人员的道德品质对人民健康和医疗质量具有保障作用，对医疗卫生事业具有促进作用，对社会文明具有推动作用。

要点二 医学伦理学的研究对象、研究内容

1. 医学伦理学的研究对象 是医学活动中的道德现象和道德关系。医学活动中的道德现象包括：医德意识现象、医德规范现象和医德活动现象。医学活动中的道德关系包括：医务人员与患者、患者家属的关系，医务人员之间的关系，医务人员与社会的关系，医务人员与医学发展的关系。

2. 医学伦理学的研究内容 是医学道德理论、医学道德规范体系、医学道德实践。医学道德理论包括：医学道德的起源、本质、特点、发生发展规律、社会作用；医学历史中的医学道德；医学伦理学的基本理论，医学伦理学的发展趋势。医学道德规范体系包括：医德的原则、规范、范畴。医学道德实践包括：医学道德教育和修养，医德评价的标准和方法，医学临床、卫生保健、医学研究、医学发展中问题的道德研究。

细目二 医学目的、医学模式

【考点突破攻略】

要点一 医学目的的内涵

1. 医学目的是为满足社会需求而确定的目标，体现了对医务人员的理想和愿望。医学目的激励着医务人员的行为，引领着医学技术的发展方向。

2. 自医学产生之日起，人们就将医学目的确定为"救死扶伤""克服疾病""延长生命""避免死亡"。这一崇高的目标激励着一代代的医学工作者不断努力。随着社会和医学的发展，医学目的也在完善。现代医学目的是，致力于预防疾病，减少发病率，促进和维护健康；治疗疾病，解除由疾病引起的痛苦；照料患者，维护患者尊严，延长寿命，追求安详死亡；提高生命质量，优化生存环境，增进身心健康。

[常考考点] 医学的目的。

要点二 医学模式的类型

1. 神灵主义医学模式 原始的与巫术交织的医学模式，将人的生命和健康看作是神灵所赐，将疾病归因为天谴神罚或鬼魂附体，维护健康和治疗疾病依靠求神问卜、祈祷神灵。

2. 自然哲学医学模式 以古代朴素的唯物论和辩证法为指导，根据经验、直觉或思辨推理进行医疗活动的医学模式。中国传统医学中的阴阳五行学说和"六淫""七情"病因学说，古希腊医学家希波克拉底的"四体液"学说，都是这一模式的典型代表。它结束了在原始医学中长期巫医不分的状态，驱逐了医学中的鬼神成分，开始将零散的医学知识综合和条理化。

3. 机械论医学模式 在西方经验哲学和现代物理学的影响下发展起来的医学模式。16—17世纪，欧洲文艺复兴运动带来了工业革命，推动了科学进步，也影响了医学。把人比作机器，用机械观解释一切人体现象，把疾病看作人体某部分零件失灵。这种医学模式忽视了生命的生物复杂性和社会复杂性。

4. 生物医学模式 以19世纪以来细菌学、生理学、病理学、免疫学、遗传学等生物学科发展为基础的医学模式，认为疾病的发生是外界特定的生物或理化因素，作用于人体的细胞、组织或器官上，导致形态学或化学上的变化和功能障碍，这种变化可以测量，治疗疾病就是消除和调整这些特定的生物或理化因素。

生物医学模式通过实验观察认识生命现象、疾病过程和原因，使医学彻底摆脱了宗教神学和唯心主义观念的束缚，对人体的形态结构、生理病理、发病机制进行深入的研究，形成了比较完整的科学体系，奠定了现代医学的基础。这种医学模式的缺点是忽视了社会环境、个体行为、生活方式、心理因素等对人体健康和疾病的影响。

5. 生物-心理-社会医学模式 1977年，由美国罗彻斯特大学精神病学和内科学教授恩格尔提出，强调个体心理、生活方式、生物遗传、社会环境等因素对健康的重要影响，认为人的心理与生理、精神与躯体、机体内外环境是相互作用的，心理、社会因素与疾病的发生、发展、转化有着密切的联系。认识人类的健康和疾病，既要考虑生物学因素，又要重视心理、社会因素的影响。维护人的健康、治疗人的疾病需应用生物、心理、社会诸多学科、技术的方法。

生物-心理-社会医学模式是对生物医学模式的发展和完善，使医学从自然科学、技术科学发展到自然科学与社会科学、人文科学结合、交叉，对医疗卫生事业的各个领域都产生了重大而深远的影响，在医学实践中落实生物-心理-社会医学模式是医务工作者的任务。

[常考考点] 医学模式的5种类型。

【例题实战模拟】

A1型题

1. 医学伦理学是一门
   A. 研究人与人之间关系的科学
   B. 研究人与社会之间关系的科学
   C. 研究医学活动中道德关系和道德现象的科学
   D. 研究道德的形成、本质及其发展规律的科学
   E. 道德科学或道德哲学

2. 医学伦理学主要研究医学领域中的

A.医疗行为　　B.医学道德　　C.科研方法　　D.法律规范　　E.行为方式
3.医学道德的作用不包括
A.对医院人际关系的调节作用　　B.对经济效益的保障作用　　C.对医疗质量的保证作用
D.对医学科学的促进作用　　E.对社会文明的推动作用
4.下列不属于现代医学目的的是
A.治疗疾病，解除由疾病引起的疼痛和疾苦　　B.治疗和照料患者，照料那些不能治愈的人
C.追求长命百岁，塑造不死之身　　D.优化生存环境，增进身心健康
E.预防疾病，减少发病率，促进和维护健康
5.未来医学模式的发展方向是
A.神灵主义医学模式　　B.自然哲学医学模式　　C.机械论医学模式
D.生物医学模式　　E.生物－心理－社会医学模式

【参考答案】
1.C　2.B　3.B　4.C　5.E

第二单元　中国医学的道德传统

细目一　中国古代医学家的道德境界

【考点突破攻略】

一、张仲景

汉代著名医学家。生活在社会动乱之际，豪强混战，烧杀抢掠，烈性传染病到处流行，百姓死亡无数。他以"救人活命"为己任，用高超的医术为百姓解除痛苦。他反对"孜孜汲汲，惟名利是务"的不良风气，救治病人不分贵贱贫富，"上以疗君亲之疾，下以救贫贱之厄"。他任长沙太守时，仍不忘为百姓诊治疾病。鉴于当时朝廷规定，太守不能进入民众屋舍，不能外出给百姓看病，他便每逢初一、十五大开衙门，不问政事，而让患病的百姓入堂，在公堂上为患者诊治疾病，被尊称为"坐堂大夫"。

二、孙思邈

唐代著名医学家，视病人如亲人，无欲无求，普同一等，先发大慈恻隐之心，不管昼夜寒暑，饥渴疲劳，一心救助。在《备急千金要方》中，他设专篇论述医德与医术的关系，对医生在为患者诊治疾病中的道德要求做出了详细说明。如"论大医习业""论大医精诚"提出的医德原则和医德规范是中国传统医德的重要内容，成为后世医家行为的规范，成为激励后世医家践行医德的精神力量。

[常考考点] 中国古代医学家张仲景和孙思邈的道德境界。

细目二　中国现代医学家的道德境界

【考点突破攻略】

一、张孝骞

被尊为"医圣""协和泰斗""湘雅轩辕"，对患者极端负责，以诊治疑难病症闻名内科学界。他说："每一个病例都是一个研究课题。"他格外重视搜集、分析临床第一手资料，有用记录本记录疑难病例的习惯，详细记录患疑难疾病患者的姓名、年龄、病案号、病情、各种检查、初步诊断、医学界有关文献和逐步确诊的过程。协和医院图书馆保存着他诊治疑难病症写下的56本记录。他将"戒、慎、恐、惧"作为自己的座右铭，教导学生："我们诊治病人就要有'如临深渊，

如履薄冰'的态度，一定要认真仔细，避免误诊漏诊、延误病情。病人以性命相托，我们怎能不诚惶诚恐？"他的临床思维和诊治模式是"和病人在一起"，他说："在患者面前，我们永远是个小学生。"

二、林巧稚

著名妇产科专家。她看病的最大特点是：不论患者是高级干部还是贫苦农民，都同样认真，同样负责，一丝不苟。她将一件件善事，做在一位位患者身上。她深入农村，针对妇女的疾病进行调查研究，组织全国性的滴虫阴道炎的防治和大规模的宫颈癌的普查工作。她一生没有结婚，却亲自接生了50 000多个婴儿，被尊称为"万婴之母"。她说："生平最爱听的声音，就是婴儿出生后的第一声啼哭。"1984年，逝世前，她留下遗嘱，将毕生积蓄3万元人民币捐给协和医院托儿所。

[常考考点] 中国现代医学家张孝骞和林巧稚的道德境界。

细目三　中国当代医学家的道德境界

【考点突破攻略】

一、屠呦呦

共和国勋章、诺贝尔生理学或医学奖、联合国教科文组织生命科学研究金奖等许多殊荣获得者，为人类健康事业做出了巨大贡献。她六十多年潜心中医药科技创新，勇于克服困难，在研究发现青蒿素的过程中经历了190次失败。在动物实验成功后的关键环节，她和助手在自己身上做试验，成为青蒿素人体试验的首批志愿者。青蒿素应用于临床，挽救了千百万人的生命。她说："这是中医中药走向世界的一项荣誉，它属于科研团队中的每一个人，属于中国科学家群体。"已年近90岁高龄的屠呦呦仍不懈努力，解决了青蒿素药物治疗疟疾中出现的耐药难题，并探索出了青蒿素药物新的适应证。

二、钟南山

我国"公共卫生事件应急体系建设的重要推动者"。2003年初春，传染性非典型性肺炎疫情严峻，在广州专门接纳"非典"患者的医院不堪重负的情况下，钟南山带领呼吸病研究所的医务人员挺身而出，要求"把重病人都送到我这里来"。他亲临一线，直接面对"非典"患者，率先摸索出一套有效防治"非典"的方案，使广东卫生行政部门及时制定救治方案提供了决策依据，使广东成为全球"非典"患者治愈率最高、死亡率最低的地区之一。这一方案被世界卫生组织认为对全世界抗击"非典"有指导意义，成为通用的救治方案。如今84岁的钟南山院士，仍坚守在临床一线，参与门诊、会诊、查房工作。2020年，在抗击新冠肺炎的战斗中，钟南山院士是国家专家组组长，从疫情发生到中国防控疫情取得重大战略性成果，始终奔波在防控疫情前线。

[常考考点] 中国当代医学家屠呦呦和钟南山的道德境界。

【例题实战模拟】

A1型题
1.将"戒、慎、恐、惧"作为自己的座右铭的医家是
　A.张仲景　　B.孙思邈　　C.张孝骞　　D.林巧稚　　E.屠呦呦
B1型题
　A.张仲景　　B.孙思邈　　C.张孝骞　　D.林巧稚　　E.屠呦呦
2.主张"上以疗君亲之疾，下以救贫贱之厄"的医家是
3.撰写"论大医习业"和"论大医精诚"专篇的医家是

　A.钟南山　　B.孙思邈　　C.张孝骞　　D.林巧稚　　E.屠呦呦
4.发现青蒿素，获得诺贝尔生理学或医学奖的医学家是
5.抗击非典，被誉为"公共卫生事件应急体系建设的重要推动者"的医学家是

【参考答案】
1. C 2. A 3. B 4. E 5. A

第三单元 医学伦理学的理论基础

细目一 生命论

【考点突破攻略】

要点一 生命神圣论

是指人的生命至高无上，神圣不可侵犯。

要点二 生命质量论

1. 生命质量的标准 包括主要质量（个体的身体或智力状态）、根本质量（生命的意义和目的，与其他人在社会和道德上的相互作用）和操作质量（如智商，用来测知智能方面的质量）。

2. 生命质量论的意义 有利于提高人口素质；有利于控制人口增长；有利于人类自我认识的飞跃。为医务人员对某些不同生命质量的病人，采取相应的治疗原则、方法和手段提供了理论依据，对于合理、公正地分配卫生资源也具有重要的意义。

要点三 生命价值论

1. 生命价值论 是生命神圣与生命质量统一的理论。判断生命价值高低或大小，主要有两个因素：一是生命的内在价值，即体力和智力，是生命价值判断的前提和基础；二是生命的外在价值，即对他人、社会的贡献，是生命价值的目的和归宿。

2. 生命价值论的意义 生命价值论将生命的内在价值和外在价值统一起来，可以避免用个体生命的某一阶段或某个时期来判断生命的价值。

[常考考点] 生命论包括生命神圣论、生命质量论、生命价值论。

细目二 人道论

【考点突破攻略】

要点一 医学人道主义的含义

医学人道主义是人道主义思想在医学领域中的具体体现，是将人道主义的标准和准则贯彻在医学实践领域所产生的医学价值标准和行动准则。

医学人道主义的内涵包括：在关于人的价值标准问题上，认为人的生命是宝贵的，人的生命和尊严具有最高的价值，应当受到尊重。在如何行动的问题上，医学人道主义要求医务人员应当同情、关心、尊重和爱护患者，努力为患者免除疾病的痛苦，维护患者的身体健康。

要点二 医学人道主义的核心内容

1. 尊重病人的生命。
2. 尊重病人的人格。
3. 尊重病人的权利。

[常考考点] 医学人道主义的内涵及核心内容。

细目三 美德论

【考点突破攻略】

要点一 美德论

美德论，是研究和探讨人应该具有什么样的美德和品格的理论。

要点二 医德品质

医德品质是指医务人员在长期的职业行为中形成和表现出来的稳定的医学道德气质、习惯和特征。医德品质是医德认识、医德情感和医德意志的统一。
医德品质的内容是：
1. **仁爱** 以人道主义的精神关心爱护患者，尊重患者的权利，同情患者的痛苦，全身心地为患者服务。
2. **严谨** 严肃认真的工作作风，精勤不倦的科学精神。
3. **诚挚** 忠诚医学科学，潜心医学事业，对患者讲诚信，具有宽厚、诚挚的人格品德。
4. **公正** 对待患者一视同仁，在医疗资源分配等问题上公平公正。
5. **奉献** 以患者和社会的利益为重。为维护患者和社会利益，敢于牺牲自身利益。

［常考考点］医德品质的内容。

细目四 功利论

【考点突破攻略】

要点一 功利论的含义

功利论，是以"功利"作为道德标准的学说。功利论继承发展了历史上幸福论和快乐主义的伦理传统，认为人的本性就是追求快乐和幸福。由于利益是幸福和快乐的基础，所以追求利益就成为了道德的标准。

要点二 医德功利的特征

1. 在疾病的预防、诊断、治疗、康复上建功立业；对病人所患疾病做出正确的诊断和有效的治疗，使病人尽早康复。
2. 具有明确的为病人解除病痛的动机，做出正确的诊断，达到显著的治疗康复效果。

细目五 道义论

【考点突破攻略】

要点一 道义论的含义

强调人的责任、义务。人与人之间的相互尊重、关心、帮助成为社会道义。

要点二 医学道义论

强调医务人员的责任和义务。尊重病人，理解病人的疾苦，为病人提供及时有效的诊治是医务人员应承担的社会道义。

【例题实战模拟】

1. 生命价值论是（　　）统一的理论
   A. 生命神圣与人道论　　B. 生命神圣与生命质量　　C. 美德论与义务论

D. 生命质量与生命价值　　E. 义务论与公益论

2. 下列有关医德品质的叙述，不正确的是

　A. 仁爱　　B. 严谨　　C. 诚挚　　D. 公正　　E. 幸福

3. 下列不属于生命质量论意义的是

　A. 有利于提高人口素质　　　　　　B. 有利于控制人口增长　　C. 有利于人类自我认识的飞跃

　D. 有利于合理、公正地分配卫生资源　　E. 有利于区别对待不同生命质量的病人

4. 下列有关医学人道主义的叙述，错误的是

　A. 认为人的生命是宝贵的　　　　　　B. 人的名誉和尊严具有最高的价值

　C. 医务人员应当同情、关心、尊重和爱护病人　　D. 努力为病人免除疾病的痛苦，维护病人的身体健康

　E. 尊重病人的人格、生命和权利

【参考答案】

1. B　2. E　3. E　4. B

第四单元　医学道德的规范体系

细目一　医学道德原则

【考点突破攻略】

要点一　尊重

在医疗活动中，同情、关心、体贴患者，尊重患者的人格，尊重患者的自主决定权，尊重患者的隐私，尊重患者家属。

要点二　无伤

从患者的利益出发，为患者提供最佳的诊治、护理，努力避免对患者造成不应有的伤害，不做过度检查，不做过度治疗。

要点三　公正

在医疗服务中一视同仁，公平对待每一位患者，公正分配医疗卫生资源，公正对待患者，有利于患者心理平衡，有利于医患关系和谐，有利于提高医疗效果，有利于维护社会公正环境。

[常考考点] 医学道德的原则是尊重、无伤和公正。

细目二　医学道德规范

【考点突破攻略】

要点一　医学道德规范的含义

医学道德规范是医务人员在各种医学活动中应遵守的行为准则，是医学道德基本原则的具体体现。

要点二　医学道德规范的内容

1988 年，国家卫生部颁布了《医务人员医德规范及其实施办法》，将医学道德规范概括为：<u>救死扶伤，忠于医业；钻研医术，精益求精；一视同仁，平等待患；慎言守密，礼貌待人；廉洁奉公，遵纪守法；互学互尊，团结协作</u>。

[常考考点] 医学道德规范的内容。

细目三 医学道德范畴

【考点突破攻略】

要点一 权利与义务

1. 患者权利是指患者在患病就医期间所拥有的权利和应该享受的利益，也称患者权益。患者权利包括：平等享有医疗的权利，获得自己所患疾病真实情况、共同参与诊断和医疗方案的制订和实施等知情同意的权利，监督医疗过程的权利，对个人隐私保密的权利，拒绝治疗、拒绝参加临床试验的权利。

2. 医务人员权利是维护、保证患者普遍、平等医疗权利的实现，促进患者的身心健康，是以履行义务为前提的。在有利于患者疾病诊治的前提下，医务人员的权利具有一定的自主性。自主性包括：有权对患者的疾病做出判断，采取必要的治疗措施；有权根据病情的需要开具诊断证明；有权要求患者或患者家属配合诊治。在特殊情况下，医师享有干涉权。如患者的自主选择意向违背社会利益、他人利益、自身根本利益时，医师可干涉患者的权利，使患者的自主选择无效。

3. 医务人员的义务和责任是一致的，包括：为患者诊治疾病，尽最大努力为患者服务；为患者解除躯体痛苦和精神上的痛苦；向患者、患者家属说明病情、诊断、治疗和预后；面对疫情和重大自然灾害，进入疫区、灾区抢救伤员，保护群众健康。

[常考考点] 医生和患者的权力。

要点二 情感与良心

1. **医学道德情感** 医学道德情感是医务人员对患者、对医疗卫生工作的职业态度和内心体验，是建立在对患者的生命和健康高度负责基础上的。医务人员的情感有三个特点：医学职业的特殊性、理智性、纯洁性。

医务人员情感的内容包括：①同情感：见到患者的遭遇和不幸，在自己的情感上产生怜悯之情，产生愿为其解除病痛的感觉；②责任感；③事业感。

2. **医学道德良心** 医学道德良心是医务人员道德情感的深化，是医务人员在履行义务的过程中形成的道德责任感和自我评价能力。医德良心的特点：存在于医务人员意识之中的对患者和社会负责的强烈的道德责任，在内心进行自我评价的能力。医德良心的作用：医疗行为前的选择作用，医疗行为中的监督作用，医疗行为后的评价作用。

[常考考点] 医务人员情感的特点及内容。医德良心的作用。

要点三 审慎与保密

1. **审慎** 审慎即周密谨慎，指医务人员在医疗行为之前的周密思考和医疗过程中的谨慎认真，是医务人员在世代相袭的职业传统中形成的稳定的职业心理和习惯。坚持审慎的医疗作风，才能提高医疗质量，防止医疗差错、误诊和医疗事故。审慎的道德要求：医务人员在医疗实践的各个环节，自觉地做到认真负责、谨慎小心、一丝不苟；不断提高业务水平，在技术上做到精益求精。

2. **保密** 保密的道德要求：询问病史、查体从诊断疾病的需要出发，不有意询问患者的隐私；对在诊疗中知晓的患者隐私，为患者保守秘密；对于某些可能给患者带来沉重精神打击的诊断和预后，积极与患者家属、亲友配合，避免泄露患者的危重病情。

要点四 荣誉与幸福

1. **医务人员的荣誉** 是履行了对患者、对社会的责任、义务后，得到赞许、表扬、奖励，是个人荣誉与集体荣誉的统一。

2. **医务人员的幸福** 是物质生活和精神生活的统一，既包含物质生活的改善和提高，又包含精神生活的充实。医务人员只有为患者精心治疗，使患者恢复健康，才能获得幸福感。

【例题实战模拟】

A1 型题

1. 下列有关医务人员情感的叙述，错误的是
   A. 医学职业的特殊性、理智性、纯洁性　　B. 同情感　　C. 责任感　　D. 事业感　　E. 荣誉感

2. 下列不属于医学道德规范内容的是
   A. 救死扶伤，忠于医业　　B. 钻研医术，精益求精　　C. 了解患者，考虑贫富
   D. 慎言守密，礼貌待人　　E. 廉洁奉公，遵纪守法

3. 下列不属于医师义务和权利的是
   A. 保证治疗效果　　B. 保证病人平等医疗权　　C. 保证病人医疗权的实现
   D. 保证病人身心健康　　E. 履行自己的义务

4. 下列不属于患者权力的是
   A. 平等享有医疗的权利
   B. 获得自己所患疾病真实情况、共同参与诊断和医疗方案的制订和实施等知情同意的权利
   C. 监督医疗过程的权利
   D. 有要求对个人隐私保密的权利
   E. 患者的自主选择意向违背他人利益时，应该尊重患者的权力

5. 患者的权利不包括
   A. 平等的医疗权　　B. 病人的经济免责权　　C. 知情同意权
   D. 诉讼权与获得赔偿权　　E. 要求保护隐私权和免除一定社会责任权

【参考答案】
1. E　2. C　3. A　4. E　5. B

第五单元　处理与患者关系的道德要求

细目一　医患关系的特点

【考点突破攻略】

要点一　医患关系

医患关系是医疗活动中首要的关系，是医学伦理学的核心问题和主要研究对象。狭义的医患关系是指行医者与患者的关系。广义的医患关系是指以医务人员为一方的群体与以患者及其家属等为一方的群体之间的医疗人际关系。

医患关系的内容可分为技术方面的关系和非技术方面的关系两部分。

1. 医患间技术方面的关系　是指医患间因诊疗方案、措施的制定和实施而产生的关系。

2. 医患间非技术方面的关系　是指医患交往过程中在社会、法律、道德、心理、经济等方面建立起来的人际关系，如医患间的道德关系、经济关系、价值关系、法律关系等。

［常考考点］医患之间技术方面和非技术方面的关系。

要点二　医患关系的模式

主动—被动型，指导—合作型，共同参与型。

要点三　影响医患关系的主要因素

影响医患关系的因素主要存在于医务人员、患者及其家属、管理和社会方面。

1. 医生方面 医生的医疗观、道德修养、服务态度和责任感等。
2. 病人方面 是否遵守就医道德、对医务人员是否信任等。
3. 管理、社会方面 医院管理制度是否科学完备、卫生法规是否健全、社会风气的影响。
［常考考点］影响医患关系的因素。

要点四　处理与患者关系的道德原则

1. 以患者利益为本。
2. 尊重患者权利。
3. 一视同仁。

细目二　与患者沟通的道德要求

【考点突破攻略】

医务人员与患者沟通是处理医患关系基本的、重要的方法。医务人员在医患沟通中起主导作用。医务人员应确立与患者沟通的理念，坚持与患者沟通的基本原则，掌握与患者沟通的方法。

要点一　与患者沟通的原则、方法

1. 与患者沟通的原则

（1）尊重原则：尊重患者是与患者沟通的前提。只有尊重患者，才能得到患者所患疾病的信息，进而对患者的疾病做出正确的诊断、治疗。医务人员应和蔼地与患者打招呼，不可生硬地直呼其名，更不可用门诊号、床位号呼叫患者，对年长者应用尊称。同情是尊重的基础，理解是尊重的前提。医务人员之间的相互尊重是与患者沟通的重要保障。医务人员上下级之间，同级医务人员之间，不同科室、部门之间，院内、院外医务人员之间都要相互尊重。

（2）自律原则：医务人员严格自律是与患者沟通的基础。温柔典雅、谦虚恭逊，举止合乎礼节，动作文明轻柔，不装腔作势，不妄自尊大。

（3）科学原则：与患者沟通的目的是正确诊断、及时治疗，必须严谨、规范、有序。明代名医张景岳的"十问歌"就是与患者科学沟通的坚实载体。

2. 与患者沟通的方法

（1）认真、仔细地倾听：对门诊初诊者，要通过全面沟通，对患者病情做出准确的判断、制定治疗方案；对复诊患者要重点沟通治疗效果，掌握病情变化，及时调整治疗方案；对住院患者要在系统检查中深入沟通；患者出院，要以叮嘱的方式沟通；回访患者，要以关切的问候方式沟通；对重症患者更要细致沟通，及时对患者家属讲清危险、研究、协商救治方案；对急症患者要快沟通，忙而不乱，快速把握疾病的症状和性质。

（2）有针对性地说明：与患者沟通要从诊断、治疗的实际出发，针对患者、患者家属受教育程度、认知水平、工作情况、年龄差异，做出认真、客观、通俗地说明。老年患者感官能力降低，思维不够敏捷，言语迟缓，医务人员尤其要耐心、细致。对婴幼儿的诊治要与监护人沟通。与需要手术治疗的患者家属沟通，要充分说明手术的意义、风险，既要有语言的沟通，还要以签署手术知情同意书的方式确认沟通的结果。在与患预后不良疾病患者的沟通中，要认真考虑患者的心理承受水平，要与其家属沟通决定怎样告知患者病情。

（3）在沟通中深入分析、及时判断：与患者沟通，不仅要听和说，而且要分析，在对沟通中获得的信息做出全面深入分析的基础上，对患者疾病做出正确判断。与患者沟通的过程，就是医务人员将患者、患者家属的诉说条理化，与医学知识、医生经验比照，形成对患者所患疾病判断的过程。与患者沟通的本质是分析，是由此及彼、由表及里、去粗取精、去伪存真，切忌主观先入、以偏概全。

［常考考点］与患者沟通的原则和方法。

要点二　医患冲突的防范

1. 理解患者、患者家属的紧张焦虑心情，避免误解。
2. 发现矛盾，及时沟通化解。
3. 出现纠纷，尽快向上级和有关部门报告，有效处置。

【例题实战模拟】

A1 型题

1. 下列除哪项外，均属于影响医患关系的因素
   A. 医生的医疗观、道德修养　　B. 医生的服务态度和责任感　　C. 患者对医务人员是否信任
   D. 医院管理制度是否科学完备　　E. 患者是否遵纪守法
2. 医患关系的模式包括
   A. 主动-被动型　　B. 指导-合作型　　C. 共同参与型　　D. 以上都是　　E. 以上都不是
3. 医患之间非技术方面的关系是
   A. 同事关系　　B. 道德关系　　C. 上下级关系　　D. 陌生人关系　　E. 竞争关系
4. 医患之间非技术关系，不包括
   A. 道德关系　　B. 经济关系　　C. 价值关系　　D. 法律关系　　E. 合作关系
5. 下列有关医患沟通的叙述，错误的是
   A. 医患沟通应遵循尊重原则　　B. 医患沟通应遵循自律原则　　C. 医患沟通应遵循科学原则
   D. 医患沟通中要听取重点，不可浪费过多时间　　E. 医患沟通要有针对性地说明

【参考答案】
1. E　3. D　3. B　4. E　5. D

第六单元　处理医务人员之间关系的道德要求

细目一　正确处理医务人员之间关系的意义

【考点突破攻略】

要点一　有利于提高医疗服务水平

现代医疗服务是一个系统，各个岗位上的医务人员互相配合、共同努力才能完成诊断、治疗等工作。良好的医务人员之间关系可以提高诊断、治疗水平。医务人员之间关系不和谐会贻误患者疾病的诊治，甚至造成不可挽回的后果。

要点二　有利于医务人员成才

青年医务人员职业素养、知识技能的提高离不开高年资医务人员的悉心指导，传帮带。

细目二　正确处理医务人员之间关系的道德原则

【考点突破攻略】

要点一　互相尊重

医务人员之间虽然在职务上有上级和下级之别，在专业分工上有差异，但为患者服务的目标是一致的，在政治地位、民主权利、人格尊严上是平等的。

要点二　互相支持

分工明确、相互依赖是现代医疗活动的鲜明特点。医务人员只有互相支持，形成合力，才能实现正确诊断、有效治疗。

要点三 互相监督

在医疗活动中，任何疏忽、差错，都会危及患者的健康和生命。医务人员互相监督，可以避免疏忽，防范差错和事故。

要点四 互相学习

医务人员的资历、专业、技能、经验不尽相同，虚心向他人学习，取他人之长补己之短，是医学职业的美德。
[常考考点] 正确处理医务人员之间关系的道德原则。

【例题实战模拟】

A1型题
下列不属于正确处理医务人员之间关系的道德原则的是
　A.互相学习　　B.互相防范　　C.互相监督　　D.互相支持　　E.互相尊重
【参考答案】
B

第七单元　临床诊疗的道德要求

细目一　临床诊疗的道德原则

【考点突破攻略】

要点一 临床诊疗的道德内涵

临床诊疗道德是指医务人员在诊疗过程中处理好各种关系的行为准则和特殊医德要求，是医德原则、规范在临床医疗实践中的具体运用。

要点二 临床诊疗的道德原则

1. 最优化原则　在临床诊疗中，以最小的代价获得最大效益的决策原则，也叫最佳方案原则。其内容为：疗效最佳，安全无害，痛苦最小，耗费最少。最优化原则是最普通、最基本的治疗原则。

2. 知情同意原则　患者或者患者家属有权知晓患者的病情，有权对医务人员采取的诊治措施决定取舍。知情同意原则是临床诊疗工作中基本的伦理准则之一。

3. 保密原则　医务人员在防病、治病中应当保守医疗秘密，不得随意泄露病人的疾病情况等个人隐私，以防对病人造成伤害。

4. 生命价值原则　尊重人的生命，注重人的生命质量。生命价值原则是医疗行为选择的重要伦理依据。
[常考考点] 临床诊疗的道德原则。

细目二　临床诊断的道德要求

【考点突破攻略】

要点一 中医四诊的道德要求

1. 安神定志　《素问·征四失论》指出"精神不专，志意不理"是医生失误的重要原因之一。为了排除医生主观因素的干扰，中医诊断疾病非常强调安神定志。

2. 实事求是 是忠实反映症状的客观真实性。四诊所获得的症状是否客观,直接影响到辨病、辨证的正确与否。对四诊收集的资料进行综合分析,得到关于疾病的特点、规律的概括和对疾病当前阶段病位病性的正确认识,进而影响到治法的正确与否。

要点二 体格检查的道德要求

1. 全面系统,认真细致。
2. 关心体贴,减少痛苦。
3. 尊重病人,心正无私。

要点三 辅助检查的道德要求

1. 目的明确,诊治需要。
2. 知情同意,尽职尽责。
3. 综合分析,切忌片面。
4. 密切联系,加强协作。

[常考考点] 辅助检查的道德要求。

细目三 临床治疗的道德要求

【考点突破攻略】

要点一 诊治急症病人的道德要求

1. 诊治急症患者,随机性强,时间性强,协作性强。
2. 争分夺秒,全力抢救,及时与家属沟通,敢于承担风险,与相关科室医务人员密切配合。

要点二 中医治疗的道德要求

1. 帮助患者建立对中医治疗的认知。治疗前,讲解中医治疗的目的、方法,会出现的感觉,征得患者同意后,方可实施治疗。
2. 中医治疗大多是一位医生为一位患者服务,医生要尊重患者的隐私。
3. 尽量减轻患者痛苦。由于针灸、推拿、刮痧、刺络、拔罐均在非麻醉条件下进行,而患者对中医治疗的认知、对疼痛的耐受存在个体差异,医生在操作中态度要和蔼、手法要精准、动作要轻。
4. 确保安全。对饥饿、疲劳、精神高度紧张的患者,应在其进食、休息、解除紧张心理后再施行针灸、刮痧、刺络、拔罐等治疗。当个别患者出现"晕针""晕血"的反应时,切忌慌乱,应及时采取有效措施,最大限度地解除患者的不良反应。

要点三 药物治疗的道德要求

1. 对症下药,剂量安全 首先明确疾病的诊断和药物的性能、适应证和禁忌证,然后选择治本或标本兼治的药物。剂量要因人而异,既要看到近期效果,也要注意远期效果、不良影响。

2. 合理配伍,细致观察 要掌握药物的配伍禁忌。在用药过程中,不管是联合还是单独用药,都应细致观察,了解药物的疗效和毒副作用,并随着病情的变化调整药物种类、剂量,以取得较好的治疗效果和防止药源性疾病的发生。

3. 节约费用,公正分配 在确保疗效的前提下尽量节约患者的费用。进口药、贵重药的使用要根据病情的轻重缓急等进行全面考虑,做到公正分配,秉公处方。

[常考考点] 药物治疗的道德要求。

要点四 手术治疗的道德要求

1. 手术前,严格掌握手术指征,征得病人知情同意,认真做好术前准备。
2. 手术中,关心病人,体贴入微;态度严肃,作风严谨;精诚团结,密切协作。

3. 手术后，严密观察，精心护理，减轻患者痛苦，促进患者康复。
［常考考点］手术治疗的道德要求。

要点五　心理治疗的道德要求

1. 掌握和运用心理治疗的知识、技巧，给病人以心理支持。
2. 以健康、稳定的心理状态去影响和帮助病人。
3. 为病人的隐私保密。

要点六　康复治疗的道德要求

1. <u>理解病人，热爱康复工作。</u>康复不仅是临床治疗的延续和扩展，而且是防止疾病复发的重要方法。
2. <u>躯体康复与心理康复并重。</u>重视康复期病人的躯体痛苦与心理创伤。针对病人的情况，制定躯体与心理共同康复的综合康复治疗方案。对有自卑、焦虑、悲观情绪的病人进行心理疏导。
3. <u>密切合作。</u>康复医生、护理、技术人员密切合作；与病人家属配合；与社会工作者、特殊教育人员协作。

要点七　临终关怀的道德要求

1. 尊重患者的人格、权利。
2. 照护为主，缓解患者的疼痛。
3. 给患者以心理支持。
4. 给患者家属以安慰。
［常考考点］临终关怀的道德要求。

细目四　新技术临床应用的道德要求

【考点突破攻略】

要点一　实施人类辅助生殖技术的伦理原则

1. 有利于患者的原则。
2. 夫妻双方自愿和知情同意的原则。
3. 确保后代健康的原则。
4. 维护社会公益的原则。
5. 互盲和保密的原则。
6. 严防精子、卵子商品化的原则。
7. 伦理监督原则。
［常考考点］实施人类辅助生殖技术的伦理原则。

要点二　人体器官移植的伦理原则

1. **知情同意原则**　器官捐献者和器官接受者都出于自愿，必须做到知情同意。
2. **尊重原则**　从事人体器官移植的医疗机构及其医务人员应当履行的道德义务：捐献者知情同意；不损害活体器官捐献人正常的生理功能；尊重死亡捐献者的尊严；摘取器官完毕后，尽可能恢复尸体原貌等道德义务。
3. **效用原则**　应恪守不伤害原则，使接受治疗者所获的利益必须远远大于风险，获得新生的机会。
4. **禁止商业化原则**　任何组织或者个人不得以任何形式买卖人体器官，不得从事与买卖人体器官有关的活动。
5. **保密原则**　从事人体器官移植的医务人员应当对人体器官捐献人、接受人体器官移植手术患者的资料保密。
6. **伦理审查原则**。
［常考考点］人体器官移植的伦理原则。

要点三 人类胚胎干细胞研究和应用的伦理原则

1. 尊重原则 珍惜、尊重胚胎，只允许对14天内的人体胚胎开展研究。

2. 知情同意原则 只允许使用自愿捐献的生殖细胞或辅助生殖多余的胚胎；供者必须是自愿捐献，知情同意。

3. 安全和有效原则 在使用人类胚胎干细胞治疗疾病时，必须经动物实验有效，并设法避免给病人带来伤害。不允许将捐献胚胎重新植入妇女子宫，不允许将人类配子与动物配子结合。

4. 防止商品化原则 禁止买卖人体胚胎，避免妇女故意制造胚胎。

[常考考点] 人类胚胎干细胞研究和应用的伦理原则。

要点四 基因诊断和基因治疗的伦理原则

1. 尊重与平等原则 无论携带有何种基因都应受到尊重，都应得到公正对待。反对基因决定论，防止基因歧视。

2. 知情同意原则 对人体进行的基因检测和基因治疗，都必须遵守知情同意的原则，尊重患者的自主权，不能因为经济的、政治的、宗教的及情感的因素使患者做出违背其本人真实意愿的决定。

3. 保护隐私原则 基因诊断的结果属于个人所有，禁止公布。

4. 以治疗为目的原则 基因治疗的研究和应用只能是为了更有效地预防和治疗疾病，挽救人类生命，维护和增进人类健康。

[常考考点] 基因诊断和基因治疗的伦理原则。

【例题实战模拟】

A1 型题

1. 下列有关临床诊疗的道德原则，错误的是
   A. 最优化原则　B. 利益最大化原则　C. 知情同意原则　D. 保密原则　E. 生命价值原则
2. 下列有关辅助检查的道德要求，错误的是
   A. 目的明确，诊治需要　　　B. 知情同意，尽职尽责　　　C. 综合分析，切忌片面
   D. 密切联系，加强协作　　　E. 全面系统，认真细致
3. 下列不属于人体器官移植的伦理原则的是
   A. 伦理审查原则　B. 保密原则　C. 确保后代健康的原则　D. 尊重原则　E. 知情同意原则
4. 下列不属于人类胚胎干细胞研究和应用的伦理原则的是
   A. 伦理审查原则　B. 安全和有效原则　C. 防止商品化原则　D. 尊重原则　E. 知情同意原则
5. 下列有关基因诊断和基因治疗的伦理原则，错误的是
   A. 尊重与平等原则　B. 知情同意原则　C. 保护隐私原则　D. 以治疗为目的原则　E. 伦理审查原则

【参考答案】
1. B　2. E　3. C　4. A　5. E

第八单元 医学研究的道德要求

细目一 医学科研工作的基本道德要求

【考点突破攻略】

要点 医学研究的基本道德要求

1. 道德准则 实事求是，真诚协作。

2. 工作作风 严肃的治学态度，严格的工作作风，严密的科学手段。

细目二　人体试验的道德要求

【考点突破攻略】

要点一　人体试验

人体试验是以健康人或患者为受试者，用人为的试验手段有控制地对受试者进行观察和研究，以判断相关假说的真理性的过程。

要点二　人体试验的道德原则

1. 知情同意原则　受试者本人或家属知晓研究的目的、过程、可能承担的风险后同意参加试验是人体试验的必要前提。《中华人民共和国执业医师法》第37条第八款规定：未经患者或其家属同意，对患者进行实验性临床医疗的，要承担法律责任。

2. 维护病人利益原则　人体试验必须以维护病人利益为前提，不能只顾及医学研究而牺牲病人的根本利益。受试者利益第一，医学利益第二。

3. 医学目的原则　人体试验的目的只能是为了提高医疗水平，改进预防、诊断、治疗、康复措施，加深对发病机理的了解，更好地为维护、增进人类健康。

4. 伦理审查与科学审查统一原则　保障受试者安全，维护受试者权益，必须注重对研究内容科学性的审查，强化对研究项目创新点、技术路线、试验设计的审查。在中医药研究伦理审查中，要注重审查项目的临床基础，注重对项目落实整体观念、辨证论治的审查，要在伦理审查中弘扬中医药文化。

[常考考点]人体试验的道德原则。

【例题实战模拟】

A1 型题

1. 下列不属于医学研究的基本道德要求的是
　　A. 实事求是　　B. 真诚协作　　C. 严肃的治学态度　　D. 严格的工作作风　　E. 严密的设计方案

2. 知情同意的内容不包括
　　A. 如实向受试者讲明试验的目标、方法　　B. 向受试者讲明预期好处、潜在危险及试验中的不适
　　C. 受试者无权退出试验　　　　　　　　　D. 受试者可以随时退出试验
　　E. 退出试验后不影响合理的治疗

3. 一位眼科医生，因急于为患者进行角膜移植，但一时找不到角膜供体，所以私自到太平间盗用死者的角膜，后被死者的家属发现。该医生的做法
　　A. 符合医德的要求　　　　　　B. 违反医德原则　　　　　　C. 说不清楚，动机好，效果差
　　D. 符合维护病人利益原则　　　E. 符合医学目的原则

4. 人体试验必须坚持的原则中，不正确的是
　　A. 知情同意原则　　　　　　　B. 经济利益原则　　　　　　C. 伦理审查与科学审查统一原则
　　D. 医学目的原则　　　　　　　E. 维护病人利益原则

【参考答案】

1. E　2. C　3. B　4. B

第九单元 医学道德的评价与良好医德的养成

细目一 医学道德评价

【考点突破攻略】

要点一 医学道德评价的标准

1. 疗效标准 医疗行为是否有利于病人疾病的缓解、痊愈和保障生命的安全。这是评价和衡量医务人员医疗行为是否符合道德及道德水平高低的重要标志。

2. 社会标准 医疗行为是否有利于人类生存环境的保护和改善。

3. 科学标准 医疗行为是否有利于促进医学科学的发展和社会的进步。

要点二 医学道德评价的依据

1. 动机与效果统一 既从效果上去检验动机,又要从动机上去看待效果,对医务人员的行为做具体分析。

2. 目的和手段统一 目的决定手段,手段服从目的。同时,没有一定的手段相助,目的也是无法实现的。在评价医务人员的医德行为时,不仅要看其目的是否正确,还要看其是否选择了恰当的手段。

要点三 医学道德评价的方式

1. 内心信念 内心信念是指医务人员发自内心地对道德义务的深刻认识、真诚信仰和强烈的责任感,是医务人员对自己行为进行善恶评价的内在动力,是医德品质构成的基本要素,也是医德评价的重要方式。内心信念是通过职业良心发挥作用的,一个具有高尚医德品质的医务工作者,能通过内心自律调整自己的医疗行为,能自觉地正确对待来自社会的评价和监督。

2. 社会舆论 社会舆论是指公众对某种社会现象、行为和事件的看法和态度,即公众的认识。社会舆论可以形成一种强大的精神力量,调整人们的行为,指导人们的道德生活,是医德评价中最普遍、最具有影响力的方式,在医德评价中起着重要作用。

3. 传统习俗 传统习俗是指人们在长期的社会生活中逐步积累和形成的一种普遍的、稳定的、世代相传的行为方式、行为规范和道德风尚。传统习俗被社会广泛承认,并根深蒂固地存在于人们的观念之中。医德传统是传统习俗的一个组成部分,体现着医学职业特点的价值观。

[常考考点] 医学道德评价的标准、依据和方式。

细目二 医学道德教育

【考点突破攻略】

要点一 医学道德教育的意义

1. 有助于形成医务人员的内在品质,把医学道德原则和规范转化为内心信念。
2. 有助于医务人员对病人的尊重、理解、关爱,形成良好的医德医风。
3. 有助于医疗服务水平的提高,促进卫生健康事业发展。

要点二 医学道德教育的方法

1. 提高医德认识。
2. 培养医德情感。

3. 养成医德行为和习惯。

[常考考点] 医学道德教育的方法。

细目三　医学道德修养

【考点突破攻略】

要点一　医学道德修养的意义

医德修养是指医务人员在医德品质、情感、意志、习惯等方面按照一定的医德原则和规范进行自我学习、自我锻炼、自我培养的过程和要达到的医德境界。医德修养通过医务人员的情操、举止、语言、品行表现。良好的医德修养是医务人员的职业特征，是社会对医务人员的期望，是医疗卫生事业发展的保障。

要点二　医学道德修养的途径

医德修养是在学习医学和医疗活动中确立、巩固、提高的。
1. 以历史上的现实医疗活动优秀医师为榜样，确立医德修养。
2. 在医疗活动中不断反思自己的言行，巩固医德修养。
3. 伴随着医学的发展，在提高医疗水平的过程中提高医德修养。

【例题实战模拟】

A1型题
1. 下列有关医学道德评价，说法错误的是
   A. 医学道德评价应遵循疗效标准　　B. 医学道德评价应遵循效益标准
   C. 医学道德评价应遵循科学标准　　D. 医学道德评价要做到动机与效果的统一
   E. 医学道德评价要做到目的与手段的统一
2. 医学道德评价的方式有
   A. 内心信念　　B. 社会舆论　　C. 传统习俗　　D. 以上都是　　E. 以上都不是
3. 下列不属于医学道德教育方法的是
   A. 提高医德认识　　B. 培养医德情感　　C. 养成医德行为　　D. 养成医德习惯　　E. 培养公德意识

【参考答案】
1. B　2. D　3. E

第十单元　医学伦理学文献

细目一　国外文献

【考点突破攻略】

要点一　《赫尔辛基宣言》（涉及人类受试者医学研究的伦理准则）（2000年修订）

①必须保护受试者准则。②必须符合医学目的准则。③必须经受试者知情同意准则。④必须接受伦理审查准则。

要点二　生命伦理学《吉汉宣言》（2000年）

主张科技必须考虑公共利益。意识到生物学与医学的巨大进展，保证人权的迫切需要，滥用这个进展可能给人权带来的危险。

要点三 《国际性研究中的伦理与政策问题：发展中国家的临床试验》（2001年）

①对临床试验伦理行动的基本要求。②提供已确定的有效治疗作为对照。③公平对待和尊重参加者。④获得试验后利益。⑤在国际性临床试验中确保保护研究参加者。

要点四 国际人类基因组组织（HUGO）伦理委员会关于人类基因组数据库的声明（2002年）

建议：①人类基因组数据库是全球的公共财产。②个人、家庭、社群、商业实体、机构和政府应促进这项公共财产。③应该鼓励数据的自由流动以及从使用数据库研究中所获利益的公平和公正的分配。④应尊重个人、家庭与社群的选择和隐私。⑤应保护个人、家庭与社群，防止歧视和侮辱。⑥研究人员、机构与商业实体有权为数据库做出智力和财政贡献而获得公平回报。

要点五 国际医学科学组织委员会《人体生物医学研究国际道德指南》（2002年8月修订）

本指南由21条指导原则组成，旨在规范各国的人体生物医学研究政策，根据各地情况应用伦理标准，以及确立和完善伦理审查机制。

细目二 国内文献

【考点突破攻略】

要点一 《突发公共卫生事件应急条例》（2003年5月9日国务院375号令）

包括：①总则。②预防与应急准备。③报告与信息发布。④应急处理。⑤法律责任。⑥附则。

要点二 中华人民共和国卫生部《人类辅助生殖技术和人类精子库伦理原则》（2003年）

包括：①有利于患者的原则。②知情同意的原则。③保护后代的原则。④社会公益原则。⑤保密原则。⑥严防商业化的原则。⑦伦理监督的原则。

要点三 中华人民共和国科技部、卫生部《人胚胎干细胞研究伦理指导原则》（2003年）

该文件明确了人胚胎干细胞的来源定义、获得方式、研究行为规范等，并再次申明中国禁止进行生殖性克隆人的任何研究，禁止买卖人类配子、受精卵、胚胎或胎儿组织。

要点四 中华人民共和国国家中医药管理局《中医药临床研究伦理审查管理规范》（2010）

该文件对开展中医药临床研究的医疗机构、科研院所、高等院校的伦理委员会建设作出了规定，对在中药临床研究中受试者安全作出了具体要求。

要点五 中华人民共和国卫生与计划生育委员会《涉及人的生物医学研究伦理审查办法》（2016）

该文件进一步明确了医疗卫生伦理委员会的职责和任务，补充了伦理审查的原则、规程、标准和跟踪审查的相关内容，进一步阐述了知情同意的基本内容和操作规程。

【例题实战模拟】

A1型题

下列不属于《赫尔辛基宣言》中人类受试者医学研究的伦理准则的是

A. 必须保护受试者准则　　B. 必须符合医学目的准则　　C. 必须经受试者知情同意准则

D. 必须接受伦理审查准则　　E. 必须达到效益最大化准则

【参考答案】

E

卫生法规

【本章通关攻略】

卫生法规在中西医结合执业助理医师资格考试中权重较小，平均每年出题约5道。其题型多样，要点分散，涵盖面广，但试题较简单，最易拿分。所考内容主要是一些常用的法条、法规，法条有的内容就是要点，法条没有的内容就是错误选项。

历年重点分值分布在《执业医师法》《传染病防治法》《药品管理法》《突发公共卫生事件应急条例》《医疗纠纷预防和处理条例》等章节。学习本科目应力求联系实际，重在理解；观其大略，不需精确；运用多样记忆，重视解题技巧。

第一单元　卫生法概述

细目一　卫生法的概念和渊源

【考点突破攻略】

要点一　卫生法的概念

卫生法是由国家制定或认可的，并以国家强制力保证实施的，调整在卫生活动过程中所发生的社会关系的法律规范的总称。

要点二　卫生法的渊源

卫生法的渊源是指卫生法的各种具体表现形式。

1.《宪法》《宪法》是国家的根本大法，是法律的母法，是国家最高权力机关——全国人民代表大会依照法定程序制定的具有最高法律效力的规范性法律文件，是各部门法的立法依据和基准。我国《宪法》中有关保护公民生命健康的医疗卫生方面的条款，就是我国卫生法的渊源之一，是制定卫生法的重要依据，并在卫生法律体系中具有最高的法律效力。

《宪法》第二十一条规定，国家发展医疗卫生事业，发展现代医药和我国传统医药，鼓励和支持农村集体经济组织、国家企业事业组织和街道组织举办各种医疗卫生设施，开展群众性的卫生活动，保护人民健康。

2. 法律　法律作为卫生法的渊源，包括由全国人民代表大会制定的基本法律和由全国人民代表大会常务委员会制定的非基本法律，其法律效力仅次于《宪法》。

现行的由全国人民代表大会常务委员会制定的卫生法律有十多部：《食品安全法》《药品管理法》《执业医师法》《国境卫生检疫法》《传染病防治法》《红十字会法》《母婴保健法》《献血法》《职业病防治法》《人口与计划生育法》《基本医疗卫生与健康促进法》等。

3. 卫生行政法规　国务院根据宪法和法律制订行政法规，由总理签署国务院令颁布。如《医疗机构管理条例》《麻醉药品和精神药品管理条例》《中华人民共和国中医药条例》等。卫生行政法规的法律效力低于法律而高于地方性法规。

4. 地方性卫生法规　地方性卫生法规在卫生法法源中也占有重要地位。它是由省、直辖市、自治区人民代表大会及其常务委员会制定的规范性文件。这些规范性文件只能在制定机关管辖范围内有效。

5. 卫生规章　国务院卫生行政部门单独或者与国务院有关部门联合制定发布的规范性文件，称为卫生部门规章。如

《医疗机构管理条例实施细则》《医师资格考试暂行办法》《抗菌药物临床应用管理办法》《中医诊所备案管理暂行办法》等。省、自治区、直辖市的人民政府，可以根据法律、行政法规和本省、自治区、直辖市的地方性法规，制订地方政府卫生规章。规章不得与《宪法》、法律、行政法规相抵触。

6.卫生标准 卫生标准是指以技术标准形式发布的与卫生相关的规范性文件。由于卫生法具有技术控制和法律控制的双重性质，因此卫生标准、卫生技术规范和操作规程就成为卫生法渊源的重要组成部分。

7.卫生国际条约 卫生国际条约是指我国与外国缔结或者我国加入并生效的国际法规范性文件，是卫生法的一种特殊法源。如《国际卫生条例》《麻醉品单一公约》《精神药物公约》等。一旦生效，除声明保留的条款外，一律适用于我国的国家机关和公民。

[常考考点] 卫生法的8种渊源。

细目二 卫生法的基本原则和作用

【考点突破攻略】

要点一 卫生法的基本原则

卫生法的基本原则是指反映卫生法立法精神、适用于卫生法律关系的基本原则。主要有以下五个方面：

1.卫生保护原则 卫生保护原则有两方面的内容：第一，人人有获得卫生保护的权利。第二，人人有获得有质量的卫生保护的权利。卫生法在制定和实施过程中，都必须时刻将保护公民生命健康权益放在首位。

2.预防为主原则 预防为主是我国卫生工作的基本方针和政策，也是卫生法必须遵循的基本原则。实行预防为主原则是由卫生工作的性质和我国经济发展所决定的。

3.公平原则 公平原则就是以利益均衡作为价值判断标准来配置卫生资源，协调卫生保健活动，以便每个社会成员普遍能得到卫生保健。

4.保护社会健康原则 保护社会健康原则，本质上是协调个人利益与社会健康利益的关系，它是世界各国卫生法公认的目标。

5.患者自主原则 患者自主原则是指患者经过深思熟虑就有关自己疾病的医疗问题作出合理的、理智的并负责的自我决定权。维护患者权利、尊重患者自主意识也是卫生法的基本原则之一。

[常考考点] 卫生法的基本原则。

要点二 卫生法的作用

我国卫生法的作用概括为三个方面：
1.维护社会卫生秩序。
2.保障公共卫生利益。
3.规范卫生行政行为。

【例题实战模拟】

1.以下不属于卫生法概念的内容的是
　　A.由国家制定或认可的　　　　　B.由国家强制力保证实施的　　C.由全国人大及其常委会制定的
　　D.由全国人大授权的国家机关制定的　　E.由全国政协提案的

2.卫生法的最高宗旨和卫生工作的最终目的是
　　A.预防为主　　B.中西医并重　　C.保护公民健康　　D.动员全社会参与　　E.卫生工作法制化

3.以下不是由全国人大常委会制定的专门卫生法律的是
　　A.《医疗事故处理条例》　　B.《食品安全法》　　C.《药品管理法》　　D.《献血法》　　E.《执业医师法》

4.我国卫生法律是由哪一级机构制定和颁布的
　　A.卫生部　　B.国务院　　C.最高人民法院　　D.全国人大常委会　　E.地方人民政府

5.《医疗机构管理条例》《医疗事故处理条例》等规范性文件，在我国卫生法律体系属
　　A.卫生行政法规　　B.卫生专门法律　　C.卫生法律　　D.基本法律　　E.卫生部门

6. 我国卫生法的基本原则，不包括
　　A. 保护公民身体健康　　B. 患者自主　　C. 预防为主　　D. 兼顾经济与社会效益　　E. 公平原则
7. 下列不属于我国卫生法律体系范畴的是
　　A. 宪法　　B. 卫生法律、规章　　C. 技术性法规　　D. 卫生国际条约　　E. 卫生行政法规

【参考答案】
1. E　2. C　3. A　4. D　5. A　6. D　7. D

第二单元　卫生法律责任

卫生法中的法律责任可分为卫生民事责任、卫生行政责任和卫生刑事责任3种。

细目一　卫生民事责任

【考点突破攻略】

要点一　卫生民事责任的概念及其特征

1. 卫生民事责任的概念　卫生法中的民事责任主要是指医疗机构和卫生工作人员或从事与卫生事业有关的机构违反法律规定侵害公民的健康权利时，应向受害人承担损害赔偿责任。

2. 卫生民事责任的特征
（1）主要是财产责任；
（2）是一方当事人对另一方的责任；
（3）是补偿当事人的损失；
（4）在法律允许的条件下，民事责任可以由当事人协商解决。

要点二　卫生民事责任的构成

构成损害赔偿的民事责任，要同时具备下列四个条件：
1. 损害的事实存在；
2. 行为的违法性；
3. 行为人有过错；
4. 损害事实与行为人的过错有直接的因果关系。

要点三　卫生民事责任的承担方式

《民法典》规定承担民事责任的方式有：停止侵害；排除妨碍；消除危险；返还财产；恢复原状；修理、重作、更换；继续履行；赔偿损失；支付违约金；消除影响、恢复名誉；赔礼道歉。
卫生法所涉及的民事责任以"赔偿损失"为主要形式。
[常考考点] 卫生法所涉及的民事责任以"赔偿损失"为主要形式。

细目二　卫生行政责任

【考点突破攻略】

要点一　卫生行政责任的概念及其种类

卫生行政责任是指卫生行政法律关系主体违反卫生行政法律规范，尚未构成犯罪所应承担的法律后果。
根据我国现行卫生行政管理法规的规定，卫生行政责任主要包括行政处罚和行政处分两种。

要点二 卫生行政处罚的概念及其种类

卫生行政处罚是指卫生行政机关或者法律法规授权组织在职权范围内对违反卫生行政管理秩序而尚未构成犯罪的公民、法人和其他组织实施的一种卫生行政制裁。

行政处罚的种类主要有警告、罚款、没收非法财物、没收违法所得、责令停产停业、暂扣或吊销有关许可证等。

要点三 卫生行政处分的概念及其种类

卫生行政处分是指有管辖权的国家机关或企事业单位的行政领导对所属一般违法失职人员给予的一种行政制裁。

行政处分的种类主要有警告、记过、记大过、降级、撤职、开除等形式。

[常考考点] 卫生行政处罚和行政处分的种类。

细目三 卫生刑事责任

【考点突破攻略】

要点一 卫生刑事责任的概念

卫生刑事责任是指违反卫生法的行为侵害了《刑法》所保护的社会关系,构成犯罪所应承担的法律后果。

要点二 实现刑事责任的方式

根据我国《刑法》规定,实现刑事责任的方式是刑罚。刑罚包括主刑和附加刑。主刑有管制、拘役、有期徒刑、无期徒刑、死刑。它们只能单独适用。附加刑有罚金、剥夺政治权利、没收财产。附加刑是补充主刑适用的刑罚方法,既可以独立适用,也可以附加适用。

要点三 违反卫生法的刑事责任

我国《刑法》规定了十余个与违反卫生法有关的罪名。
1. 生产、销售假药、劣药罪;
2. 生产、销售不符合安全标准的食品罪;
3. 生产、销售不符合保障人体健康标准的医疗器械、医用卫生材料罪;
4. 非法行医罪。未取得医师执业资格的人非法行医。
5. 妨害传染病防治罪。违反《传染病防治法》的规定,引起甲类传染病传播或者有传播严重危险;
6. 非法采集、供应血液罪或者制作、供应血液制品罪;
7. 妨害国境卫生检疫罪。违反国境卫生检疫规定,引起检疫传染病传播或有传播严重危险;
8. 传染病菌种、毒种扩散罪;
9. 医疗事故罪。医务人员由于严重不负责任,造成就诊人死亡或严重损害就诊人身体健康。

另外,法律还规定了玩忽职守的犯罪、危害环境的犯罪等。

[常考考点] 卫生刑事责任的形式是刑罚。主刑和附加刑的内容及适用情况。

【例题实战模拟】

1. 根据违法行为的性质和危害程度的不同,卫生法中的法律责任分为
   A. 赔偿责任、补偿责任、刑事责任　　B. 经济责任、民事责任、刑事责任
   C. 行政处分、经济补偿、刑事责任　　D. 行政处罚、经济赔偿、刑事责任
   E. 民事责任、行政责任、刑事责任
2. 我国卫生法相关规定中民事责任的主要承担方式是
   A. 恢复原状　B. 赔偿损失　C. 停止侵害　D. 消除危险　E. 支付违约金
3. 下列各项中属于我国刑罚种类的是
   A. 罚款　B. 罚金　C. 撤职　D. 没收非法财物　E. 赔偿损失

4. 下列不属于刑事责任的是
   A. 管制   B. 拘役   C. 有期徒刑   D. 死刑   E. 没收违法所得
5. 行政责任追究机关的行政行为
   A. 具有强制性   B. 具有讨论性   C. 具有义务性   D. 可以协商解决   E. 可以剥夺人身自由
6. 下列属于行政处罚的是
   A. 赔礼道歉   B. 降级   C. 撤职   D. 罚款   E. 赔偿损失

【参考答案】
1. E 2. B 3. B 4. E 5. A 6. D

第三单元 《中华人民共和国执业医师法》

细目一 执业医师的概念及职责

【考点突破攻略】

要点一 执业医师的概念

医师是指依法取得执业医师资格或者执业助理医师资格，经注册在医疗、预防、保健机构中执业的专业医务人员。

要点二 执业医师的职责

医师应当具备良好的职业道德和医疗执业水平，发扬人道主义精神，履行防病治病、救死扶伤、保护人民健康的神圣职责。

细目二 医师资格考试制度

【考点突破攻略】

要点一 执业医师资格考试的条件

具有下列条件之一的，可以参加执业医师资格考试：
1. 具有高等学校医学专业本科以上学历，在执业医师指导下，在医疗、预防、保健机构中试用期满一年的。
2. 取得执业助理医师执业证书后，具有高等学校医学专科学历，在医疗、预防、保健机构中工作满二年。具有中等专业学校医学专业学历，在医疗、预防、保健机构中工作满五年的。
3. 以师承方式学习传统医学满三年或者经多年实践医术确有专长的，经县级以上人民政府卫生行政部门确定的传统医学专业组织或者医疗、预防、保健机构考核合格并推荐。

要点二 执业助理医师资格考试的条件

1. 具有高等学校医学专科学历或者中等专业学校医学专业学历，在执业医师指导下，在医疗、预防、保健机构中试用期满一年的，可以参加执业助理医师资格考试。
2. 以师承方式学习传统医学满三年或者经多年实践医术确有专长的，经县级以上人民政府卫生行政部门确定的传统医学专业组织或者医疗、预防、保健机构考核合格并推荐。

［常考考点］执业（助理）医师资格考试的条件。

细目三 医师执业注册制度

【考点突破攻略】

要点一 执业医师注册的条件及办理

取得医师资格的，可以向所在地县级以上人民政府卫生行政部门申请注册。

受理申请的卫生行政部门应当自收到申请之日起三十日内准予注册，并发给由国务院卫生行政部门统一印制的医师执业证书。

医疗、预防、保健机构可以为本机构中的医师集体办理注册手续。

医师经注册后，可以在医疗、预防、保健机构中按照注册的执业地点、执业类别、执业范围执业，从事相应的医疗、预防、保健业务。

未经医师注册取得执业证书，不得从事医师执业活动。

[常考考点] 执业医师注册的办理机构。

要点二 不予注册的情形

有下列情形之一的，不予注册：

1. 不具有完全民事行为能力的；
2. 因受刑事处罚，自刑罚执行完毕之日起至申请注册之日止不满二年的；
3. 受吊销医师执业证书行政处罚，自处罚决定之日起至申请注册之日止不满二年的；
4. 有国务院卫生行政部门规定不宜从事医疗、预防、保健业务的其他情形的。

受理申请的卫生行政部门对不符合条件不予注册的，应当自收到申请之日起三十日内书面通知申请人，并说明理由。申请人有异议的，可以自收到通知之日起十五日内，依法申请复议或者向人民法院提起诉讼。

[常考考点] 执业医师不予注册的常见情形。

细目四 执业医师的权利、义务和执业规则

【考点突破攻略】

要点一 执业医师的权利

1. 在注册的执业范围内，进行医学诊查、疾病调查、医学处置、出具相应的医学证明文件，选择合理的医疗、预防、保健方案；
2. 按照国务院卫生行政部门规定的标准，获得与本人执业活动相当的医疗设备基本条件；
3. 从事医学研究、学术交流，参加专业学术团体；
4. 参加专业培训，接受医学继续教育；
5. 在执业活动中，人格尊严、人身安全不受侵犯；
6. 获取工资报酬和津贴，享受国家规定的福利待遇；
7. 对所在机构的医疗、预防、保健工作和卫生行政部门的工作提出意见和建议，依法参与所在机构的民主管理。

要点二 执业医师的义务

1. 遵守法律、法规，遵守技术操作规范；
2. 树立敬业精神，遵守职业道德，履行医师职责，尽职尽责为患者服务；
3. 关心、爱护、尊重患者，保护患者的隐私；
4. 努力钻研业务，更新知识，提高专业技术水平；
5. 宣传卫生保健知识，对患者进行健康教育。

要点三 医师执业规则

1. 医师实施医疗、预防、保健措施，签署有关医学证明文件，必须亲自诊查、调查，并按照规定及时填写医学文书，不得隐匿、伪造或者销毁医学文书及有关资料。医师不得出具与自己执业范围无关或者与执业类别不相符的医学证明文件。

2. 对急危患者，医师应当采取紧急措施及时进行诊治，不得拒绝急救处置。

3. 医师应当使用经国家有关部门批准使用的药品、消毒药剂和医疗器械。除正当治疗外，不得使用麻醉药品、医疗用毒性药品、精神药品和放射性药品。

4. 医师应当如实向患者或者其家属介绍病情，但应注意避免对患者产生不利后果。医师进行实验性临床医疗，应当经医院批准并征得患者本人或者其家属同意。

5. 医师不得利用职务之便，索取、非法收受患者财物或者牟取其他不正当利益。

6. 遇有自然灾害、传染病流行、突发重大伤亡事故及其他严重威胁人民生命健康的紧急情况时，医师应当服从县级以上人民政府卫生行政部门的调遣。

7. 医师发生医疗事故或者发现传染病疫情时，应当依照有关规定及时向所在地机构或者卫生行政部门报告。医师发现患者涉嫌伤害事件或者非正常死亡时，应当按照有关规定向有关部门报告。

8. 执业助理医师应当在执业医师的指导下，在医疗、预防、保健机构中按照其执业类别执业。在乡、民族乡、镇的医疗、预防、保健机构中工作的执业助理医师，可以根据医疗诊治的情况和需要，独立从事一般的执业活动。

[常考考点] 执业医师的权利和义务。

细目五 《执业医师法》规定的法律责任

【考点突破攻略】

要点一 民事责任

医师在医疗、预防、保健工作中造成事故的，依照法律或者国家有关规定处理。未经批准擅自开办医疗机构行医或者非医师行医的，除按规定承担行政责任外，给患者造成损害的，依法承担赔偿责任。

要点二 行政责任

1. 以不正当手段取得医师执业证书的，由发给证书的卫生行政部门吊销执业证书；对负有直接责任的主管人员和其他直接责任人，依法给予行政处分。

2. 《执业医师法》第三十七条规定，医师在执业活动中有下列行为之一的，由县级以上人民政府卫生行政部门给予警告或者责令暂停六个月以上一年以下执业活动；情节严重的，吊销其医师执业证书：

（1）违反卫生行政规章制度或者技术操作规范，造成严重后果的；
（2）由于不负责任延误急危病重患者的抢救和诊治，造成严重后果的；
（3）造成医疗责任事故的；
（4）未经亲自诊查、调查，签署诊断、治疗、流行病学等证明文件或者有关出生、死亡等证明文件的；
（5）隐匿、伪造或者擅自销毁医学文书及有关资料的；
（6）使用未经批准使用的药品、消毒药剂和医疗器械的；
（7）不按照规定使用麻醉药品、医疗用毒性药品、精神药品和放射性药品的；
（8）未经患者或者其家属同意，对患者进行实验性临床医疗的；
（9）泄露患者隐私，造成严重后果的；
（10）利用职务之便，索取、非法收受患者财物或者牟取其他不正当利益的；
（11）发生自然灾害、传染病流行、突发重大伤亡事故以及其他严重威胁人民生命健康的紧急情况时，不服从卫生行政部门调遣的；
（12）发生医疗事故或者发现传染病疫情，患者涉嫌伤害事件或者非正常死亡，不按照规定报告的。

3. 未经批准擅自开办医疗机构行医或者非医师行医的，由县级以上人民政府卫生行政部门予以取缔，没收其违法所得及其药品、器械，并处十万元以下的罚款；对医师吊销其执业证书。

4.卫生行政部门工作人员或者医疗、预防、保健机构工作人员违反本法有关规定，弄虚作假、玩忽职守、滥用职权、徇私舞弊，尚不构成犯罪的，依法给予行政处分。

要点三 刑事责任

1.违反《执业医师法》规定，有第三十七条规定所列12项违法行为之一，情节严重，造成严重后果，构成犯罪的，依照《刑法》第335条、第383条、第385条等追究刑事责任。

2.未经批准擅自开办医疗机构或者非医师行医，构成犯罪的，依照《刑法》第336条追究刑事责任。

3.卫生工作人员严重不负责任，弄虚作假、玩忽职守、滥用职权、徇私舞弊，构成犯罪的，依照《刑法》第397条、第409条等追究刑事责任。

4.在执业活动中，违反《药品管理法》规定，构成犯罪的，依法追究刑事责任。

[常考考点] 执业医师的行政责任和刑事责任。

【例题实战模拟】

A1型题

1.下列属于执业医师必须具备的完整条件的是
　A.依法取得执业医师资格
　B.依法取得执业医师资格或者执业助理医师资格的专业医务人员
　C.依法取得执业医师资格或者执业助理医师资格，在医疗机构中执业的专业医务人员
　D.依法取得执业医师资格或者执业助理医师资格，在医疗、预防、保健机构中执业的专业医务人员
　E.依法取得执业医师资格或者执业助理医师资格，经注册在医疗、预防、保健机构中执业的专业医务人员

2.准备从事诊疗活动的人员，经国家医师资格考试合格后，还需
　A.执业准入　B.执业证书　C.执业注册　D.执业医师　E.执业资格

3.具有高等学校医学专业本科以上学历，如申请参加执业医师资格考试，需满足在医疗、预防、保健机构中的试用期限是
　A.满6个月　B.满18个月　C.满1年　D.满2年　E.满3年

4.在《执业医师法》颁布之日前已获得医学专业技术职称和职务的人员，需报请哪一个行政部门认定才可取得相应的医师资格
　A.县级以上人民政府劳动人事部门　B.县级以上人民政府工商行政部门
　C.县级以上人民政府卫生行政部门　D.各级医师协会　E.各级政府

5.医疗机构执业医师违反卫生行政管理的法律、法规应承担的行政责任中不属于"行政处罚"的是
　A.警告　B.罚款　C.降职　D.吊销执业医师证书　E.没收违法所得

6.除下列哪项外，医师在执业活动中，有下列行为之一的，予以警告或责令暂停6个月以上1年以下执业活动，情节严重的，吊销其执业证书，构成犯罪的，追究其刑事责任
　A.发生医疗纠纷的
　B.未经病人或者其家属同意，对病人进行实验性临床医疗的
　C.泄露病人隐私，造成严重后果的
　D.利用职务之便，索取、非法收受病人财物或者牟取其他不正当利益的
　E.发生自然灾害、突发重大伤亡事故等紧急情况时，不服从卫生行政部门调遣的

7.除下列哪项外，未经批准擅自开办医疗机构行医的，承担以下法律责任
　A.警告　　　　　　　　　B.没收其违法所得及其药品、器械，并处十万元以下罚款
　C.对医师吊销其执业证书　D.给病人造成损害的，承担赔偿责任
　E.构成犯罪的，追究刑事责任

8.非医师行医的，除由县级以上卫生行政部门予以取缔外，还应
　A.停产停业整顿　B.吊销执业证书　C.给予行政处分　D.没收违法所得并罚款　E.追究刑事责任

A2 型题

9. 林某，医学专科学校毕业，2000年取得执业助理医师执业证书。他要参加执业医师资格考试，根据《执业医师法》规定，应在取得执业助理医师执业证书后，在医疗机构中工作满

　　A. 6年　　B. 5年　　C. 4年　　D. 3年　　E. 2年

10. 王某，2009年7月1日，向卫生行政部门申请医师执业注册。该卫生行政部门最迟应于何日作出准予注册或不予注册的书面答复

　　A. 7月11日　　B. 7月16日　　C. 7月31日　　D. 8月1日　　E. 8月15日

11. 某医科大学医学专业本科生王某，1999年7月毕业后被分配到三级医院从事临床工作，同年8月其开设个体诊所独立行医。依照《执业医师法》的规定，其行为属于

　　A. 未取得医师资格非法行医　　B. 执业医师行医　　C. 执业助理医师行医
　　D. 个体行医　　E. 未办理审批手续非法行医

【参考答案】

1. E　2. C　3. C　4. C　5. A　6. A　7. A　8. D　9. E　10. C　11. A

第四单元　《中华人民共和国药品管理法》

细目一　概述

【考点突破攻略】

要点一　《药品管理法》的立法目的

为加强药品监督管理，保证药品质量，保障公众用药安全和合法权益，保护和促进公众健康，特制定本法。

要点二　药品的法定含义

药品是指用于预防、治疗、诊断人的疾病，有目的地调节人的生理机能并规定有适应证或者功能主治、用法和用量的物质，包括中药、化学药和生物制品等。

要点三　药品必须符合法定要求

1. 必须是《中华人民共和国药品管理法》（以下简称《药品管理法》）明确规定的药品含义中所包括的内容。
2. 必须符合《药品管理法》有关规定要求：
（1）药品生产、经营的主体具有合法资质。从事药品生产活动，应当经所在地省、自治区、直辖市人民政府药品监督管理部门批准，取得药品生产许可证，无药品生产许可证的，不得生产药品。从事药品批发活动，应当经所在地省、自治区、直辖市人民政府药品监督管理部门批准，取得药品经营许可证。从事药品零售活动，应当经所在地县级以上地方人民政府药品监督管理部门批准，取得药品经营许可证。无药品经营许可证的，不得经营药品。
（2）在中国境内上市的药品，应当经国务院药品监督管理部门批准，取得药品注册证书。
（3）药品必须符合国家药品标准。国务院药品监督管理部门颁布的《中华人民共和国药典》和药品标准为国家药品标准。

细目二　禁止生产（包括配制）、销售假药与劣药

【考点突破攻略】

要点一　禁止生产（包括配制）、销售假药

有下列情形之一的，为假药：

1. 药品所含成分与国家药品标准规定的成分不符；
2. 以非药品冒充药品或者以他种药品冒充此种药品；
3. 变质的药品；
4. 药品所标明的适应证或者功能主治超出规定范围。

要点二 禁止生产（包括配制）、销售劣药

有下列情形之一的，为劣药：
1. 药品成分的含量不符合国家药品标准；
2. 被污染的药品；
3. 未标明或者更改有效期的药品；
4. 未注明或者更改产品批号的药品；
5. 超过有效期的药品；
6. 擅自添加防腐剂、辅料的药品；
7. 其他不符合药品标准的药品。

[常考考点] 属于假/劣药的情形。

细目三 特殊药品的管理

【考点突破攻略】

要点一 特殊药品的分类

特殊药品包括麻醉药品、精神药品、医疗用毒性药品、放射性药品等，国家对其实行特殊管理。

[常考考点] 特殊药品包括麻醉药品、精神药品、医疗用毒性药品、放射性药品。

要点二 麻醉药品和精神药品管理的相关规定

1.《麻醉药品和精神药品管理条例》的相关规定 《麻醉药品和精神药品管理条例》第四条规定：国家对麻醉药品药用原植物以及麻醉药品和精神药品实行管制。

第三十条规定：麻醉药品和第一类精神药品不得零售。禁止使用现金进行麻醉药品和精神药品交易，但是个人合法购买麻醉药品和精神药品的除外。

第三十二条规定：第二类精神药品零售企业应当凭执业医师出具的处方，按规定剂量销售，并将处方保存2年备查；禁止超剂量或者无处方销售第二类精神药品，不得向未成年人销售第二类精神药品。

第三十八条规定：医疗机构应当按照国务院卫生主管部门的规定，对本单位执业医师进行有关麻醉药品和精神药品使用知识的培训、考核，经考核合格的，授予麻醉药品和第一类精神药品处方资格。执业医师取得麻醉药品和第一类精神药品的处方资格后，方可在本医疗机构开具麻醉药品和第一类精神药品处方，但不得为自己开具该种处方。

医疗机构应当将具有麻醉药品和第一类精神药品处方资格的执业医师名单及其变更情况，定期报送所在地设区的市级人民政府卫生主管部门，并抄送同级药品监督管理部门。

医务人员应当根据国务院卫生主管部门制定的临床应用指导原则，使用麻醉药品和精神药品。

第三十九条规定：具有麻醉药品和第一类精神药品处方资格的执业医师，根据临床应用指导原则，对确需使用麻醉药品或者第一类精神药品的患者，应当满足其合理用药需求。在医疗机构就诊的癌症疼痛患者和其他危重患者得不到麻醉药品或者第一类精神药品时，患者或者其亲属可以向执业医师提出申请。具有麻醉药品和第一类精神药品处方资格的执业医师认为要求合理的，应当及时为患者提供所需麻醉药品或者第一类精神药品。

第四十二条规定：医疗机构抢救病人急需麻醉药品和第一类精神药品而本医疗机构无法提供时，可以从其他医疗机构或者定点批发企业紧急借用；抢救工作结束后，应当及时将借用情况报所在地设区的市级药品监督管理部门和卫生主管部门备案。

第四十四条规定：医务人员为了医疗需要携带少量麻醉药品和精神药品出入境的，应当持有省级以上人民政府药品监督管理部门发放的携带麻醉药品和精神药品证明。海关凭携带麻醉药品和精神药品证明放行。

2.《处方管理办法》的相关规定 《处方管理办法》第二十三条规定：为门（急）诊患者开具的麻醉药品注射剂，每张处方为<u>一次常用量</u>；控缓释制剂，每张处方<u>不得超过 7 日用量</u>；其他剂型，每张处方<u>不得超过 3 日常用量</u>。

<u>第一类精神药品</u>注射剂，每张处方为<u>一次常用量</u>；控缓释制剂，每张处方<u>不得超过 7 日用量</u>；其他剂型，每张处方<u>不得超过 3 日常用量</u>。哌甲酯用于治疗儿童多动症时，每张处方<u>不得超过 15 日常用量</u>。

<u>第二类精神药品</u>一般每张处方<u>不得超过 7 日常用量</u>；对于慢性病或某些特殊情况的患者，处方用量可以适当延长，医师应当注明理由。

第二十四条规定：为门（急）诊癌症疼痛患者和中、重度慢性疼痛患者开具的<u>麻醉药品、第一类精神药品</u>注射剂，每张处方<u>不得超过 3 日常用量</u>；控缓释制剂，每张处方<u>不得超过 15 日常用量</u>；其他剂型，每张处方<u>不得超过 7 日常用量</u>。

第二十六条规定：对于需要特别加强管制的麻醉药品，<u>盐酸二氢埃托啡处方为一次常用量，仅限于二级以上医院内使用</u>；<u>盐酸哌替啶处方为一次常用量，仅限于医疗机构内使用</u>。

第五十条规定：处方由调剂处方药品的医疗机构妥善保存。普通处方、急诊处方、儿科处方<u>保存期限为 1 年</u>，医疗用毒性药品、第二类精神药品处方<u>保存期限为 2 年</u>，麻醉药品和第一类精神药品处方<u>保存期限为 3 年</u>。

[常考考点] 麻醉药品和精神药品管理的相关规定。

要点三 《医疗用毒性药品管理办法》的相关规定

《医疗用毒性药品管理办法》第九条规定：医疗单位供应和调配<u>毒性药品</u>，凭医师签名的正式处方，每次处方剂量<u>不得超过 2 日极量</u>。

[常考考点] 医疗用毒性药品的管理规定。

细目四 《药品管理法》及相关法规、规章对医疗机构及其人员的有关规定

【考点突破攻略】

要点一 医疗机构药品使用的管理规定

医疗机构购进药品，<u>应当建立并执行进货检查验收制度</u>，验明药品合格证明和其他标识，不符合规定要求的，不得购进和使用。

医疗机构应当坚持安全有效、经济合理的用药原则，遵循药品临床应用指导原则、临床诊疗指南和药品说明书等合理用药，对医师处方、用药医嘱的适宜性进行审核。

依法经过资格认定的药师或者其他药学技术人员调配处方，应当进行核对，对处方所列药品不得擅自更改或者代用。对有配伍禁忌或者超剂量的处方，<u>应当拒绝调配</u>；必要时，经处方医师更正或者重新签字，方可调配。

医疗机构配制的制剂，应当是本单位临床需要而市场上没有供应的品种，并应当经所在地省、自治区、直辖市人民政府药品监督管理部门批准。但是，法律对配制中药制剂另有规定的除外。医疗机构配制的制剂应当按照规定进行质量检验；合格的，凭医师处方在本单位使用。经国务院药品监督管理部门或省、自治区、直辖市人民政府药品监督管理部门批准，医疗机构配制的制剂可以在指定的医疗机构之间调剂使用。

医疗机构配制的制剂不得在市场上销售。

要点二 处方的管理规定

《处方管理办法》第二条规定：处方是指由注册的执业医师和执业助理医师（以下简称医师）在诊疗活动中为患者开具的、由取得药学专业技术职务任职资格的药学专业技术人员（以下简称药师）审核、调配、核对，并作为患者用药凭证的医疗文书。处方包括医疗机构病区用药医嘱单。

第四条规定：医师开具处方和药师调剂处方应当遵循安全、有效、经济的原则。处方药应当凭医师处方销售、调剂和使用。

第十七条规定：医师开具处方应当使用经药品监督管理部门批准并公布的药品通用名称、新活性化合物的专利药品名称和复方制剂药品名称。医师开具院内制剂处方时应当使用经省级卫生行政部门审核、药品监督管理部门批准的名称。

医师可以使用由卫生部公布的药品习惯名称开具处方。

第十九条规定：处方一般不得超过7日用量。急诊处方一般不得超过3日用量。对于某些慢性病、老年病或特殊情况，处方用量可适当延长，但医师应当注明理由。

第三十七条规定：药师调剂处方时必须做到"四查十对"：查处方，对科别、姓名、年龄；查药品，对药名、剂型、规格、数量；查配伍禁忌，对药品性状、用法用量；查用药合理性，对临床诊断。

要点三　关于禁止药品购销中账外暗中给予、收受回扣或者其他利益的规定

《药品管理法》第八十八条规定：禁止药品上市许可持有人、药品生产企业、药品经营企业和医疗机构在药品购销中给予、收受回扣或者其他不正当利益；禁止药品上市许可持有人、药品生产企业、药品经营企业或者代理人以任何名义给予使用其药品的医疗机构的负责人、药品采购人员、医师、药师等有关人员财物或者其他不正当利益。禁止医疗机构的负责人、药品采购人员、医师、药师等有关人员以任何名义收受药品上市许可持有人、药品生产企业、药品经营企业或者代理人给予的财物或者其他不正当利益。

[常考考点] 处方一般不得超过7日用量。急诊处方一般不得超过3日用量。

细目五　《药品管理法》规定的法律责任

【考点突破攻略】

要点一　民事责任

1. 药品上市许可持有人、药品生产企业、药品经营企业或者医疗机构违反本法规定，给用药者造成损害的，依法承担赔偿责任。

2. 因药品质量问题受到损害的，受害人可以向药品上市许可持有人、药品生产企业请求赔偿损失，也可以向药品经营企业、医疗机构请求赔偿损失。接到受害人赔偿请求的，应当实行首负责任制，先行赔付；先行赔付后，可以依法追偿。

3. 生产假药、劣药或者明知是假药、劣药仍然销售、使用的，受害人或者其近亲属除请求赔偿损失外，还可以请求支付价款十倍或者损失三倍的赔偿金。增加赔偿的金额不足一千元的，为一千元。

要点二　行政责任

1. 生产、销售假药的，没收违法生产、销售的药品和违法所得，责令停产停业整顿，吊销药品批准证明文件，并处违法生产、销售的药品货值金额十五倍以上三十倍以下的罚款；货值金额不足十万元的，按十万元计算。情节严重的，吊销药品生产许可证、药品经营许可证或者医疗机构制剂许可证，十年内不受理其相应申请。药品上市许可持有人为境外企业的，十年内禁止其药品进口。

2. 生产、销售劣药的，没收违法生产、销售的药品和违法所得，并处违法生产、销售的药品货值金额十倍以上二十倍以下的罚款。违法生产、批发的药品货值金额不足十万元的，按十万元计算。违法零售的药品货值金额不足一万元的，按一万元计算。情节严重的，责令停产停业整顿直至吊销药品批准证明文件、药品生产许可证、药品经营许可证或者医疗机构制剂许可证。生产、销售的中药饮片不符合药品标准，尚不影响安全性、有效性的，责令限期改正，给予警告，可以处十万元以上五十万元以下的罚款。

3. 药品使用单位使用假药、劣药的，按照销售假药、零售劣药的规定处罚，情节严重的，法定代表人、主要负责人、直接负责的主管人员和其他责任人员有医疗卫生人员执业证书的，还应当吊销执业证书。

4. 医疗机构违反本法规定，将其配制的制剂在市场上销售的，责令改正，没收违法销售的制剂和违法所得，并处违法销售制剂货值金额二倍以上五倍以下的罚款；情节严重的，并处货值金额五倍以上十五倍以下的罚款；货值金额不足五万元的，按五万元计算。

要点三　刑事责任

违反本法规定，构成犯罪的，依法追究刑事责任。

要点四　有关单位或者个人在药品购销中违法给予、收受回扣应承担的法律责任

医疗机构的负责人、药品采购人员、医师、药师等有关人员收受药品上市许可持有人、药品生产企业、药品经营企业或者代理人给予的财物或者其他不正当利益的，由卫生健康主管部门或者本单位给予处分，没收违法所得；情节严重的，还应当吊销其执业证书。

[常考考点]《药品管理法》规定的法律责任。

【例题实战模拟】

A1 型题

1.《药品管理法》是具体规定药品研制、生产、经营、使用、监督检验规范的法律总和，其监督管理的核心是
   A.药品配置技术　　B.药品生产工艺　　C.药品经营过程　　D.药品使用情况　　E.药品质量

2.下列不属于药品范畴的是
   A.生化药　　B.诊断药品　　C.中药饮片　　D.运动药　　E.中药材

3.下列除哪项外，均被视为假药
   A.超过有效期的药品　　　　B.药品所含成分的名称不符合国家药品标准
   C.未取得批准文号生产的药品　　D.变质不能药用的　　E.以非药品冒充药品

4.根据《药品管理法》的规定，如果某药品所含成分的名称与国家药品标准或者省、自治区、直辖市药品标准规定不符合，则称此药品为
   A.劣药　　B.假药　　C.特殊药品　　D.保健药品　　E.非处方用药

5.生产、销售假药、劣药的，可作以下行政处罚，除了
   A.没收违法所得　　B.承担损害赔偿责任　　C.罚款　　D.责令停产、停业　　E.吊销生产、经营许可证

【参考答案】
1.E　2.D　3.A　4.B　5.B

第五单元　《中华人民共和国传染病防治法》

细目一　概述

【考点突破攻略】

要点一　《传染病防治法》的立法目的

为了预防、控制和消除传染病的发生与流行，保障人体健康和公共卫生，制定本法。

要点二　我国对传染病防治实行的方针

国家对传染病防治实行预防为主的方针，防治结合、分类管理、依靠科学、依靠群众。

要点三　法定传染病的分类

《传染病防治法》根据传染病的传播方式、速度及对人类危害程度的不同，将其分为甲类、乙类和丙类三类。
甲类传染病是指：鼠疫、霍乱。
乙类传染病是指：传染性非典型肺炎、艾滋病、病毒性肝炎、脊髓灰质炎、人感染高致病性禽流感、麻疹、流行性出血热、狂犬病、流行性乙型脑炎、登革热、炭疽、细菌性和阿米巴性痢疾、肺结核、伤寒和副伤寒、流行性脑脊髓膜炎、百日咳、白喉、新生儿破伤风、猩红热、布鲁菌病、淋病、梅毒、钩端螺旋体病、血吸虫病、疟疾。
丙类传染病是指：流行性感冒、流行性腮腺炎、风疹、急性出血性结膜炎、麻风病、流行性和地方性斑疹伤寒、黑

热病、包虫病、丝虫病。除霍乱、细菌性和阿米巴性痢疾、伤寒和副伤寒以外的感染性腹泻病。

上述规定以外的其他传染病，根据其暴发、流行情况和危害程度，需要列入乙类、丙类传染病的，由国务院卫生行政部门决定并予以公布。

对乙类传染病中传染性非典型肺炎、炭疽中的肺炭疽和脊髓灰质炎，采取本法所称甲类传染病的预防、控制措施。其他乙类传染病和突发原因不明的传染病需要采取本法所称甲类传染病的预防、控制措施的，由国务院卫生行政部门及时报经国务院批准后予以公布、实施。

省、自治区、直辖市人民政府对本行政区域内常见、多发的其他地方性传染病，可以根据情况决定按照乙类或者丙类传染病管理并予以公布，报国务院卫生行政部门备案。

2020年1月，经国务院批准，中华人民共和国国家卫生健康委员会发布公告，将新型冠状病毒感染的肺炎纳入《中华人民共和国传染病防治法》规定的乙类传染病，并采取甲类传染病的预防、控制措施。

[常考考点] 甲、乙、丙三类传染病的病种及管理规定。

细目二 传染病预防与疫情报告

【考点突破攻略】

要点一 国家建立传染病预防的相关制度

1. 国家实行有计划的预防接种制度。国务院卫生行政部门和省、自治区、直辖市人民政府卫生行政部门，根据传染病预防、控制的需要，制定传染病预防接种规划并组织实施。用于预防接种的疫苗必须符合国家质量标准。

国家对儿童实行预防接种证制度。国家免疫规划项目的预防接种实行免费。医疗机构、疾病预防控制机构与儿童的监护人应当相互配合，保证儿童及时接受预防接种，具体办法由国务院制定。

2. 国家建立传染病监测制度。国务院卫生行政部门制定国家传染病监测规划和方案，省、自治区、直辖市人民政府卫生行政部门根据国家传染病监测规划和方案，制定本行政区域的传染病监测计划和工作方案。各级疾病预防控制机构对传染病的发生、流行以及影响其发生、流行的因素进行监测；对国外发生、国内尚未发生的传染病或者国内新发生的传染病，进行监测。

3. 国家建立传染病预警制度。国务院卫生行政部门和省、自治区、直辖市人民政府根据传染病发生、流行趋势的预测，及时发出传染病预警，根据情况予以公布。

县级以上地方人民政府应当制定传染病预防控制预案，报上一级人民政府备案。

地方人民政府和疾病预防控制机构接到国务院卫生行政部门或者省、自治区、直辖市人民政府发出的传染病预警后，应当按照传染病预防、控制预案，采取相应的预防、控制措施。

4. 国家建立传染病菌种、毒种库，对可能导致甲类传染病传播的以及国务院卫生行政部门规定的菌种、毒种和传染病检测样本，确需采集、保藏、携带、运输和使用的，须经省级以上人民政府卫生行政部门批准。

要点二 各级医疗机构和疾病预防控制机构在传染病预防控制中的职责

1. 各级医疗机构必须严格执行国务院卫生行政部门规定的管理制度、操作规范，防止传染病的医源性感染和医院感染。应当确定专门的部门或者人员，承担传染病疫情报告、本单位的传染病预防、控制以及责任区域内的传染病预防工作；承担医疗活动中与医院感染有关的危险因素监测、安全防护、消毒、隔离和医疗废物处置工作。

疾病预防控制机构应当指定专门人员负责对医疗机构内传染病预防工作进行指导、考核，开展流行病学调查。

2. 各级疾病预防控制机构在传染病预防控制中履行下列职责：

①实施传染病预防控制规划、计划和方案；

②收集、分析和报告传染病监测信息，预测传染病的发生、流行趋势；

③开展对传染病疫情和突发公共卫生事件的流行病学调查、现场处理及其效果评价；

④开展传染病实验室检测、诊断、病原学鉴定；

⑤实施免疫规划，负责预防性生物制品的使用管理；

⑥开展健康教育、咨询，普及传染病防治知识；

⑦指导、培训下级疾病预防控制机构及其工作人员开展传染病监测工作；

⑧开展传染病防治应用性研究和卫生评价；

国家、省级疾病预防控制机构负责对传染病发生、流行以及分布进行监测，对重大传染病流行趋势进行预测，提出预防控制对策，参与并指导对暴发的疫情进行调查处理，开展传染病病原学鉴定，建立检测质量控制体系，开展应用性研究和卫生评价。

设区的市和县级疾病预防控制机构负责传染病预防控制规划、方案的落实，组织实施免疫、消毒、控制病媒生物的危害，普及传染病防治知识，负责本地区疫情和突发公共卫生事件监测、报告，开展流行病学调查和常见病原微生物检测。

3.疾病预防控制机构、医疗机构的实验室和从事病原微生物实验的单位，应当符合国家规定的条件和技术标准，建立严格的监督管理制度，对传染病病原体样本按照规定的措施实行严格监督管理，严防传染病病原体的实验室感染和病原微生物的扩散。

4.疾病预防控制机构、医疗机构使用血液和血液制品，必须遵守国家有关规定，防止因输入血液、使用血液制品引起经血液传播疾病的发生。

要点三　传染病疫情报告

疾病预防控制机构、医疗机构和采供血机构及其执行职务的人员发现本法规定的传染病疫情或者发现其他传染病暴发、流行以及突发原因不明的传染病时，应当遵循疫情报告属地管理原则，按照国务院规定的或者国务院卫生行政部门规定的内容、程序、方式和时限报告。

任何单位和个人发现传染病病人或者疑似传染病病人时，应当及时向附近的疾病预防控制机构或者医疗机构报告。

要点四　传染病疫情的通报和公布

县级以上地方人民政府卫生行政部门应当及时向本行政区域内的疾病预防控制机构和医疗机构通报传染病疫情以及监测、预警的相关信息。接到通报的疾病预防控制机构和医疗机构应当及时告知本单位的有关人员。动物防疫机构和疾病预防控制机构，应当及时互相通报动物间和人间发生的人畜共患传染病的疫情以及相关信息。

国家建立传染病疫情信息公布制度。国务院卫生行政部门定期公布全国传染病疫情信息。省、自治区、直辖市人民政府卫生行政部门定期公布本行政区域的传染病疫情信息。

传染病暴发、流行时，国务院卫生行政部门负责向社会公布传染病疫情信息，并可以授权省、自治区、直辖市人民政府卫生行政部门向社会公布本行政区域的传染病疫情信息。

公布传染病疫情信息应当及时、准确。

细目三　传染病疫情控制措施及医疗救治

【考点突破攻略】

要点一　医疗机构发现传染病时应采取的措施

1.医疗机构发现甲类传染病时，应当及时采取下列措施：
（1）对病人、病原携带者，予以隔离治疗，隔离期限根据医学检查结果确定；
（2）对疑似病人，确诊前在指定场所单独隔离治疗；
（3）对医疗机构内的病人、病原携带者、疑似病人的密切接触者，在指定场所进行医学观察和采取其他必要的预防措施。

拒绝隔离治疗或者隔离期未满擅自脱离隔离治疗的，可以由公安机关协助医疗机构采取强制隔离治疗措施。

2.医疗机构发现乙类或者丙类传染病病人，应当根据病情采取必要的治疗和控制传播措施。

3.医疗机构对本单位内被传染病病原体污染的场所、物品以及医疗废物，必须依照法律、法规的规定实施消毒和无害化处置。

［常考考点］医疗机构发现传染病时应采取的措施。

要点二 疾病预防控制机构发现或接到传染病疫情报告时应采取的措施

1. 对传染病疫情进行流行病学调查，根据调查情况提出划定疫点、疫区的建议，对被污染的场所进行卫生处理，对密切接触者，在指定场所进行医学观察和采取其他必要的预防措施，并向卫生行政部门提出疫情控制方案。

2. 传染病暴发、流行时，对疫点、疫区进行卫生处理，向卫生行政部门提出疫情控制方案，并按照卫生行政部门的要求采取措施。

3. 指导下级疾病预防控制机构实施传染病预防、控制措施，组织、指导有关单位对传染病疫情的处理。

[常考考点] 疾病预防控制机构发现或接到传染病疫情时应采取的措施。

要点三 各级政府部门在传染病发生时应采取的紧急措施

1. 传染病暴发、流行时，县级以上地方人民政府应当立即组织力量，按照预防、控制预案进行防治，切断传染病的传播途径。必要时，报经上一级人民政府决定。可以采取下列紧急措施并予以公告：

（1）限制或者停止集市、影剧院演出或者其他人群聚集的活动；

（2）停工、停业、停课；

（3）封闭或者封存被传染病病原体污染的公共饮用水源、食品以及相关物品；

（4）控制或者扑杀染疫野生动物、家畜家禽；

（5）封闭可能造成传染扩散的场所。

上级人民政府接到下级人民政府关于采取前款所列紧急措施的报告时，应当即时作出决定。

紧急措施的解除，由原决定机关决定并宣布。

2. 甲类、乙类传染病暴发、流行时，县级以上地方人民政府报经上一级人民政府决定，可以宣布本行政区域部分或者全部为疫区；国务院可以决定并宣布跨省、自治区、直辖市的疫区；省、自治区、直辖市人民政府可以决定对本行政区域内的甲类传染病疫区实施封锁。但是，封锁大、中城市的疫区或者封锁跨省、自治区、直辖市的疫区，以及封锁疫区导致中断干线交通或者封锁国境的，由国务院决定。疫区封锁的解除，由原决定机关决定并宣布。

[常考考点] 各级政府部门在传染病发生时应采取的紧急措施。

要点四 医疗救治

医疗机构应当对传染病病人或者疑似传染病病人提供医疗救护、现场救援和接诊治疗，实行传染病预检、分诊制度；对传染病病人、疑似传染病病人，应当引导至相对隔离的分诊点进行初诊；书写病历记录以及其他有关资料，并妥善保管。

医疗机构不具备相应救治能力的，应当将患者及其病历记录复印件一并转至具备相应救治能力的医疗机构。

细目四 相关机构及其人员违反《传染病防治法》有关规定应承担的法律责任

【考点突破攻略】

要点一 民事责任

《传染病防治法》规定：单位和个人违反本法，导致传染病传播、流行，给他人人身、财产造成损害的，应依法承担民事责任。

要点二 行政责任

医疗机构违反本法规定的下列情形之一的，由县级以上人民政府卫生行政部门责令改正，通报批评，给予警告；造成传染病传播、流行或者其他严重后果的，对负有责任的主管人员和其他直接责任人员，依法给予降级、撤职、开除的处分，并可以依法吊销有关责任人员的执业证书；构成犯罪的，依法追究刑事责任。

1. 未按照规定承担本单位的传染病预防、控制工作，医院感染控制任务和责任区域内的传染病预防工作的；

2. 未按照规定报告传染病疫情，或者隐瞒、谎报、缓报传染病疫情的；

3. 发现传染病疫情时，未按照规定对传染病病人、疑似传染病病人提供医疗救护、现场救援、接诊、转诊的，或者拒绝接受转诊的；

4. 未按照规定对本单位内被传染病病原体污染的场所、物品以及医疗废物实施消毒或者无害化处置的；

5. 未按照规定对医疗器械进行消毒，或者对按照规定一次使用的医疗器具未予销毁，再次使用的；

6. 在医疗救治过程中未按照规定保管医学记录资料的；

7. 故意泄露传染病病人、病原携带者、疑似传染病病人、密切接触者涉及个人隐私的有关信息、资料的。

疾病预防控制机构违反本法规定，有下列情形之一的，由县级以上人民政府卫生行政部门责令限期改正，通报批评，给予警告；对负有责任的主管人员和其他直接责任人员，依法给予降级、撤职、开除的处分，并可以依法吊销有关责任人员的执业证书；构成犯罪的，依法追究刑事责任：

1. 未依法履行传染病监测职责的；
2. 未依法履行传染病疫情报告、通报职责，或者隐瞒、谎报、缓报传染病疫情的；
3. 未主动收集传染病疫情信息，或者对传染病疫情信息和疫情报告未及时进行分析、调查、核实的；
4. 发现传染病疫情时，未依据职责及时采取本法规定的措施的；
5. 故意泄露传染病病人、病原携带者、疑似传染病病人、密切接触者涉及个人隐私的有关信息、资料的。

要点三　刑事责任

单位和个人违反本法，构成犯罪的，依法追究刑事责任。

[常考考点] 违反《传染病防治法》应承担的行政责任。

【例题实战模拟】

A1 型题

1. 医疗机构及其人员违反《中华人民共和国传染病防治法》规定的情形，由其所在单位对直接责任人员
   A. 追究民事责任　　B. 追究刑事责任　　C. 吊销执业证书　　D. 给予行政处分　　E. 给予行政处罚

2. 医疗机构发现甲类传染病时，对病源携带者、疑似病人的密切接触者，应依法及时采取的措施是
   A. 在指定场所进行医学观察　　B. 进行医学观察　　C. 采取预防措施
   D. 予以隔离治疗　　E. 确诊前在指定场所进行单独隔离治疗

3. 根据《传染病防治法》规定，传染病暴发、流行时，当地政府应首先采取的措施是
   A. 立即组织力量进行防治，切断传染病的传播途径　　B. 限制或者停止集市、集会
   C. 停业、停工、停课　　D. 临时征用房屋、交通工具　　E. 宣布疫区

4. 《中华人民共和国传染病防治法》明确规定的传染病防治方针是
   A. 防治结合　　B. 预防为主　　C. 依靠科学　　D. 分类管理　　E. 控制为主

5. 国家实行预防接种制度的对象是
   A. 儿童　　B. 在校学生　　C. 未成年人　　D. 成年人　　E. 全体社会公民

6. 下列乙类传染病中应依法采取甲类传染病的预防控制措施的是
   A. 病毒性肝炎　　B. 伤寒和副伤寒　　C. 淋病、梅毒
   D. 淋病、艾滋病　　E. 肺炭疽、传染性非典型性肺炎

7. 单位和个人违反《中华人民共和国传染病防治法》，导致传染病传播、流行，给他人人身造成损害的，应依法
   A. 恢复原状　　B. 进行治疗　　C. 承担社会责任　　D. 承担民事责任　　E. 承担道德责任

8. 对传染病实施医疗救治活动，医疗机构应当实行传染病
   A. 检疫制度　　B. 预警制度　　C. 监测制度　　D. 情况通报制度　　E. 预检、分诊制度

9. 由县级以上人民政府报经上一级政府决定可以在传染病流行时采取的紧急措施是
   A. 隔离治疗　　B. 强制隔离　　C. 在指定场所进行医学观察
   D. 停工、停业、停课　　E. 实施交通检疫

10. 对已经发生甲类传染病病例的场所，所在地的县级以上地方人民政府可以
    A. 采取强制隔离措施　　B. 实施消毒和无害化处理　　C. 采取必要的预防措施
    D. 予以隔离治疗　　E. 在指定场所进行医学观察

11.《中华人民共和国传染病防治法》规定，国家建立传染病疫情
  A. 预防接种制度　　　B. 全民预防措施　　　C. 信息公布制度　　　D. 菌种运输管理制度　　　E. 鉴定制度
12.《中华人民共和国传染病防治法》的立法目的是为了预防、控制和消除传染病的发生与流行
  A. 保证社会发展　　　　　B. 保障人体健康　　　C. 保证正常的社会秩序
  D. 保障人体健康和公共卫生　　　E. 保障公共卫生秩序

【参考答案】
1. D　2. A　3. A　4. B　5. A　6. E　7. D　8. E　9. D　10. B　11. C　12. D

第六单元 《突发公共卫生事件应急条例》

细目一　概述

【考点突破攻略】

要点一　突发公共卫生事件的概念

本条例所称突发公共卫生事件（以下简称突发事件），是指突然发生，造成或者可能造成社会公众健康严重损害的重大传染病疫情、群体性不明原因疾病、重大食物和职业中毒以及其他严重影响公众健康的事件。

要点二　突发公共卫生事件应急工作的方针及原则

突发事件应急工作，应当遵循预防为主、常备不懈的方针，贯彻统一领导、分级负责、反应及时、措施果断、依靠科学、加强合作的原则。

[常考考点] 突发公共卫生事件应急工作方针与原则。

细目二　突发公共卫生事件的预防与应急准备

【考点突破攻略】

要点一　突发公共卫生事件应急预案制定与预案的主要内容

1. 突发事件应急预案的制定：国务院卫生行政主管部门按照分类指导、快速反应的要求，制定全国突发事件应急预案，报请国务院批准。
省、自治区、直辖市人民政府根据全国突发事件应急预案，结合本地实际情况，制定本行政区域的突发事件应急预案。

2. 全国突发事件应急预案应包括的主要内容：
（1）突发事件应急处理指挥部的组成和相关部门的职责；
（2）突发事件的监测与预警；
（3）突发事件信息的收集、分析、报告、通报制度；
（4）突发事件应急处理技术和监测机构及其任务；
（5）突发事件的分级和应急处理工作方案；
（6）突发事件预防、现场控制，应急设施、设备、救治药品和医疗器械以及其他物资和技术的储备与调度；
（7）突发事件应急处理专业队伍的建设和培训。

要点二　突发公共卫生事件预防控制体系

1. 国家建立统一的突发事件预防控制体系。

2. 县级以上人民政府建立和完善突发事件监测与预警系统。
3. 县级以上人民政府卫生行政主管部门指定机构负责开展突发事件的日常监测。
4. 县级以上地方人民政府卫生行政主管部门，应当定期对医疗卫生机构和人员开展突发事件应急处理相关知识、技能的培训，定期组织医疗卫生机构进行突发事件应急演练，推广最新知识和先进技术。

［常考考点］突发公共卫生事件的日常监测工作由县级以上人民政府卫生行政主管部门指定机构负责。

细目三　突发公共卫生事件的报告与信息发布

【考点突破攻略】

要点一　突发公共卫生事件应急报告制度与报告情形

1. 国家建立突发事件应急报告制度　国务院卫生行政主管部门制定突发事件应急报告规范，建立重大、紧急疫情信息报告系统。

2. 突发事件的报告情形和报告时限要求　突发事件监测机构、医疗卫生机构和有关单位发现有下列情形之一的，应当在2小时内向所在地县级人民政府卫生行政主管部门报告。接到报告的卫生行政主管部门应当在2小时内向本级人民政府报告，并同时向上级人民政府卫生行政主管部门和国务院卫生行政主管部门报告。县级人民政府应当在接到报告后2小时内向设区的市级人民政府或者上一级人民政府报告。设区的市级人民政府应当在接到报告后2小时内向省、自治区、直辖市人民政府报告。省、自治区、直辖市人民政府应当在接到报告1小时内，向国务院卫生行政主管部门报告：
（1）发生或者可能发生传染病暴发、流行的；
（2）发生或者发现不明原因的群体性疾病的；
（3）发生传染病菌种、毒种丢失的；
（4）发生或者可能发生重大食物和职业中毒事件的。
国务院卫生行政主管部门对可能造成重大社会影响的突发事件，应当立即向国务院报告。
任何单位和个人对突发事件不得隐瞒、缓报、谎报或者授意他人隐瞒、缓报、谎报。

［常考考点］突发公共卫生事件的报告情形和报告时限要求。

要点二　突发公共卫生事件的信息发布

国家建立突发事件的信息发布制度。国务院卫生行政主管部门负责向社会发布突发事件的信息。必要时，可以授权省、自治区、直辖市人民政府卫生行政主管部门向社会发布本行政区域内突发事件的信息。
信息发布应当及时、准确、全面。

细目四　突发公共卫生事件的应急处理

【考点突破攻略】

要点一　应急预案的启动

突发事件发生后，卫生行政主管部门应当组织专家对突发事件进行综合评估，初步判断突发事件的类型，提出是否启动突发事件应急预案的建议。在全国范围内或者跨省、自治区、直辖市范围内启动全国突发事件应急预案，由国务院卫生行政主管部门报国务院批准后实施。省、自治区、直辖市启动突发事件应急预案，由省、自治区、直辖市人民政府决定，并向国务院报告。

要点二　应急预案的实施

1. 医疗卫生机构、监测机构和科学研究机构，应当服从突发事件应急处理指挥部的统一指挥，相互配合、协作，集中力量开展相关的科学研究工作。

2. 根据突发事件应急处理的需要，突发事件应急处理指挥部有权紧急调集人员、储备的物资、交通工具以及相关设施、设备。必要时，对人员进行疏散或者隔离，并可以依法对传染病疫区实行封锁。

3. 参加突发事件应急处理的工作人员，应当按照预案的规定，采取卫生防护措施，并在专业人员的指导下进行工作。

4. 医疗卫生机构应采取的措施。医疗卫生机构应当对因突发事件致病的人员提供医疗救护和现场救援；对就诊病人必须接诊治疗，并书写详细、完整的病历记录；对需要转送的病人，应当按照规定将病人及其病历记录的复印件转送至接诊的或者指定的医疗机构。

医疗卫生机构内应当采取卫生防护措施，防止交叉感染和污染。

医疗卫生机构应当对传染病病人密切接触者采取医学观察措施。

医疗机构收治传染病病人、疑似传染病病人，应当依法报告所在地的疾病预防控制机构。

5. 有关部门、医疗卫生机构应当对传染病做到早发现、早报告、早隔离、早治疗，切断传播途径，防止扩散。

6. 在突发事件中需要接受隔离治疗、医学观察措施的病人、疑似病人和传染病病人密切接触者在卫生行政主管部门或者有关机构采取医学措施时应当予以配合；拒绝配合的，由公安机关依法协助强制执行。

细目五 《突发公共卫生事件应急条例》规定的法律责任

【考点突破攻略】

要点一 医疗机构违反《突发公共卫生事件应急条例》规定应追究的法律责任

医疗卫生机构有下列行为之一的，由卫生行政主管部门责令改正、通报批评、给予警告；情节严重的，吊销医疗机构执业许可证，对主要负责人、负有责任的主管人员和其他直接责任人员依法给予降级或者撤职的纪律处分；造成传染病传播、流行或者对社会公众健康造成其他严重危害后果，构成犯罪的，依法追究刑事责任：

1. 未依照本条例的规定履行报告职责，隐瞒、缓报或者谎报的；
2. 未依照本条例的规定及时采取控制措施的；
3. 未依照本条例的规定履行突发事件监测职责的；
4. 拒绝接诊病人的；
5. 拒不服从突发事件应急处理指挥部调度的。

要点二 在突发事件处理工作中有关单位和个人未履行职责应承担的法律责任

在突发事件应急处理工作中，有关单位和个人未依照本条例的规定履行报告职责，隐瞒、缓报或者谎报，阻碍突发事件应急处理工作人员执行职务，拒绝国务院卫生行政主管部门或者其他有关部门指定的专业技术机构进入突发事件现场，或者不配合调查、采样、技术分析和检验的，对有关责任人员依法给予行政处分或者纪律处分；触犯《中华人民共和国治安管理处罚条例》构成违反治安管理行为的，由公安机关依法予以处罚；构成犯罪的，依法追究刑事责任。

要点三 在突发事件发生期间扰乱公共秩序应追究的法律责任

在突发事件发生期间，散布谣言、哄抬物价、欺骗消费者，扰乱社会秩序、市场秩序的，由公安机关或者工商行政管理部门依法给予行政处罚；构成犯罪的，依法追究刑事责任。

【例题实战模拟】

A1型题

1. 下列属于《突发公共卫生事件应急条例》规定的突发事件工作应遵循的方针的是
   A. 完善并建立监测与预警手段　　B. 预防为主，常备不懈　　C. 积极预防，认真报告
   D. 及时调查，认真处理　　E. 监测分析，综合评价

2. 突发公共卫生事件的工作原则，不包括
   A. 统一领导　B. 分级负责　C. 措施果断　D. 依靠科学　E. 加强分工

3. 全国突发事件应急预案内容，不包括
   A. 突发事件的监测与预警
   B. 突发事件信息的收集、分析、报告、通报制度
   C. 突发事件的分级和应急处理工作方案

D. 突发事件应急处理指挥部的组成和相关部门的职责

E. 突发事件的持续时间

4. 承担突发公共卫生事件日常监测工作的机关或机构是

A. 国务院卫生行政部门　　　　　　　B. 省、自治区、直辖市人民政府

C. 省、自治区、直辖市人民政府卫生行政部门　　D. 县级人民政府

E. 县级以上人民政府卫生行政部门指定的机构

5. 对流动人口中的传染性非典型肺炎病人、疑似病人处理的原则是

A. 就地控制、就地治疗、就地康复　　B. 就地隔离、就地治疗、就地康复

C. 就地控制、就地观察、就地治疗　　D. 就地隔离、就地观察、就地治疗

E. 就地观察、就地治疗、就地康复

【参考答案】

1. B　2. E　3. E　4. E　5. D

第七单元 《医疗纠纷预防和处理条例》

细目一　概述

【考点突破攻略】

要点一　医疗纠纷的概念

本条例所称医疗纠纷，是指医患双方因诊疗活动引发的争议。

要点二　医疗纠纷的处理原则

处理医疗纠纷，应当遵循公平、公正、及时的原则，实事求是，依法处理。

[常考考点] 医疗纠纷的处理原则是公平、公正、及时。

要点三　医疗纠纷的合作共治中的部门责任

县级以上人民政府应当加强对医疗纠纷预防和处理工作的领导、协调，将其纳入社会治安综合治理体系，建立部门分工协作机制，督促部门依法履行职责。

卫生主管部门负责指导、监督医疗机构做好医疗纠纷的预防和处理工作，引导医患双方依法解决医疗纠纷。

司法行政部门负责指导医疗纠纷人民调解工作。

公安机关依法维护医疗机构治安秩序，查处、打击侵害患者和医务人员合法权益以及扰乱医疗秩序等违法犯罪行为。

财政、民政、保险监督管理等部门和机构按照各自职责做好医疗纠纷预防和处理的有关工作。

[常考考点] 医疗纠纷的处理原则及各部门的责任。

细目二　医疗纠纷的预防

【考点突破攻略】

要点一　预防医疗纠纷的原则

国家建立医疗质量安全管理体系，深化医药卫生体制改革，规范诊疗活动，改善医疗服务，提高医疗质量，预防、减少医疗纠纷。在诊疗活动中，医患双方应当互相尊重，维护自身权益，应当遵守有关法律、法规的规定。

医疗机构及其医务人员在诊疗活动中应当以患者为中心，加强人文关怀，严格遵守医疗卫生法律、法规、规章和诊

疗相关规范、常规，恪守职业道德。

要点二 医疗机构的职责

医疗机构应当对其医务人员进行医疗卫生法律、法规、规章和诊疗相关规范、常规的培训，并加强职业道德教育。

医疗机构应当加强医疗风险管理，完善医疗风险的识别、评估和防控措施，定期检查措施落实情况，及时消除隐患。

医疗机构应当制定并实施医疗质量安全管理制度，设置医疗服务质量监控部门或者配备专（兼）职人员，加强对诊断、治疗、护理、药事、检查等工作的规范化管理，优化服务流程，提高服务水平。

医疗机构应当按照国务院卫生主管部门制定的医疗技术临床应用管理规定，开展与其技术能力相适应的医疗技术服务，保障临床应用安全，降低医疗风险；采用医疗新技术的，应当开展技术评估和伦理审查，确保安全有效、符合伦理。开展手术、特殊检查、特殊治疗等具有较高医疗风险的诊疗活动，医疗机构应当提前预备应对方案，主动防范突发风险。

医疗机构应当依照有关法律、法规的规定，严格执行药品、医疗器械、消毒药剂、血液等的进货查验、保管等制度。禁止使用无合格证明文件、过期等不合格的药品、医疗器械、消毒药剂、血液等。

医疗机构应当建立健全医患沟通机制，对患者在诊疗过程中提出的咨询、意见和建议，应当耐心解释、说明，并按照规定进行处理；对患者就诊疗行为提出的疑问，应当及时予以核实、自查，并指定有关人员与患者或者其近亲属沟通，如实说明情况。

医疗机构应当建立健全投诉接待制度，设置统一的投诉管理部门或者配备专（兼）职人员，在医疗机构显著位置公布医疗纠纷解决途径、程序和联系方式等，方便患者投诉或者咨询。

[常考考点] 医疗结构的职责。

要点三 医务人员的责任

医务人员在诊疗活动中应当向患者说明病情和医疗措施。需要实施手术，或者开展临床试验等存在一定危险性、可能产生不良后果的特殊检查、特殊治疗的，医务人员应当及时向患者说明医疗风险、替代医疗方案等情况，并取得其书面同意；在患者处于昏迷等无法自主作出决定的状态或者病情不宜向患者说明等情形下，应当向患者的近亲属说明，并取得其书面同意。紧急情况下不能取得患者或者其近亲属意见的，经医疗机构负责人或者授权的负责人批准，可以立即实施相应的医疗措施。

医疗机构及其医务人员应当按照国务院卫生主管部门的规定，填写并妥善保管病历资料。因紧急抢救未能及时填写病历的，医务人员应当在抢救结束后6小时内据实补记，并加以注明。任何单位和个人不得篡改、伪造、隐匿、毁灭或者抢夺病历资料。

[常考考点] 医务人员的职责。

要点四 患者的权利与义务

患者有权查阅、复制其门诊病历、住院志、体温单、医嘱单、化验单（检验报告）、医学影像检查资料、特殊检查同意书、手术同意书、手术及麻醉记录、病理资料、护理记录、医疗费用以及国务院卫生主管部门规定的其他属于病历的全部资料。

患者要求复制病历资料的，医疗机构应当提供复制服务，并在复制的病历资料上加盖证明印记。复制病历资料时，应当有患者或者其近亲属在场。医疗机构应患者的要求为其复制病历资料，可以收取工本费，收费标准应当公开。

患者死亡的，其近亲属可以依照规定，查阅、复制病历资料。

患者应当遵守医疗秩序和医疗机构有关就诊、治疗、检查的规定，如实提供与病情有关的信息，配合医务人员开展诊疗活动。

细目三 医疗纠纷的处理

【考点突破攻略】

要点一 医疗纠纷的处理途径

发生医疗纠纷，医患双方可以通过下列途径解决：

1. 双方自愿协商；
2. 申请人民调解；
3. 申请行政调解；
4. 向人民法院提起诉讼；
5. 法律、法规规定的其他途径。

[常考考点] 医疗纠纷的处理途径。

要点二　医疗纠纷中患者的权利

发生医疗纠纷，医疗机构应当告知患者或者其近亲属下列事项：
1. 解决医疗纠纷的合法途径；
2. 有关病历资料、现场实物封存和启封的规定；
3. 有关病历资料查阅、复制的规定；

患者死亡的，还应当告知其近亲属有关尸检的规定。

要点三　病历资料、现场实物等的封存与处理

发生医疗纠纷需要封存、启封病历资料的，应当在医患双方在场的情况下进行。封存的病历资料可以是原件，也可以是复制件，由医疗机构保管。病历尚未完成需要封存的，对已完成病历先行封存；病历按照规定完成后，再对后续完成部分进行封存。医疗机构应当对封存的病历开列封存清单，由医患双方签字或者盖章，各执一份。病历资料封存后医疗纠纷已经解决，或者患者在病历资料封存满3年未再提出解决医疗纠纷要求的，医疗机构可以自行启封。

疑似输液、输血、注射、用药等引起不良后果的，医患双方应当共同对现场实物进行封存、启封，封存的现场实物由医疗机构保管。需要检验的，应当由双方共同委托依法具有检验资格的检验机构进行检验；双方无法共同委托的，由医疗机构所在地县级人民政府卫生主管部门指定。疑似输血引起不良后果，需要对血液进行封存保留的，医疗机构应当通知提供该血液的血站派员到场。现场实物封存后医疗纠纷已经解决，或者患者在现场实物封存满3年未再提出解决医疗纠纷要求的，医疗机构可以自行启封。

患者死亡，医患双方对死因有异议的，应当在患者死亡后48小时内进行尸检；具备尸体冻存条件的，可以延长至7日。尸检应当经死者近亲属同意并签字，拒绝签字的，视为死者近亲属不同意进行尸检。不同意或者拖延尸检，超过规定时间，影响对死因判定的，由不同意或者拖延的一方承担责任。尸检应当由按照国家有关规定取得相应资格的机构和专业技术人员进行。医患双方可以委派代表观察尸检过程。

[常考考点] 病历资料、现场实物等的封存、处理及时限要求。

要点四　医疗纠纷的人民调解

申请医疗纠纷人民调解的，由医患双方共同向医疗纠纷人民调解委员会提出申请；一方申请调解的，医疗纠纷人民调解委员会在征得另一方同意后进行调解。申请人可以以书面或者口头形式申请调解。书面申请的，申请书应当载明申请人的基本情况、申请调解的争议事项和理由等；口头申请的，医疗纠纷人民调解员应当当场记录申请人的基本情况、申请调解的争议事项和理由等，并经申请人签字确认。

医疗纠纷人民调解委员会获悉医疗机构内发生重大医疗纠纷，可以主动开展工作，引导医患双方申请调解。医疗纠纷人民调解委员会调解医疗纠纷，不得收取费用。

当事人已经向人民法院提起诉讼并且已被受理，或者已经申请卫生主管部门调解并且已被受理的，医疗纠纷人民调解委员会不予受理；已经受理的，终止调解。

医疗纠纷人民调解委员会应当自受理之日起30个工作日内完成调解。需要鉴定的，鉴定时间不计入调解期限。因特殊情况需要延长调解期限的，医疗纠纷人民调解委员会和医患双方可以约定延长调解期限。超过调解期限未达成调解协议的，视为调解不成。

医患双方经人民调解达成一致的，医疗纠纷人民调解委员会应当制作调解协议书。调解协议书经医患双方签字或者盖章，人民调解员签字并加盖医疗纠纷人民调解委员会印章后生效。达成调解协议的，医疗纠纷人民调解委员会应当告知医患双方可以依法向人民法院申请司法确认。

要点五 医疗损害鉴定

医疗纠纷人民调解委员会、卫生主管部门调解医疗纠纷，需要进行医疗损害鉴定以明确责任的，由医患双方共同委托医学会或者司法鉴定机构进行鉴定，也可以经医患双方同意，由医疗纠纷人民调解委员会、卫生主管部门委托鉴定。

医学会或者司法鉴定机构接受委托从事医疗损害鉴定，应当由鉴定事项所涉专业的临床医学、法医学等专业人员进行鉴定；医学会或者司法鉴定机构没有相关专业人员的，应当从规定的医疗损害鉴定专家库中抽取相关专业专家进行鉴定。

医疗损害鉴定专家库由设区的市级以上人民政府卫生、司法行政部门共同设立。专家库应当包含医学、法学、法医学等领域的专家。

鉴定费预先向医患双方收取，最终按照责任比例承担。

医学会或者司法鉴定机构开展医疗损害鉴定，应当执行规定的标准和程序，尊重科学，恪守职业道德，对出具的医疗损害鉴定意见负责，不得出具虚假鉴定意见。

要点六 医疗纠纷的行政调解

医患双方申请医疗纠纷行政调解的，应当参照人民调解的规定向医疗纠纷发生地县级人民政府卫生主管部门提出申请。

卫生主管部门应当自收到申请之日起5个工作日内作出是否受理的决定。当事人已经向人民法院提起诉讼并且已被受理的，或者已经申请医疗纠纷人民调解委员会调解并且已被受理的，卫生主管部门不予受理；已经受理的，终止调解。

卫生主管部门应当自受理之日起30个工作日内完成调解。需要鉴定的，鉴定时间不计入调解期限。超过调解期限未达成调解协议的，视为调解不成。

医患双方经卫生主管部门调解达成一致的，应当签署调解协议书。

细目四 法律责任

【考点突破攻略】

要点一 医疗机构的法律责任

医疗机构篡改、伪造、隐匿、毁灭病历资料的，对直接负责的主管人员和其他直接责任人员，由县级以上人民政府卫生主管部门给予或者责令给予降低岗位等级或者撤职的处分，对有关医务人员责令暂停6个月以上1年以下执业活动；造成严重后果的，对直接负责的主管人员和其他直接责任人员给予或者责令给予开除的处分，对有关医务人员由原发证部门吊销执业证书；构成犯罪的，依法追究刑事责任。

医疗机构及其医务人员有下列情形之一的，由县级以上人民政府卫生主管部门责令改正，给予警告，并处1万元以上5万元以下罚款；情节严重的，对直接负责的主管人员和其他直接责任人员给予或者责令给予降低岗位等级或者撤职的处分，对有关医务人员可以责令暂停1个月以上6个月以下执业活动；构成犯罪的，依法追究刑事责任：

1. 未按规定制定和实施医疗质量安全管理制度；
2. 未按规定告知患者病情、医疗措施、医疗风险、替代医疗方案等；
3. 开展具有较高医疗风险的诊疗活动，未提前预备应对方案防范突发风险；
4. 未按规定填写、保管病历资料，或者未按规定补记抢救病历；
5. 拒绝为患者提供查阅、复制病历资料服务；
6. 未建立投诉接待制度、设置统一投诉管理部门或者配备专（兼）职人员；
7. 未按规定封存、保管、启封病历资料和现场实物；
8. 未按规定向卫生主管部门报告重大医疗纠纷；
9. 其他未履行本条例规定义务的情形。

[常考考点] 医疗机构的法律责任。

要点二　医务人员的法律责任

参见"要点一医疗机构的法律责任"。

要点三　鉴定机构、尸检机构的法律责任

医学会、司法鉴定机构出具虚假医疗损害鉴定意见的，由县级以上人民政府卫生、司法行政部门依据职责没收违法所得，并处5万元以上10万元以下罚款，对该医学会、司法鉴定机构和有关鉴定人员责令暂停3个月以上1年以下医疗损害鉴定业务，对直接负责的主管人员和其他直接责任人员给予或者责令给予降低岗位等级或者撤职的处分；情节严重的，该医学会、司法鉴定机构和有关鉴定人员5年内不得从事医疗损害鉴定业务或者撤销登记，对直接负责的主管人员和其他直接责任人员给予或者责令给予开除的处分；构成犯罪的，依法追究刑事责任。

尸检机构出具虚假尸检报告的，由县级以上人民政府卫生、司法行政部门依据职责没收违法所得，并处5万元以上10万元以下罚款，对该尸检机构和有关尸检专业技术人员责令暂停3个月以上1年以下尸检业务，对直接负责的主管人员和其他直接责任人员给予或者责令给予降低岗位等级或者撤职的处分；情节严重的，撤销该尸检机构和有关尸检专业技术人员的尸检资格，对直接负责的主管人员和其他直接责任人员给予或者责令给予开除的处分；构成犯罪的，依法追究刑事责任。

[常考考点] 鉴定机构、尸检机构的法律责任。

要点四　医疗纠纷人民调解员的法律责任

医疗纠纷人民调解员有下列行为之一的，由医疗纠纷人民调解委员会给予批评教育、责令改正；情节严重的，依法予以解聘：

1. 偏袒一方当事人；
2. 侮辱当事人；
3. 索取、收受财物或者牟取其他不正当利益；
4. 泄露医患双方个人隐私等事项。

要点五　卫生行政机关及人员的法律责任

县级以上人民政府卫生主管部门和其他有关部门及其工作人员在医疗纠纷预防和处理工作中，不履行职责或者滥用职权、玩忽职守、徇私舞弊的，由上级人民政府卫生等有关部门或者监察机关责令改正；依法对直接负责的主管人员和其他直接责任人员给予处分；构成犯罪的，依法追究刑事责任。

【例题实战模拟】

A1型题

1. 医疗纠纷的处理原则是
   A. 公开、公平、公正　　B. 公平、公正、及时　　C. 公开、公正、及时
   D. 公开、公平、及时　　E. 公平、公开、按时

2. 在医疗纠纷处理中，县级以上人民政府的责任是
   A. 领导、协调　　　　　　　B. 指导、监督　　C. 指导纠纷调解
   D. 依法维护医疗机构治安秩序　　E. 打击违法犯罪行为

3. 下列有关医疗机构职责的叙述，错误的是
   A. 应当对其医务人员加强职业道德教育
   B. 加强医疗风险管理，完善医疗风险的识别、评估和防控措施
   C. 应当制定并实施医疗质量安全管理制度
   D. 严格执行药品、医疗器械、消毒药剂、血液等的进货查验、保管等制度
   E. 对于投诉的处理，无需设置统一的投诉管理部门

4. 下列不属于医疗纠纷处理途径的是
   A. 双方自愿协商　　　B. 申请人民调解　　C. 通过哭闹等手段对院方施压

D. 申请行政调解   E. 向人民法院提起诉讼

5. 患者死亡，医患双方对死因有异议的，进行尸检的时间是
   A. 应当在患者死亡后 48 小时内   B. 应当在患者死亡后 72 小时内
   C. 应当在患者死亡后 2 天内   D. 应当在患者死亡后 3 天内
   E. 应当在患者死亡后 7 天内

6. 下列除哪项外，均是医学会、司法鉴定机构出具虚假医疗损害鉴定意见应负的法律责任
   A. 没收违法所得
   B. 处 5 万元以上 10 万元以下罚款
   C. 责令暂停 3 个月以上 1 年以下医疗损害鉴定业务
   D. 对直接负责的主管人员和其他直接责任人员给予或者责令给予降低岗位等级或者撤职的处分
   E. 该医学会、司法鉴定机构和有关鉴定人员 3 年内不得从事医疗损害鉴定业务或者撤销登记

【参考答案】
1. B 2. A 3. E 4. C 5. A 6. E

第八单元 《中华人民共和国中医药法》

细目一 概述

【考点突破攻略】

要点一 《中医药法》制定目的、适用范围

1. 制定目的 继承和弘扬中医药，保障和促进中医药事业发展，保护人民健康。

2. 适用范围 适用的对象范围：本法所称中医药，是包括汉族和少数民族医药在内的我国各民族医药的统称，是反映中华民族对生命、健康和疾病的认识，具有悠久历史传统和独特理论及技术方法的医药学体系。适用的时间范围：<u>自 2017 年 7 月 1 日起施行。</u>

要点二 发展中医药事业的原则、方针

中医药事业是我国医药卫生事业的重要组成部分。国家大力发展中医药事业，实行中西医并重的方针，建立符合中医药特点的管理制度，充分发挥中医药在我国医药卫生事业中的作用。

特别强调发展中医药事业应当遵循中医药发展规律，坚持继承和创新相结合，保持和发挥中医药特色和优势，运用现代科学技术，促进中医药理论和实践的发展。鼓励中医、西医相互学习，相互补充，协调发展，发挥各自优势，促进中西医结合。

［常考考点］发展中医药事业的方针是中西医并重。

细目二 中医药服务

【考点突破攻略】

要点一 中医药服务体系和能力建设

县级以上人民政府应当将中医医疗机构建设纳入医疗机构设置规划，举办规模适宜的中医医疗机构，扶持有中医药特色和优势的医疗机构发展。合并、撤销政府举办的中医医疗机构或者改变其中医医疗性质，应当征求上一级人民政府中医药主管部门的意见。

政府举办的综合医院、妇幼保健机构和有条件的专科医院、社区卫生服务中心、乡镇卫生院，应当设置中医药科室。

县级以上人民政府应当采取措施,增强社区卫生服务站和村卫生室提供中医药服务的能力。

国家支持社会力量举办中医医疗机构。社会力量举办的中医医疗机构在准入、执业、基本医疗保险、科研教学、医务人员职称评定等方面享有与政府举办的中医医疗机构同等的权利。

要点二　中医诊所、中医医师的准入管理制度

举办中医医疗机构应当按照国家有关医疗机构管理的规定办理审批手续,并遵守医疗机构管理的有关规定。

举办中医诊所的,将诊所的名称、地址、诊疗范围、人员配备情况等报所在地县级人民政府中医药主管部门备案后即可开展执业活动。中医诊所应当将本诊所的诊疗范围、中医医师的姓名及其执业范围在诊所的明显位置公示,不得超出备案范围开展医疗活动。

从事中医医疗活动的人员应当依照《中华人民共和国执业医师法》的规定,通过中医医师资格考试取得中医医师资格,并进行执业注册。中医医师资格考试的内容应当体现中医药特点。

以师承方式学习中医或者经多年实践,医术确有专长的人员,由至少两名中医医师推荐,经省、自治区、直辖市人民政府中医药主管部门组织实践技能和效果考核合格后,即可取得中医医师资格,按照考核内容进行执业注册后,即可在注册的执业范围内,以个人开业的方式或者在医疗机构内从事中医医疗活动。国务院中医药主管部门应当根据中医药技术方法的安全风险拟订本款规定人员的分类考核办法,报国务院卫生行政部门审核、发布。

[常考考点] 中医诊所、中医医师的准入管理制度。

要点三　保持中医药服务的特色

开展中医药服务,应当以中医药理论为指导,运用中医药技术方法,并符合国务院中医药主管部门制定的中医药服务基本要求。

中医医疗机构配备医务人员应当以中医药专业技术人员为主,主要提供中医药服务。经考试取得医师资格的中医医师按照国家有关规定.经培训、考核合格后,可以在执业活动中采用与其专业相关的现代科学技术方法。在医疗活动中采用现代科学技术方法的,应当有利于保持和发挥中医药特色和优势。

社区卫生服务中心、乡镇卫生院、社区卫生服务站以及有条件的村卫生室应当合理配备中医药专业技术人员,并运用和推广适宜的中医药技术方法。

要点四　中医药服务的政策支持、保障

县级以上人民政府应当发展中医药预防、保健服务,并按照国家有关规定将其纳入基本公共卫生服务项目统筹实施。

县级以上人民政府应当发挥中医药在突发公共卫生事件应急工作中的作用,加强中医药应急物资、设备、设施、技术与人才资源储备。

医疗卫生机构应当在疾病预防与控制中积极运用中医药理论和技术方法。

要点五　中医医疗广告管理

医疗机构发布中医医疗广告,应当经所在地省、自治区、直辖市人民政府中医药主管部门审查批准;未经审查批准,不得发布。发布的中医医疗广告内容应当与经审查批准的内容相符合,并符合《中华人民共和国广告法》的有关规定。

要点六　中医药服务的监督

县级以上人民政府中医药主管部门应当加强对中医药服务的监督检查,并将下列事项作为监督检查的重点:

1. 中医医疗机构、中医医师是否超出规定的范围开展医疗活动;
2. 开展中医药服务是否符合国务院中医药主管部门制定的中医药服务基本要求;
3. 中医医疗广告发布行为是否符合本法的规定。

中医药主管部门依法开展监督检查,有关单位和个人应当予以配合,不得拒绝或者阻挠。

细目三　中药保护与发展

【考点突破攻略】

要点一　中药材质量管理制度

国家制定中药材种植养殖、采集、贮存和初加工的技术规范、标准，加强对中药材生产流通全过程的质量监督管理，保障中药材质量安全。

国家鼓励发展中药材规范化种植养殖，严格管理农药、肥料等农业投入品的使用，禁止在中药材种植过程中使用剧毒、高毒农药，支持中药材良种繁育，提高中药材质量。

国家建立道地中药材评价体系，支持道地中药材品种选育，扶持道地中药材生产基地建设，加强道地中药材生产基地生态环境保护，鼓励采取地理标志产品保护等措施保护道地中药材。

国务院药品监督管理部门应当组织并加强对中药材质量的监测，定期向社会公布监测结果。国务院有关部门应当协助做好中药材质量监测有关工作。

采集、贮存中药材以及对中药材进行初加工，应当符合国家有关技术规范、标准和管理规定。

国家鼓励发展中药材现代流通体系，提高中药材包装、仓储等技术水平，建立中药材流通追溯体系。药品生产企业购进中药材应当建立进货查验记录制度。中药材经营者应当建立进货查验和购销记录制度，并标明中药材产地。

要点二　中药饮片管理制度

国家保护中药饮片传统炮制技术和工艺，支持应用传统工艺炮制中药饮片，鼓励运用现代科学技术开展中药饮片炮制技术研究。

对市场上没有供应的中药饮片，医疗机构可以根据本医疗机构医师处方的需要，在本医疗机构内炮制、使用。医疗机构应当遵守中药饮片炮制的有关规定，对其炮制的中药饮片的质量负责，保证药品安全。医疗机构炮制中药饮片，应当向所在地设区的市级人民政府药品监督管理部门备案。

根据临床用药需要，医疗机构可以凭本医疗机构医师的处方对中药饮片进行再加工。

要点三　促进中药制剂发展管理制度

生产符合国家规定条件的来源于古代经典名方的中药复方制剂，在申请药品批准文号时，可以仅提供非临床安全性研究资料。具体管理办法由国务院药品监督管理部门会同中医药主管部门制定。古代经典名方，是指至今仍广泛应用、疗效确切、具有明显特色与优势的古代中医典籍所记载的方剂。具体目录由国务院中医药主管部门会同药品监督管理部门制定。

国家鼓励医疗机构根据本医疗机构临床用药需要配制和使用中药制剂，支持应用传统工艺配制中药制剂，支持以中药制剂为基础研制中药新药。

医疗机构配制中药制剂，应当依照《中华人民共和国药品管理法》的规定取得医疗机构制剂许可证，或者委托取得药品生产许可证的药品生产企业、取得医疗机构制剂许可证的其他医疗机构配制中药制剂。委托配制中药制剂，应当向委托方所在地省、自治区、直辖市人民政府药品监督管理部门备案。医疗机构对其配制的中药制剂的质量负责；委托配制中药制剂的，委托方和受托方对所配制的中药制剂的质量分别承担相应责任。

医疗机构配制的中药制剂品种，应当依法取得制剂批准文号。但是，仅应用传统工艺配制的中药制剂品种，向医疗机构所在地省、自治区、直辖市人民政府药品监督管理部门备案后即可配制，不需要取得制剂批准文号。

细目四　中医药人才培养与科学研究、中医药传承与文化传播

【考点突破攻略】

要点一　完善学历教育

国家完善中医药学校教育体系，支持专门实施中医药教育的高等学校、中等职业学校和其他教育机构的发展。中医

药学校教育的培养目标、修业年限、教学形式、教学内容、教学评价及学术水平评价标准等，应当体现中医药学科特色，符合中医药学科发展规律。

要点二　增强人才培养的针对性

中医药教育应当遵循中医药人才成长规律，以中医药内容为主，体现中医药文化特色，注重中医药经典理论和中医药临床实践、现代教育方式和传统教育方式相结合。

要点三　鼓励中医药师承教育

国家发展中医药师承教育，支持有丰富临床经验和技术专长的中医医师、中药专业技术人员在执业、业务活动中带徒授业，传授中医药理论和技术方法，培养中医药专业技术人员。

要点四　鼓励中医药科学研究

国家鼓励科研机构、高等学校、医疗机构和药品生产企业等，运用现代科学技术和传统中医药研究方法，开展中医药科学研究，加强中西医结合研究，促进中医药理论和技术方法的继承和创新。

国家采取措施支持对中医药古籍文献、著名中医药专家的学术思想和诊疗经验以及民间中医药技术方法的整理、研究和利用。国家鼓励组织和个人捐献有科学研究和临床应用价值的中医药文献、秘方、验方、诊疗方法和技术。

国家采取措施，加强对中医药基础理论和辨证论治方法，常见病、多发病、慢性病和重大疑难疾病、重大传染病的中医药防治，以及其他对中医药理论和实践发展有重大促进作用的项目的科学研究。

要点五　中医药传承

对具有重要学术价值的中医药理论和技术方法，省级以上人民政府中医药主管部门应当组织遴选本行政区域内的中医药学术传承项目和传承人，并为传承活动提供必要的条件。传承人应当开展传承活动，培养后继人才，收集整理并妥善保存相关的学术资料。属于非物质文化遗产代表性项目的，依照《中华人民共和国非物质文化遗产法》的有关规定开展传承活动。

国家建立中医药传统知识保护数据库、保护名录和保护制度。中医药传统知识持有人对其持有的中医药传统知识享有传承使用的权利，对他人获取、利用其持有的中医药传统知识享有知情同意和利益分享等权利。

要点六　中医药文化传播

县级以上人民政府应当加强中医药文化宣传，普及中医药知识，鼓励组织和个人创作中医药文化和科普作品。

开展中医药文化宣传和知识普及活动，应当遵守国家有关规定。任何组织或者个人不得对中医药作虚假、夸大宣传，不得冒用中医药名义牟取不正当利益。

广播、电视、报刊、互联网等媒体开展中医药知识宣传，应当聘请中医药专业技术人员进行。

细目五　保障措施与法律责任

【考点突破攻略】

要点一　中医药事业发展的政策支持与条件保障

县级以上人民政府应当为中医药事业发展提供政策支持和条件保障，将中医药事业发展经费纳入本级财政预算。

县级以上人民政府及其有关部门制定基本医疗保险支付政策、药物政策等医药卫生政策，应当有中医药主管部门参加，注重发挥中医药的优势，支持提供和利用中医药服务。

县级以上人民政府及其有关部门应当按照法定价格管理权限，合理确定中医医疗服务的收费项目和标准，体现中医医疗服务成本和专业技术价值。

县级以上地方人民政府有关部门应当按照国家规定，将符合条件的中医医疗机构纳入基本医疗保险定点医疗机构范围，将符合条件的中医诊疗项目、中药饮片、中成药和医疗机构中药制剂纳入基本医疗保险基金支付范围。

要点二　中医药标准体系

国家加强中医药标准体系建设，根据中医药特点对需要统一的技术要求制定标准并及时修订。中医药国家标准、行业标准由国务院有关部门依据职责制定或者修订，并在其网站上公布，供公众免费查阅。

要点三　中医药行政部门的法律责任

县级以上人民政府中医药主管部门及其他有关部门未履行本法规定的职责的，由本级人民政府或者上级人民政府有关部门责令改正；情节严重的，对直接负责的主管人员和其他直接责任人员，依法给予处分。

要点四　中医医疗机构的法律责任

违反本法规定，中医诊所超出备案范围开展医疗活动的，由所在地县级人民政府中医药主管部门责令改正，没收违法所得，并处一万元以上三万元以下罚款；情节严重的，责令停止执业活动。

中医诊所被责令停止执业活动的，其直接负责的主管人员自处罚决定作出之日起五年内不得在医疗机构内从事管理工作。医疗机构聘用上述不得从事管理工作的人员从事管理工作的，由原发证部门吊销执业许可证或者由原备案部门责令停止执业活动。

要点五　中医医师（考核取得）的法律责任

违反本法规定，经考核取得医师资格的中医医师超出注册的执业范围从事医疗活动的，由县级以上人民政府中医药主管部门责令暂停六个月以上一年以下执业活动，并处一万元以上三万元以下罚款；情节严重的，吊销执业证书。

[常考考点] 中医医师的法律责任。

【例题实战模拟】

A1 型题

1. 举办中医诊所，应该报备的主管部门是
   A. 国务院中医药主管部门　　　　B. 省、自治区、直辖市中医药主管部门
   C. 县级人民政府中医药主管部门　　D. 省政府　　E. 镇政府

2. 下列对中医药制剂的管理规定，说法错误的是
   A. 医疗机构配制的全部中药制剂品种，均应当依法取得制剂批准文号
   B. 委托配制的中药制剂，应当向委托方所在地省、自治区、直辖市人民政府药品监督管理部门备案
   C. 医疗机构配制中药制剂，应当依照《中华人民共和国药品管理法》的规定取得医疗机构制剂许可证
   D. 医疗机构可以委托取得药品生产许可证的药品生产企业配制中药制剂
   E. 医疗机构可以委托取得医疗机构制剂许可证的其他医疗机构配制中药制剂

3. 下列属于中医医师超出注册的执业范围从事医疗活动应负的法律责任的是
   A. 县级以上人民政府中医药主管部门责令暂停三个月以上六个月以下执业活动
   B. 处三万元以上十万元以下罚款
   C. 吊销执业证书
   D. 没收非法所得
   E. 情节最严重，应负刑事责任

【参考答案】
1.C 2.A 3.C

第九单元 《医疗机构从业人员行为规范》

【考点突破攻略】

要点一 总则

第一条 为规范医疗机构从业人员行为,根据医疗卫生有关法律法规、规章制度,结合医疗机构实际,制定本规范。

第二条 本规范适用于各级各类医疗机构内所有从业人员,包括:

(一)管理人员。指在医疗机构及其内设各部门、科室从事计划、组织、协调、控制、决策等管理工作的人员。

(二)医师。指依法取得执业医师资格或执业助理医师资格,经注册在医疗机构从事医疗、预防、保健及临床、科研、教学等工作的人员。

(三)护士。指经执业注册取得护士执业证书,依法在医疗机构从事护理工作的人员。

(四)医技人员。指医疗技术人员,主要包括医疗机构内各种检验检查科室技术人员、口腔技师、康复理疗师、医学物理工程师和医疗器械检验、维护人员等。

(五)药学技术人员。指依法取得药学专业技术职称,在医疗机构从事药学工作的药师及技术人员。

(六)其他人员。指除以上五类人员外,在医疗机构从业的其他人员,主要包括物资、总务、设备、信息、统计、财务、基本建设、后勤等部门工作人员。

第三条 医疗机构从业人员,既要遵守本文件所列基本行为规范,又要遵守与职业相对应的分类行为规范。

[常考考点]《医疗机构从业人员行为规范》适用于管理人员、医师、护士、医技人员、药学技术人员等。

要点二 医疗机构从业人员基本行为规范

第四条 以人为本,践行宗旨。坚持救死扶伤、防病治病的宗旨,以病人为中心,全心全意为人民健康服务。

第五条 遵纪守法,依法执业。自觉遵守国家法律法规,遵守医疗卫生行业规章和纪律,严格执行所在医疗机构各项制度规定。

第六条 尊重患者,关爱生命。遵守医学伦理道德,尊重患者的知情同意权和隐私权,为患者保守医疗秘密,维护患者合法权益;尊重患者被救治的权利,不因种族、宗教、地域、贫富、地位、残疾、疾病等歧视患者。

第七条 优质服务,医患和谐。言语文明,举止端庄,认真践行医疗服务承诺,加强与患者的交流与沟通,自觉维护行业形象。

第八条 廉洁自律,恪守医德。弘扬高尚医德,严格自律,不索取和非法收受患者财物,不利用执业之便谋取不正当利益;不收受医疗器械、药品、试剂等生产、销售企业或人员以各种名义、形式给予的回扣、提成,不参与其提供的各类娱乐活动;不违规参与医疗广告宣传和药品医疗器械促销,不倒卖号源。

第九条 严谨求实,精益求精。热爱学习,钻研业务,努力提高专业素养,抵制学术不端行为。

第十条 爱岗敬业,团结协作。忠诚职业,尽职尽责,正确处理同行同事间关系,互相尊重,互相配合,和谐共事。

第十一条 乐于奉献,热心公益。积极参加上级安排的指令性医疗任务和社会公益性的扶贫、义诊、助残、支农、援外等活动,主动开展公众健康教育。

[常考考点]医疗机构从业人员基本行为规范。

要点三 管理人员行为规范

第十二条 牢固树立科学的发展观和正确的业绩观,坚持医疗机构的社会公益性,加强制度建设和文化建设,与时俱进,创新进取,努力提升医疗质量、保障医疗安全、提高服务水平。

第十三条 认真履行管理职责,努力提高管理能力,依法承担管理责任,不断改进工作作风,切实服务临床一线。

第十四条 坚持依法、科学、民主决策,正确行使权力,遵守决策程序,推进院务公开,自觉接受监督,尊重员工民主权利。

第十五条 遵循公平、公正、公开原则,严格人事招录、评审、聘任制度,不在人事工作中谋取不正当利益。

第十六条 严格落实医疗机构各项内控制度，加强财物管理，合理调配资源，遵守国家采购政策，不违反规定干预和插手药品、医疗器械采购和基本建设等工作。

第十七条 加强医疗质量管理，建立健全医疗风险管理机制。

第十八条 尊重人才，鼓励公平竞争和学术创新，建立完善科学的人员考核、激励、惩戒制度，不从事或包庇学术造假等违规违纪行为。

第十九条 恪尽职守，勤勉高效，严格自律，发挥表率作用。

要点四　医师行为规范

第二十条 遵循医学科学规律，不断更新医学理念和知识，保证医疗技术应用的科学性、合理性。

第二十一条 规范行医，严格遵循临床诊疗规范和技术操作规范，使用适宜诊疗技术和药物，因病施治，合理医疗，不隐瞒、误导或夸大病情，不过度医疗。

第二十二条 认真执行医疗文书制度，规范书写、妥善保存病历材料，不隐匿、伪造或违规涂改、销毁医学文书及有关资料，不违规签署医学证明文件。

第二十三条 按规定履行医疗事故、传染病疫情和涉嫌伤害事件或非正常死亡报告职责。

第二十四条 认真履行医师职责，强化责任安全意识，积极防范和控制医疗责任差错事件。

第二十五条 开展医疗新技术时，保障患者及家属在充分知情条件下对诊疗决策的决定权，不违规进行试验性医疗。

要点五　护士行为规范

第二十六条 提高综合素质，尊重关心爱护患者，为患者提供专业医学照顾，注重沟通，体现人文关怀。

第二十七条 全面履行护理职责，正确执行疾病护理常规和临床护理技术规范，严格落实各项规章制度，为患者提供优质的护理服务。

第二十八条 竭诚协助医生诊治，密切观察患者病情。发现患者病情危急，应立即通知医师；在紧急情况下为抢救垂危患者生命，应及时实施必要的紧急救护。

第二十九条 严格执行医嘱，发现医嘱违反法律、法规、规章或者诊疗技术规范，应及时与医师沟通。

第三十条 按照《病历书写基本规范》要求，及时准确、完整规范书写护理病历，认真管理，不伪造、隐匿或违规涂改、销毁护理病历。

要点六　医技人员行为规范

第三十一条 爱护仪器设备，遵守各类操作规范，发现患者的检查项目不符合医学常规的，应及时与医师沟通。

第三十二条 正确运用医学术语，及时、准确出具检查、检验报告，不谎报数据，不伪造报告。发现检查检验结果达到危急值时，应及时提示医师注意。

第三十三条 指导和帮助患者配合检查，耐心帮助患者查询结果，对接触传染性物质或放射性物质的相关人员，进行告知并给予必要的防护。

第三十四条 合理采集、使用、保护、处置标本，不得违规买卖标本，谋取不正当利益。

要点七　药学技术人员行为规范

第三十五条 严格执行药品管理法律法规，科学指导用药，保障用药合理、安全。

第三十六条 认真履行处方审核调配职责，坚持查对制度，不得对处方所列药品擅自更改或代用。

第三十七条 配合医师做好患者用药使用禁忌、不良反应、注意事项和使用方法的解释说明，详尽解答用药疑问。

第三十八条 严格执行药品采购、验收、保管、供应等各项制度规定，不得私自销售、使用非正常途径采购的药品。

第三十九条 加强药品不良反应监测，自觉执行药品不良反应报告制度。

要点八　其他人员行为规范

第四十条 热爱本职工作，认真履行岗位职责，增强为临床服务的意识，保障医疗机构正常运营。

第四十一条 刻苦学习，钻研技术，熟练掌握本职业务技能，认真执行各项具体工作制度和技术操作常规。

第四十二条 严格执行财务、物资、采购等管理制度，认真做好设备和物资的计划、采购、保管、报废等工作，廉洁奉公，不谋私利。

第四十三条 严格执行医疗废物处理规定，不得随意丢弃、倾倒、堆放、使用、买卖医疗废物。

第四十四条 严格执行信息安全和医疗数据保密制度，不得随意泄露、买卖医学信息。

第四十五条 勤俭节约，爱护公物，保持环境卫生，为患者提供清洁整齐、舒适便捷、秩序良好的就医环境。

要点九 实施与监督

第四十六条 医疗机构行政领导班子负责本规范的贯彻实施。主要责任人要以身作则，模范遵守本规范，同时抓好本单位的贯彻实施。

第四十七条 医疗机构相关职能部门协助行政领导班子抓好本规范的落实，纪检监察纠风部门负责对实施情况进行监督检查。

第四十八条 各级卫生行政部门要加强对辖区内各级各类医疗机构及其从业人员贯彻执行本规范的监督检查。

第四十九条 医疗机构及其从业人员实施和执行本规范的情况，应列入医疗机构校验管理和医务人员年度考核、定期考核和医德考评的重要内容，作为医疗机构等级评审、医务人员职称晋升、评先评优的重要依据。

第五十条 医疗机构从业人员违反本规范的，由所在单位视情节轻重，给予批评教育、通报批评、取消当年评优评职资格或缓聘、解职待聘、解聘。其中需要追究党纪、政纪责任的，由有关纪检监察部门按照党纪政纪案件的调查处理程序办理；需要给予行政处罚的，由有关卫生行政部门依法给予警告、暂停执业或吊销执业证书。涉嫌犯罪的，移送司法机关依法处理。

【例题实战模拟】

A1 型题

1. 根据医疗卫生有关法律法规、规章制度，结合医疗机构实际所制定的规范是
    A. 药品管理规定　　　B. 实施医师资格考试　　C. 进行医师技术考核
    D. 医药卫生体制改革　　E. 医疗机构从业人员行为规范
2. 下列不属于医疗机构从业人员行为规范的是
    A. 为病人保守医疗秘密　　B. 尊重病人的权利与人格　　C. 减少病人的经济负担
    D. 以病人为中心　　　　　E. 遵守医学伦理道德
3. 《医疗机构从业人员行为规范》适用于
    A. 管理人员　　B. 医师、护士　　C. 药学技术人员　　D. 医技人员　　E. 以上都有
4. 下列不属于医师行为规范要求的是
    A. 遵循医学科学规律　　　　　　B. 不隐瞒、误导或夸大病情，不过度医疗
    C. 积极防范和控制医疗责任差错　　D. 不违规进行试验性医疗
    E. 为满足病人需求签署医学证明文件

【参考答案】

1. E　2. C　3. E　4. E

第十单元 《中华人民共和国基本医疗卫生与健康促进法》

细目一 概述

要点一 《基本医疗卫生与健康促进法》立法目的、适用范围

立法目的：为了发展医疗卫生与健康事业，保障公民享有基本医疗卫生服务，提高公民健康水平，推进健康中国建设。

适用范围：从事医疗卫生、健康促进及其监督管理活动，适用本法。<u>本法自 2020 年 6 月 1 日起施行。</u>

[常考考点]《基本医疗卫生与健康促进法》自 2020 年 6 月 1 日起施行。

要点二 发展医疗卫生与健康事业的原则、方针

医疗卫生与健康事业应当坚持以人民为中心，为人民健康服务。医疗卫生事业应当坚持公益性原则。

国家加强医学基础科学研究，鼓励医学科学技术创新，支持临床医学发展，促进医学科技成果的转化和应用，推进医疗卫生与信息技术融合发展，推广医疗卫生适宜技术，提高医疗卫生服务质量。国家发展医学教育，完善适应医疗卫生事业发展需要的医学教育体系，大力培养医疗卫生人才。

国家大力发展中医药事业，坚持中西医并重、传承与创新相结合，发挥中医药在医疗卫生与健康事业中的独特作用。

国家合理规划和配置医疗卫生资源，以基层为重点，采取多种措施优先支持县级以下医疗卫生机构发展，提高其医疗卫生服务能力。

国家加大对医疗卫生与健康事业的财政投入，通过增加转移支付等方式重点扶持革命老区、民族地区、边疆地区和经济欠发达地区发展医疗卫生与健康事业。

国家鼓励和支持公民、法人和其他组织通过依法举办机构和捐赠、资助等方式，参与医疗卫生与健康事业，满足公民多样化、差异化、个性化健康需求。公民、法人和其他组织捐赠财产用于医疗卫生与健康事业的，依法享受税收优惠。

国家鼓励和支持医疗卫生与健康促进领域的对外交流合作。开展医疗卫生与健康促进对外交流合作活动，应当遵守法律、法规，维护国家主权、安全和社会公共利益。

[常考考点] 医疗卫生事业应当坚持公益性原则。

要点三 尊重、保护公民的健康权

国家和社会尊重、保护公民的健康权。

国家实施健康中国战略，普及健康生活，优化健康服务，完善健康保障，建设健康环境，发展健康产业，提升公民全生命周期健康水平。国家建立健康教育制度，保障公民获得健康教育的权利，提高公民的健康素养。

国家建立基本医疗卫生制度，建立健全医疗卫生服务体系，保护和实现公民获得基本医疗卫生服务的权利。

细目二 基本医疗卫生服务

要点一 基本医疗卫生服务的含义和组成

基本医疗卫生服务，是指维护人体健康所必需、与经济社会发展水平相适应、公民可公平获得的，采用适宜药物、适宜技术、适宜设备提供的疾病预防、诊断、治疗、护理和康复等服务。

基本医疗卫生服务包括基本公共卫生服务和基本医疗服务。基本公共卫生服务由国家免费提供。

[常考考点] 基本医疗卫生服务包括基本公共卫生服务和基本医疗服务。

要点二 基本公共卫生服务相关管理制度

县级以上人民政府通过举办专业公共卫生机构、基层医疗卫生机构和医院，或者从其他医疗卫生机构购买服务的方式提供基本公共卫生服务。

国家建立健全突发事件卫生应急体系，制定和完善应急预案，组织开展突发事件的医疗救治、卫生学调查处置和心理援助等卫生应急工作，有效控制和消除危害。

国家建立传染病防控制度，制定传染病防治规划并组织实施，加强传染病监测预警，坚持预防为主、防治结合，联防联控，群防群控，源头防控，综合治理，阻断传播途径，保护易感人群，降低传染病的危害。任何组织和个人应当接受、配合医疗卫生机构为预防、控制、消除传染病危害依法采取的调查、检验、采集样本、隔离治疗、医学观察等措施。

国家实行预防接种制度，加强免疫规划工作。居民有依法接种免疫规划疫苗的权利和义务。政府向居民免费提供免疫规划疫苗。

国家建立慢性非传染性疾病防控与管理制度，对慢性非传染性疾病及其致病危险因素开展监测、调查和综合防控干预，及时发现高危人群，为患者和高危人群提供诊疗、早期干预、随访管理和健康教育等服务。

国家加强职业健康保护。县级以上人民政府应当制定职业病防治规划，建立健全职业健康工作机制，加强职业健康

监督管理，提高职业病综合防治能力和水平。用人单位应当控制职业病危害因素，采取工程技术、个体防护和健康管理等综合治理措施，改善工作环境和劳动条件。

国家发展妇幼保健事业，建立健全妇幼健康服务体系，为妇女、儿童提供保健及常见病防治服务，保障妇女、儿童健康。国家采取措施，为公民提供婚前保健、孕产期保健等服务，促进生殖健康，预防出生缺陷。

国家发展老年人保健事业。国务院和省、自治区、直辖市人民政府应当将老年人健康管理和常见病预防等纳入基本公共卫生服务项目。

国家发展残疾预防和残疾人康复事业，完善残疾预防和残疾人康复及其保障体系，采取措施为残疾人提供基本康复服务。县级以上人民政府应当优先开展残疾儿童康复工作，实行康复与教育相结合。

国家建立健全院前急救体系，为急危重症患者提供及时、规范、有效的急救服务。卫生健康主管部门、红十字会等有关部门、组织应当积极开展急救培训，普及急救知识，鼓励医疗卫生人员、经过急救培训的人员积极参与公共场所急救服务。公共场所应当按照规定配备必要的急救设备、设施。急救中心（站）不得以未付费为由拒绝或者拖延为急危重症患者提供急救服务。

国家发展精神卫生事业，建设完善精神卫生服务体系，维护和增进公民心理健康，预防、治疗精神障碍。国家采取措施，加强心理健康服务体系和人才队伍建设，促进心理健康教育、心理评估、心理咨询与心理治疗服务的有效衔接，设立为公众提供公益服务的心理援助热线，加强未成年人、残疾人和老年人等重点人群心理健康服务。

［常考考点］县级以上人民政府提供基本公共卫生服务。

要点三 基本医疗服务相关管理制度

基本医疗服务主要由政府举办的医疗卫生机构提供。鼓励社会力量举办的医疗卫生机构提供基本医疗服务。

国家推进基本医疗服务实行分级诊疗制度，引导非急诊患者首先到基层医疗卫生机构就诊，实行首诊负责制和转诊审核责任制，逐步建立基层首诊、双向转诊、急慢分治、上下联动的机制，并与基本医疗保险制度相衔接。县级以上地方人民政府根据本行政区域医疗卫生需求，整合区域内政府举办的医疗卫生资源，因地制宜建立医疗联合体等协同联动的医疗服务合作机制。鼓励社会力量举办的医疗卫生机构参与医疗服务合作机制。

国家推进基层医疗卫生机构实行家庭医生签约服务，建立家庭医生服务团队，与居民签订协议，根据居民健康状况和医疗需求提供基本医疗卫生服务。

［常考考点］基本医疗服务相关管理制度由政府举办的医疗卫生机构提供。

要点四 公民接受医疗卫生服务时的权利与义务

公民接受医疗卫生服务，对病情、诊疗方案、医疗风险、医疗费用等事项依法享有知情同意的权利。需要实施手术、特殊检查、特殊治疗的，医疗卫生人员应当及时向患者说明医疗风险、替代医疗方案等情况，并取得其同意；不能或者不宜向患者说明的，应当向患者的近亲属说明，并取得其同意。法律另有规定的，依照其规定。开展药物、医疗器械临床试验和其他医学研究应当遵守医学伦理规范，依法通过伦理审查，取得知情同意。

公民接受医疗卫生服务，应当受到尊重。医疗卫生机构、医疗卫生人员应当关心爱护、平等对待患者，尊重患者人格尊严，保护患者隐私。

公民接受医疗卫生服务，应当遵守诊疗制度和医疗卫生服务秩序，尊重医疗卫生人员。

［常考考点］公民接受医疗卫生服务时的权利与义务。

细目三 医疗机构

要点一 医疗卫生服务体系

国家建立健全由基层医疗卫生机构、医院、专业公共卫生机构等组成的城乡全覆盖、功能互补、连续协同的医疗卫生服务体系。

国家加强县级医院、乡镇卫生院、村卫生室、社区卫生服务中心（站）和专业公共卫生机构等的建设，建立健全农村医疗卫生服务网络和城市社区卫生服务网络。

要点二　各类医疗机构提供的主要服务

基层医疗卫生机构主要提供预防、保健、健康教育、疾病管理，为居民建立健康档案，常见病、多发病的诊疗以及部分疾病的康复、护理，接收医院转诊患者，向医院转诊超出自身服务能力的患者等基本医疗卫生服务。

医院主要提供疾病诊治，特别是急危重症和疑难病症的诊疗，突发事件医疗处置和救援以及健康教育等医疗卫生服务，并开展医学教育、医疗卫生人员培训、医学科学研究和对基层医疗卫生机构的业务指导等工作。

专业公共卫生机构主要提供传染病、慢性非传染性疾病、职业病、地方病等疾病预防控制和健康教育、妇幼保健、精神卫生、院前急救、采供血、食品安全风险监测评估、出生缺陷防治等公共卫生服务。

各级各类医疗卫生机构应当分工合作，为公民提供预防、保健、治疗、护理、康复、安宁疗护等全方位全周期的医疗卫生服务。

各级人民政府采取措施支持医疗卫生机构与养老机构、儿童福利机构、社区组织建立协作机制，为老年人、孤残儿童提供安全、便捷的医疗和健康服务。

［常考考点］各类医疗机构提供的主要服务种类。

要点三　举办医疗机构的条件

举办医疗机构，应当具备下列条件，按照国家有关规定办理审批或者备案手续：

（一）有符合规定的名称、组织机构和场所；
（二）有与其开展的业务相适应的经费、设施、设备和医疗卫生人员；
（三）有相应的规章制度；
（四）能够独立承担民事责任；
（五）法律、行政法规规定的其他条件。

医疗机构依法取得执业许可证。禁止伪造、变造、买卖、出租、出借医疗机构执业许可证。

各级各类医疗卫生机构的具体条件和配置应当符合国务院卫生健康主管部门制定的医疗卫生机构标准。

［常考考点］举办医疗机构的条件。

要点四　医疗卫生机构的分类管理

国家对医疗卫生机构实行分类管理。

医疗卫生服务体系坚持以非营利性医疗卫生机构为主体、营利性医疗卫生机构为补充。政府举办非营利性医疗卫生机构，在基本医疗卫生事业中发挥主导作用，保障基本医疗卫生服务公平可及。

以政府资金、捐赠资产举办或者参与举办的医疗卫生机构不得设立为营利性医疗卫生机构。

医疗卫生机构不得对外出租、承包医疗科室。非营利性医疗卫生机构不得向出资人、举办者分配或者变相分配收益。

政府举办的医疗卫生机构应当坚持公益性质，所有收支均纳入预算管理，按照医疗卫生服务体系规划合理设置并控制规模。

国家鼓励政府举办的医疗卫生机构与社会力量合作举办非营利性医疗卫生机构。

政府举办的医疗卫生机构不得与其他组织投资设立非独立法人资格的医疗卫生机构，不得与社会资本合作举办营利性医疗卫生机构。

国家采取多种措施，鼓励和引导社会力量依法举办医疗卫生机构，支持和规范社会力量举办的医疗卫生机构与政府举办的医疗卫生机构开展多种类型的医疗业务、学科建设、人才培养等合作。

社会力量举办的医疗卫生机构在基本医疗保险定点、重点专科建设、科研教学、等级评审、特定医疗技术准入、医疗卫生人员职称评定等方面享有与政府举办的医疗卫生机构同等的权利。

社会力量可以选择设立非营利性或者营利性医疗卫生机构。社会力量举办的非营利性医疗卫生机构按照规定享受与政府举办的医疗卫生机构同等的税收、财政补助、用地、用水、用电、用气、用热等政策，并依法接受监督管理。

要点五　医疗卫生技术临床应用的分类管理

国家对医疗卫生技术的临床应用进行分类管理，对技术难度大、医疗风险高，服务能力、人员专业技术水平要求较高的医疗卫生技术实行严格管理。

医疗卫生机构开展医疗卫生技术临床应用，应当与其功能任务相适应，遵循科学、安全、规范、有效、经济的原则，并符合伦理。

［常考考点］医疗卫生技术临床应用的分类管理应遵循科学、安全、规范、有效、经济的原则，并符合伦理。

要点六　发生突发事件时医疗卫生机构和人员管理

发生自然灾害、事故灾难、公共卫生事件和社会安全事件等严重威胁人民群众生命健康的突发事件时，医疗卫生机构、医疗卫生人员应当服从政府部门的调遣，参与卫生应急处置和医疗救治。对致病、致残、死亡的参与人员，按照规定给予工伤或者抚恤、烈士褒扬等相关待遇。

［常考考点］发生突发事件时，医疗卫生机构、医疗卫生人员应当服从政府部门的调遣，参与卫生应急处置和医疗救治。

细目四　医疗卫生人员

要点一　医疗卫生人员培养规划

国家制定医疗卫生人员培养规划，建立适应行业特点和社会需求的医疗卫生人员培养机制和供需平衡机制，完善医学院校教育、毕业后教育和继续教育体系，建立健全住院医师、专科医师规范化培训制度，建立规模适宜、结构合理、分布均衡的医疗卫生队伍。

国家加强全科医生的培养和使用。全科医生主要提供常见病、多发病的诊疗和转诊、预防、保健、康复，以及慢性病管理、健康管理等服务。

要点二　医疗卫生人员的执业活动管理

国家对医师、护士等医疗卫生人员依法实行执业注册制度。医疗卫生人员应当依法取得相应的职业资格。

医疗卫生人员应当弘扬敬佑生命、救死扶伤、甘于奉献、大爱无疆的崇高职业精神，遵守行业规范，恪守医德，努力提高专业水平和服务质量。医疗卫生行业组织、医疗卫生机构、医学院校应当加强对医疗卫生人员的医德医风教育。

医疗卫生人员应当遵循医学科学规律，遵守有关临床诊疗技术规范和各项操作规范以及医学伦理规范，使用适宜技术和药物，合理诊疗，因病施治，不得对患者实施过度医疗。

医疗卫生人员不得利用职务之便索要、非法收受财物或者牟取其他不正当利益。

［常考考点］国家对医师、护士等医疗卫生人员依法实行执业注册制度。

要点三　医疗卫生人员的人事、薪酬、奖励制度

国家建立健全符合医疗卫生行业特点的人事、薪酬、奖励制度，体现医疗卫生人员职业特点和技术劳动价值。

对从事传染病防治、放射医学和精神卫生工作以及其他在特殊岗位工作的医疗卫生人员，应当按照国家规定给予适当的津贴。津贴标准应当定期调整。

对在医疗卫生与健康事业中做出突出贡献的组织和个人，按照国家规定给予表彰、奖励。

要点四　医疗卫生人员定期到基层和艰苦边远地区从事医疗卫生工作制度

国家建立医疗卫生人员定期到基层和艰苦边远地区从事医疗卫生工作制度。

国家采取定向免费培养、对口支援、退休返聘等措施，加强基层和艰苦边远地区医疗卫生队伍建设。

执业医师晋升为副高级技术职称的，应当有累计一年以上在县级以下或者对口支援的医疗卫生机构提供医疗卫生服务的经历。

对在基层和艰苦边远地区工作的医疗卫生人员，在薪酬津贴、职称评定、职业发展、教育培训和表彰奖励等方面实行优惠待遇。

国家加强乡村医疗卫生队伍建设，建立县乡村上下贯通的职业发展机制，完善对乡村医疗卫生人员的服务收入多渠道补助机制和养老政策。

要点五 医疗卫生人员执业环境保障

全社会应当关心、尊重医疗卫生人员，维护良好安全的医疗卫生服务秩序，共同构建和谐医患关系。

医疗卫生人员的人身安全、人格尊严不受侵犯，其合法权益受法律保护。禁止任何组织或者个人威胁、危害医疗卫生人员人身安全，侵犯医疗卫生人员人格尊严。

国家采取措施，保障医疗卫生人员执业环境。

细目五 药品供应保障

要点一 国家基本药物制度

国家实施基本药物制度，遴选适当数量的基本药物品种，满足疾病防治基本用药需求。

国家公布基本药物目录，根据药品临床应用实践、药品标准变化、药品新上市情况等，对基本药物目录进行动态调整。

基本药物按照规定优先纳入基本医疗保险药品目录。

国家提高基本药物的供给能力，强化基本药物质量监管，确保基本药物公平可及、合理使用。

要点二 药品追溯制度和供求监测体系

国家建立健全药品研制、生产、流通、使用全过程追溯制度，加强药品管理，保证药品质量。

国家建立健全药品供求监测体系，及时收集和汇总分析药品供求信息，定期公布药品生产、流通、使用等情况。

细目六 健康促进

要点 健康知识的宣传和普及

各级人民政府应当加强健康教育工作及其专业人才培养，建立健康知识和技能核心信息发布制度，普及健康科学知识，向公众提供科学、准确的健康信息。

医疗卫生、教育、体育、宣传等机构、基层群众性自治组织和社会组织应当开展健康知识的宣传和普及。医疗卫生人员在提供医疗卫生服务时，应当对患者开展健康教育。新闻媒体应当开展健康知识的公益宣传。健康知识的宣传应当科学、准确。

细目七 资金保障、监督管理与法律责任

要点一 发展医疗卫生与健康事业的资金保障

各级人民政府应当切实履行发展医疗卫生与健康事业的职责，建立与经济社会发展、财政状况和健康指标相适应的医疗卫生与健康事业投入机制，将医疗卫生与健康促进经费纳入本级政府预算，按照规定主要用于保障基本医疗服务、公共卫生服务、基本医疗保障和政府举办的医疗卫生机构建设和运行发展。

县级以上人民政府通过预算、审计、监督执法、社会监督等方式，加强资金的监督管理。

要点二 医疗保障体系

国家建立以基本医疗保险为主体，商业健康保险、医疗救助、职工互助医疗和医疗慈善服务等为补充的、多层次的医疗保障体系。国家鼓励发展商业健康保险，满足人民群众多样化健康保障需求。国家完善医疗救助制度，保障符合条件的困难群众获得基本医疗服务。

国家建立健全基本医疗保险经办机构与协议定点医疗卫生机构之间的协商谈判机制，科学合理确定基本医疗保险基金支付标准和支付方式，引导医疗卫生机构合理诊疗，促进患者有序流动，提高基本医疗保险基金使用效益。

基本医疗保险基金支付范围由国务院医疗保障主管部门组织制定，并应当听取国务院卫生健康主管部门、中医药主管部门、药品监督管理部门、财政部门等的意见。省、自治区、直辖市人民政府可以按照国家有关规定，补充确定本行

政区域基本医疗保险基金支付的具体项目和标准，并报国务院医疗保障主管部门备案。国务院医疗保障主管部门应当对纳入支付范围的基本医疗保险药品目录、诊疗项目、医疗服务设施标准等组织开展循证医学和经济性评价，并应当听取国务院卫生健康主管部门、中医药主管部门、药品监督管理部门、财政部门等有关方面的意见。评价结果应当作为调整基本医疗保险基金支付范围的依据。

要点三　医疗卫生综合监督管理体系

国家建立健全机构自治、行业自律、政府监管、社会监督相结合的医疗卫生综合监督管理体系。

县级以上人民政府卫生健康主管部门对医疗卫生行业实行属地化、全行业监督管理。

县级以上地方人民政府卫生健康主管部门应当建立医疗卫生机构绩效评估制度，组织对医疗卫生机构的服务质量、医疗技术、药品和医用设备使用等情况进行评估。评估应当吸收行业组织和公众参与。评估结果应当以适当方式向社会公开，作为评价医疗卫生机构和卫生监管的重要依据。

县级以上人民政府卫生健康主管部门、医疗保障主管部门应当建立医疗卫生机构、人员等信用记录制度，纳入全国信用信息共享平台，按照国家规定实施联合惩戒。

县级以上地方人民政府卫生健康主管部门及其委托的卫生健康监督机构，依法开展本行政区域医疗卫生等行政执法工作。

县级以上人民政府卫生健康主管部门应当积极培育医疗卫生行业组织，发挥其在医疗卫生与健康促进工作中的作用，支持其参与行业管理规范、技术标准制定和医疗卫生评价、评估、评审等工作。

国家保护公民个人健康信息，确保公民个人健康信息安全。任何组织或者个人不得非法收集、使用、加工、传输公民个人健康信息，不得非法买卖、提供或者公开公民个人健康信息。

要点四　医疗卫生机构的法律责任

违反本法规定，未取得医疗机构执业许可证擅自执业的，由县级以上人民政府卫生健康主管部门责令停止执业活动，没收违法所得和药品、医疗器械，并处违法所得五倍以上二十倍以下的罚款，违法所得不足一万元的，按一万元计算。

违反本法规定，伪造、变造、买卖、出租、出借医疗机构执业许可证的，由县级以上人民政府卫生健康主管部门责令改正，没收违法所得，并处违法所得五倍以上十五倍以下的罚款，违法所得不足一万元的，按一万元计算；情节严重的，吊销医疗机构执业许可证。

违反本法规定，有下列行为之一的，由县级以上人民政府卫生健康主管部门责令改正，没收违法所得，并处违法所得二倍以上十倍以下的罚款，违法所得不足一万元的，按一万元计算；对直接负责的主管人员和其他直接责任人员依法给予处分：

（一）政府举办的医疗卫生机构与其他组织投资设立非独立法人资格的医疗卫生机构；

（二）医疗卫生机构对外出租、承包医疗科室；

（三）非营利性医疗卫生机构向出资人、举办者分配或者变相分配收益。

违反本法规定，医疗卫生机构等的医疗信息安全制度、保障措施不健全，导致医疗信息泄露，或者医疗质量管理和医疗技术管理制度、安全措施不健全的，由县级以上人民政府卫生健康等主管部门责令改正，给予警告，并处一万元以上五万元以下的罚款；情节严重的，可以责令停止相应执业活动，对直接负责的主管人员和其他直接责任人员依法追究法律责任。

[常考考点]医疗卫生机构的法律责任。

要点五　医疗卫生人员的法律责任

违反本法规定，医疗卫生人员有下列行为之一的，由县级以上人民政府卫生健康主管部门依照有关执业医师、护士管理和医疗纠纷预防处理等法律、行政法规的规定给予行政处罚：

（一）利用职务之便索要、非法收受财物或者牟取其他不正当利益；

（二）泄露公民个人健康信息；

（三）在开展医学研究或提供医疗卫生服务过程中未按照规定履行告知义务或者违反医学伦理规范。

前款规定的人员属于政府举办的医疗卫生机构中的人员的，依法给予处分。

[常考考点] 医疗卫生人员的法律责任。

【例题实战模拟】

1. 《基本医疗卫生与健康促进法》开始施行的日期是
   A. 2020年1月1日　　B. 2020年5月1日　　C. 2020年6月1日
   D. 2020年10月1日　　E. 2020年12月1日

2. 医疗卫生事业应当坚持的原则是
   A. 公益性原则　　B. 效应性原则　　C. 公平性原则　　D. 服务性原则　　E. 合理性原则

3. 下列不属于基本公共卫生服务相关管理制度的是
   A. 传染病防控制度　　B. 预防接种制度　　C. 慢性非传染性疾病防控与管理制度
   D. 职业健康保护　　E. 分级诊疗制度

4. 下列不属于举办医疗机构条件的是
   A. 有符合规定的名称、组织机构和场所
   B. 有与其开展的业务相适应的经费、设施、设备和医疗卫生人员
   C. 注册地点在县级以上城市
   D. 能够独立承担民事责任
   E. 有相应的规章制度

5. 未取得医疗机构执业许可证擅自执业的，其处罚机构是
   A. 国家卫生健康委员会　　　　　　　B. 省级以上人民政府卫生健康主管部门
   C. 地市级以上人民政府卫生健康主管部门　　D. 县级以上人民政府卫生健康主管部门
   E. 所在地人民政府卫生健康主管部门

【参考答案】

1. C　2. A　3. E　4. C　5. D